中医名师讲堂实录丛书

伤寒论讲堂实录

下册

陈　明　著

高卫平　高　亮　胡东升　王　芳　整　理
姚海强　刘　芳　马召田　张水馨
毛　萍

人民卫生出版社

图书在版编目（CIP）数据

伤寒论讲堂实录．下册/陈明著．—北京：人民卫生出版社，2014

（中医名师讲堂实录丛书）

ISBN 978-7-117-18659-9

Ⅰ.①伤…　Ⅱ.①陈…　Ⅲ.①《伤寒论》-研究　Ⅳ.①R222.29

中国版本图书馆 CIP 数据核字（2014）第 034065 号

人卫社官网	**www.pmph.com**	**出版物查询，在线购书**
人卫医学网	**www.ipmph.com**	**医学考试辅导，医学数据库服务，医学教育资源，大众健康资讯**

中医名师讲堂实录丛书

伤寒论讲堂实录（下册）

著　　者：陈　明
出版发行：人民卫生出版社（中继线 010-59780011）
地　　址：北京市朝阳区潘家园南里 19 号
邮　　编：100021
E - mail：pmph @ pmph.com
购书热线：010-59787592　010-59787584　010-65264830
印　　刷：河北博文科技印务有限公司
经　　销：新华书店
开　　本：710×1000　1/16　**印张：**19　**插页：**4
字　　数：362 千字
版　　次：2014 年 4 月第 1 版　2024 年 11 月第 1 版第 9 次印刷
标准书号：ISBN 978-7-117-18659-9/R · 18660
定　　价：45.00 元
打击盗版举报电话：010-59787491　E-mail：WQ @ pmph.com
（凡属印装质量问题请与本社市场营销中心联系退换）

作 者 简 介

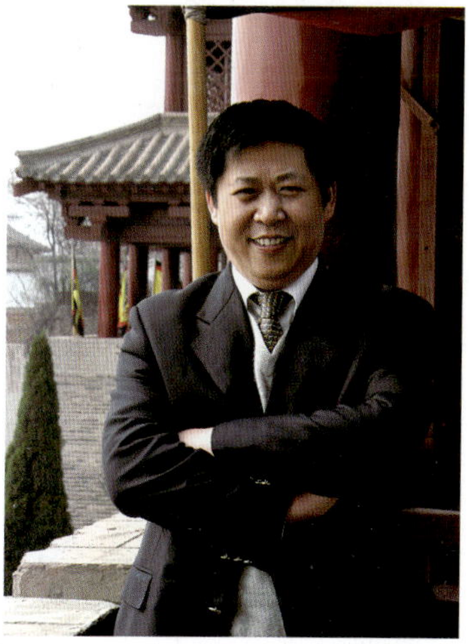

陈明，男，1962 年生，医学博士，北京中医药大学著名教授，博士研究生导师，主任医师。中华中医药学会仲景学说委员会副主任委员兼秘书长。北京中医药大学“首届教学名师”及“十大我最喜爱的老师”。

师从于我国著名中医药学家、伤寒论研究大家刘渡舟教授，自 1983 年始从事中医的医、教、研工作，潜心研究张仲景学术思想，主张中医临证与科研必须以中医理论为指导，充分体现中医整体观念、辨证论治的传统特色，理论联系实际。临床上灵活运用经方治疗脾胃疾病、肠道疾病、肝胆疾病、心脏病、咳嗽、气喘、发热类疾病、糖尿病、痛风、高血脂、痤疮及各种皮肤痒疹、妇女月经不调、带下病、乳腺病、小儿厌食、消化不良、小儿发热等内科、妇科、儿科、皮科疾病及多种疑难杂证。著有《中医四大经典临证指要》丛书等学术专著 13 部；发表学术论文 70 余篇；主持研究科研课题 5 项；获科研成果奖 4 项。

序

一部《伤寒》大论，倾倒无数中医学者，历时变迁而魅力不减，可谓彪炳古今。《伤寒论》以外感病为锲入门径，意在阐明疾病发生发展之规律，其内涉诸证实为杂病范畴，可谓开中医辨证论治之先河，所创的六经辨证方法是具普遍指导意义之中医辨证思维方法，为后世诸多辨证方法诞生之摇篮。纵观《伤寒论》，既有揆度谨严之理，亦有圆通活变之法，更有精当灵验之方，自宋以后，即为中医教育之核心，迄今更倍受珍视，成为中医院校之必修课程。

余挚爱中医，尤醉心于中医经典。自 1978 年始，忝列中医门墙三十余载，并有幸执掌中医经典教鞭，先后讲授过《黄帝内经》、《伤寒论》与《金匮要略》课程。1994 年，攻读北京中医药大学伤寒论专业博士，受业于我国著名伤寒学家刘渡舟先生门下，白日侍诊于师侧，夜晚苦读于案旁，承蒙恩师谆谆教诲，加之余之以勤补拙，使伤寒学业大有长进，之后便主要从事《伤寒论》的教学与临床实践。在不断的教学实践活动中，余深深体会到，中医教学乃临床实践之总结，《伤寒论》教学更是中医临床之升华，若教学脱离临证，譬犹鱼儿离水，瓜儿断秧，虽碌碌费事，终鲜有所获，恐误莘莘学子，徒为悲啼！鉴于此，余不敢丝毫怠慢，悉将教纲付诸临证，检验理法，实践方药，偶有所得，便记录在案，久而久之，对仲景之学也小有所悟。遂不断将余所悟贯彻于教学之中，并针对不同听课对象变化教学内容，所谓因材之施教也，力使伤寒课程丰满生动，深得不同层次班级诸多学子之共鸣。2012 年，余之不懈努力得到鼓励，荣获北京中医药大学“首届教学名师”称号。

2010 年，有人民卫生出版社同仁邀我将课堂授课内容出版发行，荣幸之余又诚惶诚恐，恰逢余当时有本硕连读七年制班级授课任务，门生闻之，全程录制，后经弟子高卫平、高亮、胡东升、王芳、姚海强、刘芳、马召田、张水馨、毛萍等整理成文，共 36 讲，72 学时长，名为《伤寒论课堂实录》，交之付梓。其课堂讲授使用教材为王庆国教授主编、2007 年 12 月出版的“十一五”全国高等中医药院校规划教材《伤寒论讲义》。限于讲者水平，书中挂漏之处难免，诚望读者诸君批评指正！

陈　明

2013 年仲夏于北京中医药大学

目 录

上 册

第一讲 张仲景其人

第二讲 《伤寒论》其书

第三讲 《伤寒论》六经辨治、太阳病脉证并治

第四讲　太阳病纲要

第五讲　太阳病本证之桂枝汤证

第六讲　桂枝汤适应证、禁忌证及兼证

第七讲　桂枝汤证兼证

第八讲　桂枝汤证兼证、太阳伤寒麻黄汤证

第九讲　汗法禁例、葛根汤证、大青龙汤证

第十讲　大青龙汤证、小青龙汤证

第十一讲　表郁轻证、蓄水证

第十二讲　蓄水证、蓄血证之桃核承气汤证

第十三讲　蓄血证之抵当汤证(丸)、合病、并病、太阳病变证纲要

第十四讲　太阳病变证纲要、栀子豉汤类证、麻杏甘石汤证

第十五讲 麻杏甘石汤证、葛根芩连汤证、心阳虚证

第十六讲 桂枝加桂汤证、阳虚兼水气证、脾虚证

第十七讲 脾虚证、肾阳虚证

第十八讲 阴阳两虚证、结胸证

第十九讲　结胸、藏结、痞证

第二十讲　痞证、黄连汤证、火逆证、欲愈候，太阳病类似证

下　册

第二十一讲　辨阳明病脉证并治

第二十二讲　阳明热证

第二十三讲　阳明实证

第二十四讲　阳明实证、阳明虚寒证

第二十五讲　阳明病变证

第二十六讲　少阳病脉证并治

第二十七讲　小柴胡汤证、柴胡桂枝汤证

第二十八讲　大柴胡汤证、柴胡桂枝干姜汤证、柴胡加龙骨牡蛎汤证

第二十九讲　太阴病脉证并治

第三十讲　少阴病脉证并治、少阴寒化证

第三十一讲　少阴寒化证

第三十二讲　少阴热化证、阳郁证、咽痛证、少阴病预后

第三十三讲　厥阴病脉证并治、厥阴寒热错杂证

第三十四讲　厥阴病之寒证、热证、厥热胜复证、厥证

第三十五讲　厥阴病之厥证、呕哕下利证、预后、霍乱病

第三十六讲　阴阳易差后劳复病脉证并治

第二十一讲

辨阳明病脉证并治

第三章　辨阳明病脉证并治

在讲具体的条文之前，让我们先来了解一下阳明病的基本概况。从原文的顺序上讲，第 179 ~262 条属于阳明病的范围，共 84 条。这是除了太阳病篇以外的又一个比较大的篇章。

阳明病，我们在了解它的病理之前，首先还是要讲阳明的生理，阳明的经以及它所涉及的腑。同样，阳明经有两条，足阳明胃经和手阳明大肠经。大家需要把它们背熟。记这些(经脉循行路线)有什么用处呢？主要是了解它的发病规律。比如说，足阳明经行于面部，我们认为“阳明主面”，所以脸上有好多病啊，尤其是胃热导致的一些面部的疾病，比如痤疮、面疖，甚至口眼㖞斜等，可考虑从阳明论治。这是因为足阳明胃经的循行路线，是“起于鼻旁，下循鼻外，入上齿中，还出挟口环唇，下交承浆，循颊车，经耳前，上发际至额颅”。是面部中的主要经脉，阳明经在面部实际上是转了一圈。所以，这些部位的一些病症，我们要从阳明经来考虑治疗。足阳明经还有一条支脉，“从大迎前下人迎，循喉咙，入缺盆，下膈属胃络脾”；还有一条直脉，“从缺盆下循胸腹至足”。所以阳明胃经的总体循行规律有二：一是绕面部，二是走人体的前面。前面我们讲的足太阳膀胱经，主要行于人的背部；而阳明经是行于人体之前；少阳经，是行于人体两侧。这是三阳经部于体表的规律。因此，背部属于阳，前面属于阴，或者讲背部属于表，腹部属于里。所以太阳经主表，阳明经主里。而两侧的少阳经主半表半里。所以为什么说少阳主半表半里，与它的经脉循行密切相关。因为人体两侧既邻太阳之表，又邻阳明之里，位于表里之间，故为之半表半里。手阳明大肠经，起于食指，然后循手臂外侧的上沿，往上走到肩膀，下缺盆，络肺，下膈，属大肠。

有关经脉循行路线上出现的一些症状，属于哪个经，我们首先可以用哪个经去判断，找出这个病位在哪里？比如说头疼，我们学过太阳经头疼了，头后项痛，是吧？甚至连及项背，因为那是太阳经的位置；阳明经由于它主面，如果头疼，以额头部位最为突出；当然，少阳走两侧，头痛的位置往往是在头之两侧，经常表现为偏头痛。临床辨证治疗时根据头痛的部位，来判断属于何经，以开相应的方药，或者加入相应的引经药。

了解经脉以后，我们还要了解阳明的腑。阳明腑当然也有两个，一个胃，一个大肠。胃是水谷之海。大肠是什么“官”呢？（在《素问·灵兰秘典论》中）“传道之官”，（有学生诵：化物出焉）什么？“化物出焉”？No，这些得背会啊，不能出错误。小肠是“化物出焉”，大肠是“变化出焉”。“化物”跟“变化”是不一样的，“化物”是讲饮食水谷在小肠一分为三：水谷精微、食物糟粕、代谢的水液。所以我们说小肠有泌清别浊的作用：水谷精微由脾输送到全身；代谢的水液输送给膀胱；食物糟粕传送到大肠。所以大肠主管接收从小肠传送来的糟粕，再吸收其中多余的水分，把糟粕变成粪便，排出体外，这就叫做“变化出焉”。所以阳明的胃和大肠是人体消化、传导的重要器官，在六腑中的作用举足轻重。那我们可以想象到，如果是阳明病，它所出现的症状，要么跟它的经脉循行有关系，要么跟胃肠的功能失调有关系。所以你只要知道胃和大肠的生理功能，就能推出阳明病的一些症状，对吧？无非就是消化受到阻碍了这样一类病症。

关于阳明的特点，《黄帝内经》把它称为“多气多血”之经，主管人体的消化，为人体的“后天之本”，所以气血比较旺盛。对阳明而言，生理特点是主燥，所以它喜润恶燥，加之多气多血，正气旺盛，所以邪气传到阳明，正邪斗争往往比较剧烈，从而表现出实证、热证这样一些特点。也就是说，邪入阳明，容易出现里、热、实的证候，《伤寒论》称为“胃家实”，这是阳明病的总体特点。所以，我们治疗阳明病，也要多从“胃家实”的特点去考虑。

那阳明病是怎样形成的呢？无非是两个途径：一是传经而来。常见有三种传变方式：比如由太阳经传来，太阳病时，如果邪气得不到祛除，就有可能转入到阳明，《伤寒论》把这样一种传变途径形成的阳明病，叫做“太阳阳明”；还有从少阳病传经而来，由于少阳病的失治、误治，或者是自身的内传，形成阳明病，这个途径导致的阳明病，叫做“少阳阳明”。二是邪气也可以直接传到阳明经，阳明自身直接受病。比如说，素体比较燥热的人，阳热体质，邪气侵袭到人体以后，容易入里化热直接到阳明去，形成阳明病，这个发病途径《伤寒论》叫做“正阳阳明”。

但是还有一个传经的方面，我们别忘了阳明和太阴相表里，尤其是足阳明胃和足太阴脾的关系相当的密切，太阴脾的病，也可以转到阳明。但是这种几率比较小，为什么呢？因为太阴病大多是虚寒的病，太阴虚寒证要转变成一个阳明实热证，这个中间需要一个很大的变化过程，所以几率比较低。但是并不是没有，《伤寒论》提到了这个发病途径，说明临床上还是有的。现今的临床中，也实际存在。前面我给大家说过这样一些例子，比如说经常拉肚子的人，你可能给他理中汤，由于体质的差异，或者病轻药重，在用量上比较大，那么这个病人就有可能吃完理中汤以后，由于温燥太过，就会使虚寒转变成燥热，原来的大便溏泄变成了大便燥结，就会有可能由太阴病转成阳明病。所以，阳明病的另一个成因，它还可以来自三阴，尤其是太阴。还有，在少阴病的热化证里，随着病情的发展变化，会出现"阳明三急下证"，这是由于一些少阴病热化以后，水竭土燥，少阴不是属于水吗？水太少了，使土也燥，这时少阴热化证就有可能转到阳明。所以，少阴病中出现阳明三急下证，《伤寒论》指出用大承气汤治疗。这种阳明病证，是由少阴病发展而来。这是阳明病的成因。

阳明病的证候特点，就是条文中所说的"胃家实"。所谓"胃家"，是统指肠胃。这个"实"，包括热实、燥实。前者指无形的邪气壅盛，以"四大热症"为主要临床表现（大热、大渴、大汗、脉洪大）；后者指有形的邪气堵塞，以"阳明腑实证"为主要临床表现（所谓痞、满、燥、实）。阳明热证、实证，是阳明病的本证特点。

但事物都有正反两个方面，阳明病多热证、实证，但也有虚证、寒证。比如临床上我们经常见到的胃病，有热，当然也有寒。但是，从外感热病这个角度来讲，传到阳明经、腑的邪气，往往是化燥成实了，所以它的热、实证比较多，虚寒证比较少。

在阳明病的发展变化过程中，阳明的热邪有时会与其他邪气结聚形成新的病邪，导致相应的病证，一般称为阳明病变证。比如阳明热可以与太阴湿邪结聚在一起，形成湿热，后者壅滞于肝胆，可以导致发黄证；如果阳明热窜入血分，会形成血热证，表现为衄血、便血、蓄血等等。

基于以上所述，对阳明病的治疗我们就很清楚了，比如说它只是无形的邪热结聚，即阳明热证，我们就要使用清法来治疗，代表方剂像白虎汤系列；那如果说阳明无形的邪热与有形的实邪相结合，比如说胃中的热与大肠中的糟粕相结合，就会形成一种新的病因"燥屎"，堵塞到大肠，导致阳明腑实证。在治疗方法上，清法已经力所不及了，因为这时的热隐于有形的糟粕中，结聚不解，这种热我们还能用石膏、知母清掉吗？已经清不掉了，必须采用泻下的方法，把糟粕给泻掉，这个热便会随之而去，代表方剂是三承气汤。中医治病就是这个道理，只要是无形的邪气钻入到有形的邪气之内，必然先去除有形的邪气，有糟粕的泻大便，有湿的利小便，有痰饮的采用温化，有瘀血的当然就要活血化瘀了。因为阳明病多热证、实证，所以治疗阳明病，清、下两法是它的主要治法。当然，如果是阳明虚寒证的话，我们也是要用温补的，代表方剂像吴茱萸汤。

关于阳明病的转归，《伤寒论》说："阳明居中，属土，万物所归，无所复传。"就是邪气传到阳明，化燥成实以后，不再传向其他经。后世有人解释为阳明的"固化"作用，是由于燥热使阳明土出现燥、实、坚的现象，所以说它不传向其他经，称“万物所归，无所复传”。就像阳明主土，万物到最后都要归到大地、土一样。但这里是讲主燥热的阳明土而言的，燥化后土地固化了，所以不传了。那如果说是主寒湿的脾土，(属于)阴土，邪气传到脾土的话，往往会寒化、湿化，形成水湿，就容易使水土流失。所以你看，邪气伤及阴土(脾土)的时候，人就容易拉肚子；而传及阳土的时候，人就容易大便干结啊，这是相对而言的。所以，我们理解“万物所归，无所复传”这句话，不要理解为阳明病一点不传，而是相对于太阴湿土而言，它容易固化，不容易传。但阳明病也可以波及其他的一些经，或者是脏。比如说，阳明热最容易伤肾阴，而出现少阴病，后世的温病学家发现这个规律了，认为阳明邪热传到下焦，就会伤肝肾之阴。我们在学具体的阳明热证时，就会看到里面也有一些方证牵涉到少阴病了，比如说猪苓汤证即是，我们到时还会详细讲解。

阳明病热、实证，大部分预后良好，都可以痊愈。当然在其发展变化的过程中，也可以造成变证，像我刚刚说到的发黄证、血热证等等。

第一节　阳明病辨证纲要

一、阳明病提纲

下面我们讲具体的条文，先看阳明病辨证纲要，第180条的提纲证。

陽明之為病，胃家實是也。(180)

这是阳明病的提纲证，和其他五经提纲证不同的是，这一条并不是阳明病篇的第一条，而是第二条。前面的第179条，是讲阳明病的成因的。

这个提纲证啊，是六经病提纲证中行文最简单的了，看了以后一辈子都不会忘。有一个毕业好多年的学生，有一次在外地我碰到他，见面可亲了，令我倍感欣慰。聊到在学校上课时的情景，他说：陈老师，你这《伤寒》上得好，我们印象很深啊！我说：是吗？他说：对啊。随即背了这一条，“阳明之为病，胃家实是也。”我说：太阳病的提纲证呢？他有点不好意思，背了半天，丢了一个脉象。后来他说，就阳明病提纲证这一条熟(学生笑)，说明这一条最容易掌握了。不过，我在这里要求大家，咱们毕业以后，《伤寒论》至少要一年看一遍，就是临床再忙，你也要坚持看它一遍，每看一遍你的意境就会不一样，就会更上一层楼。(学生点头)

阳明病证候特点主要是“胃家实”。什么叫“胃家”？是统指肠胃，《黄帝内经》有一句话叫做“大肠、小肠皆属于胃”，也就是说胃是六腑的源头，是一家之长。所以有时在讲到六腑功能或病理变化的时候，只称“胃”。这一点如果不理解的话，有时就没法理解它的内涵了。比如说“阳明病篇”有一条讲，当肠中燥屎形成以后，医生可以切诊病人的腹部摸到，《伤寒论》表述为“胃中有燥屎五六枚也。”医生摸到的几块燥屎，真是胃中的燥屎吗？大家一看就知道，肯定不是！那燥屎的位置在哪里呢？应该在大肠，不可能是胃里有燥屎五六枚啊。所以这就是它的一个表述，“胃”统指肠胃，可以看出来这是中医的整体观念思想。那肠胃是什么样的一个病证特点呢？“实”，这是阳明病的特点，这个字我们要抓住。也就是说，阳明病大多是属于实证。

什么样的实证呢？可以是无形的邪气导致的实证，也可以是有形的邪气导致的实证。那么无形的邪气在阳明病里主要是热邪了，而有形的邪气主要是热与糟粕形成的燥屎。所以习惯上我们把阳明病的实证分为两大类：一类就是无形的邪热聚集形成的实证，这个实际上就是实热证；另外一类，就是热与糟粕结聚形成燥屎，导致的阳明腑实证，我们把它叫做燥实证。所以把阳明病主要分成阳明热证、阳明实证两大类，但是这个阳明热证，我们要知道啊，它也是实证的一个范围。

阳明热，为无形的邪热充斥于全身，上下内外都热透了，从里往外热，所以这种阳明热，《伤寒论》叫做“大热”，这是邪正斗争剧烈的一种结果。它的临床表现主要是我们后世讲的“四大热症”：大热、大渴、大汗和脉洪大。

阳明实，是无形邪气、有形邪气相互结聚的反映。阳明燥热与肠中糟粕结聚，形成燥屎，堵塞肠胃，令腑气不通，形成阳明腑实证。临床表现为腹胀，腹痛，而且拒按，同时大便燥结；全身的症状表现为潮热、汗出、谵语，脉沉实有力。

这就是“阳明之为病，胃家实”的内涵，这是阳明病的主旋律，有关阳明病的主要方证，也大多是阳明热和阳明实的表现。

二、阳明病病因病机

有关阳明病的病因病机，这里有三条相关原文，我们先看第179条。

問曰：病有太陽陽明，有正陽陽明，有少陽陽明，何謂也？答曰：太陽陽明者，脾約是也；正陽陽明者，胃家實是也；少陽陽明者，發汗利小便已，胃中燥煩實，大便難是也。（179）

这一条是“阳明病篇”的第一条。“问曰：病有太阳阳明，有正阳阳明，有少阳阳明，何谓也?”就是说阳明病按照其发病的途径，可以分为三类：由太阳病传来称“太阳阳明”；由少阳病传来称为“少阳阳明”；邪气直接侵入阳明称“正阳阳明”。

并用证候的临床表现来区别这三种阳明病：“太阳阳明者，脾约是也。”由太阳病误治，或者是本身内传，所形成的阳明病，可以导致脾约证。所谓“脾约”，简单地说就是脾的功能被约束了。被什么约束了？被阳明的燥热。由于阳明胃和太阴脾相表里，所以一旦脾的转运功能被阳明胃热约束以后，就会出现一种特殊的现象——津液偏渗。我们说，脾主运化水湿（津液），如果说脾的这种转运的功能被约束了，不能均匀地把水湿运转到全身中去，有可能有些地方给多了，有些地方没有得到，使津液前渗，叫偏渗，就是偏渗到膀胱去了，使大肠的水分就减少，于是就会小便特别多，而大便干燥，这就是脾约证的特点。是因为脾的功能受约束，所以叫做"脾约证"。这里讲，脾约证是太阳阳明的一种表现。

"正阳阳明者，胃家实是也。"就是邪气直接侵犯阳明，形成阳明病，会导致我们刚才说的"胃家实"证。

"少阳阳明者，发汗利小便已，胃中燥烦实，大便难是也。"少阳病本应和解，禁用汗吐下。若少阳病误用发汗或利小便的方法，就会使邪气入里化热，传入阳明，导致胃中燥烦实，而出现大便难。所谓"大便难"，就是大便困难，但不一定是大便干结，大便干结可以是大便难的一种，有时病人可能大便不一定干，只是解出困难而已。还有些大便难的患者，大便不但不干，甚至是不成形，但是排出无力，大便的时间比较长，也可以称为"大便难"。但从阳明病的特点而言，所涉及的大便异常症状，临床上仍是大便干燥为主要症状。

整个这一段我们综合分析一下，说"太阳阳明"会形成阳明病的脾约证；"正阳阳明"会形成阳明的热证、实证；"少阳阳明"会导致大便难。是这样理解吗？比如说太阳阳明病，就一定表现为脾约证吗？就不可能是阳明腑实吗？同样，由少阳病发展到阳明病，就不可能是脾约吗？我们不能这样机械地去对号入座。你从后面第247条脾约证看，这个脾约证也不是从太阳病发展而来的。那怎样理解这一条所讲的意义呢？这是一种什么（文字）现象啊？这是一种"互文"的方式。互文，也叫互辞，是古诗、文中常采用的一种修辞方法。古文中对它的解释是："参互成文，含而见文。"具体地说，它是这样一种形式：上下两句，或一句话中的两个部分，看似各说两件事，实则是互相呼应，互相阐发，互相补充，说的是一件事。是上下文义互相交错，互相渗透，互相补充来表达一个完整句子意思的修辞方法。最有代表性的互文形式是《素问·生气通天论》中的一句话，"湿热不攘，大筋緛短，小筋弛长。"乍一看，写的有问题，湿热不除，患者的大筋就会缩短，而小筋就会弛缓变长，可能吗？对一个机体而言，要么大筋、小筋都缩短，要么大筋、小筋都弛长，绝不会有的短，有的长啊。所以这就是互文，是因前后互见而省略了某些词语，完整的意思应是"湿热不攘，大筋小筋緛短，大筋小筋弛长。"但在书写的时候，如果这样写就显得很啰嗦，况且古人写完文章以后啊，他要念一念，看看是不是朗朗上口，一般都是每句四个字四个字的，讲究对仗。《素问·四气调神大论》："春三月，此谓发陈，天地俱生，万物以荣，夜卧早起，广步于庭，被发缓形，以使志生。"文字非常优美、生动，朗朗上口。同样，念这一句话："湿热不攘，大筋緛短，小筋弛长。"也觉得很上口。如果是这样念，"湿热不攘，大筋小筋緛短，大筋小筋弛长"，就不那么有节奏感，而且文字不优美。所以就改成前面说大筋，后面说小筋，相互省略一下就完了。这就告诉你，湿热不除，有可能会导致人的筋脉拘挛而短，也可能会导致筋脉弛长而痿。也就是说，拘挛也好，松弛也好，都可以由湿热引起。那咱们看看这一段，是不是这个意思？应该这么理解，就是"太阳阳明者，脾约是也，胃家实是也，大便难是也。"同样后面，"正阳阳明者，脾约是也，胃家实是也，大便难是也；少阳阳明者，脾约是也，胃家实是也。"你看，这样一念，你觉得是不是很罗嗦啊，不舒服。而用互文的形式写出，文字既精练，又朗朗上口，也比较容易理解其内涵。

那么，这一段告诉我们了什么呢？第一，这里讲了阳明病的三种发病途径：一种从太阳来，一种从少阳来，一种直接到阳明。第二，讲了阳明实证的一个分类。同是阳明病，有表现为胃家实的，有表现为脾约的，还有仅表现为大便难的。从后面给的方证而言，这里的"大便难"，是特指的后面的"蜜煎方"证；而"脾约证"是麻子仁丸证；"胃家实"是三承气汤证。虽同是阳明实证，但表现却不尽相同：三承气汤证是燥屎内结所成，表现为阳明腑实的特征（当然"胃家实"中也包括阳明之热证）；脾约证是脾的转运功能被胃热约束而成，表现为小便数，大便难；还有一种是什么呢？蜜煎方证，是纯粹的津枯肠燥便秘所导致的大便难。所以这里所说的，就是阳明病的一些主要临床表现，也即后面所讲的白虎汤证系列、承气汤证系列、脾约证、麻子仁丸证和蜜煎方证，这是阳明病的主要表现。所以这一条主要讲的是这些，而并不是说太阳阳明病只形成脾约，正阳阳明病只形成胃家实，少阳阳明病只形成大便难。下一条原文，就是举例说明这一点的。大家看第181条：

問曰：何緣得陽明病？答曰：太陽病，若發汗，若下，若利小便，此亡津液，胃中乾燥，因轉屬陽明。不更衣，内實，大便難者，此名陽明也。（181）

大家看，这种阳明病的发病渠道，是一个什么阳明病啊？明显就是太阳阳明病，对吧。本条详细介绍了太阳阳明病的发病过程。太阳病使用不正当的发汗，或者误用下法、利小便的方法。总而言之说，损伤了人体的津液。"亡"是损伤的意思。津液损伤，邪气从热化燥，转到阳明。所以说："此亡津液，胃中干燥，因转属阳明。"这就是太阳阳明的形成过程。我们看这个太阳阳明病形成后的临床表现，前面第179条讲"太阳阳明者，脾约是也。"这里讲太阳阳明病可以表现为"不更衣"，可以表现为"内实"，可以表现为"大便难"。"不更衣"，即不大便。古人登厕前须更衣。所以不更衣者，即不大便之意。在这里指的是脾约证。脾约证的表现是小便频数，而大便硬，但是"腹无所苦"，就是没有明显的腹胀腹痛症状。病人有可能是几天、甚至十几天不大便。在国内我治疗过一个17天不大便的患者，没有腹胀、腹痛，饮食正常，按脾约证辨治，用麻子仁丸加味治疗一个月而愈。国外碰到一个患者34天不大便，仍然用麻子仁丸加味治疗，有明显缓解，服用2周，可达三四天一次大便。在日常门诊中，1周解一次大便的患者很常见。当然,便秘的原因很多,但脾约是最常见的一种。根据临床体会,我认为这里的"不更衣",是代指前面的脾约证。"内实",是指什么呢?指前面(第179条)提到的"胃家实"。"大便难",仍与第179条一样。

所以,大家看这个太阳阳明病,脾约、胃家实、大便难的表现,是不是都有?所以从这一条我们可以看出来啊,进一步说明第179条讲的是互文的意思。就是这三种阳明实证(脾约、胃家实、大便难)的病变,无论是太阳阳明、正阳阳明还是少阳阳明,都可以引起。

我们再看第185条:

本太阳初得病时,发其汗,汗先出不彻,因转属阳明也。伤寒发热无汗,呕不能食,而反汗出濈濈然者,是转属阳明也。(185)

"本太阳初得病时,发其汗,汗先出不彻,因转属阳明也。"告诉我们这仍是一个太阳阳明病,只是与上条讲的发病形式(误治原因)略有不同。上条是发汗太过,亡津液了,导致太阳邪气内传阳明。而本条是发汗不彻底,发汗不到位,导致了邪气内传。所以我们看,太阳病发汗要得当,既不能发汗太过,也不能发汗不到位。本证就是发汗不到位,没有把邪气一下子铲除,反而是姑息养奸,加上病人可能是燥热体质,于是邪气就入里化热,转到阳明。这个在临床上是存在的,有些人感冒了,吃点感冒药,可能是没有吃好,治疗不彻底,余邪逐渐积累,蕴发为热,形成热证了。所以,有时治病,尤其是外感病,包括服用西药,首次治疗要求药量加倍。其用意就在于什么呢?治病要尽早铲除病邪,不留后患。当然了,我们在治疗过程中,还要掌握发汗的一个火候,要按照桂枝汤后面那个要求去做。

再往下看,"伤寒发热无汗",这是太阳伤寒证。"呕不能食,而反汗出濈濈然者,是转属阳明也。"呕吐、不能吃饭,另外又出现了汗出濈濈然。"汗出濈濈然"是汗出连绵不断的意思,这是阳明病的出汗特点,因内热逼迫津液外泄,所以汗出连绵不断,什么时候把内热撤了,这出汗就好了。临床上可根据汗出的状况,来判断汗出的病机。一般而言,阵发性汗出,属于营卫不和的较多,就像《伤寒论》第54条所讲的那样,"病人藏无他病,时发热自汗出而不愈者,此卫气不和也。"若是持续性出汗,即汗出连绵不断,则多属于内热所致。正如《伤寒论》第188条所说:"伤寒转系阳明者,其人濈然微汗出也。"当然,出汗究属营卫不和,还是内有蕴热,这还要结合全身的症状表现综合判断。本来是太阳伤寒证,没有出汗,但随着病情的发展,汗出连绵不断,说明太阳病转到阳明了。那我们看,这里所说是误治了吗?没有误治。太阳病没有被误治也会转入阳明,当然这跟人的体质是有关系的,素体燥热的人,感受邪气容易化热入里,导致阳明病。所以我们看,就太阳阳明病而言,就有三种不同的发病情况,是不是啊?第一种,是发汗太过,或者误用下法,或者误用利小便,损伤了津液,使邪气入里化燥成实,形成阳明病;第二种,是发汗不得当,发汗不彻,姑息养奸,导致邪气入里转到阳明;第三种,是没有经过误治,可能由于体质的原因,太阳病也可以转到阳明去。所以一个太阳阳明证,就有这些不同的情况。那其他像少阳阳明病,会不会也有这种情况啊?当然也可以存在这些情况。所以说,从发病原因上,疾病的原因是相当复杂的,那我们说无论是从哪个途径来的,只要表现为脾约,表现为胃家实,表现为大便难这样一些阳明病的特点,我们就按阳明病去辨证论治,就是这个意思。

这是关于阳明病病因病机的几条原文,这几条我们主要是掌握阳明病的发病途径和它的临床上的一些主要表现。

三、阳明病脉证

下面是关于阳明病的脉证的条文,这几条我们需要背诵的,重点一个是第182条,讲阳明病的外在表现的。一个是第186条,是讲阳明病的主体脉象。我们先看第182条:

問曰:陽明病外證云何?答曰:身熱,汗自出,不惡寒,反惡熱也。(182)

"阳明病外证云何?""外证",是指在外的表现,而不是指表证。自问:阳明病在外表现为什么症候?"答曰,身热,汗自出,不恶寒,反恶热也。"给了这样几个症状特点,临床上辨别阳明病,非常重要。

第一是身热,就是发热,但是我们说这个发热和太阳病的发热不尽相同,当然从总体上来讲,外感发热都是邪正相争的结果,但是在阳明病,由于它的气血比较盛,邪正斗争得比较剧烈,所以发起热来往往是大热、高热,或叫壮热。阳明发热的病机我们可以概括为这几个字,就是:阳明热盛,充斥于表里。实际上就是热由里往外发,由里透于表,俗称热透了,这是阳明热的一个特点。而阳明身热的特征,是肌肉有蒸热的感觉。这个跟太阳病的发热有所不同,有经验的一些大夫啊,他会通过触摸病人的皮肤,来分辨这个热是在表还是在里。如果是太阳病的发热,一般刚摸上去很烧,但是如果说触摸一定的时间以后,就会感到这个热或许有所减轻了,这种往往是表证的热。当然,病人往往在发热的同时有恶寒。而如果是阳明的热,你用手触摸到病人的肌肤上,放的时间越长,就会感到里面越热,而且有蒸热的这样一种感觉,这个往往是阳明的热。有经验的大夫,甚至用手一摸就能知道体温是多少度。我在大学实习的时候,转到儿科,跟过一个儿科大夫,这个老师很有经验,孩子发烧,就拿他的脑门对着小孩的脑门,这样一触碰,他就能说出这个孩子发烧多少度,39.2℃,38.5℃,我们学生不服气,就拿体温计量,基本上都比较准,他看发烧的病多了,非常有经验了,不需要拿体温计量就知道(热度)。当然这需要丰厚的临证经验,比如说像阳明病发热的特征,这种热就是肌肉有一种蒸热的感觉,这是它的一个特点。

还有一个，汗自出。又一个自汗，大家想想啊，在太阳病桂枝汤证里面也有自汗，阳明病也有自汗。比如说来个病人，发热，汗出，如果仅凭这两个症状，你可能辨不出来它是桂枝汤证还是阳明证，是不是啊？但是二证的病机却大相径庭。桂枝汤证的病机，是什么呀？我们叫营卫不和。什么样的营卫不和啊？卫气不能外固，营阴不能内守，是吧？因卫气不固营阴，所以汗出来了。但是阳明病的出汗，是阳明的内热引起来的，由内热炽盛，迫津外泄所致。就是内热把津液逼迫出来了，所以这种出汗的特点是全身汗出，连绵不断。而桂枝汤的出汗，往往表现为阵发性的，有时候动则出汗，不动可能就不出了。但是阳明病的这种出汗，它也是自汗，是全身的汗出，连绵不断地出，就像原文里面讲的，"汗出濈濈然"。什么时候把内热清掉了，这个出汗才会止。所以说阳明病出汗，能止汗吗？当然不能。如果用止汗的药物，比如说用牡蛎散，想想会出现什么后果啊？内热就出不去了，内热出不去当然就会在里面折腾，甚至内闭心包，会出现昏迷。所以《黄帝内经》指出："先夏至日者为病温，后夏至日者为病暑。暑当与汗皆出，勿止。"讲的就是这个意思。所以内热所导致汗出，千万不能止汗，一定要去清热，内热一清，这个汗就自止了。

另外一个症状是个阴性症状，原文特别提到"不恶寒"，阳明病发热的时候没有恶寒，不但不恶寒，而且反恶热，这是阳明内热炽盛引起来的。但是关于这个"不恶寒"，我们到第183条再讲。

先看第186条：

傷寒三日，陽明脈大。(186)

阳明病的主脉，是大脉。什么叫大脉呀？什么？比小脉大的叫大脉，(学生笑)那肯定是。大脉是脉形宽大，为什么阳明病会出现大脉呢？是因为内热壅盛。热胀冷缩啊，对吧？内热涌动气血，所以脉来宽大。你看同一条河，夏天河水多，就显得河面很宽，一到冬天水少了，河面就显得窄了。阳明内热炽盛，鼓动气血，所以说会出现脉大的现象。所以大脉是阳明热甚，气血沸腾，血脉充盈的结果，表现为大而有力。

那我们还学过一个类似的脉象，洪脉或洪大脉，阳明的四大热证总说是大热、大汗、大渴、脉洪大。那什么是洪脉啊？来盛但是去衰，注意，脉象去衰就代表正气受到损伤了。那么在一个热证里面，什么正气容易受到损伤啊？首先肯定伤阴津，还伤什么啊？伤气。所以说热邪的致病特点是伤津、耗气，如果有津气损伤，这个脉象就不是来去都大了，是来的时候大，去的时候小，这是正气损伤的迹象。所以洪脉的出现，表示体内有津气损伤了。所以说当阳明邪热亢盛的时候，其主脉并不是洪，而是大。而一旦出现洪大脉，就说明他体内津气有损伤了。当然在治疗上也就有所不同。阳明邪热内盛的时候，脉来大，治应辛寒清热，用石膏、知母，代表方剂是白虎汤；但如果阳明热盛的同时，有津气两亏，脉会见洪或洪大，治疗上就必须在白虎汤中加入益气生津之品，当用白虎加人参汤了。所以后世讲的四大热证，大热、大渴、大汗、脉洪大，不是指的白虎汤证，而应该是白虎加人参汤证。真正的四大热证的出现是在白虎加人参汤证里面出现，就是体内的津气已经受到损伤了，所以这一点我们要提醒大家一下。这是阳明病外证的一些表现。

下面再看第183条和第184条：

問曰：病有得之一日，不發熱而悪寒者，何也？答曰：雖得之一日，悪寒將自罷，即自汗出而悪熱也。(183)

問曰：悪寒何故自罷？答曰：陽明居中，主土也，萬物所歸，無所復傳，始雖悪寒，二日自止，此為陽明病也。(184)

"病有得之一日，不发热而恶寒者，何也?"前面我们讲了嘛，阳明病一般是不恶寒，反恶热，因为它里热炽盛，对吧？但是也有一些人刚开始得阳明病的时候，就是阳明病的初期，也会出现不发热而恶寒的现象，但是"虽得之一日，恶寒将自罢，即自汗出而恶热也。"尽管阳明病的初期会出现恶寒，但毕竟它是一个内热炽盛的病，很快这个恶寒就消失了，随之而来的就会出现自汗和恶热的一些表现。那阳明病的初期为什么会出现恶寒呢？大家想想看啊，有一些病人，在阳明病早期会有一些轻微的恶寒，这是阳明初感邪气的时候，经气未得及时的伸展所致。实际上还是邪气影响到了卫气的功能，凡是恶寒，就是卫气的温煦功能降低或受到了障碍。在阳明经证初期，也会有表证，邪气干扰卫气的功能也会恶寒，只不过这种恶寒时间可能比较短，程度比较轻，因为毕竟阳明内热的本质很快就会显现出来。所以我们说，阳明病在早期阶段，可以出现恶寒，但即使有，也是程度轻、时间短。这说明了什么呢，即使是热证，在外感的初期，不管是寒邪还是热邪，都会影响到卫气温煦体表的作用而出现恶寒。我们前面讲的太阳温病，"太阳病，发热而渴，不恶寒者为温病。"就是如此。你看阳明病还有恶寒呢，何况太阳温病呢。所以那个"不恶寒"是相对而言的，不是绝对的一点恶寒没有。这一条主要是强调的这个问题。

再看第184条，这一条是对183条进行解释。"问曰：恶寒何故自罢?"就是阳明病的恶寒可能不需要治疗，或者还没来得及治疗，它就先消失了，而且很快呈现出一派热象。"答曰：阳明居中，主土也，万物所归，无所复传。"阳明属于阳土，邪气传到阳明，容易化燥成实，就像万物最后要归于大地一样，所以它"无所复传"，这是我们前面说过的，属于阳明的"固化"作用。

胃为阳土，脾为阴土。胃是阳土，主燥，所以邪入阳明，易燥化成实，这就导致实则秘固，固秘了，热邪损伤津液，使肠中糟粕更加坚硬，排不出来了，所以叫"万物所归，无所复传"。有人把这句话解释为是因为阳明腑实证的原因，有一定道理，因为形成腑实证，胃肠就蠕动不开了。而脾为阴土，主湿，邪入太阴，易湿盛中寒，容易生寒，容易生湿，生水，所以说邪气到脾的话，往往是表现为"水土流失"的现象，表现为大便溏泄，在太阴病提纲里面就提到这了，"太阴之为病，腹满而吐，食不下，自利益甚……”所以这就是阳明与太阴的特点问题，一个是属阳，一个是属阴。同样是土，阳土和阴土表现出来的症状不一样，阳土在病理情况下容易秘固，那就容易大便秘结；阴土在病理情况下容易水土流失，所以表现为大便溏泄。这是它们的一些不同特点。当然，这只是临床上一个主要的发病规律，也不是绝对的。比如说阳明病实证的时候，也会出现下利，我们把它叫做“热结旁流”，对吧？而脾虚的时候，脾不能运化的时候，肠胃蠕动差，也会出现大便秘结的现象。当然，这些属于反常的一些表现了。

“始虽恶寒，二日自止。”就是尽管开始有恶寒的现象，但是过两天或者是一天，恶寒就自罢了。这就是阳明病的特点。也就是说，这一段话讲的是，阳明这个阳土，容易化燥成实，第一，（邪气）不容易传变到他经；第二，即使有轻微的恶寒，很快就会消失。

傷寒轉系陽明者，其人濈然微汗出也。(188)

太阳伤寒证，若转到阳明了，首先会表现为出汗。当然出汗有轻有重，这里讲的是微汗出，是刚转到阳明。但是这个微汗出一定是汗出濈濈然，连绵不断的。本来太阳伤寒证是无汗的，转到阳明了，邪气入里化热了，热迫津液外泄，就会表现为出汗，由无汗转成微汗出。这是阳明病的脉证。

另外，我们讲到阳明病，讲到阳明外证的话，有发热，有出汗，很像桂枝汤证。都是发热，汗出啊，我们怎样进行区别？临床上这个并不难区别。就是伴有的症状不一样，比如发热，阳明病是壮热，有蒸蒸热的这样一种感觉，热从内蒸，按着（皮肤）愈久，则热感愈甚。太阳中风的发热是翕翕发热，热在体表，刚开始触摸的时候有热感，如果时间长了热感就不是那么明显了，这种往往是表证的发热。出汗，阳明病是大汗出，必然伴有烦渴，甚至有时时恶风，背微恶寒，这是因为出汗太多了，造成一时的肌表腠理不固所致，微微的有些恶寒。但是它不像太阳中风证，汗出动则甚，多伴有明显的恶风、恶寒的现象，而且口一般不渴。如果要再看病人腹部的症状，阳明热则腹满，阳明实则腹满胀痛、不大便，就是阳明热证、实证都会出现腹满。而太阳中风证一般没有。再从脉象来讲，一个是大脉或者洪大脉，一个是脉浮缓。这就是它们的主要区别点。

第二节　阳明病证

一、阳明病热证

那下面我们就讲阳明病具体汤证，首先是阳明热证，先看栀子豉汤证。

（一）栀子豉汤证

陽明病，脈浮而緊，咽燥口苦，腹滿而喘，發熱汗出，不惡寒，反惡熱，身重。

若發汗則躁，心憒憒，反譫語。若加溫針，必怵惕，煩躁不得眠。若下之，則胃中空虛，客氣動膈，心中懊憹，舌上胎者，梔子豉湯主之。(221)

陽明病，下之，其外有熱，手足溫，不結胸，心中懊憹，饑不能食，但頭汗出者，梔子豉湯主之。(228)

梔子豉汤证这两条，不详细讲，在太阳病变证中已经讲了。那么阳明病中，也有栀子豉汤证，见于阳明病的初期，主症当然仍是虚烦不得眠，甚至心中懊侬。病机仍是无形邪热扰于胸膈所致。前后两个栀子豉汤证是一样的，只不过是发病过程不一样罢了。前面我们讲栀子豉汤证，是属于太阳病误治造成的，太阳病误治，邪气入里化热，停留于胸膈这个位置。那我们说本证已经离开太阳表了，但是还没有完全入里(阳明)，可以看做半表半里的这样一个阶段。若再往下跨一步，就是阳明了。所以栀子豉汤证，我们也可以把它看做阳明病的前驱期，可以由太阳病转变而来。既是阳明的前驱期，就可以在阳明的早期看到，阳明病篇的这两条，就是讲的在阳明病初期所见到的栀子豉汤证。也就是说，阳明病一开始发作，有可能先表现为本证。所以前后两个栀子豉汤证是不矛盾的，只不过一个是太阳病误治变化而来，一个是直接见于阳明病，发病途径不同而已。但是不管是从太阳病过来，还是直接从阳明病出现，只要是无形的邪热扰于胸膈，出现虚烦不得眠，出现心中懊侬，就可以使用栀子豉汤治疗。

第228条中特别讲到本证可见有“但头汗出”这样一个症状，我就此说一下。“但头汗出”一症并非只见于本证中，《伤寒论》里有数个证中都提到了它，比如我们前面学的大结胸证，也有这个，“但头汗出，余处无汗，剂颈而还”，对吧。这就需要辨证了，也就是说，临床见到只是头部出汗的患者，你要进行详细的辨证。从栀子豉汤证而言，为热郁胸中所致，所以这种热是属于“郁热”，正是因为热邪郁遏，不容易往外发散，所以才表现为只是头部汗出。还有一些情况，就是当无形邪热与有形邪气结聚在一起的时候，这个热也不容易向外发散，也容易出现“但头汗出”的情况。比如热与湿合形成湿热，湿热为病，往往是身热不扬，这种发热很难受，湿郁热遏，不得发散，就像夏天遇到桑拿天的那种热，很难受，汗出不来。即使出汗，也只是头部出汗。像《伤寒论》中湿热发黄的茵陈蒿汤证，本篇后面我们将学到，也有“但头汗出”的表现。还有刚刚说到的大结胸证，属于水热互结，热不得散。湿热也好，水热也好，都是无形的邪热和有形的邪气结合起来，才会出现这种“但头汗出”的现象。再有一种就是火逆病中，也有出现“但头汗出”，是因为火热伤阴，残阴被阳热上蒸所致，也就是说它没有足够的阴分来表现为全身出汗，只是勉强头部出汗。由此看来，我们如果在临床上碰到有头汗出为主要表现的病人，要考虑到什么呀？是不是这个热有郁滞的现象？是不是这个热跟有形的邪气有结聚的现象？是不是这个热已经伤阴了？要从这几种情况来进行分析和区别，去采用不同的方法治疗。这两条我们就讲这里，大家课后自己再看一下。

第二十二讲

阳明热证

（二）白虎汤证

阳明热证的第二个方证——白虎汤证，是重点方证，看第176条：

傷寒，脈浮滑，此以表有熱，裏有寒，白虎湯主之。（176）

白虎湯方

知母六兩　石膏一斤（碎）　甘草二兩（炙）　粳米六合

上四味，以水一斗，煮米熟湯成，去滓，溫服一升，日三服。

我们先看第176条原文，大家认真读一读，有没有发现问题？里有寒，能用白虎汤吗？绝对不可以。宋代的林亿在校注《伤寒论》的时候就发现了这个问题，他认为，“表”和“里”这俩字位置颠倒了，应该是“里有热，表有寒”。“表有寒”在阳明病中是可以出现的，就是我们前面讲的第183条，所以这个观点尚可以解释通。还有一个观点就是将后一个“有”改成“无”，即“表有热，里无寒”，当然也可以理解。总之这里有明显的错误，“表有热，里有寒”决不是张仲景的意思，因为仲景在白虎加人参汤证里面说得很明白，白虎汤证是“热结在里，表里俱热”（第168条）。既然有明显的错误，为什么不直接改过来呢？这是读古书的规矩，尤其是经典书籍，要求保持原貌，一个字都不能动，但你可以注释，可以评说，可以探讨。否则，你改改，他改改，后代就看不到原貌了。其实这里的错误可能是《伤寒论》经多人辗转传抄导致的，我们当然要全面分析，以方测证地去理解和运用了。

按照第179条所讲阳明病发病途径，这个应该是太阳阳明病证，经过误治了吗？没有。开始是太阳伤寒证，自行传为阳明病。注意脉象，脉浮滑，浮在这里是主热，热涌于表所致；滑也是主热，主内热壅盛。浮是热盛在外，滑是热炽于里。所以，浮滑脉正是反映了白虎汤证“表里俱热”这样一个特点。当然这种浮滑是大而有力的脉象，所谓“阳明脉大”，正是包含这样的脉象特点。

本条比较简单，理解这一条我们还要参考第168条的白虎加人参汤证，还有第182条的阳明病外证的一些表现。我们可以把白虎汤证的病机总结为：无形邪热,充斥表里。或者概括为简单的四个字:表里俱热。病证有身热、汗出、不恶寒反恶热、脉浮滑或者是脉大有力。此外还要结合219条白虎汤证,下面我们看这一条。

三陽合病,腹滿身重,難以轉側,口不仁,面垢,譫語,遺尿。發汗則譫語。下之則額上生汗,手足逆冷。若自汗出者,白虎湯主之。(219)

"三阳合病,腹满身重",此言三阳合病,当是太阳、阳明、少阳三经同时发病,但从症状表现看,实以阳明热盛为主。腹满并非是阳明燥屎所为,而是无形的阳明邪热壅滞气机所造成的。正如我们前面学过的栀子厚朴汤证,"伤寒下后,心烦腹满,卧起不安者,栀子厚朴汤主之。"其腹满的症状是胸膈的邪热波及腹部,造成腹部的气机壅滞所造成的,本条与此相同。这种腹满往往不伴有大便秘结、腹痛这样的症状,只是胀,与阳明腑实的腹满不同。身重,就是身体有沉重感,这是阳明热邪耗气的表现。"口不仁",就是吃什么都没有味道,这其中一个原因是阳明热上蒸于口(所致),脾胃开窍于口,阳明热上蒸于口,会导致口不仁的感觉。其实我们在日常的生活中,也会见到这种现象,比如说一到夏天,人的胃口怎么样啊?不好。有些同学就给我说,老师,夏天这食堂我都不敢进去,闻到那种菜味就恶心。胃口不开嘛,为什么呢?内热积聚所形成的这样一种情况。当然口不仁的原因很多,这是阳明胃热可以引起,也可以由其他原因引起。"面垢",垢,就是像洗不干净的脸一样,是吧?这是因为阳明经主面,所以阳明热上蒸,迫津外出郁于面部,就会出现面垢的这样一种现象。有一些人,脸上经常出油,油性体质,还有的脸上总长疙瘩,并出油,这些往往是阳明内热的现象。如果说有人找你去看病,看这样的病,油性皮肤的,我们往往是从清阳明热开始,甚至就可以用白虎汤去治,那这是阳明主面的一种结果。如果阳明内热炽盛扰于心神,甚至会出现谵语,这热一般很重了,以至于闭阻心包。此外,阳明热证还有可能出现遗尿,一般的阳明内热证是小便短赤,如果反而出现遗尿了,什么原因呢?这就是脱证的表现了,属于邪气内盛,正气不足。大热导致的昏迷,有闭证、脱证的不同。什么是闭证?两手握固,牙关紧闭。脱证则是目合口开,手撒遗尿。热证出现脱象,是病情由阳转阴,正气大衰的表现,多是病情危重,大家一定要注意。出现邪热炽盛的时候,没有及时地使用白虎汤等辛寒清热的方剂,致使病情转变。所以,当热邪壅盛的时候,应及时用白虎汤清热泻火,故说:"若自汗出者,白虎汤主之。"但绝对不能用发汗或泻下的方法治疗,因为本证已脱离太阳之表,而又没有形成阳明腑实证,所以汗、下两法皆不适用,当用清法。若误用辛温发汗,等于是火上浇油,或促使谵语等神志症状加重。若过早使用下法,则必然竭阴,导致阳无依附而脱于上,出现额上冷汗自出、手足厥冷的危证。这就是白虎汤证的情况。

所以,对阳明热证尚未成实的时候,当治以辛寒清热,白虎汤为的对之方。

方中石膏是大寒之药，清热泻火，除烦止渴。石膏的清热作用无与伦比，尤其是治疗外感发烧，更是药到病除，因为石膏不仅寒凉，而且具有辛味，是辛寒药，辛味药都具有能行、能散的特点，所以石膏能将体内的热邪透发出去，不至于因其寒凉而使热邪郁闭于内，不能外达。很多人因为石膏的寒凉不敢使用，即使用也只用三钱、五钱，这是没有用的，石膏一定重用，张仲景在白虎汤中用了一斤，我们现在临床使用石膏退热通常在30g以上，有时甚至达到90g、120g或更多，特别是伴有肿痛的时候，更是要重用，目的是借石膏的辛散来达到消肿止痛的效果。

石膏是矿物类药，主要成分是水硫酸钙，现在用石膏多先煎半小时以上，但《伤寒论》中并未要求先煎，现代药理研究认为，石膏中的主要成分水硫酸钙是不溶于水的，高温下更是如此，所以先煎到底有无意义，还需进一步研究。

张仲景在《伤寒论》中使用石膏主要在于清热：①治外感发热，有表寒的，与麻黄配伍，无表寒的，与知母配伍；②用于热病后期的余热不尽，低热不除，与益气养阴药同用，如人参、麦冬。

石膏的清热作用迅速，用于发热类疾病比较得心应手，因此受到后世许多医家的推举，最著名的就是近代的张锡纯先生，善用石膏治发热疾病，最高一个方用石膏达数斤之多，人送绰号“张石膏”。他还善于中西药结合在一起使用，如退外感高烧用石膏加上西药阿司匹林，名为“石膏阿斯匹林汤”，（学生笑）很有意思。

本方用石膏又配上知母，配知母起什么作用呢？（学生：清热）知母不光清热，对吧？第一，它是清阳明的，它可以清阳明热，以助石膏；第二，知母还有滋阴的作用。知母滋什么阴呢？胃阴、肺阴，更重要的是滋肾阴。所以知母实际上在这里的主要作用，除了清阳明热以外，主要是护少阴之阴，是既清阳明，又护少阴。那为什么这里要配伍一个保护肾阴的药呢？因为在大热的过程中，就容易伤气耗阴，尤其是肾阴，肾阴是一身阴液的根本，阳明胃热，最容易跑到下焦伤肾阴了，为什么？因为“胃肾相关”。《素问·水热穴论》说：“肾者，胃之关也。”就是肾是胃的关口，为胃把关的。无论胃是吃的还是喝的，到最后是肾说了算，对吧？所以肾又主二便嘛，那么这就说明胃肾之间的关系非常密切，糖尿病即是一个很好的例子，开始肺胃燥热口渴，发展下去必伤肾阴，多尿，甚至导致糖尿病肾病，可以说肾病是糖尿病的一个必然结局。所以，治疗胃热时，要时时刻刻注意保护肾阴。

咱们要注意，中医讲整体观念的思想，一定要讲脏腑之间的这样一种联系。比如说我们讲过心肾之间的关系——心肾相交。如果心肾不交，会引发多种病症。在《伤寒论》里面就（提到）心肾不交会引起好多疾病，像我们前面说的奔豚病。还有我们讲的痞证，热痞，实际上也是心肾不交，心火下不来了，肾阳得不到补助，从而造成上热下寒的局面。《黄帝内经·素问·刺禁论》里讲“肝升于左，肺藏于右”，肝从左升，肺从右降，形成一个气机的小周天，还有像脾胃，脾胃是气机升降的枢纽，等等，这个方面的例子就很多了。

那么在这里，我们看白虎汤里面，用知母实际上是考虑到“胃肾相关”的这样一种关系了，这个在临床上是非常重要的，大家一定要注意。在治疗某一个脏器疾病的时候，要想到这个脏器和周围脏器之间的一种关系，就是时刻要以我们中医的整体观念思想为指导，所以白虎汤里用知母护肾阴，以防止阳明中热下劫。

还有甘草和粳米，益气养阴，保护胃中气阴，制约石膏、知母的寒凉伤脾胃的弊病，白虎汤中石膏、知母是寒药，就借炙甘草、粳米来缓和其寒性。大热最易伤阴耗气，故在治疗大热时一定注意保护气阴，未雨绸缪，防患未然，是中医的精髓。

我们从白虎汤的药物组成可以看到古人组方思路，就是祛邪的药物往往跟上扶正的药物，以保护正气。一个白虎汤用石膏大清阳明热的同时，配上知母保护阴津、保护肾阴、保护胃阴。同时我们看，又配合甘草、粳米益气生津，以防止气阴两伤。就像打排球，前排进攻的同时，要有后排防守，咱们开方子，在祛邪的时候一定要注意这个问题。当然加什么样的保护正气的药物，要看邪气的致病特点，热邪容易伤阴，容易耗气，所以护正的药物要跟上益气和生津的。这是白虎汤组成的临床意义。

> 病机：无形邪热，充斥表里
> 病证：身热、汗出、不恶寒反恶热、脉浮滑或脉大有力。或见腹满、身重、口不仁、面垢、甚则谵语、遗尿
> 治法：辛寒清热
> 方药：白虎汤

我们再看本方的煎服方法，“上四味，以水一斗，煮米熟汤成，去滓，温服一升，日三服。”凡方中带粳米的，只要米熟了，药汤就成了，就可以滤出服用了。本方仍然是一次服一升，一日三次服用。

关于白虎汤的临床运用，这个方子临床上是很常用的，当然运用的眼目是看有无热象，阳明经热而无实邪者，用白虎汤清之。当然有些热象比较明显，就是我们说的四大热症。

关于白虎汤治疗阳明大热，曹颖甫《经方实验录》载：江阴缪姓女，予族侄之妇也。自江阴来上海，居小西门寓所。偶受风寒，恶风自汗，脉浮，两太阳穴痛，投以轻剂桂枝汤：桂枝二钱，芍药三钱，甘草一钱，生姜二片，大枣三枚。汗出，头痛瘥，寒热亦止。不料一日后，忽又发热，脉转大，身烦乱，因与白虎汤：生石膏八

钱,知母五钱,生草三钱,粳米一撮。服后,病如故。次日,又服白虎汤。孰知身热更高,烦躁更甚,大渴引饮,汗出如浆。又增重药量为:石膏二两,知母一两,生草五钱,粳米二杯,并加鲜生地二两,天花粉一两,大、小蓟各五钱,丹皮五钱。令以大锅煎汁,口渴即饮。共饮三大碗,神志略清,头不痛,壮热退,并能自起大小便。尽剂后,烦躁亦安,口渴大减,翌日停服。至第三日,热又发,且加剧,周身骨节疼痛,思饮冰凉之品,夜中令其子取自来水饮之,尽一桶。因思此证乍发乍止,发则加剧,热又不退,证大可疑。适余子湘人在,曰:论证情,确系白虎,其势盛,则用药亦宜加重:第就白虎汤原方,加石膏至八两,余仍其旧。仍以大锅煎汁冷饮。服后,大汗如注,湿透衣襟,诸恙悉除,不复发。

但在临床实际使用白虎汤的时候,我们不能仅看有没有明显的热象,有些阳明热郁滞得比较深,在外表没有明显的热象,我们通过综合分析,也可以按阳明经热治疗。再者,阳明经有热,就会有一些症状可能与阳明经脉循行有关,比如阳明经跟牙齿的关系比较密切,上牙属足阳明胃经,下牙属手阳明大肠经,如果阳明经有热,就跟口不仁、面垢的道理是一样的,它可以造成牙龈肿痛,甚至还会出现磨牙的现象。

磨牙,小孩有,大人也有,我这有一个病案:郭某,男,4 岁半,2006 年 10 月 10 日就诊。其母及外婆代诉:患儿磨牙、眨眼半年余,白天眨眼不断,虽大人劝阻、恐吓,甚至责打,不能制止。夜晚磨牙声声,令同睡外婆难以入眠,将其摇醒后暂安一时,入睡则继续磨牙霍霍。察二便正常。舌苔根部略黄,脉细。阳明经脉入齿,小儿阳气伸展,令阳明经热涌动,而致磨牙不安。然毕竟小儿脾胃未健,不可一味寒凉直折,用《金匮》枳术汤佐之。处方:生石膏 20g,知母 8g,枳实 6g,炒白术 6g,僵蚕 8g,白附子 4g,地龙 3g,生龙牡各 15g(先煎)。5 剂水煎服,日服1 剂。2006 年 10 月 21 日,其外婆因糖尿病就诊,云患儿服上方 5 剂后,诸症皆除。

像这种病证,如何辨证呢?就是根据经脉的走向、归属,属于经络辨证的范围。小孩子稚阳之体,往往阳明有热,加上孩子的脾胃发育不完善但又贪嘴吃,所以往往造成肠胃积热的一些现象,肠胃积热上攻,就会出现口不仁、面垢、磨牙的症状。磨牙很重的话,往往还夹有肝风内动的情况,所以这个病案我给他用白虎汤合牵正散。牵正散是熄风止痉的方子,由白附子、全蝎和僵蚕组成,其中有两个药物有毒性,一个是白附子,用量一定要小,这里我用 4g,全蝎换成了地龙。另外,也可以加上一些像龙骨、牡蛎这些药物,以熄风止痉。大人也会有磨牙,有一个 40 岁的男性患者磨牙,门牙都已磨掉 1/3 了,夜晚牙磨的特别响,也是用白虎汤加味收工。这都是与阳明经络循行有关的病症。

再一个常见表现,如果热邪结聚严重,不光出现热证,还会出现肿的症状,身体某个部位的肿,往往有热结的情况,白虎汤所治就是阳明结热,第 168 条白虎加人参汤就明确指出了"热结在里"。阳明结热导致肿痛,可以表现在牙龈,也可以表现在身体的其他部位，比如说关节突然红肿热痛了，像急性关节炎、急性风湿性关节炎，还有现在比较多的痛风病。痛风病开始发作的时候往往是关节的红肿热痛，化验检查常常是尿酸特别高，可以从阳明热结来进行考虑。所以《黄帝内经》说得特别符合临床的实际情况，在讲六气致病特点的时候，讲到"风胜则动，热胜则肿，燥胜则干，寒胜则浮，湿胜则濡泻"。非常符合临床情况。所以像痛风病有关节红肿热痛的，通常就可以用白虎汤加味（白虎加桂汤更佳）治疗，此时石膏、知母的用量要大，石膏要一般用到60g以上，才会有迅速的疗效。由于痛风病多出现在下肢，所以往往可以合上四妙散使用。若再加上一些驱风通络止痛的，像秦艽、威灵仙这些药，效果就更好了。

一男性患者，46岁，经常外出吃饭，喜饮酒及吃海鲜，致发痛风病，关节疼痛反复发作，每次发作服西药秋水仙碱，后致肝功能异常。本次又因饮酒食螃蟹发作，两大趾、踝关节、膝关节均红肿热痛，不能行走，影响睡眠，就诊时由两人搀扶而来。血尿酸高达840mmol/L。舌红，苔黄腻，脉滑数。此湿热下注结聚而成，急与白虎汤合四妙散加味：生石膏120g，知母30g，粳米30g，炙甘草6g，苍术30g，黄柏10g，生薏仁60g，川牛膝10g，秦艽10g，威灵仙18g，木防己12g，络石藤30g。仅服7剂，热退肿消。尿酸降至450mmol/L。后以当归拈痛汤14剂善后，血尿酸降至正常以内。病人很高兴，因他的血尿酸从未正常过。随访半年，未有复发。

白虎加桂枝汤出自《金匮要略》，本是治疗疟疾的，因主证有"无寒但热，骨节疼烦"，即发热、关节疼痛的症状，我现在多用本方治疗急性关节炎的关节红肿热痛。近来，痛风病比较多，这个病是蛋白、嘌呤代谢失常引起的，血中尿酸往往较高，临床症状初起多是大趾处红肿热痛，继而踝关节、膝关节也红肿热痛，痛甚时不能行走，用白虎加桂枝汤治疗，效果非常肯定，如果再合用上四妙散（苍术、黄柏、牛膝、生薏仁），效果更佳。临床遇到很多例痛风病，在急性期使用白虎加桂枝汤合四妙散，都取得了很好疗效。

还有一个成功的医案，我用白虎汤加味治疗脑垂体瘤、泌乳素增高症。患者唐某，女，29岁。患脑垂体瘤，泌乳素增高，曾服溴隐亭、甲磺酸等药，泌乳素一度降到正常，但停药以后随即又升高，就诊前1周化验泌乳素达164ng/ml（正常为5～25ng/ml），脑垂体瘤8mm。月经错后，有时长达数月一次。宫颈炎，白带多，有血丝，小便不利。伴手关节痛，足跟痛，时头晕沉，面色淡黄。舌胖苔黄略厚，脉细沉。我用白虎汤合茵陈五苓散、易黄汤。服14剂后，白带量显减，小便通畅，头晕好转，仍怕冷，食凉胃不适。舌胖大苔黄腻，脉沉细。上方加消瘰丸（玄参、贝母、生牡蛎）。又服28剂后，查泌乳素18.58ng/ml，白带正常。舌白厚。仍以白虎汤、五苓散、平胃散、消瘰丸合方，再加减服用60剂，MRI检查：脑垂体瘤消失，泌乳素一直正常范围，再以白虎汤、平胃散、消瘰丸合方14剂，巩固服用。目前,该病人经常带其婆婆、母亲等亲属就诊,云无任何不适感。

泌乳素是一种多肽激素,也叫催乳素(PRL),是脑垂体所分泌的激素中的一种。在妇女怀孕后期及哺乳期,泌乳素分泌旺盛,以促进乳腺发育与泌乳。一般来说,育龄妇女泌乳素的正常值应为 5~25ng/ml,如泌乳素 >35ng/ml 则为泌乳素升高。或伴有乳汁自溢,甚至闭经。乳头属阳明经所过,所以本病可以从阳明病辨治,往往是阳明有热的表现,用白虎汤或葛根芩连汤有效。

所以,白虎汤可以变通使用于这些疾病中,并不是非要等到大热、大渴、大汗、脉象洪大都出现的时候。如果你在临床上坐等这些症状的出现,可能一辈子也不一定能碰到,所以抓住白虎汤证"热结在里"的基本病机,我们就可以把白虎汤用到非常宽的领域。

(三)白虎加人参汤证

下面看白虎加人参汤证,我把所有相关条文串在一起讲,原来我们在讲太阳病变证的时候,就碰到过白虎加人参汤证,是第 26 条,现在我们把这一条放在这里讲。看第 26 条:

服桂枝湯,大汗出後,大煩渴不解,脈洪大者,白虎加人參湯主之(26)

"服桂枝汤",这里所讲是指使用了不正当的发汗的方法,不一定是喝桂枝汤所致,桂枝汤是治疗太阳病的第一首方剂,所以仲景往往用桂枝汤代指发汗剂。从临床来看,服用桂枝汤一般不至于导致病人大汗出,所以张仲景告诉我们如果使用桂枝汤发汗时,要喝热稀粥以助药力。他在桂枝汤后面讲不可大汗,要求"漐漐微似有汗",是对所有的辛温发汗解表剂而言的,而不仅仅是针对一个桂枝汤所说。所以,这里是指太阳病发汗不当而言。太阳病发汗太过,出现了"大烦渴不解,脉洪大",这样的话,病情就发生变化了,邪气已经不在太阳经了。那么,邪气传到哪一经了呢?从大汗出、大烦渴不解、脉洪大的症状特点来看,应该是到了阳明经。我们看这里描述口渴的用词,在"口渴"的前后都有修饰词来形容,讲"大烦渴",就不是一般的口渴了,而是程度比较重的口渴,就是我们经常说的"大渴"。况且口渴饮水不解,就是喝完水一会儿又渴了,这叫做"大烦渴不解"。那么为什么会出现这种情况呢?口渴是阳明热邪伤津了,当然与发汗太过大汗出有关。但如果口渴饮水不解的话,往往不但是伤津,而且耗气了。如果是单纯的津液损伤口渴的话,喝了水会得到明显的缓解。但是如果喝完水缓解得不明显,或等一会儿又渴了,那么这个往往有什么呢?有气伤的现象,热邪伤气了。因气能够生津,所以阳明内热炽盛,伤津了就口渴,伤气了就会使体内津液生成受到障碍,津液被热邪耗伤,又生成不足,所以才会口渴不解。在临床上,如果病人有主诉说他口渴但喝完水不容易得到缓解,这就说明有伤气的表现,在治疗用药的时候,一定要注意在清热养阴的同时要加上益气的药物,最好能选用气阴双补的药物,所以张仲景选用人参加入白虎汤中,因为人参不仅益气,而且也有养阴的作用。还有像气阴双补的山药、黄精等,也往往可以据证加入。白虎汤中粳米,药店一般不备,就可以用山药代替,医学大家张锡纯就喜欢这样使用,临床有很好的效果。

脉象洪大,大脉是阳明热盛的主脉,前面我们学过了,叫"伤寒三日,阳明脉大。"《黄帝内经》称"大者病进",就是说大脉主邪气盛。但这里又出现了洪脉,洪脉的脉象是来盛去衰,心脏收缩期盛,舒张期衰,说明此时不仅邪气炽盛,而且正气开始损伤了,来盛是邪气盛,去衰是正气伤。所以洪脉的出现,说明这个阳明热证伤气耗津了,用白虎汤原方治疗就不能完全从根本上解决问题了,要用白虎加人参汤治疗。所以,后世所讲的"大热、大渴、大汗出、脉洪大"的四大热症,只有到白虎加人参汤证才具有,而白虎汤证是不完全具备四大热症的。

在学习这一条的时候,一定与第 25 条对比一下,第 25 条我们还有印象吗?与本条描述十分相似。"服桂枝汤,大汗出,脉洪大者,与桂枝汤,如前法。若形似疟,一日再发者,汗出必解,宜桂枝二麻黄一汤。"我们看 25 条的前半段,与 26 条是不是有点相似?也是喝完桂枝汤以后大汗出,也有脉洪大,但是第 25 条为什么说是表证没除,还要使用桂枝汤呢?二者的区别在哪里呢?其实,关键就是这个口渴的问题。太阳病发汗,大汗出,不一定太阳表证就解除了。即使出现脉洪大,也可以是因为大汗暂时出现的现象,大汗出的时候,体内的阳热必然涌于体表,从而脉象表现为洪大,所以洪大脉的出现,仅凭这一个征象是不能断为阳明病的。但是如果有口渴的出现,尤其是大烦渴不解,那我们说这一定是到阳明病了,是真正的邪气入里化热了,因为在太阳表证的时候,往往没有口渴,即使有程度也比较轻,也有可能由于出汗多导致暂时性的口渴,那个程度是比较轻的,它不像热邪结聚于里伤津耗气的这种口渴,表现为大烦渴不解。所以通过比较第 25 条和第 26 条,就知道我们在使用白虎加人参汤这个方子的时候,重点要抓什么症状呢?是口渴的症状,一定要抓住"四大热症"里最核心的这个口渴症状。

咱们再看后面的条文,所有白虎加人参汤的条文都有口渴的症状,我们先看 168 条:

傷寒若吐若下後,七八日不解,熱結在裏,表裏俱熱,時時惡風,大渴,舌上乾燥而煩,欲飲水數升者,白虎加人參湯主之。(168)

"伤寒若吐若下后,七八日不解"这是一个误治导致的太阳阳明病,出现的结果是:"热结在里,表里俱热。"大家记住,这是白虎汤证的基本病机。热结在里,表里俱热,身体里外都热透了,病人往往表现为大热、不恶寒反恶热等等,同时还有"时时恶风",病人时不时有感到怕冷的这样一种现象,但程度往往比较轻,什么原因呢?为什么在一个大热证中还会出现时时恶风呢?(学生:出汗多),对,汗出太多所致,大家考虑很对,本条尽管没有讲出汗,但是从"时时恶风”的表现我们可以体会到应有大汗出的现象,这叫“暗喻”,是古人写文章的一种手法。大汗出,阳气一时外泄,表气暂时相对的不足,肌腠空疏,就会出现轻度恶风的现象。至于“大渴,舌上干燥而烦,欲饮水数升者”,才是白虎加人参汤证的主要表现。我们看本条文用半段文字来描述口渴的这样一个特点,在“渴”前面加一个“大”字,这就说明他有伤津耗气的现象。“舌上干燥而烦”就是口干舌燥,当然烦的出现,一方面是热扰心神,一方面是因为口渴饮水不解,病人当然也是烦。“欲饮水数升”,一次能喝几升水,按照一升等于200ml,也是不得了的。所以说这种情况就不是单用白虎汤所能解决问题的,病人已经津气不足了,故用白虎加人参汤来治疗,在清热的同时以益气生津。

我们再看169条:

傷寒無大熱,口燥渴,心煩,背微惡寒者,白虎加人參湯主之。(169)

这条是对白虎加人参汤证进行补述。“伤寒无大热”,是讲开始是太阳伤寒证,阳明热证是后来传变形成的。我们前面在麻杏甘石汤证中讲到过,“大热”是对阳明热证的概括。“无大热”就是说没有阳明证,也就是说病的开始是太阳伤寒,而不是阳明热证,所以说“伤寒无大热”。但后来病情出现了转化,病邪不愈,发生了传变,出现了“口燥渴”,这是阳明热证的主要表现。我们看这里在口渴前面加一“燥”字,燥渴,就说明口渴的程度比较重,这正是白虎加人参汤证的特点。后有一“心烦”,就是烦渴,与上条的道理是一样的。而“背微恶寒”,它的病机和上条的“时时恶风”是一样的,就是告诉我们临床表现仍有大汗出。

但是恶寒为什么从背部开始呢?少阴病篇附子汤证也有背恶寒。原来在人体内,有观察阳气的两个比较敏感的部位,一个是背部,还有一个是四肢或手足,如果说体内的阳气不足的时候,往往会出现背部的寒凉或者是四肢、手足的发凉。为什么会出现这种现象呀?因为背部是督脉运行的位置,督脉是阳经之海。而四肢呢?《黄帝内经》讲“清阳实四肢”,还有“四肢者为诸阳之本”,讲的都是阳气充斥于四肢、四肢需要阳气的温煦这样一种生理现象。因此,我们可以把背部和四肢看成观察体内阳气多少的一个晴雨表。往往在大出汗的时候,因体内热量散得太快,阳气有暂时或一时的不足,那在这些部位就会出现一些微微的发凉,当然如果是真正的寒证的话,那这些部位就表现得非常非常的明显。所以这里一个“背微恶寒”,也是暗示有大汗出的这样一种现象。

我们再看第222条:

若渴欲飲水,口乾舌燥者,白虎加人參湯主之。(222)

本条是承接221条而言的,加一个“若”字是承接连词,就是如果阳明病出现渴欲饮水,口干舌燥的表现,用白虎加人参汤治疗。大家看这里只讲了一个口渴的现象,再一次表示白虎加人参汤证的主症就是口渴。

再看第170条：

傷寒脈浮，發熱無汗，其表不解，不可與白虎湯。渴欲飲水，無表證者，白虎加人参湯主之。(170)

本条分两个段落理解，开始到“不可与白虎汤”为上半段，其后为下半段。下半段我们很好理解，就是邪气到阳明了，出现渴欲饮水，没有表证了，治以白虎加人参汤，这些与前相同。而上半段讲的是一个太阳伤寒证，“脉浮，发热无汗，其表不解”者，不可与白虎汤。那大家看，如果出现“脉浮，发热无汗”的症状，应该给什么方治疗啊？（学生答：麻黄汤）呵呵，太阳伤寒证对吧？可能不可能给白虎汤呢？恐怕不可能的。那大家想想看，为什么这个大夫要给他白虎汤呢？一个明显的太阳伤寒证，却要给白虎汤治疗，有这么蠢的大夫吗？（学生：有吧。然后哄笑）一般不会有这么不开眼的医生。这个条文描述得不完全，实际上开始是一个什么证啊？（有学生答：表里俱热）哎，不是表里俱热。脉浮、发热、无汗，确实是一个太阳伤寒证，但可能他会伴有内热证，实际可能是一个外有太阳伤寒、而又有内热的一个证候，是表寒里热，大夫应该给什么方子治疗呀？大青龙汤。因为还未到阳明经，即使说有烦躁什么的这些症状，也不可以与白虎汤，因为表邪还未完全入里，可以表里双解，或先表后里，但是不能一下子就给白虎汤来进行治疗。如果是这个邪气全部入里化热，出现渴欲饮水，没有表证了，才用白虎汤或加人参汤来进行治疗。故曰：“渴欲饮水，无表证者，白虎加人参汤主之。”

通过以上几条的学习，咱们总结一下这个白虎加人参汤证。首先是它的病机，大家看它的病机和白虎汤证区别在哪里呢？都是“热结在里，表里俱热”，就是后者津气两伤的程度比较重，所以白虎汤里只是用甘草、粳米这些去益气养阴，而本证已用白虎汤加上人参了，以加强益气养阴的作用。

证候表现特点，首先是热象。表现为大热，里外皆热。虽然第169条讲“无大热”，但它的意思是说在太阳伤寒的时候没有大热，也可以理解为在白虎汤证阶段由于大量地出汗，它的热势有可能会得到一些暂时的缓解，但这并不是说它里边的热就少了，也就是说我们衡量里热的程度，不仅仅是凭发热的这样一个症状去衡量。我们讲白虎汤系列包括白虎加人参汤证，它的热仍然是以高热为主。

其次是出汗，表现为大汗出，正像第26条中所讲的，为里热逼迫津液外泄所致。

第三就是口渴，是白虎加人参汤证的核心症状。我们按原文来看，第26条讲“大烦渴不解”，第168条讲“大渴，舌上干燥而烦，欲饮水数升”，第169条讲“口燥渴”，第222条讲“渴欲饮水，口干舌燥”等，所有涉及白虎加人参汤证的条文，都提到了口渴比较重的这样一个现象。这是阳明里热伤津耗气的表现。

从脉象来讲，白虎加人参汤证的典型脉象是洪大脉，由于津气两伤，其脉象表现已经不是单纯的大脉了，而是来盛去衰的洪脉。

其他一些症状，比如说由于出汗过多会出现时时恶风和背微恶寒等。

以上就是白虎加人参汤证的证候特点，就是后世所说的大热、大渴、大汗、脉洪大之四大热症，我们也就从这儿去掌握白虎加人参汤证。

病机：邪热炽盛，气津两伤

病证：①热：热结在里，表里俱热(168)，无大热(169)

②汗：大汗出(26)

③渴：大烦渴不解(26)；大渴，舌上干燥而烦，欲饮水数升(168)；口燥渴(169)；渴欲饮水，口干舌燥(222)

④脉：洪大(26)

⑤其他：时时恶风(168)，背微恶寒(169)

所以在治疗上，就要在清热的同时，加上益气生津。

下面看白虎加人参汤这个方子。

白虎加人參湯方

知母六兩，石膏一斤（碎），甘草二兩（炙），人參二兩，粳米六合

上五味，以水一斗，煮米熟湯成，去滓，溫服一升，日三服。此方立夏後、立秋前乃可服，立秋後不可服。正月、二月、三月尚凜冷，亦不可與服之，與之則嘔利而腹痛。諸亡血虛家亦不可與，得之則腹痛利者，但可溫之，當愈。

本方为白虎汤原方加二两人参，意在益气生津。本方煎煮方法同白虎汤，即煮到米熟了，汤就成了。

方后注还有一段话："此方立夏后、立秋前乃可服，立秋后不可服。正月、二月、三月尚凛冷，亦不可与服之，与之则呕利而腹痛。"那我们看立夏后、立秋前这一段是夏天，立秋以后秋天、冬天不可服，正月、二月、三月呢是春天。那就是按照这种解释，只有夏天才可以用白虎加人参汤，否则如果误用就会出现上吐下泻、腹部疼痛。"诸亡血虚家亦不可与"，亡血家就是经常有慢性出血的人，像崩漏，虚家，不可给白虎加人参汤。"得之则腹痛利者"如果说误服了喝了会出现下利拉肚子的话，"但可温之，当愈"，就是可以用温药来进行纠正。那我们怎么理解这个问题呢？是不是白虎加人参汤或者白虎汤这些方子只能在夏天用呢？非也！这一段一共是62个字，可能是后人所加，而且这个人对《伤寒论》的理解也不怎么深，我们开方子用药当然首先要结合季节，但是不是那么死板的，夏天热当然可以用白虎汤，所以后世又把白虎汤解暑用，当然解暑用只能是在夏天了，因为其他季节没有中暑。但是我们说白虎汤和白虎加人参汤在临床上使用并不以季节为唯一依据，只要有阳明热证，我们就可以使用了。其实从临床的实际情况来看，越是秋冬季节，热证越是多，为什么呢？因为秋冬从自然界的情况来看阳气逐渐潜藏了，它往里走是吧；第二人们的生活方式改变了，往往一到秋冬季节，大家都知道天冷，要吃一些热的东西，像火锅、羊肉、狗肉等等，这样就会造成体内积热过多，而且又不容易发散，你看秋冬不容易出汗，体内的热、阳气潜藏到里边，加上吃得比较热，都挤到里面出不去，所以往往在秋冬季出现一些热象比较明显的病变。所以《黄帝内经》据此提出了“春夏养阳，秋冬养阴”。就是在秋冬季节，你别以为这天气凉了，就过量地去进补，去进温补的东西，你还要注意阴精的维护。所以我们现在秋冬用白虎汤、白虎加人参汤的机会反而多，而夏天由于大出汗，体内热散出去了，往往还会有内寒的情况，反而不能使用白虎汤系列。要不《黄帝内经》为什么又讲“春夏养阳”呢？就是因为这个季节阳气发泄得明显，发散于外，体内的阳气就相对的不足，加上一到夏天恣食一些寒凉的东西，过食寒凉，所以就会造成里阳不足，往往在夏天会出现一些寒证。你看有些人一到夏天就拉肚子，用一般清热止利的药还不行，必须用理中汤或者是附子理中汤才能解决问题，包括夏天穿棉袄的病人，这些很多啊，所以《黄帝内经》告诉我们春夏要养阳。所以我们在临床上使用方子，像这清热的也好，温阳的也好，一定要结合病人的具体情况，一定要从脉证本身而辨，是热证我就要用清热的药物，是寒证即使在夏天也要用温阳的药，而热证即使是秋冬季，也用清热的药，总是要根据病人的具体情况来讲。所以这一段话我们要这样子去理解。

白虎加人参汤证由于它的核心症状是口渴比较严重，往往是口渴而饮水不解，而口渴饮水不解往往见于糖尿病、尿崩症等疾病中，所以临床就经常用这个方子治疗糖尿病，或尿崩症，也可用于治疗泌乳素增高症等，尤其是治疗糖尿病，可以说是一个非常有效的方剂。当然这需要辨证来使用白虎加人参汤了。

比如糖尿病，这是一个内分泌的消耗性疾病，由于血糖的增高促使体内的氧化加速，使得有形物质大量耗散，表现出一派阴虚燥热的现象，出现口渴欲饮，小便频多，形体消瘦等症状，由于口渴多见，所以中医将本病称为“消渴”。当然《伤寒论》用这个词是指的症状，如五苓散证的“消渴”就是指的一个口渴的症状而已。糖尿病，喝得多、吃得多、尿得多，身体瘦，就是“三多一少”，身上的肌肉少，当然现在典型的糖尿病人并不多见，大部分表现为什么呢？多是由口渴来发现的这个病。如果说糖尿病的这种口渴是属于肺热、胃热的话，首选用白虎加人参汤来进行治疗。现在有人研究说，白虎加人参汤有降糖的作用，还把它拆了研究，是石膏的降糖（作用）好？还是知母的降糖作用好？最后研究的结果是：整个方子搁一块用降糖作用最好，而单用石膏、单用知母效果都不好。说中国古人真厉害，这个方子降糖，你拆一个都不行，都没有组在一起降糖效果好。其实这些研究，跟中医的道理贴得不是那么近，你把它拿出来了去降糖，而不是根据病人所表现的情况去用，这是违背中医的道理的。我们什么时候用白虎汤？不是血糖高了才去用，即使是糖尿病也并不是所有的糖尿病都用白虎汤。如果说某个病人血糖高，他也有口渴，但是他并不是内热证，而是寒，或者是瘀血，那当然白虎汤、白虎加人参汤就不能用了，如果误用，不但不能降糖，反而会使糖尿病病情加重。所以，中医开方用药，一定要辨证论治。那白虎加人参汤用于什么样的糖尿病、消渴证呢？用于热结于里、表里俱热的这样一种糖尿病，也就是说如果这个糖尿病病人表现为里热炽盛、表里俱热，你才可以开白虎加人参汤，这时用上血糖准会下降。所以中医不要看他是个什么病，一定要看他是什么证，要辨证地来使用方剂。

我的门诊上有很多糖尿病患者，从其表现看，阴虚燥热的确实较为多见，常用白虎加人参汤治疗。一个中年男性患者，两年前得了2型糖尿病，血糖高达19.5mmol，口渴频繁的饮水，每日达4000ml以上，小便频数，但吃饭正常。舌质红，没有什么舌苔。中医辨证当为阴虚燥热，我给他开了白虎加人参汤，人参用党参10g代替，并加花粉、麦冬、生地黄、乌梅等滋阴之品。服了1周，症状减轻得并不是很明显，口仍然很渴，化验血糖反而比上周稍有升高。仔细考虑，可能是补气药少的缘故，气少不能化生阴津，于是将党参换成人参，并加补气的生黄芪30g，气阴两补的怀山药40g。1周后患者又来诊，喜形于色，口渴的症状基本上解除了，血糖一下子降到10mmol，又服两周，血糖降到7mmol以下，后给他气阴双补的丸药巩固服用1年。至今4年多了，血糖一直很正常。

（四）猪苓汤证

下面看第四个阳明热证，猪苓汤证。

若脈浮發熱，渴欲飲水，小便不利者，豬苓湯主之。（223）

豬苓湯方

豬苓（去皮）　茯苓　澤瀉　阿膠　滑石（碎）各一兩

上五味，以水四升，先煮四味，取二升，去滓，内阿膠烊消，溫服七合，日三服。

本条也是接第221条来讲的，这是一个阳明病开始的时候，出现心烦懊憹了，用栀子豉汤；出现口燥渴、渴欲饮水了，就用白虎加人参汤；那如果出现“脉浮发热，渴欲饮水，小便不利者”，就用猪苓汤主之。这里又出现了一个浮脉，如果说我们以方测证的话，猪苓汤并没有解表作用，而这个浮脉是出现在阳明病中，显然不是太阳表证的浮脉，而是热盛于里所造成的。在白虎汤证中也有“脉浮滑”对吧？这个我们学了很多了，实际上相当于我们现在说的滑脉，举之有余但是按之并不是不足，这样一种浮脉是热盛于里、涌动于外所造成的。还有发热，这是阳明经热的一种现象。此外见渴欲饮水，口渴。那如果到此为止，有可能我们就选择白虎加人参汤去治疗了。但是我们看还有“小便不利”，这是膀胱气化失常的现象啊，从猪苓汤的药物组成看，也确实是一个利水的方子，那就是说在这里，张仲景在临床上观察到了在阳明热证的发展过程中出现了水液内停的病症，我们可以把猪苓汤证看作阳明热证的一种分支，出现的一种变证。那这个水液内停是什么原因呢？条文里并没有明确告诉我们，这当然还要用以方测证的方法。上一次就有一个同学问为什么还要倒过来再证实一下。大家说为什么？就是让我们更好地去掌握使用这个方子的要领。比如说猪苓汤，什么时候使用猪苓汤？张仲景就说“渴欲饮水，小便不利”，但渴欲饮水、小便不利，也可以用五苓散啊，是不是？为什么偏要用猪苓汤呢？这就需要我们再怎么做呢？为了更好地掌握这个方证，需要以方测证去。一看这猪苓汤它也有利水的，肯定有水停对吧？它的病机绝对有水气内停这一点。那么这个水停是阳气虚导致的，还是阴津不足导致的呢？你看这里面还有一个什么？滑石当然是清热的，它还有一个阿胶，阿胶是滋阴的，这就说明这个水气内停跟阴虚有关系，我们把它叫做阴虚水停。那也就是说猪苓汤用于什么样的水停证呢？阴虚的水停证，所以通过以方测证，你就掌握住了猪苓汤适用要领，以后有阴虚有水气内停的病症，就要想到猪苓汤了。

那现在一个阳明热证过程中为什么会出现这种阴虚水停的现象？再者，这个阴虚是哪个脏的阴虚了？首先我们要考虑水气内停，只要有水气内停，就是人体内水液代谢失常的表现，总与肺、脾、肾这三个脏最为相关。从这个病证的发展过程看，这个水气内停，首先要考虑到与肾最为相关，肾为水之根对不对？所以用阿胶这些血肉有情之品，大补真阴的药物，说明有肾阴不足的病机。那咱们前面讲水液内停，往往讲是阳气虚所导致的，怎么阴津不足也可以出现水液内停呢？所以这里面有两个环节我们要理解。

第一，阳明热证中为什么会出现肾阴不足的现象，这是我们要理解的一个环节。第二，确定肾阴虚了，那肾阴虚为什么会水气内停？这两个环节我们要理解了，就彻底理解了猪苓汤证。

第一个环节为什么阳明热容易损伤肾阴呢？其实前面我已经给大家做了一些铺垫，就是胃与肾的关系所决定的，称为“胃肾相关”学说。“肾者，胃之关也”，《黄帝内经》讲得很明白，肾是给胃来把关的，无论是吃的，还是喝的，最后都由肾来把关，或代谢为小便，或变化为大便。那么在这种密切的生理关系下，阳明有病就会影响到少阴肾，所以说中焦的阳明胃热有时候会突然下劫肾阴导致肾脏的阴津不足。所以后世的温病学派很聪明，他们把《伤寒论》学得非常透，他们发现在热证中出现一些下焦的症状。我们看《伤寒论》中讲阳明热证，可以表现为上、中、下三焦。开始的时候主要是上焦为主，表现为心烦不得眠，或者是心中懊憹，用栀子豉汤来治疗；再往下发展就是中焦为主了，表现为热、渴、汗、烦为主，用白虎汤或白虎加人参汤治疗；而这个猪苓汤证是什么（证）呢？是阳明热窜犯到下焦的时候出现的一些症候，表现为小便不利为主。所以，阳明热证，上、中、下三焦都会有表现出来，因此温病学派像吴鞠通就发明了三焦辨证。实际上我们看《伤寒论》里它的传变方式大部分都有三焦传变的这样一个轨迹，也就是这种情况。所以阳明中焦的胃热可以伤肾阴，这是我们要理解的第一个环节。

第二个环节,阴虚怎么导致的水气内停啊?这就是肾主水的问题了。我给大家画一个表,咱们一般讲水气内停都是什么虚了?阳虚了。所以谈到肾,我们有几个词:像肾精、肾气、肾阳、肾阴,对不对?这几个词怎么区别呢?咱们学过《中医基础理论》和《黄帝内经》,当然《黄帝内经》里只讲了肾精、肾气,没有提到肾阴、肾阳,肾阴、肾阳是后世加的内容,四者是什么关系呢?首先,什么叫肾精?就是肾中藏的精对吧?哎,先天之精、后天之精不管它了,总之人体的营养物质都是藏于肾,当然不是说这个"精"就藏于肾,你说肾这么一个实质器官它怎么藏啊?它是负责藏精的,我们一定要这样理解,就是肾藏精不是说肾是仓库,而是保管员,它是负责把人体的精气给藏起来,但是它本身并不是一个仓库,大家一定要注意这个问题。那肾藏精都包括什么呀?(有学生答阴)阴呀,No,是阳?也不全是,你看这就是概念问题。肾精是什么呢?所有的营养物质,人体内的这些营养物质,有管滋润的,有管温煦的,是不是?人体诸器官、组织,既需要肾精的滋润,也需要肾精的温煦。所以肾精中主管滋润的那一部分,后世把它叫做阴精,就简称"肾阴";而主管温煦作用的那一部分肾精,就可以叫做阳精,《黄帝内经》里就有"阳精"这个词,"阴精所奉其人寿,阳精所降其人夭",就是讲的这个阴精、阳精的问题,那么这一部分肾精我们简称"肾阳"。这就是说,肾阴也好,肾阳也好,都是肾精的一部分,是不是?那什么是肾气呢?(有学生答:肾中阳气)肾阳?我能不能说肾气是肾中阴气啊?可以啊。肾气就是肾中精气,肾精是它的物质基础,而肾气是肾精的功能形式了。肾只藏精,光藏这些东西有用吗?没用,石油藏到地下一点用没有,必须开采出来让汽车跑路,那才有用。那也就是说,把肾精转化成肾气,让它做功去。肾主水也好,主纳气也好,肾的那么多功能,是靠肾气来完成的。那肾气是什么?是肾精所化的气,但肾精怎么化气啊?平白无故它就转化成气了?它得有动力啊,什么动力呢?就是肾精内部属于阳的那一部分精去蒸化属于阴的这一部分精,就产生了肾气。就像这凉水你要加火,才能出现蒸气,这火就是阳精,凉水就是阴精,那么用火去蒸化这个水就产生了气,于是它就开始做工了。所以实际上肾气的化生,是肾精内部的矛盾运动作用的结果,我把它叫做"裂变运动",跟原子弹似的,(学生哄笑)它内部产生运动了,所以就产生了肾气。那我们看,衡量肾的功能是否强盛,要看肾气的多少。肾气旺盛的人,肾脏功能就旺盛;那反过来说,肾气不足的人,肾脏功能就虚,我们讲就是肾虚。但是决定肾气量产生的多少,既决定于肾精,又决定于肾阴、肾阳。首先先天不足的话,肾精会虚,这个人就会经常病病殃殃。但是阳精少了(肾阳不足),蒸化的动力少了,产生的肾气也就会少,所以它也会停水,这叫做阳虚水停。但是假如说肾阳正常,阳精正常,但属阴的这一部分精少了,也会使肾气产生不足,所以说同样会导致主水功能的异常。所以说有阳虚水停的,就会有阴虚水停。你看《伤寒论》里，阳虚水停了用什么方啊？真武汤，温补肾阳加上化气行水；阴虚水停的，就是用猪苓汤。所以猪苓汤和真武汤是两两相对的，一个是温阳利水，一个是滋阴行水，这就是它的一个辨证概念。所以不管肾阳虚，还是肾阴虚，都会导致肾气虚，最终会出现所有肾功能的一种衰弱、低下，那阴虚当然会出现水气内停了。

简单地说，肾主水是靠肾气完成的，肾气是肾脏动力的一种统称，这种动力，除了需要阳气的鼓动以外，还需要阴津补养，阴和阳是可分而不可离的。就像汽车的发动机一样，没有油就没有了动力。所以，如果肾阴不足，就会使肾脏的动力减少，同样会发生肾主水功能的不足，导致水肿等一些水液代谢失常的病症，这种水肿称为阴虚性水肿，会伴有一系列阴虚有热的症状，如口渴、心烦、失眠、小便短赤、两颧潮红、舌头红，舌苔少，脉细数等。近年来，阴虚性的水病逐渐增多，有人统计过水肿病例，在20世纪50～60年代，阳虚性的水肿占绝大部分，但到了80～90年代，阴虚性的水肿就已过半。出现这种状况的原因较复杂，主要是全球温室效应；饮食结构发生变化，煎炒油炸、肥甘厚腻等高热量食物增多；工作、生活节奏的加快，易使精神紧张化火。这些都可导致热性体质的增加，得病后易化火伤阴，再加上治疗水肿病对激素的滥用，都是直接导致机体阴液损失的原因。所以，阴虚性水病不容忽视。

我们看猪苓汤证的病机，三个环节，第一是有热，都是阳明热惹的祸，本病的发病途径是从阳明热开始的；第二是有阴虚的现象，是肾阴虚；第三呢有水停，而且水停以后与热互结在一起而难解难分。所以，可以把猪苓汤证的病机总结出来，就是：阴虚水热互结。那本证是从阳明热开始的，比如说有没有这样一种可能，如果病人发病从少阴开始，先是肾阴虚，最后能不能导致阴虚水热互结的情况呢？肾阴虚会产生热，但肾阴虚也会导致水气内停，最后同样也会出现阴虚水热互结的结局。所以在少阴病里边还有一个猪苓汤证，就是这种情况下引起的。那么，一个阳明热证，一个少阴热证，怎么都用猪苓汤呢？是因为它们的病机是一样的，都是阴虚水热互结，只不过是发病途径不一样。阳明病的猪苓汤证是从阳明热开始，少阴病的猪苓汤证是从少阴阴虚开始，就像咱们来13教室上课，有从前门进来的，有从后门进来的，但甭管从哪个门进来，都是到了13教室了，就都是上伤寒课的学生，对不对？所以这就是发病途径不一样，但结局是一样的，我们当然用同样的方子来进行治疗。所以从这里我们可以看出来中医开方子治病跟什么走啊？跟病机走，对吧？要找出来目前疾病的病机什么，才能决定用何方治疗。本证病机我们就可以这样概括它：阴虚水热互结。即肾阴虚、胃中热、水气内停。病症：发热，口渴，小便不利，脉浮，这是原文里边的。如果联系少阴病篇的猪苓汤证，还有或见下利，咳而呕，心烦不得眠等。

那么，出现了这种阴虚水气内停后怎么办？当然首先是将多余的水利出去，而另一方面还要把阴精补上去。所以本证治法是:滋阴,清热,利水。大家看着猪苓汤,我们都学过的。猪苓、茯苓、泽泻都具有利水作用,这与前面说的五苓散是同样的。这个方子的特色用药就是滑石和阿胶,滑石有很强的通淋止痛的作用,是一味治疗泌尿系感染的良药,同时它的通窍利水作用也很强。后世用滑石与甘草相配,组成个方子叫“六一散”,即滑石6份、甘草1份,有很强的利尿效果,通过利尿,夏日可以解暑,也可以治疗暑日腹泻,甚至产妇奶水不足,用六一散也可以使奶水增多,这都取决于它的通窍利水作用。阿胶为驴皮熬制,因特用山东东阿井水制作而得名,能够大补真阴,治疗虚劳疾病、妇女月经过多、崩漏等多种疾病。阿胶有明显的升高血色素、红细胞、血小板的作用。所以猪苓、茯苓、泽泻、滑石配上阿胶,就具有滋阴利水的功效,用于肾炎尿毒症、肾性贫血最好。总之,临床上我们使用猪苓汤,一定要抓住阴虚水停这样一个特点。

病机:阴虚水热互结
病证:发热,口渴,小便不利,脉浮。或见下利,咳而呕,心烦不得眠
治法:滋阴　清热　利水
方药:阿胶　滑石　二苓　泽泻

猪苓汤的煎服方法中,注意阿胶要烊化就行了,这个我们在讲炙甘草汤的时候已经说了。其他没有特别注意之处。

猪苓汤是张仲景专为阴虚性水病而设。临床上,猪苓汤主要用于泌尿系统感染的疾病,如肾盂肾炎、膀胱炎、输尿管炎、尿道炎,中医称之为热淋、尿血,多见于女性。也经常用于泌尿系的结石、乳糜尿等病,这些病中医称之为石淋、膏淋等。

一35岁女性病人,患慢性肾盂肾炎,经常反复发作。一日劳动时突发腰痛,随后出现小便混浊发红,小便时尿道发热、疼痛。化验小便有较多红、白细胞。舌红苔黄。辨为阴虚夹有湿热,用猪苓汤加通草、白茅根、车前子,两周痊愈。经常反复发作的疾病,多是正气不足,机体抗邪能力较差的缘故,本案用猪苓汤一方面清利湿热,另一方面滋阴扶正,两相兼顾,较为对证。

有些泌尿感染会反复发作,老年女性常见,中医称之为“劳淋”,也可以用猪苓汤加上一些补肾的药物,比如说表现为肾阴虚的,可以合上六味地黄丸,六味地黄丸和猪苓汤合在一起治疗劳淋有很好效果。

猪苓汤除多用于泌尿系统感染的疾病外,还常用于泌尿系统的其他疾病,如肾小球肾炎、尿毒症、蛋白尿、血尿、尿路结石等。透析的病人用了猪苓汤,可以帮助血中毒素的排出,并且因为有阿胶,可以升高血色素,改善肾性贫血的状况,如果再加入鸡血藤、丹参,效果就会更好,因此,猪苓汤是利水而不伤阴,最适合于这种病情。

肾炎水肿：可以加上一些补肾的药，如和六味地黄丸同用，治疗阴虚型水肿很不错。

单纯蛋白尿：这种病有时找不到原因，站立时间长了，或一疲劳，尿中就有蛋白，蛋白是精微物质，长期外漏，就会造成阴精的不足，可用猪苓汤补阴利水，排出水浊，留下真阴，可以合上参苓白术散使用，以加强其固摄精微的作用。

血尿：可用猪苓汤加牛膝、车前子、白茅根、仙鹤草、藕节、冬瓜仁等。

尿路结石：用本方加金钱草、海金砂、冬葵子、鸡内金、琥珀等治疗，效果肯定。

此外，猪苓汤也是治脚气的良方，可配合冰硼散外敷。

猪苓汤证还有个第224条，我们看一下：

陽明病，汗出多而渴者，不可與豬苓湯。以汗多胃中燥，豬苓湯復利其小便故也。（224）

这一条意在说明，不是说所有的口渴、小便不利、阳明热证都可以给猪苓汤治疗的，如果"阳明病，汗多而渴者，不可与猪苓汤。"也就是说有脉浮、发热、小便不利的猪苓汤证，但如果出现出汗比较多的话，使用猪苓汤要慎重。因为汗多伤津，伤胃津，而猪苓汤的利小便作用又比较强，它比五苓散的利水作用还强，为什么呢？它除了有三个猪苓、茯苓、泽泻的利水药以外，还有滑石，所以它的利水作用比较强，如果使用不当，会造成阴伤更重，故曰"以汗多胃中燥，猪苓汤复利其小便故也。"当然，本身猪苓汤证就是有阴虚的环节，这里所讲是如果阴虚现象比较重，就要慎重使用猪苓汤，或者使用的时候多加一些滋阴的药物。"不可与猪苓汤"，是告诉我们使用猪苓汤的时候要慎重，而不是说绝对不可以使用，要切切根据病情而用。

至此，我们学过的利水方剂分别有五苓散、真武汤和猪苓汤。怎么区别使用呢？猪苓汤与五苓散只差两味药物，都用猪苓、茯苓、泽泻利水，所不同者，五苓散用白术、桂枝，而猪苓汤用滑石、阿胶。所以，五苓散的特点是渗湿利水，恢复气化；猪苓汤的特点是滋阴利水，利水而不伤阴；真武汤用了附子，所以最大的作用特点是温阳利水，用于肾阳虚水停。

所以，中医治病必须辨证论治，根据每个方剂的病机不同而区别使用，比如说肾炎水肿，有的病人需用五苓散，有的病人需用真武汤，有的病人则需用猪苓汤，那就看这个水肿患者所表现的具体情况了，若水肿见阳虚者，用真武汤；水肿见阴虚者，则用猪苓汤；上述两种情况都是水邪偏重在肾，若水邪偏重在膀胱，明显有小便不利、口渴、小腹胀满者，则用五苓散。

《伤寒论》里讲到治水疗法，有好几个层次：化饮的用苓桂剂，我们学过的方子有苓桂术甘汤、茯苓甘草汤、茯苓桂枝甘草大枣汤等，用于水饮内停；逐水的方子，我们学过十枣汤、大陷胸汤，"差后劳复"篇还有个牡蛎泽泻散，这些属于逐水的方剂；而五苓散、真武汤、猪苓汤三个方子，属于利水渗湿的范畴。我曾经给大家讲过，中医治水有好多层次，轻的用芳香化湿，水刚湿点地皮儿，芳香化湿，就像太阳一照，这水湿就没了；（水湿）再重的话，就用渗湿的方法，比如我们怎么把这一小坑水消灭掉，排不好排啊，就往里边填土是不是？让水渗到土里边去，中医叫做渗湿的方法，怎么叫填土呢？就是开健脾的药物，土不就是脾吗，所以开健脾的药物等于往水坑里边填土；那如果说一大坑水我得多少土填啊？如果再用渗湿的方法就不太对路了对吧，这就得挖沟往外排了，这叫利水的方法，猪苓汤类就属于利水的；那如果挖沟排也不顺畅，沟里边不通畅，这水堵得太厉害，那怎么办？要逐水了，这就得用十枣汤这些推力比较大的祛水的方子。所以这就是咱们中医治疗水湿的不同层次，不同的水势，我们用不同的方药来进行治疗。

以上所讲的是阳明热证，那咱们看阳明热证的表现有在中焦、上焦、下焦的不同。阳明热有四个证：栀子豉汤证、白虎汤证、白虎加人参汤证和猪苓汤证。阳明热表现为上焦的，用栀子豉汤治疗，用栀子配豆豉，这是清中有透的方法，为什么加一个透呢？因为它还有从表而解的可能性；如果是阳明热表现在中焦的话，那我们说叫四大热症了，这就是白虎汤证系列，所用的真正的清法，我们叫做辛寒直折的方法；如果阳明热在下焦，又与水结聚在一起的话，出现口渴，小便不利，就用猪苓汤，这种清热方法是什么呢？叫利水清热法，就是把清热的方法寓于利水之中，力使水去则热孤。所以我们看这就是阳明热证的表现，四个证，实际上表现为上、中、下三焦热的不同，而主要是表现为中焦的热，因此，白虎汤证、白虎加人参汤证是阳明热的核心。实际上猪苓汤证是它的一个变证，是阳明热证发展过程中的一个变证，而栀子豉汤证则是阳明热的一种前驱证候。这是第一大类，阳明热证。

第二大类，是阳明病实证，我们明天再讲。

第二十三讲

阳明实证

二、阳明实证

今天我们讲阳明病的第二大类，阳明病实证。阳明病实证有两个特点：第一，仍然具备里热炽盛的证候特点，只不过是这个里热和有形的邪气结聚了，热气钻入得比较深，所以它的热型不是全身的大热了，而是表现为潮热或者是蒸蒸发热的现象。潮热就是每天定时发热了，不是持续性的24小时发热，而是在每天的某一段发热，那如果说一个内热很盛的人，他的热并没有表现为持续性的全身性的大热的话，往往说明这个热与有形的邪气结聚了，因有形之邪遮盖了内热，所以在外的表现似乎不是太明显了，不像白虎汤证的那种热势鸱张持续性的高烧了。

阳明实证的发热可表现有时间性，多在下午发烧，《伤寒论》叫做"日晡潮热"，日晡是在下午的3~5点，这是阳明大肠主时的时候，此时阳明中的正邪斗争剧烈，表现为这个时间段的发烧，是诊断阳明腑实证的一个关键症状。所以我们在临床上看发烧，见每到下午发烧的病人，就会想到有无阳明病的可能，再结合病人的大便情况和腹部的表现，就可以做出判断。

阳明实证的出汗也有特点，多见手脚连绵不断地汗出，汗出越多，大便就会越干。当然，并不是所有的手脚出汗都是属于阳明腑实证的，也有脾热或脾虚寒的，还有些同学一上考场就紧张，一紧张一握笔就出手汗，则不属于这种情况。（学生笑）

阳明实证的第二个特点，就是局部的实象。阳明病实证由于有形邪气阻滞大肠，常出现腹部的实证现象，如腹满、腹痛或绕脐痛，拒按，大便秘结等。

实际上我们可以这样掌握，阳明实证是有形的邪气与无形的邪热两组症状组成，如果我们再把第一组症状，里热盛症状再分的话，可以分成全身性的热证和神志的病变两小类，那也就是说它有潮热、有蒸蒸发热、有出汗，这是全身性的热证的表现；同时还有热扰神志的一些症状，轻则心烦，重则谵语。所以我们可以将阳明病实证分成全身的热证表现、局部的实证表现与神志的病变表现三类症候。至于后世所说的阳明腑实证有痞、满、燥、实的特点，其实在临床上是很难区别这个痞、满、燥、实的，也就是说用这种症候特点去概括阳明实证，临床可操作性不强。

引起阳明实证的原因，一般是外感发热，热邪较重入里，或在发热时没有得到及时、正确的治疗，邪热继续发展，与大肠中的糟粕聚结在一起，就会影响大肠的传导蠕动，导致大便干结，当干结堵塞到一定程度，加上气机的不通，就会腹胀、腹痛。阳明实证的形成多见于素体内热的病人。

（一）承气汤证

阳明实证主要包括燥屎阻塞的三承气汤证、脾约的麻子仁丸证及纯粹的津枯肠燥便秘的蜜煎方证，而其中心内容是三承气汤证。

1. 调胃承气汤证　我们先看三承气汤证的第一个，调胃承气汤证，条文第207、249、248三条。

陽明病，不吐不下，心煩者，可與調胃承氣湯。（207）

病一开始就是阳明病，“不吐不下”有两个理解，可以理解为治法，就是这个阳明病还没有经过吐，没有经过泻下；也可以理解为症状表现，就是说这个阳明病既没有呕吐，又没有下利。所以“不下”可以暗示是大便秘结，但是还不至于堵得使胃气一点也降不下来的程度，所以没有呕吐。至于心烦，是一个神志的症状，这符合阳明实证的第一组症状，由于阳明热扰神志所致。热证容易出现神志的病变，不管它是哪里的热，肝热也好、胃热也好，都容易扰动心神，这是热邪的致病特点所造成的。而热扰心神的最常见表现就是心烦或者烦躁。

当然，同样是热，同样是心烦，治法不会完全相同。本条大便秘结加上心烦，说明这个阳明病已经不是单纯的无形邪热的问题了，而是出现有实邪阻滞的现象，所以就不能用白虎汤或白虎加人参汤清热了，必须泻下，使热随糟粕从下而泄，可与调胃承气汤。

我们再看下一条：

傷寒吐後，腹脹滿者，與調胃承氣湯。（249）

这是一个太阳病误治后导致的阳明病，太阳阳明的范畴。太阳病误治以后，出现了腹部胀满，当然如果仅凭这一个症状的话，还不能说就要用调胃承气汤，是不是？前面我们学的白虎汤证也有腹胀满，“三阳合病，腹满身重，难以转侧”；栀子厚朴汤证更是如此，“伤寒下后，心烦腹满，卧起不安”。这两证的腹满都是邪热内扰所致，不必用调胃承气汤。而本条见腹胀满即给予调胃承气汤，必定有大便秘结之实邪阻滞的现象，否则的话，是不可以说给调胃承气汤的。所以我们学调胃承气汤证，不能仅摘出来这一条去理解，是否应该用调胃承气汤，要把它集合起来看整个方证的情况。

原文的第248条：

太陽病三日，發汗不解，蒸蒸發熱者，屬胃也，調胃承氣湯主之。(248)

"太阳病三日，发汗不解"，这当然是一个误治，之后出现"蒸蒸发热者"。所谓"蒸蒸发热"，即发热如热气蒸腾从内达外，有蒸热的一种感觉，就像蒸桑拿一样，烤红薯的炉子旁边就有这种蒸热的感觉。如果你去烧砖的炉窑，那种蒸热的感觉就更强烈。之所以出现蒸热的现象，说明无形的邪热有与有形的邪气胶结的情况，热和有形的邪气交缠在一起，而且这个热又很盛的话，就会出现蒸蒸发热的现象。"属胃也"，这里所说的"胃"，统指肠胃，主要是肠。胃中邪热与肠中糟粕开始交结，于是出现蒸蒸发热的症状。治疗上不宜再用白虎汤或白虎加人参汤清热，而宜用调胃承气汤通肠胃以泄热。

我们看调胃承气汤证这三条，207 条讲的是什么呢？讲的是热扰心神的症状；249 条呢？讲的是阳明实证的局部表现；而 248 条讲的是全身的一种热状。完全符合阳明实证的三个特点。

对调胃承气汤证进行总结，首先要搞清楚这是一个什么证，它位于阳明病一个什么阶段。阳明病往往从阳明热证开始，初始阶段表现为栀子豉汤证；再往下发展就到白虎汤证、白虎加人参汤证的阶段了，这个阶段是阳明热证的极期；而猪苓汤证，实际上是阳明热证发展过程中的一个变证，是中焦之热下伤肾阴所致。而调胃承气汤证是一个什么阶段呢？阳明邪气由胃到肠了，邪气往下走啊，到肠由于肠中糟粕的原因，阳明热证就转向称为阳明实证。而调胃承气汤证就是由阳明热证向阳明实证转化的中间阶段。本证已不属于阳明热证，但还没有真正形成阳明腑实的证候，是阳明无形邪热与糟粕初步交结，还没有出现大实、大满的典型的阳明腑实现象，所以这个时候它仍然表现得热象比较明显，"蒸蒸发热"。如果说这个热全部钻到糟粕里面以后，这个热象就不明显了，所以到大承气汤证阶段，发热反而是"微热"。所以，调胃承气汤证是阳明腑实的开始阶段，但是它还没有完全脱离阳明热证，所以我把这个证叫做"半热半实证"。本证上连白虎汤证，下连小承气和大承气汤证，就在这个阶段要及时给它截断的话，这阳明热证就发展不成阳明腑实证了，这就是调胃承气汤证的一个特点。

还有些人认为：调胃承气汤证病变中心还是以胃为主，故治疗需要"调胃"；小承气汤证病变中心在小肠，故名"小承气汤"；大承气汤证病变中心在大肠，故名"大承气汤"。这有一定的道理。阳明腑实证开始还是以燥热为主，所以调胃承气汤证的病机我们可以这样总结，就是邪热，阳明的邪热与阳明的糟粕初结。初结就是刚刚开始，仍以里热炽盛为主，腑气不畅为辅。就是说本证已经影响到肠的传导了，但是并不像小承气证、大承气证影响得那么明显，它还是一个燥热、里热为主的，所以这个我们可以看作半热半实证。正是因为没有明显的腑气不畅，所以调胃承气汤内不用枳实、厚朴这些下气除胀的药物。而小承气汤、大承气汤就需要使用枳实、厚朴了，以通腑气。

关于调胃承气汤证的症状表现,有三组症状。第一组是阳明实证的局部的症状,腹胀满或者腹微满,大便不通,阳明实证尚比较轻。第二组是阳明热证的表现,一个是蒸蒸发热,一个是热扰神志的心烦。也可以将第二组分为全身热象与神志症状两类。

总之,调胃承气汤证是阳明热证向阳明实证过渡的阶段,其特点是集阳明热和阳明实于一身,为阳明经、腑同病,阳明热证我们可以看作热在经,而阳明腑证我们可以看作热在腑。本证属于阳明经、腑同病,又可叫做阳明的半热半实证。

治法泄热和胃,兼以润燥通便。

調胃承氣湯方

甘草二兩(炙)　芒硝半升　大黄四兩(清酒洗)

上三味,切,以水三升,煮二物至一升,去滓,内芒硝,更上微火一二沸,溫頓服之,以調胃氣。

调胃承气汤由大黄、芒硝和甘草三味组成。大黄主要是泄胃中之热,同时去肠中之实,所以说大黄既入胃又入肠。

三承气汤方都用到大黄,在于大黄泻下大便,通腑泻热。大黄大苦、大寒,可以清除肠中蓄积的粪便,是治疗热结便秘的常用药,《伤寒论》三个承气汤都用了大黄。大黄的泻下作用很强,一般用酒炮制后,泻下作用有所减缓,服后不会出现明显的腹中绞痛的现象。大黄通过刺激肠蠕动泻下大便,使体内的热得以疏通消散,所以大黄常被用于热盛内结证,这种热用一般清热药解决不了问题,必须用大黄泻热。大黄的活血化瘀作用也很好,可以止痛,治一切瘀血证、跌打损伤。所以《伤寒论》中的桃核承气汤、抵当汤中也用大黄,目的是活血化瘀。

需要指出的是,大黄能通泻大便治疗热结便秘证,但若大剂量、长时间地应用,可使大肠神经疲软、甚至麻痹,反而使便秘加重,形成恶性循环,这就像失眠病人对镇静药物的依赖但又不能解决睡眠问题一样,二者是一个道理。所以,对于便秘病人,一定要辨清原因,不可不问青红皂白,一上来就使用大黄通便,即使需要使用,剂量也要适中,并且中病即止。

芒硝,主要含硫酸钠,属于盐类泻剂,所以具有软坚作用,主要在于软化大便,从中医的角度而言,因为芒硝咸味,咸能软坚。现代药理研究解释了芒硝的这个作用,芒硝在肠管内不容易被肠管黏膜细胞吸收,由于钠盐的渗透压的作用,肠管外的水分就被吸到肠管内,随着肠管内的水分逐渐增多,大便自然就软化了,甚至服用芒硝后会拉出很稀的水便。此外,芒硝具有很好的润燥作用。本方用芒硝,就在于它的软坚、润燥作用。能够润燥中之阴、软燥中之坚,以尽早截断阳明热的化燥成实过程。所以调胃承气汤中用芒硝,不是让它激烈地去通便,而是让它去润燥软坚,以迅速地截断阳明之热,防止阳明腑实的发生。

临床上,用芒硝还可以治疗咽喉痛、口疮,像冰硼散、西瓜霜里面就有芒硝。

眼睛有红血丝，甚至目赤（红眼病），用水化开芒硝来洗眼，效果也很好。

芒硝很容易溶于水，所以这个药不需要煎煮，用热水化开和其他药液兑在一起即可，也可以用熬好的药汤把芒硝化开。

而甘草在这里是缓硝、黄之力的，以和胃中之气。为什么要这样呢？你看小承气也好，大承气也好，都不用甘草，什么意思啊？这是因为调胃承气汤证的病位靠上，为了让硝、黄的力量尽可能久地留在上面，用甘草进行缓和。这个组方思路咱们以前也学过，比如大黄黄连泻心汤治胃热的心下痞，尽管它没有加甘草，但是它是采用的什么办法啊？哎，麻沸汤浸泡，它跟这里加甘草的道理是一样的。还有我们学过的大陷胸丸证，如果说大结胸证的表现在上焦的话，所谓"如柔痉状"，就在大陷胸汤的药物中加上白蜜，以使药力缓留在中上二焦，等等，都是这个意思。这在配伍上叫以柔克刚，以甘缓驾驭刚燥，是中医配方用药的一个法宝啊。假如说调胃承气汤中不用甘草，就会使药力迅速下降，反而不利清泻胃中燥热，以截断阳明邪热发展之道路。但阳明实证如果发展到小承气汤证、大承气汤证的时候，就需要通过迅速的药力以通腑泄实了，所以小承气汤、大承气汤中不使用甘草，就是这个道理啊。

将调胃承气汤证小结如下：

病机：邪热与阳明糟粕初结：里热炽盛为主，腑气不畅为辅
病证：①阳明实证：腹胀满，腹微满，大便不通（不吐不下）
　　　②阳明热证：蒸蒸发热
　　　③神志证：心烦
治法：泄热和胃，兼以润燥通便
方药：调胃承气汤
　　　大黄：泄胃中之热，去肠中之实
　　　芒硝：润胃肠之燥，软燥中之坚
　　　甘草：缓硝黄之力，和胃中之气

如果将调胃承气汤与白虎汤对比讲的话，可以这样掌握：热在阳明经的用白虎汤，热在阳明腑的用调胃承气汤。阳明内热炽盛，白虎汤清之不去的，可以用调胃承气汤去泻。也就是说，白虎汤和调胃承气汤都是去热的，但是白虎汤是清热的方法，而调胃承气汤是泄热的方法，这是它们的不同点，这也就充分证明这个阶段，是阳明热证向阳明实证的一个过渡阶段。

关于本方的运用，要抓住胃中燥热的特点，并有腑气不畅的征象。本方于大黄、芒硝泻下药中加一味炙甘草，是为了使硝、黄的药力缓留于上。至于泻下肠燥，乃属其次。陈修园称本方为"法中之法"，即"调胃"与"承气"两者并行不悖。

胃中燥热既可导致腑气不通，又可引起中上二焦火热的证候，如身热口渴、

面赤唇焦、胸膈烦热、口舌生疮、咽痛、牙痛、吐衄、面部痤疮、便秘溲赤等。一23岁女生，平素喜欢吃一些辛辣、肥腻的食物，脸颊、前额、下巴遍生痤疮，一批未好，又长一批，月经一月两行。最近几天又发口舌生疮，口腔两侧及舌头布满了疮疡点，不能吃饭，连喝水都困难，疼痛难忍。大便秘结，已数日未行，小便黄。舌质红苔黄，脉滑数而大。典型的胃中燥热，已到火热炽盛的地步，治疗当然要以泻下胃中燥热为中心，用调胃承气汤加味：生大黄10g，芒硝10g(兑入)，连翘30g，栀子10g，黄芩10g，竹叶10g，薄荷6g(后下)，炙枇杷叶15g，桑白皮15g，黄连10g，炙甘草3g。7剂服完，口疮即愈，面部痤疮大有好转，大便通畅。共服21剂，面部痤疮痊愈。本月月经按时而来，未有提前。嘱咐她忌口，吃清淡易于消化的食物。本方为调胃承气汤加味，实际上是《和剂局方》中的凉膈散，凉膈散为调胃承气汤加栀子仁、薄荷、黄芩、连翘而成，这是后世运用张仲景的调胃承气汤，针对中上二焦火热的特点而设的方剂，本方具有泻火通便，清上泄下的作用，用于中上二焦邪郁生火，胸膈热聚的证候，临床上有非常直截了当的作用。其实，张仲景也运用调胃承气汤加减于其他方剂中，比如我们学过的桃核承气汤，就是用本方加上桃仁、桂枝而成，用于清除血分的燥热。我在临床上用调胃承气汤基本上就是抓住胃中燥热的特点，如果胃中燥热表现在气分，就用凉膈散治疗；如果胃中燥热窜入血分，就改用桃核承气汤，非常得心应手。

2002年的暑假，在我家乡碰到一胃石症的患者，该患者男性，54岁，农民。主诉1年来经常吃不下去饭，胃中非常堵得慌，胃脘经常疼痛，有时还恶心、呕吐，大便不成形，还怕吃凉的东西。吃许多治胃的西药、中药，效果都不理想，患者感到症状越来越重，人消瘦了许多，他说一年瘦了30多斤，问我他是不是得了胃癌。我对他说一定要去检查，过了3天，他拿着一个钡餐透视检查单让我看，服钡剂后胃内有广泛的团块状充盈缺损，诊断为“胃石症”。我告诉他，不是癌症，是石头。深部按压胃脘部可触及有硬块，并有明显的压痛。舌苔薄腻，脉细。决定开调胃承气汤：生大黄10g(后下)，芒硝10g，炙甘草3g。服到第六剂，突有硬块状的东西从大便而出，胃立刻感觉通畅、饥饿。我向他索要大便排出的东西，他很惊愕，说那么脏的东西谁还保存啊。很是可惜。半年后，我又回家乡度假，见到他已胖了许多，他说现在吃饭、排便都很好，尤其是胃口特大。我告诉他，不要太贪吃，否则血糖、血脂会高的，他却不以为然地笑了笑，算作回答。从这案例我也受到一些启发，有时我们在临床上除了辨证用药，也有辨病的时候，像这个患者，平常闹的是胃病，恶食凉，大便溏，像是太阴寒证，但他服了温中的中药仍然不能解决问题，因为不能去除胃石啊。所以，检查清楚以后，就可以根据病变的情况使用泻下的方法治疗，反用调胃承气汤解决了问题。所以有时也要辨证、辨病相结合，要灵活应对，不能太墨守成规。调胃承气汤我们就讲到这儿，下面讲小承气汤证。

2. 小承气汤证 小承气汤证，第213条、214条、250条。

先看第213条原文：

陽明病，其人多汗，以津液外出，胃中燥，大便必硬，硬則譫語，小承氣湯主之。若一服譫語止者，更莫復服。(213)

这里描述了小承气汤证发病的一个过程，我们理解的时候可以从后往前推。阳明病多汗的话，往往就会造成津液的损伤，津液损伤就有可能化燥成实，形成阳明腑实证。所以这一条它指出的什么呢？多汗的阳明热证，比较容易化燥成实形成腑实证。那我们说阳明热证多汗的比较多，阳明四大热症中就有大汗出，那这就是说阳明热证极易转化成阳明实证。所以你看这是一环套一环啊，多汗本身就是因为燥热，再加上汗出的多，津液损伤更容易化燥。“以津液外出，胃中燥”，就是因为津液都外泄了，所以导致肠胃干燥，这个胃当然主要是指肠胃，肠胃干燥时燥邪进一步敛邪成实，所以大便必硬。由于阳明腑实，气滞不通，灼热就会上攻扰于神明，所以就会出现谵语。如果说阳明病出现大便秘结或者谵语、甚至潮热并见的话，这就是阳明腑实的一种表现了。当然谵语不一定只见于实证，阳明热证也会有，那如果这个谵语跟阳明热证相比，同样都是谵语，那个是无形的邪热，而这个是浊热，所以那个和四大热症并见，这个和大便硬结、腹胀满疼痛并见。所以我们从这里足以看出，热证不管什么热，最容易扰心神了。我们往前推，谵语是由于大便硬，大便硬是因为肠胃干燥，肠胃干燥是因为津液的损失，而津液损伤是因为阳明热证过程中出汗过多。那同时这也提醒我们，碰到阳明热证的时候首先要把汗治好，这就是我们要用清热的方法，实际上是把这个热迅速地铲除，才可以防止邪气往燥化发展。所以前面说的调胃承气汤，加上芒硝了，这就是截断法，截断阳明热燥化。

后面还有一句话，“若一服谵语止者，更莫复服。”如果喝一服小承气汤，谵语止，就是指腑实通了，就停服，以免喝太多而伤正。一个小承气汤的服用也是要刻刻顾护正气，这就是咱们中医的顾护正气的思想，这是213条，等会儿我们放到一起再总结。

看第214条：

陽明病，譫語發潮熱，脈滑而疾者，小承氣湯主之。因與承氣湯一升，腹中轉氣者，更服一升；若不轉氣者，勿更與之；明日又不大便，脈反微澀者，裏虚也，為難治，不可更與承氣湯也。(214)

本条分为两段，到“小承气汤主之”为第一层意思。这第一层意思，表达了小承气汤证的主要临床表现。如果阳明病出现谵语、发潮热，表明腑实之象已成，谵语、发潮热是腑实的表现。当然这里主要是潮热的问题，一个阳明病如果只是谵语的话，不一定是腑实证，也有可能是阳明的热证，像白虎汤证也可以出现谵语，关键是这个潮热，这是白虎汤证不具备的。什么叫潮热啊？我们前面已经说过了，就是定时发热，就是在一天的某个阶段发热，而其他的时间没有，像海水来潮一样有定时、有时间性的。也就是说在阳明腑实这个阶段，发热不是24小时持续性的了，而是阶段性的，这是阳明腑实的特点，我们要记住。

讲到这里，我们看阳明病的发热很有意思，不同的阶段，发热的特点也不一样。白虎汤证的时候可能是"大热"，当然由于出汗多有时候热也不是那么高，但大多数的情况下，阳明热证都是高热，而且我们说这个热的特点是什么呢？是热势比较亢盛，从里到外热透了，而且它是全天候的持续性的一种发热，这是阳明热证的特点，我们可以用白虎汤进行治疗。那随着邪气的燥化，无形的邪热和肠中的糟粕接触了，如果是刚刚接触的话，可以出现像调胃承气汤里的"蒸蒸发热"，这个蒸蒸发热热势也很高，它也可能是全天持续性的发热。但是用一个"蒸"字来表达了，这说明无形的邪热有可能是隔着有形的邪气透出来的，所以有"蒸"的这样一个感觉，这是调胃承气汤证的特点。它的热度可能没有白虎汤的高，用手触摸的话，可能手放的时间越长，这个热感就越重越深。那随着邪气进一步燥化，就会出现了像小承气汤证的"潮热"这个阶段，潮热已经不是全天候的发热，为什么这个时候发热的时间有特定的时段了呢？这是由于无形的邪热和有形的邪气纠结在一起，或者是无形的热钻到有形的邪气里面了，它的热不再是全天24小时，而是全天的某一个阶段。哪个阶段容易出现这种发热呢？日晡，下午3～5点的时候，为什么这个时候？因为这个时候是阳明主时，邪正斗争的最激烈，尽管这个热窜入得比较深，但由于邪正斗争得很激烈，表现得还是很明显的，我们把这个时候发热叫"日晡潮热"。日晡发热在小承气证、大承气证都会出现，当然这个潮热的热度也可能会逐渐升高，但也有到大承气汤证阶段，出现"微热"的现象，热象反而小了，后面的大承气汤证条文我们还要讲。有一点需要说明，尽管微热，热度低了，也并不是说阳明实证的病情减轻了，而是表示它的热的部位比较深了，有形的邪气聚集的程度比较重了，所以发热就显示不出那么明显，而表现出微热。那我们看，由白虎汤证到大承气汤证，其发热的类型有什么变化？由全身鸱张的、高亢的发热，逐渐收敛为微热，热势的收敛代表了什么呢？代表了它是一个邪气化燥成实的过程，这就表明这种热化燥成实了，告诉大夫这种热用清的方法不行了，它已经和有形的邪气结聚到一起，必须采用泻下的方法治疗。我们看这就是阳明发热的特点，所以临床上我们要注意这种现象。

另外，我们还曾学过湿热的发热特点，湿温病我们诊断上学过，温病课我们下学期要学。大家知道，湿跟热搅和到一起，如油和面难解难分，大家见过炸油条那个面没有？就是这样一种情况，很难把它分解出来。热跟有形的湿结聚到一起了，如果病人表现发热的话，它的热是什么特点啊？这个热能够充分地发挥出来吗？发泄不出来对吧？它有湿邪的羁绊，湿性黏腻淹滞，所以跟湿邪搅在一起，这个热势会有不扬的这样一种现象，我们叫其热不扬，或者叫身热不扬。那么，怎么在临床上捕捉到这样一个信息？病人是绝对不会告诉你：大夫我身热不扬、我日晡发热，绝对不会这样吧。他只是感到发烧发得不痛快，就像夏天的桑拿天，热发不出来很难受。如果病人这样告诉你，就属于身热不扬了。身热不扬也好、日晡潮热也好，都说明体内的这个热不是单纯的无形的邪热了，有有形的邪气了。在治疗上要么用泻下的方法，要么加上利湿跟清热结合的方法去治疗，所以这是我们临床要注意的。

我们看，在小承气汤阶段已经出现潮热了，这就说明腑实是在逐渐形成了，实邪逐渐积累出现这样一种潮热。下面我们再看，这是小承气汤证特有的脉象，“脉滑而疾”，滑脉同时又疾，什么叫疾脉啊？比数还快，实际上这就是一个重的脉滑数。我们在白虎汤证中学过什么脉象啊？（学生：洪大）大脉，别简单地说洪大，白虎汤证是大脉，白虎加人参汤证才是洪大，洪脉出现就是气津两伤了。小承气汤证是脉滑而疾，滑疾是主热邪敛结成实，所以这个脉象大家记住，燥屎已经开始形成，但燥屎还尚未完全敛结成实，也就是说有燥屎了，但是没有完全敛结成实，如果完全敛结成实了，这个脉象就不是疾滑了，而是沉实有力的脉象，表示邪气已经敛结成实了，这是大承气汤证的脉象。所以从脉象上看来，阳明热证、实证的脉象不一样，由大脉到洪，到洪大，再到滑疾的脉象，再到沉实的脉象，这表现给我们什么？是表明一个邪气逐渐敛结成实的过程。邪气逐渐收敛，不再是全身弥漫性的表现了，而是逐渐收敛到某一个局部，这就是阳明病发展变化的特点。张仲景在阳明病总纲条文中已经讲得很明白了，“阳明居中属土，万物所归，无所复传。”

小承气汤证燥屎尚未完全形成，所以实际上它是由阳明热证跨到阳明腑实的一个阶段的初期，如果阳明腑实完全形成了，那就是大承气汤证了。所以小承气汤证阶段，是阳明热的现象开始不是那么明显了，而阳明实的现象逐渐显露出来，所以本条第一自然段和第 213 条，代表了小承气汤证的一种脉证特点。214 条后半段我们一会儿再讲，先看第 250 条：

太陽病，若吐，若下，若發汗後，微煩，小便數，大便因硬者，與小承氣湯和之愈。(250)

太阳病误治转到阳明了，这叫“太阳阳明”。首先出现微烦，这个烦加了个“微”字，并不是说心烦的证比较轻，而是表明这个热的部位比较深了，邪气结聚敛实，这跟大承气汤证的“微热”是一个道理。所以我们从这里可以看出，白虎汤证心烦的特点比较明显，栀子豉汤证更明显，都心烦懊憹了。到小承气汤证反而是微烦了，这就说明热邪和有形的邪气结聚到一起了，所以外在的现象表露得不是那么明显了。这是一组症状。

还有一组症状，这组症状值得我们注意，“小便数，大便因硬”，这两个症状是有前因后果的。“大便因硬”,“因”就是因此、根据,根据什么大便硬了？是因为小便次数太多,这是阳明腑实证在形成过程中的一种特征。所以我们看,怎么阳明病就形成实证了,邪热就结聚了呢？当然一方面它出汗多,使津液损伤了,容易化燥成实。那除了多汗这个渠道以外,还有什么渠道能导致津液的丢失呢？就是小便的频数,所以如果说阳明病小便很多的话,也容易损伤津液,化燥成实。如果将250条和213条来对比的话,我们看汗多也好、小便多也好,确是津液损伤的两条重要渠道。这些提示了我们什么呢？在阳明热证中,第一,我们要观察病人的汗,还有小便的情况,如果多了,说明病人津液损失得比较快;第二,还提示我们,阳明证的时候,发汗的方法、利小便的方法不能用。那有一些阳明证需要利水怎么办啊？前面讲的猪苓汤证就是,但猪苓汤证后面还有一条怎么说的啊？“汗出多而渴者,不可与猪苓汤。”所以说通过前后对照我们可以看出来,总而言之一句话,我们在治疗热证的时候要注意什么呢？刻刻保护津液,这是我们中医的一个思想,在治疗热证的过程中,要注意保护人体的阴津,后世的温病学派讲过这样一句话:留得一分津液,便有一分生机。

再往下看条文,以上这种情况下说“与小承气汤和之愈”。在津液丢失的过程中,阳明腑实还没有完全形成呢,先给予小承气汤调和一下,这个“和之愈”,并不是说小承气汤有调和的这样一个作用,而是相对于大承气汤而言的,真正到大承气汤证还会小便数吗？不会,多出现小便不利的现象了。所以说如果在临床上发现病人大便硬、小便频数,有可能说明燥屎是在形成过程中,这是小承气汤证的一个特点。

那我们现在对小承气汤证进行总结一下,这是个阳明腑实没有完全形成的一个病证,但是它的阳明热象也不是那么明显了,所以它的病机是:燥屎初结胃肠,腑实尚未形成。前面我们讲的调胃承气汤是什么情况呢？是阳明的热和糟粕刚刚接触对吧？而这个是燥屎已经有了,但是初结,没有完全形成腑实证,这是小承气汤证的阶段。

那么它的病症我们可以这样总结,仍然是三组症状,只是三组的证象特征不一样了。从阳明实证来讲:大便硬,腹胀,腹大满不通。208条:“若腹大满不通者,可与小承气汤。”所以我们看从这些条文字眼里面可以体会到,小承气汤证气机已经开始不通,什么气机呢？肠胃的气机,我们叫做腑气不通。肠胃气机不通,肠胃不蠕动了,就会形成大便干结、腹胀、腹痛的这样一些现象。《黄帝内经》讲到了五脏六腑的功能、特点,六腑的功能“泻而不藏”,特点是“实而不能满”。《黄帝内经》这个描述很有意思,六腑尤其是消化系统,胃、小肠、大肠它就是蠕动,胃虚而肠实,胃实而肠虚,这是正常的,先是胃实肠中虚,再是肠虚胃中实对吧？但胃肠不能同时实,同时实就叫做“满”,所以它只能“实而不能满”。也就是要局部的实,但不能全部都实,全部都实就是满了,所以六腑是“泻而不藏”啊，因为它是秉日月星辰，天上的阳气而生，其功能也像日月星辰运作不息一样，这是六腑的一个特点。那如果说违背了这个特点，其实承气汤证就是违背了六腑的这样一个功能特点而导致的病症，就会导致大便硬、腹大满不通的症状，这就是“满”了。

第二组症状是阳明本身的热证，这里面已经有潮热了。还有神志证：心烦、谵语。脉象：脉滑而疾。这些很好掌握，这些症状的原因我们在前面已经讲得很清楚了。

治法：泻热通腑，行气导滞。因为导致腑气不通的是燥屎，所以必须把燥屎通开，腑气才能通畅啊。所以“承气”的意思，就是顺承腑气，小顺一下叫小承气，大顺一下叫大承气。我们看小承气汤方：

小承氣湯方

大黄四兩　厚朴二兩（炙，去皮）　枳實三枚（大者，炙）

上三味，以水四升，煮取一升二合，去滓，分温二服。初服湯當更衣，不爾者盡飲之。若更衣者，勿服之。

大黄的作用在调胃承气汤中已经说了。枳实、厚朴在这里就是通腑气的，厚朴，具有温中、除胀、下气的作用，可以消除肠胃腹腔的积气，治疗腹胀、胃胀、气喘。枳实属芸香科植物，具有行气、下气的功能，可以增强肠胃的蠕动力，与厚朴配伍，是治疗胃胀、腹胀的良药。《伤寒论》里除小、大承气汤外，还有栀子厚朴汤、麻子仁丸方，都是用二药配伍来治疗腹胀或便秘的。

本方与栀子厚朴汤比较，都用了枳实、厚朴。但配伍的药物不一样，栀子厚朴汤证的腹胀是胸膈无形邪热波及腹部所致，所以用栀子配枳实、厚朴，清泻邪热的同时，兼以除胀消满；而本证为燥屎初结胃肠，腑气有所不通，所以用大黄配枳实、厚朴，以泻热通腑。

本方与调胃承气汤比较的话，看有什么区别？都是用的大黄四两，但调胃承气是配芒硝，以除胃中燥热；而小承气汤用枳实、厚朴，是通腑气为主的。一个是泻热为主，一个是通气为主。那也就是说，调胃承气汤以除燥热为重，而小承气汤是通腑气为主。如果是腹大满不通，而又燥热很甚，可以把两个方合在一起，若再去掉甘草，就变成了大承气汤。咱们后面还要去比较，大承气汤中甘草还能再用吗？不能再用了，所以去掉甘草两个方合到一块就是大承气汤。

我们看小承气汤的煎服方法：“上三味，以水四升，煮取一升二合，去滓，分温二服。”一般通腑气、泻热的方剂都是喝两次。“初服汤当更衣”，喝第一服后就应该大便了。“不尔者尽饮之”，就是如果大便没有通下来，再把第二服喝了。“尽饮之”，就是把这一剂喝完。“若更衣者，勿服之”，如果喝一服就大便了，后面的就不用喝了，还是保护正气的意思。说明古人开方子，一次就开一剂药，喝完再过来。因为疾病瞬息万变，今天跟明天的腑实证就有可能不一样了，损伤津液的程度也不一样了，所以要勤于观察，辨证论治。

病机：燥屎初结胃肠，腑实尚未形成
病证：①阳明实证：大便硬，腹胀，甚至腹大满不通（208 条），或小便数
②阳明热证：潮热
③神志证：心烦，谵语
④脉象：脉滑而疾
治法：泻热通腑，行气导滞
方药：小承气汤

回过头我们再看第 214 条的后半段，这个又叫“小承气汤试探法”，如果阳明病有潮热、谵语、腹大满不通，就很好辨证，是小承气汤证还是大承气汤证，但是临床上很多病证辨证时不是那么容易的，有些是疑似阳明的腑实证，现在一些大夫有个毛病，一说大便不通了，上去就开大黄，不一定，是吧？这就是不辨证了，有些则是不容易辨清楚，古人也遇到过这些问题。我们看，“因与承气汤一升，腹中转气者，更服一升；若不转气者，勿更与之。”说明有时腑实成不成，定不了，拿不准。因为阳明病见谵语、发潮热，是阳明燥实的特点，本应该用大承气汤治疗。但从脉象而言，并不是沉实的脉象，而是脉来滑疾，可能是邪气敛结的程度尚浅，故不敢贸然使用大承气汤，而是试验性地投小承气汤治疗。但毕竟谵语、潮热都有了，燥实已经结聚，给予小承气汤恐怕药量不够，所以将小承气汤的服药量由常规的每次六合增加到一升，（大家看这个小承气汤一次喝多少？煮取一升两合，分两次喝，所以一次才六合）故曰“因与承气汤一升”。如果喝完一升小承气后腹中“转气”，“转气”就是放屁。也就是说如果肚子里面响了或者是有气体排出了，说明肠中燥屎已动，只是因为药轻病重，而未能导致泻下，这样可再服一升，以达到便泄腑通的目的。但如果服完小承气汤不见转气，提示腑实有可能没有形成，或者是根本不是腑实证，就不可再服承气汤。从这里我们看出，张仲景告诉我们了辨证用药的灵活性。

服承气汤没有反应，甚至还会出现一些其他不适的症状，如肚子更痛了，或者拉肚子拉得很厉害了，有一些甚至会造成肠穿孔。西医还有一些麻痹型肠梗阻，肠麻痹了，对药没有反应。这个时候用药更应注意，一定要仔细地辨病情。还有些人喝完泻下药以后大便倒是通了，但是变成拉肚子，临床上有这样一些病人，大便很干燥，1 周一次大便，但如果你给他承气汤、大黄这类的药物，一吃就拉得不得了。这种情况就是什么呢？是腑实吗？不是腑实。这有可能是脾虚，也有可能是血虚肠燥，也有可能是津液不足导致的。所以不是说所有的大便困难、大便秘结，都按阳明燥屎来处理。所以后文又说：“明日又不大便，脉反微涩者，里虚也，为难治，不可更与承气汤也。”“明日又不大便”，就是说用完小承气

汤大便通了，但是明天又结住了。“脉反微涩者”，涩脉代表什么？首先有瘀血，还有津液的亏损，这个大家要注意。津液亏损，血脉流动不畅，就会出现涩脉之象。不大便而脉又有涩滞不利之象，这是气血津液大亏又有结滞之象，攻补两难，故曰“为难治”。就不能再用承气汤了。但难治不一定就是不治，不可给予大、小承气汤，但我们可以在承气汤中加入扶正之品，如后世的黄龙汤（《伤寒六书》），就是大承气汤加上人参、当归、甘草而成，以攻补兼施。

总之，214 条的下半段主要讲的是腑实成与未成之间的，用小承气汤试探的一种方法。其实试探法中医很早就有这个了，这在兵法三十六计里面叫“打草惊蛇”。在敌情未明的情况下，我先试探一下，打草看看里面有几条蛇？其实西医也有好些诊断不清楚的时候，用试验性的治疗方法，或者诊断性治疗。就是假定一种药让病人服下去，看看症状减轻没有，如果减轻了就说明这个诊断符合了，如果不减轻就另考虑，考虑其他一些诊断方法，所以这就叫做试探性的一种治疗。当然这个跟个人的经验也有关系，很多诊断不明的情况跟经验很有关系，所以告诉大家不管是中医还是西医，要多从临床上磨练，我们要具备一种立体的中医知识，我反复讲过，我们一定要把中医的基础打牢了，但是也不能排斥现代医学一些知识理论，尤其是诊断的一些方法，要学会自己亲自操作。

小承气汤与调胃承气汤、大承气汤比较：调胃承气汤重在泻热，用于燥热之气偏重，截断阳明热向阳明实的转化，所以这时候是重用芒硝的；小承气汤是重在通腑，用于腑气不通，它与调胃承气相比而言，一个泻热为主，一个通腑为主；而大承气汤呢，泻热、通腑并重，用于燥热内结，腑气不通者，所以说它是两个方子的相和。临床上，许多热性便秘并没有发热的症状，只有腹胀或腹痛，一般属于小承气汤的适应证，所以治疗热性便秘，小承气汤最常用。

我在临床上常使用小承气汤治疗热性便秘，大多效果较好。如曾治疗张某，女，2010 年 2 月 27 日就诊。自诉腹胀，大便难，数日一行。同时足跟疼痛，足心发热，下肢发胀及沉重感，腿略肿，眼皮晨起微肿。舌瘦红，苔黄腻，脉细滑。辨为阳明热结，腑气不畅。同时与太阴脾湿相合，蕴为湿热，上壅下注所致。治以通泄阳明，兼清利湿热，用小承气汤合四妙散加味。处方：生大黄 10g，枳实 10g，厚朴 10g，苍术 10g，黄柏 10g，生苡仁 30g，川牛膝 10g，川木瓜 10g，地骨皮 15g，丹皮 10g，焦槟榔 10g，决明子 15g，川萆薢 10g。水煎服，日服 1 剂。此方连服 14 剂，电话告知，腹胀除，大便通畅，一日一次。脚跟痛及足心发热消失，下肢胀重感有明显好转。但眼睑及小腿部仍有微肿，上方加浮萍 15g，苏叶 10g，生大黄减至 6g，再服 10 剂，浮肿消。

大便长期秘结或者不爽，非常影响大肠的传导功能，有时甚至可以导致脱肛的发生，此时就需要通畅腑气，而不宜补中益气治疗，这在临床上需要特别注意。兹举一案说明之。李某，女，8 岁，1991 年 8 月 3 日初诊。其父代诉：患儿自 1990

年患痢疾后，大便经常不通畅，排便时直肠脱出肛外。近7天因感冒咳嗽而加重，行走时肛门亦脱出。微烦，小便数，午后潮热，口渴，大便秘，脘腹痞满。观其形体壮实，询知嗜食辛辣煎炒食物。面赤唇红，肛门脱出、红肿，舌红、苔黄，脉实有力。证属气滞腑实型，治宜降气通便。方用小承气汤加减：枳壳10g，槟榔、大黄（后下）各8g，厚朴5g。水煎服。3剂后，大便通畅，脱肛减轻，原方去大黄，再进10剂后，脱肛痊愈。嘱其忌食热性食物，保持大便通畅。随访半年，未见复发。（医案来源：陈明. 伤寒名医验案精选. 北京：学苑出版社，1998：301）

脱肛见证，并非全为气虚下陷。因于腑实热壅，络伤气滞者，亦可见到。其证必有便秘而无泄泻，必形实而无神疲，必脘腹胀满而无小腹下坠，必舌红苔黄脉实而无舌淡苔薄脉虚弱。治用通下腑实，方可使肠道气机通畅，而肛脱自回。

甚至小承气汤也可用于阳明腑实重证，蒲辅周老先生曾用小承气汤治愈一"乙脑"患者之阳明重证，现介绍给大家，以兹学习。患者梁某，男，28岁，住某医院，被诊断为流行性乙型脑炎。蒲老会诊时，发病已经6日，此前曾连服中药清热、解毒、养阴之剂，病势却有增无减。会诊时，体温高达40.3℃，脉象沉数有力，腹满微硬，哕声连续，目赤不闭，无汗，手足妄动，烦躁不宁，有欲狂之势，神昏谵语，四肢微厥，昨日下利纯青黑水。此虽病邪羁踞阳明，有热结旁流之象，但未至大实满，而且舌苔秽腻，色不老黄，未可与大承气汤，乃用小承气汤微和之。服药后，哕止便通，汗出厥回，神清热退，诸症豁然。再以养阴和胃之剂调理而愈。（医案来源：中医研究院. 蒲辅周医案. 北京：人民卫生出版社，1972：94）

我们看，此患者证见腹满微硬，谵语欲狂，热结旁流，目赤肢厥，身热无汗，脉沉数有力，这是里闭表郁的征象，虽然屡用清热、解毒、养阴之剂，而表不解，此时必须下之，下之则里通而表自和。若泥于温病忌下之禁，当下不下，里愈结而表愈闭，热结精耗，造成内闭外脱。说明脑炎治疗并非绝对禁用下法，下与不下，当以脉证为凭。

好，小承气汤证我们就讲到这里。

3. 大承气汤证　下面我们看大承气汤证，大承气汤证条文比较多，我们先看238条：

陽明病，下之，心中懊憹而煩，胃中有燥屎者，可攻。腹微滿，初頭硬，後必溏，不可攻之。若有燥屎者，宜大承氣湯。（238）

下法，用于阳明的实证，若是阳明热证，就不可使用下法，即使阳明实证，也要下之得当。本条是阳明病误用下法，或者下法使用不当，出现的一些症候，什么症状呢？"心中懊侬而烦"，这是肠中浊热上攻，扰动心神所致。如果热聚较深、较重的话，邪气敛结成实比较明显，那么心烦的外在表现有可能会反而减轻。"胃中有燥屎者，可攻"，当然仅凭这一个神志的症状，尚确定不了是否有燥屎内结，还要参考其他的阳明实证局部的一些特点来判断。首先这个"胃中"的

"胃",主要是指的肠,是"肠中有燥屎,可攻"。可用大承气汤来攻。假如心中懊憹而烦,不是伴有腹胀、腹满、腹痛、拒按、大便干结,而是表现为腹微满,而且大便是"初头硬,后必溏",就是先干后稀,这是什么现象,就是脾虚不运的现象。头干就是脾不能很好地转运水湿所造成的,所以它后面就溏了,这种情况下就不是阳明腑实证了,也就是说承气汤绝对不可以用于先干后稀的大便,所以说"不可攻之"。

本条尽管没有说出来阳明实证的局部特征,实际上通过对比我们就可以知道了,既然腹微满,初头硬,后必溏,不可攻之,那什么时候可攻呢?必须具备什么呢?具备不是腹微满而是腹大满、疼痛、拒按;大便不是先硬后溏,而是大便干结的条件,这样才可以使用大承气汤。

再看239条,是典型的阳明燥屎形成的阶段:

病人不大便五六日,繞臍痛,煩躁,發作有時者,此有燥屎,故使不大便也。(239)

病人五六天不大便,这在一个热证当中,一定是成燥屎了。绕脐痛,大家注意这是阳明腑实形成以后表现的典型腹痛特点。绕脐痛就是绕脐周疼痛,为什么会出现绕脐痛呢?这是大肠的解剖位置所决定的,大肠有升结肠、横结肠、降结肠,正好绕脐一周,所以燥屎堵塞到这里,就会出现绕脐周疼痛的现象。如果再与大便秘结不通、腹痛拒按等症状结合在一起,就说明阳明腑实已经形成了。"烦躁,发作有时者,此有燥屎,故使不大便也。"大家看烦躁有时也会阵发性的表现,有时间性的一个特点,就像阳明发热一样,往往日晡所加重。说明腹痛、绕脐疼痛也有可能是下午日晡所的时候加重,烦躁当然也可以这样表现,所以叫"发作有时"。所以我们看大承气汤证的特点,肚痛腹胀也好,不大便也好,发热也好,烦躁也好,都有下午日晡所加重的表现特征。如果说病人表现的是这样一个规律的话,我们可以由此判断它是阳明腑实证。

陽明病,譫語有潮熱,反不能食者,胃中必有燥屎五六枚也;若能食者,但鞕耳,宜大承氣湯下之。(215)

"宜大承气汤下之"要接到"有燥屎五六枚"后面,文义会比较顺,这是以能食或不能食来判断阳明燥屎形成与否。阳明病,谵语有潮热,是阳明腑实的特点。"反不能食者",为什么要用一个"反"字?这就是说,按照常规来说谵语、潮热的热证,应该是吃得多,因为热邪消谷善饥。但这个热证反而不能食,为什么呢?是因为"胃中必有燥屎五六枚也",因为这种热不是无形的邪热,而是有形的实邪堵塞大肠,导致胃气不降。这里的"胃"当然是指肠,肠中有燥屎五六枚,使得胃气不得肃降,病人反而不能吃饭,这时候用大承气汤攻之即可。腹胀、不大便的,吃饭都不好,因为下面堵了,即使饿也不敢吃,吃了以后更堵对吧?下面不通,所以要从下面通泻,胃气顺降就好了。

“若能食者,但硬耳”,若病人吃饭还行,只是大便硬,没有明显的腹痛、腹胀,也就是没有明显的燥屎的话,言外之意就是不可以使用大承气汤。张仲景在这没有出示方子,大家觉得应该用什么方?(学生有答:麻仁丸),可以用小承气汤比较合适。实际上本条是用能食、不能食来区别大、小承气汤的使用。

我们再看第241条:

大下後,六七日不大便,煩不解,腹滿痛者,此有燥屎也。所以然者,本有宿食故也,宜大承氣湯。(241)

“大下后,六七日不大便”,就是下完之后还不大便。大下后,这说明什么问题?当然这也是一个误治,这个误治说明什么啊?没下完,尽管是大下后,还是六七日不大便,那么下后还可以再下。“烦不解,腹满痛者,此有燥屎也。”阳明腑实的特点已经很明显了。“所以然者,本有宿食故也,宜大承气汤。”这是夹有宿食的阳明腑实证,当内有宿食的时候,阳明腑实更容易形成。所以下而不尽,我们可以再用下法。

我们再看第242条:

病人小便不利,大便乍難乍易,時有微熱,喘冒不能臥者,有燥屎也,宜大承氣湯。(242)

本条是通过大、小便的表现来阐述燥屎的特点。燥屎内结,小便不利,这与小承气汤证的表现不一样了,小承气汤证可以出现小便频数,但是大承气汤是小便不利,因为是燥屎已成,津液损伤,所以小便是不利的。

再看大便,乍难乍易,就是大便有时秘结,有时反而泻利。出现“乍难”现象很好理解,而“乍易”,我们可以理解为下利的现象。那一个燥屎阻塞出现大便秘结我们很好理解,怎么还会出现下利呢?这个我们叫“热结旁流”。因为燥屎干燥后会形成一块块的,所以前文中说“燥屎五六枚”,说明在临床上确实能够摸到一个疙瘩一个疙瘩的燥屎。开始的时候燥化没那么重,燥屎可能是整个一大块,所以大便不通,不会出现下利这个现象。但随着燥化越来越重,燥屎结成球了,反而会在中间形成一些空隙,但肠胃总得蠕动吧,肠胃蠕动的时侯,粪球蠕动不下来,就把中间的津液蠕动下来了,所以病人的大便反而会出现稀的这样一个特点。但是这个下利我们想想看,跟葛根芩连汤、黄芩汤这种下利一样吗?这种下利首先从量上来讲很少,每次病人蹲半天就拉出来一点水,而且肚子腹满、腹胀、疼痛、拒按,因为本身的燥屎没有把它拉出来,所以这种下利病人都拉水了,但治疗只能疏通、通泻。那怎么把这个下利解除掉呢?把所有这些粪球通掉对吧?这个下利才会好。这叫什么方法?用通的方法来治疗下利的病证,叫“通因通用”。第一个“通”是什么意思?是指药还是病证?通因通用,“因”是根据的意思,就是“通”的药物根据“通”的症状用,下利就是一个“通”的症状啊。所以第一个“通”是指治疗方法或方药,第二个“通”是指病证。那相对的还有什么啊？“塞因塞用”，“塞”是什么意思？补，比如我们通过补脾来达到治腹胀的目的，脾虚不能转运了，出现肚子胀了，这时候用理气的方法越通越重，怎么办呢？把脾气健运起来，它就自然运转了，所以用补脾的药物治疗腹胀这个“塞”的症状，就叫“塞因塞用”。这就是咱们中医治病的灵活性，这叫正治还是反治？这叫做反治法，这个在《素问·至真要大论》里面讲得比较明白。

我们再往下看，“时有微热”，这就说明热邪结聚比较深，有形的邪气结聚得比较重，所以在外表现的热象反而不太明显。

“喘冒不能卧者”，喘是指气喘，这个道理我们应该知道，肺和大肠相表里，我们说肺气的肃降帮助大肠的传导，大肠的传导有助于肺气的肃降，现在大肠被燥屎堵塞，下面堵上了，肺气得不到很好的肃降，就会出现喘，就会出现咳嗽。所以有一些喘证我们要仔细辨别啊，中医讲究整体观念，这个喘不一定是肺气本身所出现的问题，就是说根不在它这里，比如大肠堵上了，你只用宣肺平喘的药物，大家想能按下去吗？我原来治有一个小孩特别的典型。一患儿，10 岁，2004 年 10 月一天来诊。半月前感冒风寒，发烧 39.8℃，怕冷，随即到医院输液治疗 3 天，发烧不退，并出现咳嗽、气喘，白天咳，晚上喘，痰多壅于咽喉，喉咙中发出呼噜呼噜的声音，医院确诊为肺炎，继续输液治疗 4 天，体温降至 37.5℃，但气喘不减，痰仍然很多，呼吸不利，晚上睡觉不能平卧在床上。于是停止输液，改用中药治疗，服 1 周清热化痰、止咳平喘药（生石膏、鱼腥草、瓜蒌皮、浙贝母、桑白皮、杏仁、桔梗、枇杷叶），效果并不明显。来诊时，患儿气喘、呼吸不利，喉中有痰，辘辘作响，体温 37.6℃，其母说早上体温正常，每到下午发烧（患者就诊时间正是下午）。舌苔黄厚而腻。问其大便，其母称干结难下，现又 3 日未解，患儿腹部鼓胀，按之说痛，肚子里有气转动，欲放屁而不得，须瞪眼努挣用力向下，始能排出。看患儿这些症状我们就明白了，这个肺炎咳喘为什么用化痰止咳平喘的药物而没有效果呢？原因就在于他的大便干结上，这个孩子的大便干结是个热证，是大肠燥热引起的，肺与大肠相表里，大肠燥热大便秘结不通，就会影响肺气的下降，肺气降不下来，咳嗽、气喘就不可能得到平复。所以，治疗这种肺炎咳喘，其治疗的关键不在止咳平喘上，而在于通泻大便上，大便一通，大肠蠕动正常，肺气自然就会得到肃降，不治疗喘而喘自平。于是，我采取在通泻大便的基础上加上一些平喘的药，用《伤寒论》的大承气汤加瓜蒌皮、浙贝母、桔梗、芦根、冬瓜仁等。当晚 7 点，服一煎，大便未下，8 点服第二煎，大便仍不下，9 点接着再服第二剂，两煎并在一起服用，服后不到半个小时，大便泻下，其母电话告之：孩子拉了大便，足有半盆之多，臭秽异常。但患儿当晚腹胀消除，气喘大减，酣睡一宿。第二天再服 1 剂，咳喘基本解除，下午测量体温正常，再开清热化痰平喘之药 3 剂，病愈。

这是个什么证呢？西医称作肺炎，中医辨证有多种，就这个患儿而言，虽然是哮喘病，但却明显表现为大便干结难以排出，腹部胀满，每到下午发烧（日晡潮热），这种哮喘病已经属于《伤寒论》的阳明腑实证了，也就是中医在治疗这种哮喘时，重点不在于治肺，而在于治阳明腑实。

第242条描述的“喘冒不得卧”确实如此，这就是由于大肠堵塞，腑气不通，肺气不得肃降。所以，治疗喘证，必须辨证，尤其肺与大肠相表里，我们看《伤寒论》介绍治喘的方子就非常多，你不辨证行吗？桂枝加厚朴杏子汤治一种（喘）、麻黄汤治一种（喘）、麻杏甘石汤治一种（喘）、小青龙汤治一种（喘）、而大承气汤治的又是另外一种（喘）。一定要进行辨证。

后面还有一个“冒”，冒就是头昏眼花，这是什么引起的呢？也是大肠堵塞引起的，你想想下面下不去，大肠浊热就会往上攻，这味道能好闻吗？把人都熏晕了是吧？所以有一些神志方面的症状，甚至会出现昏迷的，可以由浊热上攻所致，用大承气汤治疗，确实可以起到力挽狂澜、使病人迅速转危为安的效果。

我们再看第255条，这条很有辨证的意义：

腹滿不減，減不足言，當下之，宜大承氣湯。(255)

对于一个腹胀满的病人我们怎么去辨证啊？你看就《伤寒论》里面讲的腹胀就有实、有虚，还有虚中夹实。我们学到太阴病篇，其腹胀满是虚性的。我们前面还学过厚朴生姜半夏甘草人参汤证，是个虚实夹杂的腹胀。而大承气汤证中的这种腹胀满，绝对是个实证。这种实证的腹胀满有什么特点呢？“腹满不减，减不足言”，就是说实证的腹满，大承气汤证这个肚子胀，是持续性的一种腹胀，始终不减轻的一种腹胀。不像有的人腹胀，有时减轻有时加重。而这种腹胀是持续性的一种腹胀，即使有所减轻，也微不足道，这是实证腹满的特点。为什么？因为大肠有实邪的阻塞，有燥屎，只要燥屎在一天，腹胀就不会减，只有把这个燥屎泻下，腹胀才会好，所以这就是一个实性的腹满。如果是一个虚性的腹满会出现什么情况呢？比如说脾气虚寒，脾阳虚了转不动了，腹胀，什么特点？喜温喜按。包括腹痛也是这样，拒按的往往是实证，喜按的往往是虚证。那虚中夹实的腹满特点呢？往往是食后加重，早晨起来减轻，休息一夜了会减轻一些。所以这些腹胀的特点都不一样，我们把255条作为鉴别诊断腹胀的这样一个条文来进行理解。

还有一个212条，我们串一下就行了：

傷寒，若吐若下後，不大便五六日，上至十餘日，日晡所發潮熱，不惡寒，獨語如見鬼狀。若劇者，發則不識人，循衣摸床，惕而不安，微喘直視，脈弦者生，澀者死。微者，但發熱譫語者，大承氣湯主之。若一服利，則止後服。(212)

“伤寒，若吐若下后”，不解，这是个太阳病误治，形成了一个太阳阳明病了。“不大便五六日，上至十余日”，就是大便干结的程度比较重。“日晡所发潮热”，我们看，阳明腑实证的特征都具备了。“不恶寒”，这是阳明病的外证表现。“独语如见鬼状”，这是神志的病变，病人像见鬼了一样，自己说了什么也不知道，说胡话、谵语的表现，这是浊热上扰神明所致。大承气汤证的三组症状全有了，腹满、腹痛、不大便这是一组；还有发热的现象是一组；另一组是神志的病变。

“若剧者，发则不识人，循衣摸床，惕而不安。”循衣摸床就是病人两手没有意识地反复触摸衣被、床沿，这是病人在神志昏迷状态下的一种常见表现，为浊热上攻神明之重症。“微喘直视”，喘就是肺气不降了，这是刚才讲的那种情况。直视，我们前面说过这个问题，直视在前面太阳风温证里面有它，还有如果说热证误用辛温发汗，也会出现直视，眼球不转动了，这是什么一个先兆啊？大家一定要记住，这是动风的先兆。如果大承气汤证出现眼球直视，就是要发生肝风内动了，是什么样的一种动风呢？属于热极动风的一种表现。这说明燥热已经耗伤肝肾之阴了，但仍然会有一线生机。所以说“脉弦者生，涩者死”。这个弦和涩在这里是相对而言的，涩代表正气亡竭，就是津液耗竭；弦就是与它相对而言，代表人体的津液损伤还没有那么严重，所以说还有一线可生之机。

“微者，但发热谵语者，大承气汤主之”，意思就是神志昏迷的时候，要尽早用大承气汤，晚了就可能连大承气汤也来不及使用了。“若一服利，则止后服”，尽管这么严重的病症，我们看神志症状那么严重了，也是喝完大承气汤后通开就行了，腑气得到通畅，大便已通，就停用大承气汤，不要多用，多用就会损伤正气。

第二十四讲

阳明实证、阳明虚寒证

上一节我们学习了大承气汤的有关条文,本方证的条文比较多,为便于掌握,下面我们对本证进行总结。

首先是病机,大承气汤证是阳明腑实已经完全形成了,邪热和燥屎已经完全结聚,形成典型的阳明腑实证。病症仍然从三方面掌握:第一,阳明实证特点:大便硬甚至多日不大便,或者是热结旁流,腹胀满、绕脐痛,所有这些症状都可以表现为日晡为甚。第二,阳明热的特点,主要表现为潮热,典型的是日晡所潮热;或者由于热邪结聚比较深,在外的表现可能热力没有那么严重,从而出现微热的一种表现。第三,神志的病变,我们看大承气汤证里面神志的表现比较明显,或者心中懊憹而烦,久久不解,日晡为重,严重的就会出现刚才我们讲的那些神志昏迷的症状。此外,脉象表现沉实有力,还有手足濈然汗出,就是出汗连绵不断。如果阳明燥屎证再有出汗连绵不断的话,就会更加快燥邪敛实的速度。还有小便不利、反不能食、喘冒不得卧,等等,这些都是伴有的症状。

但是我们掌握大承气汤证,可以从前三组症候为主要表现进行掌握。实际上三个承气汤证我们都可以从三个方面去掌握,即阳明实的特点、阳明热的特点、神志的特点,只不过它们的程度不同而已。

治法上,就要峻下热实,荡涤燥结了,用大承气汤。下面看大承气汤方:

大承氣湯方

大黄四兩(酒洗)　厚朴半斤(炙,去皮)　枳實五枚(炙)　芒硝三合

上四味,以水一斗,先煮二物,取五升,去滓,内大黄,更煮取二升,去滓,内芒硝,更上微火一兩沸,分溫再服。得下餘勿服。

这里要提醒大家看它的药量:大黄四两,这与小承气汤和调胃承气汤里的用量一致。厚朴用了八两,而小承气汤里用二两,一下大了三倍,这就说明大承气汤证的腑气严重不通。枳实由小承气汤的三枚增加到五枚。芒硝的用量跟调胃承气汤相比反而小了,所以这里芒硝不是用来泻热的,而是用来帮助大黄通便的。如果要尽快地除去燥热,芒硝的用量要大些,所以调胃承气汤里用五合,大承气汤就用了三合。从这里看出，大承气汤就是前面两个方子调胃承气汤与小承气汤相合去掉甘草而成，甘草在这儿不宜使用了。简单地说，阳明腑实证的两个特点都具备了，即既有大便不通的症状，又有发热的症状，两方面都比较明显，就用大承气汤；如果发热的症状不明显，主要表现为大便干结难下，用小承气汤；相反，如果病人主要表现热的症状，24 小时持续性发热，心烦，口渴明显，大肠堵塞的症状不甚，用调胃承气汤。总而言之，大承气汤基本是小承气汤、调胃承气汤的合方，因而可以兼治两个方子的治疗范围。

病机：邪热燥屎结聚，阳明腑实已成
病证：①阳明实证：大便硬，甚至多日不大便，或热结旁流；腹胀满，绕脐痛，拒按，日晡为甚
②阳明热证：日晡所潮热，或时有微热
③神志证：心中懊侬而烦，且久久不解，日晡为重
④脉象：脉沉实有力
⑤其他：手足汗出，小便不利，反不能食，喘冒不能卧
治法：峻下热实，荡涤燥结
方药：大承气汤
比较：调胃承气汤重在泻热——用于燥热之气偏重者
小承气汤重在通腑——用于腑气不通为主者
大承气汤泻热通腑俱重——用于燥热内结腑气不通者

我们看大承气汤的煎服法，前面两个承气汤大黄后下了吗？没有，我们看这个，“上四味，以水一斗，先煮两物，取五升”，哪两物呢？因为后面提到大黄和芒硝了，所以先煮厚朴和枳实，去滓然后再纳入大黄，“更煮取二升”。所以大黄在大承气汤里面才后下，小承气和调胃承气都不需要后下。在实际临床运用中，如果大黄用于通便，阳明燥屎比较重，大黄需要后下。如果是用于清泻热邪，也可以不后下。“内芒硝，更上微火一两沸”，芒硝是待其他药煮好后兑入即可，或再把兑入芒硝的药汤端到火上，稍滚一两沸就好了，然后“分温再服”。

“得下余勿服”，仍然是得下即止，这是保护正气的一种手段。正应了《黄帝内经》的那一句话了：“大毒治病，十去其六；小毒治病，十去其七。”

下面是阳明三急下证，所谓“急下”证，是阳明腑实证病情严重，病势危急，迟则莫救，当用大承气汤急下阳明燥热，以保存肝肾之阴津，即所谓“急下存阴”之法。先看第 252 条：

傷寒六七日，目中不了了，睛不和，無表裹證，大便難，身微熱者，此為實也，急下之，宜大承氣湯。(252)

这是一个太阳阳明病，但这个太阳阳明病很快就出现了“目中不了了，睛不

和"的现象。"目中不了了"就是眼花视物不清,"睛不和"就是眼球转动不灵活、直视,这是肝肾之阴亏损的表现。一个六七天的伤寒,既无发热恶寒的表证,又无潮热谵语的里证,仅仅见到大便困难,身有微热,病情似乎不严重。但却从中见到"目中不了了,睛不和",这是邪热迅速入里化燥伤阴,耗竭肝肾之阴的表现。试想,外感之后,不见太阳表证,也不见阳明里证的常见表现,而很快出现肝肾阴液亏损,可知邪热燥化速度之快,可谓静水流深,病情严重,病势危急,而其罪魁祸首当是燥屎结聚,所以不急下不足以荡涤阳明燥结,不急下不足以保存肝肾之阴,宜用大承气汤急下之。

其实,本条所说的"微热",并不是一个发热轻微的症候,而是热蕴结深,燥结敛实的表现,由于热积于内在深位,故在外表现似乎较"微"。所以,实际上此"微热"反而代表了阳明腑实证的深在与危重。

陽明病,發熱汗多者,急下之,宜大承氣湯。(253)

阳明病发热汗多,是里热炽盛,迫津外泄所致,阳明热证与阳明实证皆可见到。如果发热汗多,伴见口渴欲饮、脉来洪大,而不见腹满腹痛、大便干结之象,此为阳明里热炽盛,但热尚未转实,治当用清法,白虎汤或白虎加人参汤即可;如果发热汗多,伴见腹满腹痛、大便燥结,甚至潮热谵语,此为阳明燥热转实,当据证分别使用三承气汤治之。而本条之所以说"急下"者,必是在见到严重的腹满腹痛、大便燥结的基础上,又见到严重的濈然汗出,当然此发热多是潮热。邪热已经敛结成实,又不停地出汗,津液在本来缺乏的时候又大量丢失,那么势必会在短时间内出现肝肾之阴液耗竭的状况,所以仍当用大承气汤急下以存阴津。钱璜说得好,《伤寒溯源集》说:"潮热自汗,阳明胃实之本证也。此曰多汗,非复阳明自汗可比矣,里热炽盛之极,津液泄尽,故当急下。"

發汗不解,腹滿痛者,急下之,宜大承氣湯。(254)

发汗不解,津液外耗,迅速地出现腹满疼痛,可见燥化成实之速,如果不当机立断,急下存阴,则势必燥热盛极,津液枯竭,有无水舟停的潜在危险,故用大承气汤急下,以救其里。

我们看这三个急下病证,252 条所说是神志的症状急;253 条所说是外部的症状急,发热汗多;254 条所说是阳明实证的症状急。我们前面总结三承气汤证,是不是就是这三组证候啊?腹胀满代表了阳明实证,发热汗多代表了阳明的热,而目中不了了代表神志病变。所以承气汤里三个证候,任何一组症候病变急了都要急下之。

阳明三急下证,叙证尽管不同,但是病机都体现了邪火鸱张亢盛,燎原莫制,津液枯竭,肝肾亏损,措手不及,亡阴在即的一个"急"字,因此在治法上也都体现了一个"急"字,治当急下,所谓扬汤止沸,不如釜底抽薪,目的是保存肝肾阴液。简而言之,急下是手段,存阴是目的。后世不少注家称阳明三急下证为土燥水竭,我们如果从脏腑相关来看的话,也是一个胃肾相关的病证,阳明胃肠有热,下劫肝肾阴,因此要急下阳明胃肠之燥热,来保存肝肾的阴津,这就是三急下证的特点。

下面介绍一病例来说明阳明三急下证之凶险:

黄某某,15 岁。4 日患发热,口渴,咳嗽,大便三四日一行,医十余日不愈,始延余诊。以大柴胡汤退热止咳,5 月 4 日热退尽,可食饭,唯青菜而已。6 日晚,因食过饱,夜半突然腹痛甚,手足躁扰,循衣摸床,肆咬衣物,越日午刻延诊。诊时手足躁扰,惕而不安,双目紧闭,开而视之,但见白睛,黑睛全无,其母骇甚,惊问何故?余曰:“此阳明悍除也,剽悍滑疾之气上走空窍,目系为其上牵而黑睛为之抽搐,故只见白睛也。”其母曰:“可治否乎?”余曰:“急下则可医,如救焚之救,稍缓则无及也。”即立大承气汤 1 剂,嘱其速煎速服,务必大下乃有生机。其母畏惧,留余座医。3 时服药,4 时未下,再与大承气汤 1 剂,5 时依然未动,再照此方加重其量,7 时许,腹中雷鸣,转矢气,知为欲下之势,当乘机直鼓而下,唯大承气汤已服数剂,始欲下而未下,遂嘱其将全数药渣煮,半敷脐上,半熏谷道。不及 20 分钟即下泥浆状黑粪一大盆。一般大承气所下为水,此连服数剂而仅下泥浆,其悍热之凶险可知。下后,手足安静,宁睡一宵。次早诊之,人事虽醒,两目依然白睛。悍热已退,大势安定,毋庸再下。但热极伤阴,燥极伤络,阴伤无以荣筋,故目系急而睛未下耳,当清热养阴为要。遂拟竹叶石膏汤去半夏加竹茹,或黄连阿胶汤,或芍药甘草汤加竹茹、丝瓜络,交替煎服,15 日黑睛仅露一线,16 日再露一半。18 日晨,黑睛全露,并能盼顾自如,再调理数日而愈。(医案来源:陈明. 伤寒名医验案精选. 北京:学苑出版社,1998:308)

总之,阳明实证中的承气汤证,是阳明病在发展过程中阳明热与糟粕结聚的结果,所以整个三承气汤证,基本上表现为不大便、腹胀腹痛、拒按等阳明局部的实象,有的是伴有小便频数,有的还具备阳明的热象。当然根据燥热糟粕结聚的程度,分为调胃承气汤证、小承气汤证和大承气汤证。另外我们说当燥热伤阴比较急速的时候,病势危急,治要急下之,这就是阳明的三急下证,急下燥热,以存阴液,所谓热病中留得一分津液,便有一分生机。

(二)润导法证

但是我们说阳明实证也不都是燥屎结聚引起来的,就是它不都表现为邪气盛,还有的是伴有正气不足,阴精亏虚和实邪堵塞并见的一些病症。

1. 麻子仁丸证　咱们往下看第 247 条、第 233 条,麻子仁丸证和蜜煎方证。

趺陽脈浮而澀,浮則胃氣強,澀則小便數,浮澀相搏,大便則硬,其脾為約,麻子仁丸主之。(247)

麻子仁丸方

麻子仁二升　芍藥半斤　枳實半斤(炙)　大黄一斤(去皮)　厚朴一尺

(炙,去皮) 杏仁一升(去皮尖,熬,别作脂)

上六味,蜜和丸如梧桐子大,飲服十丸,日三服。漸加,以知為度。

趺阳脉,是足背上的一个动脉,它属于足阳明胃经的冲阳穴,在脚背的正上面。在《黄帝内经》时代,切脉需要三部九候,在《素问》中专设“三部九候论”以明之。即将人体脉象分为上、中、下三部,每一部又分为天、地、人三候。三部九候分别是:上部天候,两额之动脉;上部地候,两颊之动脉;上部人候,两耳之动脉。中部天候,手太阴也(寸口脉);中部地候,手阳明也(合谷穴处);中部人候,手少阴也(神门穴处)。下部天候,足厥阴也(太冲穴处);下部地候,足少阴也(太溪穴处);下部人候,足太阴也(胃经冲阳穴处,《伤寒论》谓之趺阳脉,因脾胃相表里)。而到《难经》以后,由于切脉的繁琐,将之简化为主切寸口脉(中部天候脉),《伤寒论》中的切脉部位是按照《难经》而来,即主要是切寸口脉,但在特殊情况下也兼顾到其他部位的脉象,如本条即是。

趺阳脉主要是候脾胃之气血的盛衰,当时在《伤寒论》切脉尽管以寸口脉为主,但是在必要的时候有一些脉象还需要去看一下,即使现在,我们有时候还要去切这个趺阳脉,甚至有些疾病将趺阳脉是否消失来作为诊断依据,比如脱骨疽,西医叫血栓闭塞性脉管炎,是个动脉发炎的疾病。这个病一开始的时候是脚趾头,或者手指头,大部分是脚趾,先是发凉,两个脚怎么暖都暖不过来,吃一些温阳药有时候效果也不是很理想,走路走不了 1 公里,两腿坠胀难忍,必须坐下来歇歇才能往前走,经常感到这个小腿肚酸沉坠胀,摸一摸趺阳脉往往搏动减弱甚或消失。这就是脱骨疽的早起症状,再往下发展就严重了,就开始溃烂了,两个脚趾(往往是两个大脚趾头)开始溃烂、坏死、炭化,整个脚甚至腿变黑了,拿个镊子敲一敲,会发出金属的声音。过去病人最后截肢的比较多,现在我们通过中西医结合治疗,基本上让病人可以不截肢,但是这个病也是相当的难治。在这个疾病中,趺阳脉的消失是它的早期诊断指标之一。所以《黄帝内经》的三部九候脉象,在一些特殊性的疾病过程中,仍然需要使用,有时它的诊断意义还是很大的。

本条麻子仁丸证,也用到这个脉象了,在此以候胃气的强盛。我们看它出现一个什么样的表现呢?“浮而涩”的表现,趺阳脉搏动既浮涌又不流利,同寸口脉一样,浮在这里主热,主胃有热,所以说“浮则胃气强”,强就代表胃中燥热之气盛。胃有热会逼迫津液偏渗于膀胱,而导致小便频数;同时胃热损伤脾阴,加上小便多,更使脾阴亏虚,而见涩脉,所以说“涩则小便数”。“涩则小便数”,实际上就是因为小便的频数,使阴精丢失而出现涩脉,这种写作方式我们在第 12 条桂枝汤证里面已经见到过,说“阳浮者热自发,阴弱者汗自出”,实际上是讲因为出汗导致的脉弱现象,与此相同。“浮涩相搏”,表示既有肠胃的燥热,同时又有脾阴的亏损,呈现胃热盛与脾阴亏损并见的局面,是虚实夹杂的证候。胃强而脾弱，脾被胃热约束，使脾难以为胃运转津液到肠道，而只能偏渗于膀胱，从而导致大便硬、小便频的脾约证，故说“大便则硬，其脾为约”。

什么是脾约证？简单地说就是脾的运化津液的功能被胃热所约束，因脾与胃相表里，阳明胃热势必会影响到脾，热易伤津液，所以会导致脾阴的不足，继而影响脾运化津液的功能，使脾不能将人体津液均匀地布散于全身，尤其是不能运转到肠道，都偏渗到膀胱中，所以就会出现“小便数，大便硬”的症状，小便越多，大便就越干。脾约证没有明显的肠腑气滞，所以腹胀、腹痛不典型，常常表现为大便干结，甚则干如羊屎，但不更衣多日无所困苦，不见潮热、谵语、腹满痛等症，张仲景总结为“小便数者，大便必硬，不更衣十日，无所苦也”（第244条）。临床上确实存在一批这样的患者，国内我看过最长时间的是17天不大便的患者，腹无所苦，到新加坡见到一个病人是长达34天没有大便，（时间上）翻了一倍，问他肚子有没有胀，病人回答没有明显的腹胀。但你说能跟正常人那么舒服吗？肯定也不是，这样的病人腹部肯定也有不舒服，只是并不像阳明腑实证表现得那么明显，也会有腹胀，只是相对而言比较轻而已。所以这个“腹无所苦”，我们不要理解为病人一点腹部的症状都没有，而是相对的比较轻。

我们如果立体地去看整个阳明病体系的话，实际上脾约证只是阳明病发展过程中的一个变证，阳明燥热伤脾阴了，津液转运不均匀，就转变成了脾约证，实际是阳明、太阴同病，只不过这个太阴病不是虚寒罢了。

脾约证出现了一个很明显的临床现象，就是一方面病人的小便是频数的，另一方面又大便硬，病人有时会对大夫说：我光解小便，不解大便。这里除了阴伤以外，还伴有机体的津液分布不均匀，那就会造成一个恶性循环，小便的次数越多，肠道里的水就越缺乏，大便就会越硬。

说到津液偏渗的情况，在阳明实证的形成过程中很容易发生，在讲小承气汤证的时候我们已经了解这种情况，就是第250条所说“太阳病，若吐，若下，若发汗后，微烦，小便数，大便因硬者，与小承气汤，和之则愈。”而我们看一下麻子仁丸中也含有一个小承气，这似乎说明如果在热证中发生津液偏渗，见小便数、大便硬的话，用小承气汤比较好；而如果病势偏缓的，有阴伤现象的，就改用麻子仁丸。这个思路甚至可以用到一些老年疾病中，比如许多老年人有大便干结，但小便频数，尤其是夜尿较多，如果没有寒的话，可以用小承气汤或麻子仁丸治疗的，当然可以加上一些补肾滋阴的药物。我曾碰到许多夜尿频数的老人，常规使用温肾固涩的方法效果不显，夹有大便困难的，或手脚心热的，改用小承气汤或麻子仁丸加补肾药物，夜尿频会得到明显的改善。所以，“胃强脾弱”的道理明白了，我们就可以把这种理论用到许多疾病的治疗中。

本条对我们还有不少的启示，比如大、小便之间的关系问题，小便次数越多，大便就会越硬，由此我们琢磨了这样一个道理，小便多的大便就少，大便多的小便可能少。我们在临床上就可以充分利用大小便的关系，去治疗二便失常的一些疾病。比如大便泻利不止，拉肚子，尤其是拉的都是水，夏季多见这种腹泻，那我们除了辨证治疗腹泻外，加渗湿利尿的药物就会大大提高疗效，像六一散（滑石、甘草）治疗小儿夏季腹泻就特别有效，后世把这种治疗方法总结为“利前以实后”。当然，反过来说，像刚才我讲的，对一些小便频数的病人，尤其是伴大便偏干或不畅的，我们也可以通过润肠通便来治疗，或佐以润肠通便来提高疗效。张仲景在诊治疾病中、判断预后方面很重视大、小便的关系，如第 203 条说：“阳明病……胃中干燥，故令大便硬。当问其小便日几行，若本小便日三四行，今日再行，故知大便不久出。今为小便数少，以津液当还入胃中，故知不久必大便也。”

曾治一高年患者，因腰椎病手术后，渐致大便硬结，最长 10 天排便一次，但腹部不胀不痛，饮食尚可。问他小便的情况，回答说小便频数，一天达到十几次，舌苔薄黄微腻，两脉细弱。辨证为脾约证，用麻子仁丸改汤剂加党参、炒白术、茯苓、肉苁蓉、牛膝、怀山药、益智仁等健脾补肾之品。7 剂后复诊，病人称大便未下，只是小便次数有所减少（夜尿基本消失），患者见我仍开出原方，就要求我加重泻下药量。我劝他不要着急，不久大便必出。果又服药 3 剂，电话告知，大便已下，排除顺畅。后又服 7 剂，从此大、小便均正常。患者服药 1 周后大便虽未通，但见小便次数减少，就可以判断出体内的津液正在重新分布，将要还入肠道了，不久大便就会通畅的。《伤寒论》的这些理论也启示我们，对大便干结的患者在治疗过程中，要注意观察患者的小便情况，从而做出对病情的预后判断。

所以，要解决脾约证，单用三承气汤某一个都不适宜，因为它有脾阴亏，而且病势比较缓，所以既要注意养脾阴，又不太适宜用汤剂，故用麻子仁丸主之。我们即使不看麻子仁丸的组成，也能知道治疗的重点应该是什么，一方面要把胃中燥热去掉，这是罪魁祸首，以打通腑气；另一方面还要养脾阴，以复正气；此外，既然已形成大便硬结，还需要润肠通便。所以治疗上把住三个环节：泄热、养脾、润肠。

麻子仁丸方内含一个小承气汤的方底，可以知道这个方子还是通便用的，用小承气汤就在于泄胃热。麻子仁，属于桑科植物，主要的作用就是润肠通便，就是通过滋润肠道使大便软化，容易排出，与大黄的通泻大肠不同。杏仁在这里也主要是协助麻仁润肠通便，同时杏仁还可以降肺气，增强大肠的蠕动传导。仁类的药物富含油脂，大多具有润肠通便的作用，除麻仁、杏仁外，其他如桃仁、松子仁、柏子仁、郁李仁、瓜蒌仁，都有这样的作用，中医方剂中有个治疗肠燥便秘的“五仁丸”，就是由桃仁、杏仁、松子仁、柏子仁、郁李仁五种仁药组成。此外，蜂蜜也可润肠通便。我们看，泄热的、润肠的都有了，那养脾阴的是哪个啊？当然是白芍，白芍在这里养脾阴以润肠。芍药为什么能养脾阴？脾阴是什么？（学生未作答）芍药是养营气的对吧，桂枝汤里用芍药就是养营的，与助卫的桂枝相配以调和营卫。而脾阴就是营气，我们学过《黄帝内经》，叫脾藏什么呢？（学生恍然而悟：藏营）对，"脾藏营"，芍药养营，所以补脾阴。

讲到这里，我们再联系一个方子，第 28 条的"桂枝去桂加茯苓白术汤"，实际上那个我们可以把它看作"苓芍术甘汤"，有苓桂术甘汤也有苓芍术甘汤。苓桂术甘汤是温脾阳的，用于脾阳虚水停；苓芍术甘汤是养脾阴的，用于脾阴虚水停，就像肾阴虚水停用猪苓汤是一样的。所以，如果将麻子仁丸证与苓芍术甘汤证相比，可知同有脾阴虚的病机，故都用芍药来养脾阴。但这两个证候在临床上的表现一个是大便干结，一个是小便不利。表现尽管不同，但病机一致，故在治疗上同样都可以通过养脾阴来达到目的，这就是中医治病的奥妙，要辨证论治，要抓病机、抓根本。

病机：胃气热＋脾阴伤：阳明燥热，脾阴不足，运转津液受约束，津液偏渗膀胱，致肠中更加乏津
病症：小便数：小便频而量少；大便硬：大便干结，甚则干如羊屎；热势不甚：故不见明显潮热、谵语、濈然汗出等症；气机壅滞不甚：无明显腹胀腹痛
治法：泻胃热，养脾阴，润肠燥
方药：小承气＋芍药＋麻仁、杏仁

我们看用量，这里面有用升表达的，有用斤表达的。麻子仁二升，杏仁一升。一升麻子仁约等于现在的 100g，一升杏仁约等于 110g，麻黄汤里杏仁用 70 枚，我们前面说过 100 枚杏仁大概 40g 重，所以一升杏仁大约是 230 枚。还有一个最有争议的，厚朴用一尺，一尺到底是多少呢？汉代那时候一尺是 23cm，厚朴是树皮，所以有人认为要切 23cm 那么长一块树皮。但多宽呢？没有说，（用手比宽窄）这么宽的 23cm 和这么宽的 23cm 不一样呀，所以有人就说是一平方尺，长宽都是 23cm。但即使如此，多厚啊？厚度不一样，当然重量就会有差别，所以厚朴的用量很笼统，至今仍争论不休。我认为这是个错字，全《伤寒论》里就这一处用"尺"来表达重量，而且厚朴在大、小承气汤等其他方中一律都是用两、斤，这里不可能用"尺"的。所以这个"尺"就是"斤"，两个字很相像，写错了。古人传阅书籍，都是靠手抄，很容易出现这样的错误。本方厚朴用一斤，十六两，相当于现在的 250g。当然这些药物都配丸药的用量，如果我们将麻子仁丸改汤剂使用，方中的药量就要酌情增减了，根据具体的病情来使用。

麻子仁丸的制作方法，"上六味，蜜和丸如梧桐子大"，就是做成小药丸，如果说"如弹丸大"，就是现在的大药丸子。"饮服十丸"，当时的 10 丸小药丸约等于 3g。现在服法：一般一次喝 6～9g，一天两到三次。"日三服。渐加，以知为度”，就是开始从10丸起，可以逐渐加量，“以知为度”，“知”就是愈，痊愈，就是以大便通下为度。与现在服药要求是一样的。

麻子仁丸在临床上的应用相当广泛，像老年性的便秘，儿童的便秘，习惯性的便秘，产后的便秘等等，这些便秘的人群，往往有脾胃阴伤的这样一种现象，经常会用到麻子仁丸。肾气不足的话，可加上一些补肾润肠的药，如肉苁蓉、决明子、黑芝麻、制首乌等等。

不过，现在门诊上见到的这类便秘，过去多见于老年人，现在却很多出现在年轻人身上，经常有20多岁的小青年，特别是女青年去治便秘，甚至还有一些10岁以下的小孩子。前面我提到最长17天不大便的，是一个小女生，14岁。她长期便秘，一般1周一次大便，还要经常借助于开塞露的帮助，最长竟17天都没有大便，但腹部不感到胀或者痛，后来给她使用麻子仁丸加上一些补脾、肾的药物，调治3周，大便基本上1～2天一次。

便秘患者逐渐年轻化，究其原因有：

(1)生活、工作的紧张，环境的改变，使排便习惯和规律被破坏。

(2)滥用泻药、减肥药或依赖药物排便，如此恶性循环导致肠蠕动无力和肠道干燥。

有一小伙，大便不通畅数年，长期依赖减肥茶通便，越吃大便越不通，但便质并不干燥，反而不成形状，长期依赖通便药物者，基本上都是这样的情况。

(3)过食辛辣厚腻高热量、高营养的食物，而食用粗纤维食物减少。

如有一妙龄女，患便秘甚苦，面生痤疮，问到她的饮食，她回答每天必吃一个肘子，我给她开了药后叮嘱她吃素，她倒面露为难之色。如此类病人，不在少数，过食厚腻，难以消化，积滞于体内，大便不闭才怪！

(4)确实有器质性病变(如肛周疾病、直肠肿瘤、结肠过长等)或见于其他慢性病中。

一般说来，短期便秘对人体的影响不大，但便秘长期得不到纠正，直肠内的有害物质不能及时排除，就会对人体产生不良影响。由于这些影响是逐渐产生的，不容易立即引起重视，发现后再治疗时已是积重难返。还有些人不把便秘当回事，其实，便秘可以引起早衰、营养不良、肥胖、肠癌及某些精神障碍等病。老年人便秘还会诱发和加重心绞痛、脑溢血、肺气肿、慢性肾功能不全、痔疮、肛裂等疾病。

有个50多岁的女性病人，患慢性肾功能不全，血尿素氮和肌酐都不正常，小便偏多，大便秘结不行，常常1周一次大便，还需要开塞露的帮助。此人偏信西医，西医告诉她不能使用中药通便，中药有毒，会损害肾脏，她信以为真，从不使用中药治疗。后来大便用开塞露也排不出来了，而且尿素氮、肌酐一直在上升，病人恐慌了，有不少人建议她用中药通便，实在痛苦的没办法，她才半信半疑地找中医看病，经朋友介绍，请我诊治。病人小便数，大便硬，再观察舌脉之象，确为脾约之证。但考虑到她肾功能不全，有肾虚的一面，就用麻子仁丸合济川煎加减。病人将信将疑，反复问我开的中药对肾是否有损害。我告诉她不但没有损害，而且还可以排毒、保肾，她才拿药方去抓药。服了半个月，她的大便完全正常了，一天一次，排得相当顺畅。不仅如此，血尿素氮、肌酐也下降了。再来复诊的时候，喜形于色，说话时手舞足蹈，说她原来真傻，不相信中医，现在特别喜欢中医。该患者调理 3 个月，大便一直正常，未有反复，且血尿素氮、肌酐也未再增高。

2. 蜜煎导法及猪胆汁导法证　下面看润导法，蜜煎方证：

陽明病，自汗出，若發汗，小便自利者，此為津液内竭，雖硬不可攻之，當須自欲大便，宜蜜煎導而通之。若土瓜根及大豬膽汁，皆可為導。（233）

蜜煎方

食蜜七合

右一味，於銅器内，微火煎，當須凝如飴狀，攪之勿令焦著，欲可丸，並手捻作挺，令頭鋭，大如指，長二寸許。當熱時急作，冷則鞕。以内穀道中，以手急抱，欲大便時乃去之。

又大猪胆一枚，泻汁，和少许法醋，以灌谷道内，如一食顷，当大便出宿食恶物，甚效。

“阳明病，自汗出，若发汗，小便自利者，此为津液内竭”，在一个热证中，如果出汗比较多，就容易伤阴。加上这个病人小便又多，“自利”可以理解为小便多。一方面出汗多，一方面小便多，而本来就自汗，本自汗又发汗，是雪上加霜，津液更伤。故曰“此为津液内竭”。“竭”，也不能理解为“竭绝”，是损伤很大的意思。“虽硬不可攻之”，尽管大便硬结，但津液亏损，不同于阳明腑实证，也不同于虚实夹杂的脾约证，只是燥粪阻塞于大肠下端，因此不能用攻下的方法治疗，否则阴伤更重。怎么办呢？“当须自欲大便，宜蜜煎导而通之。”就是待病人有大便的欲望，硬粪结于肛门的时候，用蜜煎制成坐药（肛门栓剂），纳入肛门，因势利导，润下大便。

蜜煎方的制法，用七合食蜜，放铜器内，用微火煎熬，在此过程中不停地搅拌它，以免煎糊。待能凝固成饴糖那样的时候，也就是感觉它的浓度已经可以做成丸的这种硬度了，双手将它搓成一梃一梃的，4.5～5cm 长，并且做成一头尖点的形状，塞进肛门使用。我们看这是什么剂型呀？这就是肛门栓剂，我们中医在汉代已经有栓剂了，很先进的外治方法。这样就非常巧妙地化解了治疗上的矛盾，因为本病证用承气汤攻之不成，麻子仁丸服之不当，但是不予治疗大便又不下，所以就用这种外治的方法，既可以润肠通便，又不至于损伤正气，真是巧妙之至。注意：将蜜煎纳入肛门后，用手抱住，以防脱落，待要解大便的时候再去掉。实际上你不用去掉，大便前放入，大便时会自然随之而去。现在栓剂用得更广泛了，治疗便秘、痔疮等多种肛肠疾患，我们要知道在张仲景时代就已经有了这种治疗方法，这在当时是何等的先进啊，可以申请国家级、世界级科研奖励啦！（学生笑）这就是世界上最早的肛门栓剂，为人类的身体健康做出了巨大的贡献。

另外，在当时还发明了另一个很先进的治疗方法，猪胆汁或土瓜根灌肠疗法。"又大猪胆一枚，泻汁，和少许法醋，以灌谷道内。"用猪胆汁兑醋灌肠，疗效独特，"如一食顷，当大便出宿食恶物，甚效。"世界上首个灌肠疗法是我们的老祖先发明的，我们这些后人，中医的后来人是何等的自豪啊！灌肠疗法我们现在用得更多、更广泛了，不但用于大肠、直肠的疾患，像结肠炎、溃疡性结肠炎等，还用于肾衰尿毒症的治疗，如用大黄灌肠，纠正肾功能，降低血尿素氮、肌酐等，非常有效，成为泌尿科常用的治疗方法之一。所以这一条它的伟大的意义就在于此，我们的老祖先发明了世界上最早的肛门栓剂和灌肠疗法。将本证总结如下：

病机：津伤肠燥便秘 病症：大便结滞近于肛门，欲解而艰涩难下 治法：因势利导——蜜煎导、土瓜根、猪胆汁 "当须自欲大便"时导之，为导法应用的关键所在

那我们看阳明实证这三类：承气汤证、麻子仁丸证、蜜煎方证。承气汤证是阳明燥屎内结，证见大便秘结，腹痛拒按，潮热谵语，它的特点就是邪气盛，只是在不同的阶段无形邪热与有形实邪的多少不同，故治宜攻下燥结为主；蜜煎方证是单纯的津枯肠燥便秘，证见硬粪近于肛门而排出困难，它的特点是正气虚，津液不足，故治当因势利导的外治法；而麻子仁丸证是既有邪气盛，又有阴津不足，证见小便频数，不大便十余日而无所苦，它的特点是虚实夹杂，故治宜泄胃热与润肠通便并行。总之，对阳明实证三块，我们对比去理解就行了。

（三）下法辨证

我们下面看下法辨证啊，我提一下就行了，大家看下面两条。

陽明病，脈遲，雖汗出不惡寒者，其身必重，短氣，腹滿而喘，有潮熱者，此外欲解，可攻裏也。手足濈然汗出者，此大便已鞕也，大承氣湯主之。若汗多，微發熱惡寒者，外未解也。其熱不潮，未可與承氣湯。若腹大滿不通者，可與小承氣湯，微和胃氣，勿令致大泄下。（208）

陽明病，潮熱，大便微鞕者，可與大承氣湯，不鞕者，不可與之。若不大便六七日，恐有燥屎，欲知之法，少與小承氣湯，湯入腹中，轉矢氣者，此有燥屎也，乃可攻之。若不轉矢氣者，此但初頭鞕，後必溏，不可攻之，攻之必脹滿不能食也。欲飲水者，與水則噦。其後發熱者，必大便復鞕而少也，以小承氣湯和之。不轉矢氣者，慎不可攻也。（209）

这两条我们串在一起讲，两条互有补充，讲了阳明病可攻与不可攻以及大小承气汤的区别应用。

大承气汤使用的标准有三：第一，"有潮热者，此外欲解"。在太阳阳明病的发展过程中，外证不解的当然不能攻下，即使外证已解，未见潮热者，也不可攻下，所以后文说"其热不潮，未可与承气汤"。这说明潮热是使用大承气汤的一个指征，是阳明腑实证的一个特点，其表现多是日晡潮热。当然，潮热的时间段也不尽相同，但阳明潮热多数为午后。再者，潮热的表现有他觉，有自觉，所以有些病人发热时用体温计可以量出来，从阳明实证的特点来看，一般热度都不太高，往往在37～38℃之间。还有一类病人下午的时候自觉发热，但是体温计量不出来，一量体温正常啊，但是病人一到下午自感到全身烘热，仍然是做潮热处理。也就是说，《伤寒论》所说的潮热，可以是自觉发热，也可以是他觉发热，只要病人有这种感觉，有这种症状，加上它有大便秘结的话，我们就可以考虑用承气汤去治疗，就是这个意思。

第二，"手足濈然汗出者，此大便已硬也"。濈然汗出是汗出连绵不断，这也是阳明腑实证的一个特点，往往是燥屎已成，大便燥结，可以攻下。

第三，就是大便硬。当然大便硬的程度可能会稍有差别，但必然是大便有硬，否则不可贸然使用大承气汤，所以209条说："阳明病，潮热，大便微硬者，可与大承气汤；不硬者，不可与之。"

如果表证已经解除，但只是腹部胀满特甚、大便不通等阳明里实的局部症状，而无潮热、手足濈然汗出的全身热象，表明里热较轻，燥坚不甚，这样的话比较适宜用小承气汤轻下，而不宜使用大承气汤峻下。

但有时阳明腑实是否完全形成，临床上不易分辨，也就是使用大、小承气汤的界限不是非常的明确，比如病人有大便硬，不大便很长时间了，但没有明显的潮热，尚不能定夺腑实成与未成，这时可用小承气汤试探法。"若不大便六七日，恐有燥屎，欲知之法，少与小承气汤。"大便硬或不大便六七日，怀疑有燥屎，但没有潮热、濈然汗出等症，因此不能够确定是不是真正的阳明腑实证，此时先用小承气汤试探，"欲知之法，少与小承气汤，汤入腹中，转矢气者，此有燥屎也，乃可攻之"。关于小承气汤试探法，我们在第214条已经讲了，与此相同，所以这里就不再讲了。"若不转矢气者，此但初头硬，后必溏，不可攻之。"这与214条"若不转气者，勿更与之。明日又不大便，脉反微涩者，里虚也，为难治，不可更与承气汤也"，两条意思基本相同，此不再赘述。

得病二三日，脈弱，無太陽、柴胡證，煩躁，心下鞕。至四五日，雖能食，以小承氣湯少少與，微和之，令小安。至六日，與承氣湯一升。若不大便六七日，小便少者，雖不受食，但初頭鞕，後必溏，未定成鞕，攻之必溏，須小便利，屎定鞕，乃可攻之。宜大承氣湯。(251)

陽明病,本自汗出,醫更重發汗,病已差,尚微煩不了了者,此必大便鞕故也。以亡津液,胃中乾燥,故令大便鞕。當問其小便日幾行,若本小便日三四行,今日再行,故知大便不久出。今為小便數少,以津液當還入胃中,故知不久必大便也。(203)

这两条讲的是大小便的关系。阳明腑实在形成的过程中,有大便硬结,有小便频数,那么张仲景在临床中观察到,如果这个病人开始是大便硬、小便频数,后来慢慢发展到小便的次数少了,这是大便不久即通的一种指征。告诉我们大夫在临床上看这类疾病的时候,要及时观察病人的大、小便情况。小便由多到少了就代表津液将还入肠中,所以大便不久通。前面我给大家举的那个高年腰椎手术的患者,即是如此。我们看 203 条,讲得非常明白,就是病人有大便硬的时候,“当问其小便日几行”,一定要问病人小便一天几次,“若本小便日三四行,今日再行”,“再行”就是两次。原本小便一天三四次,现在变成两次了,“故知大便不久出。今为小便数少,津液当还入胃中,故知不久必大便也。”所以,我们在临床上可以利用二便的关系来调节二便异常的疾病。关于此,在麻子仁丸证中已经讲了很多了,大家下去再琢磨琢磨。

(四)下法禁例

下面我们看下法的禁例:

这个我们得了解一下,就是在什么情况下不能使用下法。确切地说,只有阳明实证的时候才能使用下法。但如果伴有正气虚,又自当别论。就阳明实证的三种情况而言,典型的下法运用就是三承气汤证。麻子仁丸尚属于下法的范围,但也已经有扶正的一面了。而蜜煎方则是润肠通便的方法,总体上讲应该是扶正的范围。

傷寒嘔多,雖有陽明證,不可攻之。(204)

一个太阳伤寒证,如果呕吐比较多,尽管有阳明证了,也不可用攻下之法。我们分析一下,这个话有时候咱们看怎么去理解,太阳伤寒变成呕吐多了,也有可能是少阳病了,因为少阳病“喜呕”。尽管有阳明证,也可以是少阳和阳明同病。总而言之,伤寒呕多,可以是阳明病,也可以是少阳阳明同病。如果是少阳和阳明同病,呕吐较多,可以少阳阳明双解,我们可以选择大柴胡汤呀,大柴胡汤就有“呕不止,心下急,郁郁微烦”的表现,所以虽“不可攻之”,但可以用双解的方法。

那还有一种可能,呕多会不会是一个单纯的阳明热证呢?由一个太阳证发展成阳明热证,完全可以的呀。阳明热比如白虎汤证也会有呕吐,尽管它没有明确提出来,胃中有热,热性的特点是什么呢?上炎呢!所以它最容易使胃气上逆,胃热的时候很容易导致呕吐。如果说是一个无形邪热蕴酿于胃所出现的呕吐,我们就可以用清降的方法,用白虎汤就可以治疗呀,那这个也属于“不可攻之”的范围。

假如说开始是太阳病，最后转成阳明腑实证了，会不会出现呕吐呢？大家想想看，阳明腑实证里面，我们讲过它会出现喘、出现冒，“喘冒不能卧者”（242条），之所以出现喘和冒，那就是说阳明腑实的大肠堵塞了，腑气不通会而导致肺气不降，故喘。那大肠腑气不通会不会导致胃气不降呀？当然会了。如果说这个“伤寒呕多”属于阳明腑实的话，我们就可以使用下法。所以说这个话咱们要辨证的去理解，本条讲的这个“不可攻之”，是讲的阳明热证不可攻之，或者是阳明和少阳同病时不可攻之，而并不是阳明腑实的时候不可攻之啊，是这个意思。那如果是阳明腑实证的话，我们同样可以攻之，这就是辨证的一个关键。

陽明病，心下鞕滿者，不可攻之。攻之利遂不止者死，利止者愈。（205）

心下硬满为什么不可攻呀？主要是一个发病部位问题。一般阳明腑实证的病变部位，是在腹部，以腹胀、腹痛拒按为主要表现。但若是心下硬满，尽管它出现在阳明病里面，但是因病位靠上，攻之当慎。关于此，《素问·阴阳应象大论》说得非常明白，“其在上者，因而越之；其在下者，因而竭之；中满者，泻之于内。”当然如果心下硬满实属于阳明腑实所为，也就是它下面堵住了而导致的心下痞硬，那我们也同样可以攻，就是这个道理啊。所以使用攻下法大家要掌握一个原则，就是用于阳明实证。如果误用攻下，也可能导致两种结果，一种是“利遂不止”，多预后不良；另一种是“利止者”，则预后良好。

陽明病，面合色赤，不可攻之。必發熱，色黄者，小便不利也。（206）

“面和色赤”，就是满面通红。阳明经行于面，这是阳明无形邪热循经上蒸，不得宣泄的结果，所以这一条就是告诉我们阳明经热证不可用下法，阳明热盛，尚未化燥成实，当用清法，而不可使用下法。若误用攻下，必然损伤脾胃，脾虚水湿失运，以致热与湿合，湿热熏蒸，脾的本色外露，从而导致发黄、小便不利的症状。

陽明中風，口苦，咽幹，腹滿，微喘，發熱，惡寒，脈浮而緊。若下之，必腹滿小便難也。（189）

所谓阳明中风，就是阳明外感证，既没有完全化热，更没有化燥成实，是阳明病的轻浅期，当然谈不上使用下法了。若误用下法，就会使邪气进一步内陷，而腹满加重。若损伤津液，则会小便困难。

陽明病，不能食，攻其熱必噦，所以然者，胃中虚冷故也。以其人本虚，攻其熱必噦。（194）

“阳明病，不能食”，有腑实热结和胃中虚寒的不同。如果是阳明腑实证的话，因燥屎内结，除了不能食以外，还当伴有不大便、腹满痛、潮热、谵语等症。治疗当然用大承气汤攻下燥结。但胃气虚寒也可以导致不能食，胃中虚冷，不能纳谷，就会食不下，治当温中和胃，若误用攻下，无疑是雪上加霜，导致胃阳衰败，浊阴上逆，而致哕不止。“哕”是张仲景家乡的话，呕吐的意思，或称“呕哕”。这一条告诉我们，胃中虚寒的人不能使用下法治疗，“以其人本虚，攻其热必哕”。

以上下法禁例，我们看伴有太阳病、少阳病的，不能用单纯的攻下；病变部位靠上的不能用下法；阳明病中风及热证的不能用下法；当然阳明寒证的就更不能用下法。讲了这么多，那实际上是不是能用下法，我们只要掌握住能用下法的指标就可以了，那就是下法是用于阳明实证的，这个只不过是举一反三，更加明确阳明下法要适用的范围。

到此为止，我们讲的都是阳明的热证、实证，整个阳明病，绝大多数都是实证、热证。但也有少数是寒证和虚证的。

三、阳明病寒证、虚证

下面我们看第三大类，阳明病的虚寒证。这里主要掌握243条的吴茱萸汤证。

食穀欲嘔，屬陽明也，吴茱萸湯主之。得湯反劇者，屬上焦也。（243）

吴茱萸湯方

吴茱萸一升（洗）　人参三兩　生薑六兩（切）　大棗十二枚（擘）

上四味，以水七升，煮取二升，去滓，溫服七合，日三服。

吴茱萸汤在《伤寒论》里共出现三次，这是第一次，都在不同的篇章：阳明病篇、少阴病篇，还有厥阴病篇，等我们讲完厥阴病篇的吴茱萸汤证，我们再进行区别。

“食谷欲呕，属阳明也”，一吃饭就想呕吐，就恶心，这是阳明的疾病，是什么样的阳明病呀？是阳明寒证，所以用吴茱萸汤温中止呕。当然条文讲得比较笼统，如果我们要辨出来胃寒的话，比如说这个病人说：大夫我恶心，那你能说这就是吴茱萸汤证吗？不可以。怎样能辨出来病人是寒引起的恶心、呕吐呢？（学生：喜温喜按），咱们就记住喜温喜按了，恶心甚至呕吐，吐出来什么呢？清稀寒凉的东西。但是若病人只有恶心，没吐出来东西你怎么知道啊？一个是脉，还有舌苔，还有我们要问病人什么呀？肯定是吃凉的恶心，喜欢吃热的，吃热的就不一定恶心了，“食谷欲呕”是食寒谷欲呕，这就比较明显了。临床上还有一些病人告诉你，大夫我胃凉，他就直接说了我是胃寒，给你说得很明确。我一点凉东西都不吃，不但凉的不能吃，经常感到胃里面发凉，这就是胃寒的现象。我们也可以把它叫做阳明证，只不过是阳明的寒证，阳明胃寒证，所以用吴茱萸汤。“得汤反剧者，属上焦也”，如果说一喝吴茱萸汤恶心呕吐又加剧了，这是什么原因呀？那有可能你没有辨证对呀，他是热证而你误认为是寒证了。“得汤反剧”，就是服了吴茱萸汤以后呕吐反而加剧，这是辨证不准确的结果。“属上焦”是指上焦有热，因为热证也会出现恶心呕吐。所以对恶心呕吐来讲，有寒有热，我们一定要进行辨证，刚才我们说的那一套症状，就是吴茱萸汤证的属于寒的一些特点。

所以本证的病机是阳明胃寒，浊阴上逆所致。病证：不能饮食，食则呕吐，所呕多为痰涎清水，或伴有胃脘疼痛，喜温喜按。当然还有一些病人说我不能吃凉的，我喜欢吃热的。有个病人告诉我，说她吃饭必须得是烫的食物，温的都不行，从锅里盛到碗里，搁个 5 分钟她就不敢吃了。我一看她口腔（内）都烫成溃疡了，她说就是这样子，凉一点都不行，得是刚出锅的很烫的食物，忍疼含泪把它吃了，烧得她口腔都是疱。你看什么样的病人都有。这说明她的胃极度的寒，她自己都说了，她的胃跟南极一样。我说你去过南极吗？没有，但我感受跟那里的寒一样。所以这就是胃寒的一个特点。

治疗用吴茱萸汤温中散寒，和胃降逆。吴茱萸、人参、生姜、大枣。吴茱萸在这里一升，相当于现在的 30g 之多，量非常大，我们现在临床使用吴茱萸的时候，要注意，因为这个药有小毒，一般用量不超过 6g。反佐使用的时候更应该小量，有个左金丸，左金丸就是黄连和吴茱萸相配，黄连和吴茱萸的比例是 6∶1，吴茱萸就是反佐用的。但也不可墨守成规，当根据病情的情况，当需要大量使用时也不要优柔寡断，畏手畏脚。

山东李克绍老师曾治一病人，壮年男性。每日只能勉强进食一二两，不食亦不饥。在某院住院近一个月，多方治疗，给予健脾、消导等药，俱不见效。适值李老师回乡，度假，病人求他诊视。患者不嗳气，不呕吐，形体不消瘦。自诉稍觉胸闷。按其脉象，稍觉弦迟，舌质正常，舌苔薄白黏腻。因考虑：弦主饮，迟主寒，舌苔黏腻，当是胃寒夹浊，因与吴茱萸汤加神曲试治。吴茱萸用到 15g。次日，患者来述，服后食欲大振。令其再服 1 剂，以巩固疗效。（医案来源：李克绍. 伤寒解惑论. 北京：中国医药科技出版社，1978：126）

不食一证，起因是最复杂的，寒热虚实，均可致此。本案不食，无证可辨，仅见舌苔黏腻，脉来弦迟，李老以此为凭，而断本案为寒饮痰浊作祟，足见其辨证过人之处。同时吴茱萸用到 15g 之多，可谓有胆有识，一举中的。

此外，还要注意，生姜在本方中重用，生姜性温入胃，为和胃止呕的圣药，所以重用生姜六两。《伤寒论》中用生姜有几个层次，一般调和脾胃时用三两，比如桂枝汤。生姜又可温胃化饮，所以在茯苓甘草汤中也属重用，尽管只用三两，但较之方中其他药物，生姜的量是最大的了。生姜也作为君药使用，就是生姜泻心汤，生姜用到四两，治疗“胃中不和，干噫食嗅，胁下有水气，腹中雷鸣下利”的寒热错杂夹水饮的心下痞。生姜也有用五两的，这就是旋覆代赭汤，我们特别强调了本方中代赭石、旋复花、生姜的比例是 1∶3∶5，要轻用代赭石，重用生姜。生姜用到六两的就是现在讲的吴茱萸汤，以增强吴茱萸汤的温胃止呕的作用。但这还不是生姜的最大用量，《伤寒论》用生姜最大者达到八两，是厥阴病篇里的当归四逆加吴茱萸生姜汤，以温肝胃的沉寒久冷，兼能温经通络。这是《伤寒论》里使用生姜的情况。

病机：阳明胃寒，浊阴上逆
病症：不能饮食，食则呕吐，所呕多为痰涎清水，或伴胃脘疼痛，喜温喜按
治法：温中散寒，和胃降逆
方药：吴茱萸汤

本方的煎服方法为常规方法，我不再说了。

下面再往下看190条：

陽明病，若能食，名中風；不能食，名中寒。(190)

用能食与否来辨别阳明中风、中寒。什么是阳明中风、中寒呢？在这里，这个风和寒分别代表阴和阳，风属于阳，寒属于阴，是指阳明的热证和寒证而言(当然阳明中风是阳明热证的轻浅期)，热则消谷善饥，所以吃得多；阳明寒的情况下，消化机能衰退，所以说就不能食。如果阳明寒证很重的，我们看191条所述：

陽明病，若中寒者，不能食，小便不利，手足濈然汗出，此欲作固瘕，必大便初鞕後溏。所以然者，胃中冷，水穀不别故也。(191)

“阳明病，若中寒者，不能食，小便不利”，甚至会影响到机体的气化功能了，出现小便不利。“手足濈然汗出”，大家注意这个濈然汗出，在这里是属于阳虚不固引起来的，而并不是阳明腑实所为，所以不伴有大便燥结、腹满痛、潮热等。“此欲作固瘕”，固瘕是胃中虚寒，水谷不消而结聚的病证。阳明寒了，肠胃机能衰退，消化无力，相当于我们现在讲的胃肠动力不足，所以就容易停食积聚，《伤寒论》把这种情况叫做“固瘕”。它也会出现大便硬，但是这个大便硬往往是后溏，表现为先干后稀的比较多，因为这是一个脾胃虚寒，所以它说“大便初硬后溏。所以然者，以胃中冷，水谷不别故也”。这实际上是胃的消化能力减弱的一种表现。临床上可以用吴茱萸汤加神曲、麦芽治疗，也可以合上理中汤使用。

总之，阳明寒证往往表现为欲呕、不能食、大便先硬后溏等几个特征。吴茱萸汤是代表方剂。

再看196条阳明虚证：

陽明病，法多汗，反無汗，其身如蟲行皮中狀者，此以久虚故也。(196)

本条所讲的是阳明的一种虚证，是阳明气血不足的表现。阳明病多热证，本来多见出汗，反而出不来汗，没有汗，什么原因呢？而且病人还有什么感觉呀？“其身如虫行皮中状者”，感觉皮肤里面很痒，就像小虫爬的一样。为什么一个阳明病没有汗呢？因为阳明一般热证比较多呀，热迫津液外泄，应该是多出汗的呀，那反而不出汗是属于什么呢？属于汗源匮乏了，或者它是见于阳明病的晚期。开始这个病人有大汗出，后来就没有汗了，这是阳明气血不足的表现，气血不足，汗出无源，肌肤失养，而见身痒如虫蚁在皮内爬行的异常感觉。

我们看，阳明病有有汗的，也有无汗的。如果联系到太阳病，就很有意思了。太阳病也有有汗，也有无汗，但是它和阳明病的有汗、无汗所表达的意思不尽相同。就太阳病来讲，有汗的是中风表虚证，无汗的是伤寒表实证。而阳明病所表达的信息正与之相反，出汗的属于阳明内热炽盛，无汗的则属于阳明气血不足。

关于身痒，本证为阳明气血不足，肌肤失养，必然伴有皮肤的干燥表现。这里张仲景没有出方子，大家给它开一个方，（学生：白虎加人参汤），白虎加人参汤？不对，白虎加人参汤证是个实证，它是阳明实热为主，只不过兼有气阴两虚，它并不是虚证。可以用什么呢？竹叶石膏汤。竹叶石膏汤是《伤寒论》的最后一个方子，治疗阳明余热不尽，气阴两伤较重的病症，用到此处，较为适宜。另外，讲到身痒，我们前面学过一个方证，桂麻各半汤证。“以其不能小汗出，身必痒，用桂枝麻黄各半汤。”那个身痒是什么病机呀？是太阳表邪郁滞于皮肤所造成的，但是这个邪气又不是很重，只是郁滞于皮肤久久不解，所以用桂麻各半汤把汗小发一下，把它发散掉就行了。当然，如果是营阴不足的身痒，就可以使用桂枝新加汤治疗的。我们看，同样是身痒，治疗却不一样，治疗皮肤痒的方子太多了，那就要看这个病人的基本机是什么啦，这就是辨证论治。

以上所讲，就是整个阳明病的本证，归纳一下，其核心有两大类：阳明热证、阳明实证（“阳明之为病，胃家实是也”）。阳明热证以邪热的程度和发展变化依次有：栀子豉汤证（阳明热证初局）、白虎汤证和白虎加人参汤证（阳明热证正局）、猪苓汤证（阳明热证变局）。阳明实证呢，又分三大块：承气汤证（邪气盛）、麻子仁丸证（邪气盛夹正气虚）、蜜煎方证（正气虚）。第三大类就是阳明的虚寒证，不是阳明病的核心，有吴茱萸汤证、阳明中寒、痼瘕、阳明虚证。

那阳明病在发展过程中还会出现许多变证，比如说病人阳明有热，而又太阴脾虚，就会产生湿邪，那么如果阳明热与太阴湿结聚在一起，就形成了湿热的病邪。或者是阳明寒证，和太阴脾湿结合，则会形成一个寒湿的病变。这些我们叫做阳明病变证。当然也有可能阳明热会窜入血分，导致衄血、下血或蓄血等证，皆为阳明病的变证。这个我们下一节再讲，大家可先看一下讲义上第三节阳明病变证条文，在阳明病变证里面，我们将重点讲发黄证，特别是湿热发黄三方证：茵陈蒿汤证、栀子柏皮汤证和麻黄连轺赤小豆汤证，这三个是我们掌握的重点。大家下去可先熟悉一下。

第二十五讲

阳明病变证

第三节　阳明病变证

这一节，我们讲阳明病变证。所谓阳明病变证就是在阳明病的发展变化或治疗中所出现的兼夹证或坏病，比如阳明发黄、阳明蓄血等等。我们主要讲阳明发黄证。

一、发黄证

说起发黄一证，在《伤寒论》中有多种原因都可以引起，其所指范围，包括黄疸病、萎黄、单纯的皮肤发黄，统称为发黄。计有四类：

(1)瘀血发黄(第125条)：太阳蓄血发黄，为瘀热阻结肝胆，影响肝胆疏泄，导致胆汁不循常道而外溢，因而发黄。多见于黄疸病，也见于萎黄证。

(2)火热发黄(第6、111、200条)：体内火热炽盛，或误用烧针、艾灸、烫熨等火疗之法，使火热伏于体内，熏蒸肝胆，使胆汁外溢而发黄。多见于黄疸病。

(3)湿热发黄(第236、260、261、262条)：为湿热互结，熏蒸肝胆，疏泄失司，使胆汁不循常道外溢而发黄。多见于黄疸病。

(4)寒湿发黄(第195、259条)：为脾胃阳虚，寒湿中阻，影响肝胆疏泄，胆汁不循常道而外溢发黄。见于黄疸病、萎黄证等。

从发黄证的病变部位和脏腑而言，多是肝胆、脾胃的功能失常而发病，且脾胃与肝胆之间相互影响，尤其在湿热发黄(阳黄)、寒湿发黄(阴黄)中更是如此，所以治疗发黄证，最当注意调护肝胆与脾胃。

(一)湿热发黄

1. 茵陈蒿汤证　先看第236条的茵陈蒿汤证：

陽明病，發熱汗出者，此為熱越，不能發黄也。但頭汗出，身無汗，劑頸而還，小便不利，渴飲水漿者，此為瘀熱在裏，身必發黄，茵陳蒿湯主之。(236)

本条所讲发黄指现在的黄疸病，一个阳明病怎么导致黄疸了呢？我们看它的发病渠道,这里面告诉我们的非常明确,说:“阳明病,发热汗出者,此为热越,不能发黄也。”通过讲不能发黄的条件,实际上告诉我们为什么会发黄,阳明病的过程中什么样的情况下不至于发黄呢?出汗,一出汗,热得外泄了,就不至于发黄了。这说明形成黄疸的一个致病因素,热。那么这个热在阳明病的发展过程中,它可以通过自我调节往外排泄的,所以实际上阳明病多汗的时候就是一个排热的过程,那是机体的一种自我保护。如果阳明大热,又不出汗,或者出汗不畅,只是局部出汗,而不是全身汗出,“但头汗出,身无汗,剂颈而还”,讲的就是发热时仅见头部出汗,颈部以下无汗,就导致热不能随汗而畅泄,那我们可以想象这个病人他很快就会出现变局,比如热与湿合,形成湿热发黄。甚至热入心包,导致昏迷。所以实际上热病中的出汗也是一种自我保护,汗出来了热就会得到部分的分解,“此为热越”,就不至于发黄。但是我们说黄疸的形成,仅有热还不够,还可能体内有湿邪,更使这个热出不去。“小便不利,渴饮水浆”,就是热证中偏偏又小便不利,使湿不得下行。那我们看,出汗不畅使热排不出去,小便不畅使湿排不出去,这样的话湿与热就会结聚在一起,形成湿热。再加上这类病人,小便不利还“渴饮水浆”,口渴还喝的多,小便又不畅,更容易引起湿邪积聚,促使湿热的形成。

水浆,讲义上讲是泛指多种饮品,如水和果汁等等。其实,水浆就是我们喝的水,也不是什么果汁,当时一般老百姓哪有那个条件呀,喝果汁,别说那(时候),我们现在有好多人,有几个能经常喝这个的,何况那时候的生活水平。水浆就是水,不要理解为一说“浆”,就是琼浆玉液类的好东西。《黄帝内经》有这样一句话,叫“以酒为浆,以妄为常”,意思是把酒当作水喝,浆就是水。把不正常的生活方式当成正常的,白天睡觉晚上不睡,这叫“以妄为常”。“渴饮水浆”就是说口渴欲饮。“此为瘀热在里,身必发黄”,所谓“瘀热”,是湿热瘀于血分,部位比较深,影响肝胆疏泄,使胆汁不循常道,所以发黄。这里一个“瘀”字,提示我们治疗黄疸等发黄证,要切切注意瘀血的因素,要注意使用活血化瘀的方法,所以后世提出“治黄不治血,非其治也”。本条茵陈蒿汤中使用大黄,也是这个意思。

还有一个“但头汗出”的问题,前面我们也说过这个问题了,就是出汗不畅,只表现为头部出汗。那我们说这种情况下不是热邪郁滞,就是热和有形的邪气相结聚,才会出现这种情况。所以我们治疗但头汗出,要么在清热的同时用解郁的药物,要么就是在清热的同时结合祛除其他一些有形邪气,比如说湿、水等等。不仅湿热蕴结的茵陈蒿汤证有这种但头汗出,水热互结的大陷胸汤证也有但头汗出,郁热扰胸的栀子豉汤证也有但头汗出,所以这些在治疗的时候就要求我们于清热的同时,配合利湿、配合逐水、配合解郁等等,这也是我们在临床上辨证治疗的一个要点。

那么,为什么说茵陈蒿汤证的发黄是指黄疸呢?大家再看第260条:

傷寒八九日,身黄如橘子色,小便不利,腹微滿者,茵陳蒿湯主之。(260)

这是一个太阳阳明病,后发展成黄疸,"身黄如橘子色",是指黄色明亮,我们在《中医诊断学》中学过,这属于阳黄的范畴,因湿热所致。小便不利而且肚子还胀,是湿热壅滞,气化不利的结果。用茵陈蒿汤来进行治疗。

陽明病,無汗,小便不利,心中懊憹者,身必發黄。(199)

这条讲得更明白,什么样的阳明病容易发黄呢?两个条件:一个是不爱出汗,一个是小便不利。如果阳明病时两个条件同时存在,那就更容易发黄了。阳明湿与热合,热因湿滞不得外泄,故无汗;湿因热阻不能下行,故小便不利。湿热邪气上扰心胸,故见心烦懊憹。心中懊憹,除本证外,还可见于其他一些方证中,我们学过的有栀子豉汤证,无形邪热扰于胸膈所致;大结胸证,水热互结所致;大承气汤证,浊热上扰心神所致,等等。此外,《伤寒论》所讲的烦躁,还有属于阳虚的,如桂枝甘草龙骨牡蛎汤证、桂枝龙骨牡蛎救逆汤证、干姜附子汤证,等等。下去大家要自己总结,以便很好地掌握。好,至于发黄,湿热熏蒸,影响肝胆疏泄,胆汁不循常道,则发黄疸。本条言"无汗"与236条所说"但头汗出,身无汗,剂颈而环",都是湿与热合,互相胶着的结果,可前后互参。

综合以上分析,发黄所形成的渠道主要有两条:一是出汗不畅,热不得外越;二是小便不利,湿不得下泄。这样就形成了湿热的病因,所以实际上湿热这个致病因素,当然可以从外感受,也可以内生而成,那么这个内生的湿热我们也可以把它看做继发的一种病因。外感也好,内生也好,都可以形成黄疸。

从表现的症状而言,湿热发黄后世称为"阳黄",表现为黄色鲜明如橘子色,黄色明亮。阳黄当然要要清热利湿来进行治疗啦,清热利湿以退黄。

至于如何形成的黄疸,后世一般都解释为是湿热蕴蒸于肝胆,使肝胆疏泄不利了。也就是它怎么发黄了呢?是黄色的一些东西泛滥于皮肤了,所以古人就想到了胆汁的问题啊。胆汁应该排入肠道,如果不循常道,外泛于肌肤就会出现这种情况。那为什么胆汁会出来?是由于肝胆受到邪气的干扰了,当然,这种邪气有可能是湿热,也有可能是寒湿的邪气。但是还有一种观点,因黄色是脾的颜色,所以说发黄也是脾的本色外露的一种反映。如果是邪气困阻脾脏,迫使脾的本色外露,这叫"脾黄说"啊。当然因脾而发黄,除了邪气困阻以外,也可以因为脾本身虚,其色外露,导致发黄,我们把这一种叫做虚黄。而因肝胆疏泄失常导致的黄疸,叫"胆黄说",就是由邪气影响肝胆的疏泄了,使胆汁不循常道,泛于肌肤而形成的发黄证。脾黄也好,胆黄也好,我们要针对具体的病情去治疗。基于茵陈蒿汤这个方证的特点来看,它所描述的这种黄疸病,主要还是属于肝胆疏泄失司。实际上这两个学说并不矛盾,从这里我们可以看出来,发黄证,尤其是湿热或者是寒湿引起来的发黄,大多和肝胆、脾胃最相关。所以我们治疗发黄证，要从肝胆考虑、从脾胃考虑啊，这是我们临床治疗黄疸或者发黄证的思路。

至于茵陈蒿汤证的病症，第一组症状也是主症，就是发黄。湿热引起来的发黄，其特点是如橘子色，就是黄色较明亮。另外由于湿热壅滞于肠胃导致气机郁滞，会出现肚子胀，腹满；第二组症状就是头汗出，身无汗，小便不利。实际上我们看这个既是它的症状，也是它形成的原因，所以这就造成一个恶性循环，湿热黄疸形成以后，出汗更加不畅，小便更加不利，那么它就会进一步加重黄疸的病情。第三组症状是渴饮水浆，心中懊憹，这是全身的一种热证。毕竟它是湿热之邪，也有伤阴的一些表现，所以会出现口渴欲饮。还有热扰心神出现的心中懊憹。

实际上第一组证候是它的本证，局部的一些表现；第二组证候，是有关黄疸发生发展的一种基本表现，无汗和小便不利即是症状，又是原因；第三组证候是全身的一种热证。如果把舌象再加上的话，典型的湿热发黄的舌象，是舌红苔黄腻，也是湿热的表现特点。

治法就要清热利湿退黄了。用茵陈蒿汤。

本证的证治总结为：

病机：

湿热蕴蒸于内 ⎧ 迫使脾之本色外露（脾黄说）
　　　　　　　⎩ 熏蒸肝胆，疏泄失司，胆汁不循常道，泛于肌肤（胆黄说）

病症：①身黄如橘子色；腹满。②头汗出，身无汗；小便不利。③渴饮水浆；心中懊憹

治法：清热利湿退黄

方药：茵陈蒿汤

下面看茵陈蒿汤这个方子。

茵陳蒿湯方

茵陳蒿六兩　梔子十四枚(擘)　大黃二兩(去皮)

上三味，以水一斗二升，先煮茵陳減六升，內二味，煮取三升，去滓，分三服。小便當利，尿如皂莢汁狀，色正赤，一宿腹減，黃從小便去也。

这里当然是茵陈蒿唱主角啊，茵陈蒿是渗利水湿的药物，它的作用就是使湿热从小便而去，这是它退黄疸的作用机理，即通过利小便排除湿热来退黄。茵陈蒿是退黄的首选药物，无论是湿热阳黄，还是寒湿的阴黄，都可以使用茵陈蒿，只不过配伍的不同。湿热发黄，茵陈蒿配伍栀子、大黄这些清热、泻热的药物；寒湿发黄，茵陈蒿可以配伍五苓散，甚至可以配伍理中汤、四逆汤，所以《金匮要略》中还有茵陈五苓散、后世还有茵陈理中汤、茵陈四逆汤等。总之，茵陈蒿是临床

上治疗黄疸的必用药物，无论寒热虚实引起来的黄疸，都可以用它，而且量宜大。茵陈蒿汤中就用了六两，这是本方的特点。

大黄的作用首先是泻下（的作用），通过泻下，来达到泄热的目的。当然大黄还有活血的作用，这在黄疸病的治疗中，有促进黄疸消退的功能。栀子能通利三焦的湿热，又有利小便的作用，古人把栀子的功能总结为“引三焦之热屈曲下行”，体内无论哪里有热，也无论是火热、湿热，还是热毒，栀子都可以使用。

所以本方的作用特点是：茵陈利湿于前，大黄泄热于后，栀子引三焦湿热屈曲下行。

本方的煎服方法。“上三味，以水一斗二升”，加十二升水，“先煮茵陈减六升”，茵陈要先煮，现在一般都一起煎了，“内二味，煮取三升”，就是先煮茵陈，后两味是后下，“煮取三升，去滓，分三服”，喝三回。看后面服完茵陈蒿汤的一些情况：“小便当利”，就是喝完茵陈蒿汤以后，小便排泄就通畅了。这也说明，使用茵陈蒿汤当有小便不利。注意，服完茵陈蒿汤还会出现这样的情况，“尿如皂荚汁状，色正赤”，病人的小便比原来还要黄。我们现在讲黄疸病，从症状表现上有“三黄”，哪“三黄”呢？身黄、目黄、小便黄，以哪个为核心症状啊？（学生：目黄）对，目黄。古人讲，眼睛不黄者不为黄疸，所以《黄帝内经》说：“目黄者曰黄疸。”只有皮肤黄或者只有小便黄，我们不能说就是黄疸病啊。但是目前黄疸病的临床表现与过去有很大不同，绝大多数黄疸病，眼睛一点都不黄，但是它的什么高啊？化验单里的胆红素高，我们现在要凭这个去判断病人是否有黄疸或者是否黄疸痊愈，当然严重的黄疸也可见到眼睛发黄，甚至全身发黄。所以现在好多病，大部分都是很隐匿的，仅凭肉眼去观察的话，往往看不出来。那当然我们现在的科技发达多了，古人肉眼看不到的，我们现在可以借助仪器看对吧？那既然有这个仪器，我们就要使用，这样能使我们的眼力加深，要善于利用现代科学技术诊治疾病，不要因循守旧，拒检查仪器于门外。如病人尽管没有目黄、小便黄，但只要血胆红素高，我们照样按照黄疸病辨治，是属于湿热还是寒湿，据证调方。

喝完茵陈蒿汤如果说病人的小便更黄了，或者甚至发红，那有可能病人会找你来了，说大夫我原来小便没那么黄，喝完你的茵陈蒿汤，反而更黄了，这是不是出问题了？你要跟他解释啊。你看后面讲：“一宿腹减，黄从小便去也”，说明这种小便黄是湿热外排的一种现象，湿热外排，小便会更发黄，而随着湿热的下泄，腹胀就会随之减轻，所以说喝完药一宿，肚子胀就减轻了，这说明黄疸在逐渐消退。同时有一些药物，也是喝完以后会造成小便发黄，像大黄、黄连、黄柏这些药物就是这样，特别是黄柏，病人的小便或本来不黄，但喝完药以后，小便明显发黄，这是药本身的一种颜色，不必大惊小怪。那总而言之，如果说病人出现这种情况，你要给它解释。所以从这里我们可以看出，茵陈蒿汤它的一个作用机制就是使湿热从小便得以排出，这是它的一个作用特点。

在黄疸病的发病过程中，我们要特别注意病人的小便情况，病人的小便往往是不畅的。小便不利，既是湿热发黄形成的原因，更是湿热发黄的主要症状。《伤寒论》在236、260条茵陈蒿汤证及199条阳明湿热发黄证中均明确提出有"小便不利"一症，湿热胶结，郁阻三焦，湿因热纠而不得下泄，则见小便不利，其色亦必黄赤。所以在湿热发病过程中，要时刻注意病人小便的变化，小便通利，则湿有去路，虽有热邪，亦为孤热，在治疗上就比较容易。如果小便不利，湿无排泄之路则必然存留于体内，与热相合，就会更使湿热加剧。从236条茵陈蒿汤证方后注所言服药后"小便当利，尿如皂荚汁状，色正赤，一宿腹减，黄从小便去也"可知，观察小便之利与不利在湿热发病和治疗中相当重要，故小便不利不仅可以作为判断湿热发病的标志，而且可以作为判断湿热进展的程度和预后的依据。

一肖姓男患者，45岁，长途汽车司机，慢性乙型肝炎病史。最近一段时间小便总是发黄，自以为是喝水喝少了，因为他是一个长途汽车司机，经常跑长途，生活极不规律，为减少运输成本，经常开夜车，疲劳驾驶。他以为小便黄是喝水少啦，多喝水吧，但喝完水以后腹胀。突然有一天小便不通畅了，站半天才能解出，颜色像泡的浓茶一样。一天早上起来，照镜子看到自己吓坏了，眼睛全是黄的，他来就诊的时候，两个眼睛里跟脓似的发黄，明显的黄疸了。到某医院输液治疗1周，黄势非减反增，小便愈发不利。又到某传染病医院，医生让他住院治疗，但需要交住院费3万元，病人无钱押金，转请中医治疗，用大剂量的清热解毒及冬虫夏草、黄芪之品，治疗两周，其黄不退。来诊时见到病人身黄如橘子色、目黄如脓，问其小便则称极其不利，尿色正赤，口苦，口渴欲饮。这病人他平常就爱喝水，跑长途的，拿着个杯子啊又粗又高，一暖瓶水都倒不满他那一杯，暖瓶没他杯子大（学生笑）。发病后，口渴得更厉害，但一喝水肚子就胀，非常的痛苦，纳呆，大便偏干。肝功化验：ALT 1298 IU/L、AST 894 IU/L、GGT 98I U/L、ALP 208 IU/L、TBIL 309.1μmol/L、DBIL 137.9μmol/L，舌红苔黄腻，脉滑数有力。脉证显现典型的湿热之象，虽病势较重，但病情单一，就是一个湿热，所以急予清热利湿退黄之法，确保小便畅通为要，以使湿热出有去路。处方：茵陈蒿120g，栀子15g，生大黄10g（后下），秦艽15g，通草6g，茯苓30g，泽泻30g，焦槟榔10g，藿香10g，滑石15g（包），生甘草4g，连翘15g，陈皮10g，焦三仙各10g，板蓝根30g，败酱草15g。7剂服尽，小便畅利，黄即去大半，肝功化验：ALT 218 IU/L、AST 117 IU/L、GGT 88 IU/L、ALP 140 IU/L、TBIL 162.4μmol/L、DBIL 74.59μmol/L。共服药21剂，黄疸彻退，肝功化验完全正常。

任何一型肝炎，都可以导致黄疸。现在肝病很多，病毒性的肝炎已经分成甲、乙、丙、丁、戊、己、庚型。在我国乙型肝炎的发病率很高，有一亿三千万人，包括健康带毒的。即使所谓健康带毒，这病毒在体内就像定时炸弹一样，如果免疫力低下了，就是疲劳、或者生气、或者吃饭、饮食这些不规律的话，使机体免疫力下降，这时病毒就会抬头、发作。乙肝病毒，虽大多都是血行传染为主，但目前从临床来看，通过消化道的传染率在逐年上升。其实大家在外面吃饭还是要注意卫生，一般不要在街边，尤其是路边小摊随便吃饭。无论是哪一型的肝炎，也不管是否为病毒引起，都会出现黄疸的，当然中医治疗不是根据有无病毒，而是辨湿热还是寒湿，是邪气盛还是正气虚，总之是辨证治疗。

对于湿热型的黄疸，茵陈蒿汤是代表方剂。1984 年上海甲肝大流行，甲肝、戊肝属于消化道传染，发作得快，但治疗上相对比较容易，中药完全可以控制、根治。上海甲肝大流行是因为食用了带有甲型肝炎病毒的毛蚶，毛蚶最容易带这种病毒了，所以吃的时候一定要（煮熟）。有的现在煮不熟，还有的人喜欢吃生的，或者是半生不熟的啊，就有可能感染上这种病毒。那次流行主要用中药，以茵陈蒿汤为主，所以那一年茵陈蒿的价格特别高，出现药物供应紧张。茵陈蒿退黄疸，尤其是湿热型黄疸，用量要大，原方中用六两，我们可以用 60g、90g、120g，甚至 240g，就是让病人排小便，来达到“一宿腹减，黄从小便去”的目的。当然，在临床运用中，我们可以据证加上一些药物，像秦艽，退黄疸比较好。还有像金钱草，大金钱草、垂盆草、凤尾草疏肝利胆、清热利湿的作用都比较好，能够清热利湿，给湿邪找出路，就能够退黄疸。

目前临床上许多黄疸病人、肝炎病人，症状表现并不典型，这在治疗上就比较困难一些。从我的临床体会来讲，黄疸病或肝炎时，肝功能异常，转氨酶高，胆红素高，但是转氨酶相对而言比较好降，而胆红素比较难降一些。有的病人其他肝功能指标都正常了，唯独胆红素久久不降，这时一定要加上活血的药物。我在太阳病篇讲抵当汤的时候也讲过，因为抵当汤证有一条讲到发黄了，125 条对吧？说明瘀血也可以导致发黄。我们可以想象，那么为什么这个黄疸久久不退，就说明它的病邪钻入得比较深，不一定都在气分了，而且到血分了，所以痊愈得慢，故一定要加上入血分的药物，才能把这些深入血分的湿热之邪祛除。所以古人也总结出来这样一句话，“治黄必治血”，“治黄不治血，非其治也。”像桃红四物汤、桃核承气汤、抵当汤等这些方子，都是临床上治黄所常用的。

2. 栀子柏皮汤证　下面看第 261 条，栀子柏皮汤证。

傷寒，身黄發熱，梔子柏皮湯主之。(261)

梔子柏皮湯方

肥梔子十五個(擘)　甘草一兩(炙)　黄柏二兩

上三味，以水四升，煮取一升半，去滓，分溫再服。

从条文的描述来看，应该是太阳阳明病的范畴，太阳阳明发黄证。病人首先表现有身黄、发热，属于湿热发黄的阳黄证，其黄色鲜明如橘子色，意在言外。虽是太阳伤寒转化而来,但不见恶寒,知道已经不在太阳之表了;又没有腹胀满、渴饮水浆,则又没有阳明之里的症候。因此,本证当属于湿热郁滞于三焦不得泄越的发黄证。此外,无汗、小便不利也可以见于本证,因为这既是发黄的先决条件,更是湿热郁蒸的必见之症。还有,像心烦懊憹,是发黄的先兆,那么在本证中也必然能够见到。治疗用栀子柏皮汤,清利三焦湿热而退黄。

病机:湿热发黄,热重于湿
病症:身黄,发热。当有心烦、口渴、舌红苔黄脉数
治法:清泄湿热退黄
方药:栀子柏皮汤

本方由栀子、黄柏、甘草三味组成。栀子苦寒,清泻三焦之热,又能通调水道,令湿热从小便而出。栀子质地轻宣,清利之中又有宣透之功。黄柏苦寒,善于清下焦湿热。甘草温中,以防苦寒药物伤胃。

本方清热大于利湿,用于湿热发黄之热重于湿者。而茵陈蒿汤用于湿热并重之发黄。如果说湿热发黄,是湿重于热的话,当然要以利湿为主了,可以用茵陈五苓散。

也有后世医家认为,方中的黄柏应是黄芩。阳明病三个发黄证,后面还有一个麻黄连轺赤小豆汤证,因为麻黄为发散的药物,湿热发黄用麻黄,说明这个湿热在表;湿热在表,治疗就应因势利导,顺手牵羊,令湿热从表而散。而这个表由太阳主管,所以有一些学者就认为这个麻黄连轺赤小豆汤证是湿热在太阳;而茵陈蒿汤证,大家看茵陈蒿汤中除了用茵陈蒿以外,还用了大黄、栀子,这栀子也好,大黄也好,都是治阳明的药物,阳明病有栀子豉汤证、承气汤证,是栀子、大黄的主用,对吧?所以有人认为茵陈蒿汤证是湿热在阳明;而栀子柏皮汤证呢?是湿热在少阳经,所以用了黄芩。当然这是后世的一种观点,不过这个分类倒对咱们有一些启发。这个三黄证,实际上分别是湿热在阳明,湿热在太阳,湿热在少阳,这对临床从三阳经治疗发黄证有一定的启发性。也就是说,三阳经都可以有湿热,如果是阳明的湿热证,当然我们要治阳明为主,要通利二便;那如果是太阳经的湿热证,我们首先当用发汗的方法来治疗,令湿热从表而解;如果是少阳的湿热证,在清热利湿的同时要加上和解的药物。其实我们在临床治疗肝病,往往使用小柴胡汤治疗,包括黄疸病这些,那我们可以认为这就是湿热在少阳经一种治疗方法的使用。当然也可以合上栀子柏皮汤了。这是一个发黄分证的思路,咱们可以参考一下。

有关栀子柏皮汤的煎服方法,就是一天服两次,记住这个就行了,其他没有什么特别的。这个方子往往在治疗黄疸也好,或者清热利湿也好,都是和其他方子结合起来使用。

3. 麻黄连轺赤小豆汤证　下面我们看第三个发黄证，麻黄连轺赤小豆汤证。

傷寒，瘀熱在裏，身必黄，麻黄連軺赤小豆湯主之。(262)

麻黄連軺赤小豆湯方

麻黄二兩(去節)　連軺二兩(連翹根是)　杏仁四十個(去皮尖)　赤小豆一升　大棗十二枚(擘)　生梓白皮一升(切)　生薑二兩(切)　甘草二兩(炙)

上八味，以潦水一斗，先煮麻黄再沸，去上沫，内諸藥，煮取三升，去滓，分溫三服，半日服盡。

这一条描述得很简单，这也是一个身黄证，第一句话就是它的基本病机，有两点我们看：第一，有伤寒；第二，瘀热在里。那什么是"瘀热在里"呀？其实在236条中说得明白，"但头汗出，身无汗，剂颈而还，小便不利，渴饮水浆者，此为瘀热在里。"本证基本病机就是内有湿热，外有伤寒。是伤寒加瘀热在里啊，或者是带有表证的湿热证，因为原文中并没有说明太阳伤寒已经痊愈了，也可理解为"湿热在太阳经"。那么至于导致发黄的途径，则与前一样，湿热熏蒸肝胆所致。

湿热发黄兼表的症状表现，本条叙述过简，我们可以据病机而推，外有寒邪束表，当见无汗、恶寒、头痛、身痒等症；内有湿热蕴结，当见发黄、心烦懊侬、小便不利、口渴等症。因病邪侧重于表，治疗宜以麻黄连轺赤小豆汤宣散表邪，清热利湿。

病机：伤寒＋瘀热在里(外有风寒，内有湿热)
病症：发黄、口渴、心烦、小便不利＋发热、恶寒、无汗
治法：外散风寒，内清湿热(开鬼门，洁净府)
方药：麻黄连轺赤小豆汤

麻黄连轺赤小豆汤是麻黄杏仁甘草石膏汤的一个变方，为麻黄杏仁甘草石膏汤去掉石膏，加上连翘、赤小豆、生梓白皮、生姜、大枣而成。总体而言，麻黄连轺赤小豆汤也是治肺热的，只不过所治的热是湿热，热和湿混合在一起，就难解难分，这个热就难以清除，必须加上化湿、利湿的药，湿邪一去，热无藏身之所，就很容易被清掉了。所以这个方子不用清热泻火的石膏与麻黄配伍，而是用连翘、赤小豆、桑白皮这些具有清热利湿的药物与麻黄相配，以清利肺中之湿热。给湿热找出路，既用了发汗法，又用了利小便的方法，这在《黄帝内经》里边叫"开鬼门，洁净府"。凡是湿热壅肺导致的病证，如呼吸系统疾病、皮肤疾病、鼻炎疾病等，都可用本方治疗。

麻黄连轺赤小豆汤的配伍特点是：麻黄与连翘、赤小豆、桑白皮配伍使用。

麻黄在这里是发散邪气的，邪气在肺、在表，可用麻黄发散，因势利导的去除邪气。

方中的这个连轺啊，是连翘的根，现在就用连翘了。连翘，具有清热解毒、散结的作用，其杀菌、抗病毒的作用较强，经常被用于治疗流感、皮肤疾病、人体上部的邪热证，它的清热散结作用，可以用来治疗乳腺炎、乳腺增生、甲状腺肿大、扁桃体肿大等。

赤小豆，属于豆科植物，其形细长，比呈圆柱型的红豆个头小，注意不要用错。赤小豆有利水湿的作用，这个方子中就是这功能。此外，《金匮要略》中还有一个方子叫赤小豆当归散，两味药物配伍可以治疗痔疮出血，张仲景称作"近血"。

桑白皮，即桑树的根皮，这个方中本来用的是梓树的根皮，梓树是濒临灭亡的树种，清代已经开始保护，所以这种药源到清代乾隆年间就很难找了，桑树根皮与此类似，后来就用桑白皮代替它。肺主皮毛，皮类药物大多可入肺，如桑白皮、地骨皮、丹皮、陈皮、生姜皮、绿豆皮等等，而桑白皮清肺热的作用最好，可以治疗肺热的咳嗽、气喘、咽痛、鼻塞及许多皮肤疾病，尤最常使用于痒疹、痤疮等皮疾。此外，桑白皮具有利水湿的作用，可以治疗水肿、小便不利、发黄，治水常用方剂"五皮饮"里就有它。就桑白皮用于本方而言，是再好不过了，不但可以宣肺清热，而且可以去湿气，是将"开鬼门，洁净府"功能集于一身的一个药物。

生姜、甘草、大枣共调脾胃，但用于湿热壅盛的病证，甘草、大枣亦可去之。

临床运用，麻黄连轺赤小豆汤是治疗肺中湿热或蕴藏于皮表的湿热的，《伤寒论》本用来治疗"发黄"证。表有湿热，但不一定就是发黄。我们想想看，这个湿热在皮表排不出去，还会经常有什么情况出现呢？（学生：湿疹）湿疹，皮肤病是吧？对，最容易产生皮肤病。所以各种皮肤病，还有瘙痒，皮肤瘙痒症，属于湿热的，我们都可以参考使用麻黄连轺赤小豆汤。那用本方是不是一定带有发热恶寒无汗的表证呢？不一定，就像小青龙汤一样，你看小青龙汤是外有风寒，内有水饮。而本证是外有风寒，内有湿热。所以它们治疗的重点都不是有没有表证，而是根据在里的情况而定。湿热在表，无论是发黄、皮疾，都可选用麻黄连轺赤小豆汤治疗，不一定要有外感症状。所以，根据本方的清利湿热的特点，现在临床常用它治疗皮肤疾患，当然前提是属于湿热所致。因肺主皮毛，湿热壅肺，必犯皮毛，而导致各种皮肤疾病，如荨麻疹、银屑病、白癜风、痤疮等，属于湿热的用本方治疗，效果迅速、肯定。

但是在使用的时候，如果没有外感证，那么此处用麻黄就与湿热这个病证就有点不相符，所以我们在使用麻黄的时候要注意它的量，量要小一点，或者是把连翘的量加大，来盖过麻黄的这种温燥之性，就像麻杏甘石汤中麻黄和石膏的配伍一样。所以咱们学习麻黄连轺赤小豆汤，关键要记住一个药对儿：麻黄配连翘，就像麻黄配伍石膏一样。如果说嫌麻黄的温燥之性大的话，我们一个就是减低麻黄的用量，一个是加重连翘的用量，这个就要根据具体的病情了。一般我在临床用这个方子治疗皮肤病，麻黄用到9g、用10g的时候，连翘要用到20g、30g以上，就是高过两倍、三倍，这样才能把麻黄的温燥之性减轻。但是如果它就是兼有外寒证，这样的话麻黄的量大一点就没关系了，所以这也是要灵活掌握的。

一荨麻疹患者，中年女性，过敏体质，本次荨麻疹反复发作一月余，发作时其状骇人，满身都是大疙瘩，有的如杏子、大枣一般，瘙痒难忍，过敏原不清楚。一直服用抗过敏药物，开始有效，后来不能控制发作。来诊时正逢发作，得一见上述情状，是我目前为止看到的荨麻疹最严重的一个。小便短赤，舌红苔黄，脉滑。即用麻黄连轺赤小豆汤加苦参、白鲜皮、紫草、赤芍等药，服用1周，病情得到控制。两周后复发一次，但其势较前减轻，又用上方加减连续服用两周，病愈无复发。

临床上我用该方治疗许多湿热型皮肤疾患，大多取得了良好效果，如遇到病情顽固的皮疾，可待病情得到基本控制后，将本方制成水丸剂服用3个月，巩固疗效。

过敏性疾病，其过敏原表现五花八门，有对冷空气过敏、有对皮毛过敏、有对海鲜鸡蛋过敏、有对水果过敏、有对金属过敏，甚至是只对赤金以外的其他金属过敏，我看过有几例这样的病人。有一个起痒疹的中年女士，对金属过敏，只要碰到，立刻就会起痒疹，只有对99.99%的足金例外，所以同事们跟她开玩笑，买金项链时带上她去试验，如果带上痒疹不起的，一定是足金的项链啦（学生笑）。这个病人当时的痒疹用麻黄连轺赤小豆汤治疗，很快就消失了。但后来遇到金属仍然发作，到我这里来看过几次。

高蛋白的东西也容易过敏，还有的是动物皮毛类的东西、地毯等。有时候养宠物，像狗的皮毛、猫的皮毛，都可以成为过敏原。还有一些人对什么过敏呢？水果。有些人不能吃水果，一吃水果都过敏。当然有的对香蕉过敏，有的对苹果过敏，有的对梨过敏等等。原来有一个病人就是对水果过敏，一见水果摊子，她就远远地躲开，绕过去走，因为一闻到水果味她就会浑身起疙瘩。我在国医堂接诊一个病人，好几种水果都不能吃，连闻味道都不行，她说最让她难受的就是苹果。那大苹果啊，人家看见是垂涎欲滴，她看见以后马上就全身起痒疙瘩，一闻到那味就不行。第一次来诊的时候正好发作，满身起痒疹。我当时给她开麻黄连轺赤小豆汤，连翘用了60g，加上100g赤小豆（平时也可以用红小豆熬粥喝）这个病人后来控制得还不错。后来她说："我能不能吃一点水果啊？"我说："可以试验试验啊，你找个苹果啃一口看怎么样？"患者说："我不敢，怕再起疹子。"我说："没事儿，你过敏的话咱马上喝药控制。"她后来慢慢试试，可以吃。这说明什么？就是人的过敏体质也是可以改变的，实际上什么叫过敏？就是人体的某些细胞对某一些物质神经质，这细胞神经质，人也有神经质的，对吧？一见到某种东西就神经质，就害怕，用药把它改善过来，就可以缓解过敏的状况，所以说过敏不是不可逆的状态。

总之，临床上我们要治什么样的过敏症才用麻黄连轺赤小豆汤呢？（学生：湿热在表）对，湿热在表的，一定要抓住病机，就可以用。那如果是寒湿或者其他原因导致的过敏皮肤痒，当然就不可以使用这个方子，所以一定要辨证运用。

现在过敏性的疾病越来越多了，当然原因很多了，环境的污染是一个重要的原因。体质的变化，现在的体质都越来越火了，这与饮食肥甘厚腻、辛辣不无关系，燥热的体质也很容易过敏。当然过敏性的疾病不仅仅是皮肤病，像鼻炎、支气管哮喘、甚至肾小球肾炎等等，也经常由过敏引起。如果说过敏性的鼻炎经常流黄鼻涕、脓鼻涕，经常鼻塞，还有上火的一些症状，这个方子也很好使。还有，过敏也会哮喘，如果是属于湿热在肺的哮喘，同样可以选用麻黄连轺赤小豆汤。

下边看麻黄连轺赤小豆汤的煎服方法，"上八味，以潦水一斗"，潦水是地面流动的雨水，如果煎药都要用这样的水，还确实不好找的，这里我们要理解古人的意图，一个精神。据说，用潦水煎药，可以减轻湿邪的积聚，至于真正的临床意义，我们还有待去验证。"先煮麻黄再沸"，麻黄先煮一两滚儿。"去上沫，内诸药，煮取三升，去滓，分温三服。"要求"半日服尽"，半天服完全部的药物，实际上就是加重药量，本应一天喝完的药量，半日服尽。等于是一天用两剂，或缩短了服药的疗程，其意义在于湿热在表，利于速去。当然我们现在临床使用这个方子，到底几个小时喝一次，也不能太死板，需要活用。

茵陈蒿汤证、栀子柏皮汤证、麻黄连轺赤小豆汤证，通常被称为阳明湿热发黄三方证。这三个方证都是以身黄、目黄，黄色鲜明如橘子色，小便黄而不利等为共同特征。茵陈蒿汤证湿热并重，兼腑气壅滞，为湿热发黄之重者，可伴见发热、汗出不畅、腹满、便秘、舌红苔黄腻等症，故茵陈蒿汤中用攻逐瘀滞作用较强的大黄与以疏利作用见长的茵陈蒿配伍，于清利之中兼通腑气；栀子柏皮汤证是热重于湿，为湿热发黄证之稍轻者，可伴见口渴、心烦、舌红苔黄等症，故以清泄里热为主、兼以祛湿的栀子柏皮汤为治；麻黄连轺赤小豆汤证则是湿热发黄而兼风寒郁表之证，在发黄的同时，可见发热、恶寒、无汗，或身痒，多见于湿热发黄之早期，故麻黄连轺赤小豆汤中在用连翘、赤小豆、桑白皮清热利湿的同时，配伍麻黄、生姜、杏仁等宣散之品，以清利之中兼有发表，集"开鬼门，洁净府"法于一处，使湿热之邪得以表里分散。

（二）寒湿发黄

那如果说啊，这个太阴的湿邪和阳明的寒结在一起，就会形成寒湿之邪，壅滞肝胆同样会导致发黄。我们看第 195 条，就是寒湿发黄证。

陽明病，脈遲，食難用飽，飽則微煩頭眩，必小便難，此欲作穀疸。雖下之，腹滿如故，所以然者，脈遲故也。（195）

"阳明病，脉迟"，这一种脉象表示阳明病的寒证。表现为什么呢？"食难用饱，饱则微烦头眩”，就是吃饭不敢吃饱，一吃饱就胀，一多吃就胀。这是说明胃肠的消化动力比较差的缘故，往往是寒的表现。肠胃有寒，机能衰减，就是动力不够啊，病人不敢吃饭，吃饭后肚子不消化，很难受。甚至是什么呢？吃饱以后心烦不安，或者是会出现头目眩晕。临床上确实存在这类的人，也有人是什么呢？一吃饱就头疼。为什么呢？就是脾胃的消化力差，清阳不升，清窍失养所致。我曾接诊过这样一个病人，石某，女，36岁，病20年的头疼，怎么治都不行。刚开始在我这儿治疗也不行，喝一个多月汤药了，还是头疼天天发作，弄得我也很没面子，一个头疼都治不好啊。中医治头痛很讲究啊，头疼是前边疼、后边疼，还是两边疼，还是头顶上疼。我说：“你哪儿疼啊？”回答：“我满头都疼大夫！”（学生笑）全头都疼啊。所以把大夫的注意力都吸引到头部去了，一直辨证头疼，几乎治头疼的方子都用过了，桑叶、菊花、天麻、钩藤这一类的啊，川芎茶调饮，半夏白术天麻汤，都用过。后来她说一句话，对我启发很大。我说：“你这头疼啊，到底是什么时候发作得最多？比如说上午，还是下午，还是晚上啊？”她说：“大夫，我这（时间）都不是，我是吃饱以后就容易发作头疼，只要我的胃一不舒服。一胀，马上头疼就来了。”这就说明，她这个头疼的根源是在脾胃的啊。后来我给她用二陈汤（陈皮、半夏、茯苓、炙甘草）合三子养亲汤（苏子、莱菔子、白芥子），化痰湿调脾胃，因“百病多由痰作祟”，再加白蒺藜、蔓荆子等疏风之品，往头部走的药，终于把她的问题解决了，只服了14剂药，二十多年的头痛一点都不发作了，治得非常彻底。所以，在许多情况下，我们都不要忘了人的某一个局部跟某一个脏器是密切相关的，所以中医看病一定要从整体观念这个思想去考虑啊。你看这里所讲到的“食难用饱，饱则微烦头眩”，就说明这个头眩或头痛等头疾跟脾胃有密切的关系，脾胃不和，清阳不升，清窍失养，就可以引起这些病症。后来这个病人跟我熟了，有一次她说，她的头痛由好多大夫治过了，怕我不用心治她的病，她就给我施加压力。她说：“我到您这儿是最后一站，（学生笑）您要治不好我就不治了。”你说这压力多大啊，有些病人就经常说这种话啊，故意给大夫施加压力，让大夫明白得给我动点心思，不能忽悠我啊。所以病人的这种心理我们也得理解。当然这也促使我们做医生的要有充分的责任感，你得跟病较劲啊，病人服你一次药不行两次药不行，你得回去想招儿啊。一般情况下，即使中药（功效）再慢，要是开两周还是效果不好的话，就得换方子啦，就得再一次认真地辨证了。其实，中药的疗效并不慢，只要辨证准确，一剂就见效。如果服一两周（都没效），这往往是辨证的失误，要仔细审查病人的症状表现。但是如果服完效果很好的话，一般也不要随意地更改方子，因为第一次辨证往往没有先入为主，思考得比较多，比较细，因此相对而言，比较切实、比较准确。我们往往有时治到后面还要翻翻前面的治疗经过，这是从整体、立体的角度去把握一下病情，不要治到后来，把病人前面得的是什么病都给忘了，所以一定要给病人留病历，以便从整体上把握病人的情况。

再接着往下看这一条啊，“必小便难”，凡是发黄证，往往有小便不利的现象，这也是导致发黄的一个重要原因。“此欲作谷疸”，谷疸是黄疸病一种分类，是黄疸的一种，为什么叫谷疸呢？就是因饮食失调导致的黄疸病，本条而言，这是一个什么样的黄疸呢？脾胃寒湿型的，属于阴黄的范围。“虽下之，腹满如故，所以然者，脉迟故也。”那为什么这时候用泻热的方法不好了呢？“虽下之，腹满如故”？甚至越用大黄这些苦寒泻下的药，肚子胀得就越厉害，因为这是寒湿，而不是湿热，所以再用茵陈蒿汤这样的方子就不适合了。“所以然者，脉迟故也”，因为这是一个阳明寒证，脉迟就是阳明寒证的脉象特征。

寒湿发黄，是阳明寒和太阴湿邪结合，形成了寒湿之邪。寒湿发黄的道理跟湿热发黄相同，有脾黄说、胆黄说，其形成的渠道在湿热发黄证中已经讲过。也就是说，发黄证既可以由湿热引起，也可以由寒湿引起。但是寒湿发黄与湿热发黄的病症就不一样了，寒湿发黄后世把它叫做“阴黄”，身黄，目黄，但黄色不像橘子那么鲜明啊，而是晦暗，当然多有小便不利。而且从本条所说看，还有一吃饭胃脘就饱胀，并容易头眩的症状，脉来迟象，那这是脾胃虚弱的一种表现，这就是寒湿内阻的黄疸特征。治疗在这一条中没有提出来，在临床上我们常用治寒湿黄疸的一些方子，像慢性肝炎，它所表现的黄疸往往是寒湿型的，这种病人不仅没有热象，有时候还会拉肚子，腹胀，而且越拉肚子腹胀越严重。这就是脾胃虚寒的表现。寒湿发黄，如果是湿大于寒的，舌苔很厚腻，可以用茵陈五苓散，就是五苓散加上茵陈，也可以茵陈胃苓汤。我不知道大家学过胃苓汤没有啊？就是两个方子的组合，一个是五苓散，一个是平胃散，两方中各取一个字，叫胃苓汤。舌苔特别白，又白又厚又腻，往往是使用平胃散的一种指征。湿邪大于寒的，开茵陈胃苓汤，轻一点的用茵陈五苓散。那如果是寒象比较明显，寒大于湿的，病人拉肚子非常频繁，一天四五次，这种虚寒特征明显的，还有怕冷等等，我们可以用茵陈理中汤，甚至是茵陈四逆汤来进行治疗。这是我们治寒湿黄疸的一些常用的方子，但是你看不管是哪一型的黄疸发黄证，都用茵陈，所以茵陈是退黄的一个专药，而且是一个非常好的药物。

傷寒發汗已，身目為黄，所以然者，以寒濕在裏不解故也。以為不可下也，於寒濕中求之。(259)

“伤寒发汗已，身目为黄，所以然者，以寒湿在里不解故也。”这是一个太阳伤寒发汗不当所导致的发黄证，伤寒发汗本为正治之法，但若发汗不当，汗之太过，导致脾阳损伤，运化失职，使寒湿内生，影响肝胆疏泄功能，导致发黄。身黄、目黄，当然黄色晦暗，可伴有大便溏泄、腹满纳差、口不渴等症，是寒湿发黄嘛。“以为不可下也。”当然，寒湿发黄在治疗上就不可以用像茵陈蒿汤、栀子柏皮汤那样的药去泻热，甚至用泻下之法的。为什么这里提到不可使用下法呢？因为寒湿发黄中有腹满这样的当下的疑似症，所以仲景告诫不可被这些症状迷惑。“于寒湿中求之”，即应该采用温中散寒，除湿退黄的治疗方法，从寒和湿两个字去考虑。可酌情选用茵陈五苓散、茵陈理中汤或茵陈术附汤等。

（三）被火发黄

此外，还有被火发黄：

陽明病，被火，額上微汗出，而小便不利者，必發黄。（200）

阳明病，多为里热实证，治疗当以辛寒清泻或苦寒攻下为法，若以火疗的方法进行治疗，所谓“阳明病被火”，这就等于是火上浇油，犯了实实之戒，里热得火热之助，则热势更炽，津液更加损伤，导致无津作汗，汗源亏乏，故仅见“额上微汗出”。无液成尿故见小便不利。火热熏蒸，影响肝胆疏泄，导致黄疸。这是火热发黄，张仲景虽未提出治法，临床当以清热泻火、凉肝利胆为法治之。

综上所述，可见发黄证在《伤寒论》中有数种，湿热发黄、寒湿发黄、瘀血发黄、火热发黄。湿热发黄分别用茵陈蒿汤泻下退黄；麻黄连轺赤小豆汤发汗退黄；栀子柏皮汤清化退黄。寒湿发黄，“于寒湿中求之”，可分别用茵陈五苓散、茵陈理中汤、茵陈术附汤等利湿或温化退黄。瘀血发黄，可用抵当汤逐瘀退黄。而火热发黄，可酌情选用龙胆泻肝汤等清泻肝胆而退黄。无论哪种发黄，都要注意给邪气找出路，发汗、利小便、泻下，成常用之法。

二、血热证

那么，阳明病在发病过程中，如果阳明的热窜入血分，还会导致血热诸证的发生。下面看第202、227条：

陽明病，口燥，但欲漱水，不欲咽者，此必衄。（202）

脈浮發熱，口幹鼻燥，能食者則衄。（227）

口中干燥，只是想用水漱口，而不欲饮下，为热入血分的表现。热入营血，津液受到损伤，故常觉口干，但是由于营血的蒸腾，血被热蒸，荣气上潮，故口虽燥但欲漱口而不欲咽下，这是阳明热在血分的征象。假令阳明热在气分，必口渴引饮。临床上可以口渴之程度及方式来鉴别阳明热在气或是在血。另外，热在血分，灼伤血络，迫血妄行，又必然导致衄血，甚至吐血、便血。热入营血的舌象较为特殊，舌质红绛，可以作为一个诊断的标志。

第227条讲到了阳明病出现鼻燥而衄血的实例。虽然肺开窍于鼻，但鼻窍与手足阳明经、腑也有着密切的关系。足阳明胃经的经脉起于鼻旁，下循鼻外。手阳明大肠经入缺盆，络肺，与肺相为表里，在五行中同属于金。所以当阳明胃肠燥热循经上攻的时候，如果邪热偏重在气分，则见鼻燥。如果邪热波及血分，灼伤血络，迫血妄行，则见鼻衄。

那么，太阳病过程中也会出现衄血，但“自衄者愈”；而阳明病血热衄血，则未见自愈呢？因为太阳伤寒表实证的时候，寒邪外束，腠理闭塞，卫阳郁遏，邪气如不能从皮毛汗孔以汗而解，就有可能被逼入营血分，以自衄的形式而解。因此，太阳伤寒证，一衄之后，外邪得泄，郁热可除，病症则有得以解除之机。而阳明衄血是由邪热循经上犯肺窍，灼伤阳络而成，衄血之后，邪热并不能随之尽泄于外，阳明热仍在，故阳明衄血之后并不自愈。

阳明热入血室，我们自学一下就行了。

我们看第237条阳明蓄血证。

陽明證，其人喜忘者，必有畜血，所以然者，本有久瘀血，故令喜忘。屎雖鞕，大便反易，其色必黑者，宜抵當湯下之。(237)

条文一开始就说是阳明证，也就是说这种蓄血是发生在阳明病中，而不是太阳病的邪气入里化热所引起来的。喜忘，喜作“善”字解，《外台秘要》将此作“善忘”，可证。喜忘即我们经常说的健忘。甚至有些病人给我说：大夫，我撂爪儿就忘。(学生笑)有人研究耗子后认为，耗子在立起前爪的时候，你看耗子一出来它就先这样，立起前爪，东瞅瞅，西看看，据说那时候它的头脑最清楚，但只要前爪一放下它就忘了啊，(学生哄笑)唉，刚才想的什么来着？忘了，所以一出门就被猫给逮住了啊。(学生大笑)它在两个前爪子立起来的时候，知道猫在哪里，但是一撂爪它就不行了，就忘了啊。所以说撂爪儿就忘是从耗子这发展过来的。有些病人就形容说：我就忘事，这屋走到那屋去拿东西了，可到那屋却忘了拿什么了，哎？我这是来干什么啊这是？忘了，健忘。当然有一部分健忘是自然衰老，年龄大了都有健忘的表现。但是现在可怕的是什么呢？有好多年轻人也健忘，到门诊上去看这个病，这当然跟各种致病原因很相关的了，工作的压力、生活的压力啊，还有一些就是说这个生活方式的不健康等等，都会导致健忘。阳明蓄血证中出现了这种神志的症状，是由于瘀热引起来的，同样是瘀热干扰神明出现了喜忘，所以说“必有畜血”。“畜”与“蓄”同，瘀血停留，就称为蓄血。太阳病有蓄血，阳明病也有蓄血，都是瘀热互结而成。再者从这里我们可以看出来，蓄血证最容易出现神志的症状，但是我们看太阳蓄血的神志症状是什么呀？轻的是“其人如狂”，重的“其人发狂”。所以太阳蓄血的神志症状更明显。那这个阳明蓄血的症状是健忘，道理都是一样的。那阳明蓄血证会不会发狂啊？当然会了，千万不要理解为：阳明蓄血证的神志症状是健忘，而太阳蓄血的神志症状是发狂，这样就太死板了。太阳蓄血既会发狂，也会健忘，同样的道理，阳明蓄血也会发狂，只要瘀热上扰神明，发狂与喜忘都有可能发生，只是轻重不同而已。机理一样，所以要前后互参。所以然者，“本有久瘀血”，就是原来在得阳明热证以前，体内已经有瘀血了。这个往往是肠胃的慢性出血所导致的，前面我给大家讲过，比如说像出现狂的这种症状，从现代的医学讲，这是血氨增高所引起的，血氨增高，影响到大脑，就会出现这样一种神志的症状。那血氨这个东西从哪里来的呢？是肠胃的慢性出血所引起来的，出血到肠胃中积聚到那里，这就叫做“久瘀血”呀！你看古人已经观察到这种情况了。实际上它们讲的这个蓄血证，有人就研究了，说这个肠胃的慢性出血证，又加上有热邪，两相夹击就会出现《伤寒论》所讲的这种蓄血证，只不过这个热有从太阳来的，有从阳明来的而已。但是前提是二者都有慢性的肠胃、消化道出血这种表现。

“屎虽硬，大便反易，其色必黑者”，这是阳明蓄血证的特征。如果阳明的热与糟粕相结，大便则硬。但若是离经之血液与燥屎相混，因血液属阴，其性濡润，则化坚为润，这样大便虽硬，而排便却易。其色发黑，也是蓄血的特征，这与肠胃消化道的出血密切相关。所以，阳明蓄血证它所描述的是真正的肠胃有慢性出血的病证。而太阳蓄血证在这方面还不是很明显的，太阳蓄血证可以是大便秘结，你看桃核承气汤中调胃承气汤的目的就是通导大便，对吧？而这个阳明蓄血证它明显地表现了有出血的这样一个特点。

“宜抵当汤下之”，就是建议使用抵当汤。但是我们在临床上，实际上要分阶段来进行治疗。如果说这个病人肠胃有慢性出血，并且一直还在出的，使用抵当汤一定要谨慎。因为像水蛭、虻虫这些药物，你别说这些药物，就是一般的像桃仁、大黄这些药，都会有加重出血的副作用，因为是活血、破血的药啊。像水蛭这些药物，它含有溶血素，所以能够破血，所以对于出血的病人，水蛭、虻虫这些药不宜使用。但是面临这样的矛盾，我们也要想办法啊，既有瘀血，我们还要用破瘀的药物，但是又有出血，我们还不能过量使用、或者大量地使用这些破血药，那怎么办呢？你可以选用什么呀？既有化瘀又有止血作用的药，像三七、白及、仙鹤草、茜草炭等这些药物，既化瘀又止血，两相兼顾，就比较好。但是若是出血停止了，已经不出血了，只是肠道有瘀血的话，我们就可以用抵当汤来进行治疗，当然用量也要注意，因为毕竟是治疗消化道出血的病症的，所以使用时要特别小心。

第四节　阳明病预后

下面是阳明病的预后。

夫實則譫語，虛則鄭聲。鄭聲者，重語也。直視譫語，喘滿者死，下利者亦死。(210)

發汗多，若重發汗者，亡其陽，譫語。脈短者死，脈自和者不死。(211)

这两条讲了谵语、郑声及其危候，以及虚性谵语的预后。我们放在一起讨论。

关于谵语与郑声的区别。谵语与郑声，都是意识不清的情况下而胡言乱语，但在临床上有虚、实之分。谵语多由邪热亢盛，扰乱心神所致，临床往往表现为语无伦次，声高气粗，所以原文说“实则谵语”；郑声多是因为精气内夺，心神失养而不宁所致，临床表现为语言重复，声低息微，一件事反复地讲，反复地啰嗦啊，因此原文说“虚则郑声”。《素问·脉要精微论》所说的“言而微，终日乃复言者，此夺气也”，与此相类。

关于谵语的预后。谵语一证，有顺、有逆。假如谵语伴见直视与喘满，则是因实而致虚，预后多不良。直视，我们前面讲过多次，为五脏阴精，特别是肝肾阴精被邪热所劫夺，不能上养于目所致，多是动风的先兆。喘满为肺气上脱的表现，预后较危。故谵语见直视与喘满，为正气虚脱，邪气盛实之象，预后当然不良。如果又见到下利，则是中气衰败的表现，所以亦为死候。对于虚证谵语来说，若见脉短，即其脉上不及寸，下不达关，为气血津液枯竭之象，《素问·脉要精微论》“短则气病”，即是此意。因气血津液枯竭，使脉道不充，故曰“死”。死是预后危险的意思，并非指定死亡，通过扶正固脱，仍有一线之机。当然了，脉若不短，提示正气尚可以恢复，故不死。这就是原文所说的“直视谵语，喘满者死，下利者亦死”，“脉短者死，脉自和者不死”的含义。

这两条都讲到了谵语，但一个说“实则谵语”，一个却说“亡其阳，谵语”，二者似乎相互矛盾，其实不然。第 210 条是辨谵语、郑声及谵语的危候的。其中“实则谵语”是相对于“虚则郑声”而言的，其意在于阐明六经病中有关神志不清发生的一般规律，因此在内容上既概括了阳明里热实证中因燥热上扰心神而发生的谵语，又概括了三阴里虚寒证精气被夺而发生的郑声。而第 211 条是论述亡阳谵语病凭脉以决断预后的情况，“亡其阳，谵语”则是相对于谵语发生的一般规律而言，是进一步阐明谵语发生的特殊情况，让我们了解谵语临床表现固然多实，但也有属虚的情况发生。由于汗为心之液，发汗过多，阴液走泄，阳气外亡，导致心气散乱，神明无主，而发谵语。由此可见，这两条所讲不但不矛盾，而且还有相互补充之妙用。这就告诉我们，临床辨证需要全面分析。实证谵语，必有实热之象；亡阳谵语，必有亡阳之征。

到此，阳明病的内容整个就讲完了，我们再小结一下。关于阳明病，我们讲了这么多病证，那核心是什么呀？整个阳明病的特点，“胃家实”是吧？那“胃家实”之中什么最重要啊？阳明热啊，其实都是热邪惹的祸，对吧？一开始阳明病的热证，开始前驱期是什么呀？栀子豉汤证，实际上这个证说白了，它还没有真正到阳明呢，只不过是表现的（阳明）初级阶段啊，也可以认为是太阳和阳明的中间一个阶段，所以太阳病变证也会出现栀子豉汤证这样一个阶段。再向里发展就到白虎汤证了，从此，病情进入了阳明期，这个是真正的阳明病啊，而且后面好多方证都跟它有关系。也就是说白虎汤证这个阳明热证，是阳明病最核心的证候。比如说，后面这些方证都是阳明热在发展过程中所出现的一些变化。如果这个热伤津耗气了，就要加上人参，这就变成了白虎加人参汤证了。如果说这个阳明热，下劫肾阴，使肾虚主水功能失常了，就可以导致猪苓汤证了。伤津耗气的这是阳明热邪的特点，那么下劫肾阴体现了“胃肾相关”的理论，胃肾相关我前面说得很细。胃热、胃病容易导致肾病，那肾病也容易导致胃病啊，我们到《少阴病篇》咱们还要学吴茱萸汤证，你看少阴虚寒证里边会出现吴茱萸汤证，那是什么原因呢？是少阴的肾寒影响到胃了。胃能影响到肾，肾当然也会影响胃了，这叫胃肾相关。所以这个猪苓汤证，《阳明病篇》的猪苓汤证也是这个白虎汤证的一个发展的变化。那如果说这个阳明热啊，热与糟粕结聚形成燥屎，一步一步地越来越重，最后完全阳明腑实形成，是吧？就是三承气汤证了，调胃承气证、小承气证、大承气证。这阳明的胃热，除了伤肾阴以外，还可以伤脾阴呢，伤了脾阴了，脾的运化功能被约束了，因为阳明与太阴相表里，对吧？所以这就形成了脾约证，叫麻子仁丸证。还有如果说这个阳明胃热啊，伤肠阴了，你看，表现为典型的津枯肠燥的便秘，咱们学的233条叫什么呀？叫蜜煎方啊，肛门栓剂，还有大猪胆汁、土瓜根的灌肠疗法的等等，这是胃肠本身的阴液干燥所引起的，属于津枯肠燥便秘。那如果说，这个阳明的热和太阴的湿相聚，与太阴湿结合了，就会形成湿热发黄证，湿热发黄三证，茵陈蒿汤证、栀子柏皮汤证、麻黄连轺赤小豆汤证，主要是茵陈蒿汤证。那如果阳明热，窜入血分了，形成了血热证，导致衄血、下血，也会形成阳明蓄血证。所以我们看所有这些方证，都是阳明热的发展变化，所以阳明病中，阳明热是它的一个核心，一个基本特点。当然还有一小部分阳明病是阳明的寒证，但是大多数我们看是阳明热，是不是阳明热引起来的？所以这是它的一个关键，我们要抓住这一点。所以治疗阳明病，重点要治这个热，要切切清泻阳明之热，而且注意顾护阴津。如果你能把这个热消灭在萌芽阶段，就会截断或减少阳明实证、发黄证、蓄血证等的发病。

第二十六讲

少阳病脉证并治

第四章 辨少阳病篇脉证并治

少阳病篇，宋版《伤寒论》在263～272条，共10条原文。但我们的教材是以类相编，将太阳病篇中有关少阳病的方证也放入辨少阳病脉证之中，如著名的小柴胡汤证，第96条，原本在《太阳病篇》中，还有柴胡桂枝汤证、大柴胡汤证、柴胡桂枝干姜汤证、柴胡加龙骨牡蛎汤证等都是从太阳病篇中挪入，我们要明白。

那么提到少阳，我们马上就会想起来“半表半里”这个词，说少阳是半表半里，怎么理解这个半表半里呢？有人用一个平面图来解释，一个平面三个格，外边的这个是太阳，里面是阳明，那中间就是少阳。这种解释太“平面化”了，因为实际上三阳它不是一个平面图，半表半里并非是半在表半在里，也不是表里的夹层，而实际是非表非里，就像门的枢轴。假如说这一本书（把书本竖起了），书面是在外，相当于太阳；书后皮在里，相当于阳明；而书的中间，装订有书针的那一部分（书脊吧），就是少阳。翻看书页不至于脱落，就靠这个书脊的作用。也就像咱们教室的这个门一样，门向外打开，相当于太阳经；往里推进来，相当于阳明经；而管理这个门的开与合的，是门的中间的这个轴，这个门轴，就属于少阳。所以少阳就是一个门轴理论，它是竖着的，它不是表里的夹层，不是在表里之间，而是主管表里气机运转的一个位置，这个我们把它叫做“半表半里”。就是你把它叫表也不合适，叫里也不合适，所以才有“半表半里”这个词。这个词不是后人发明的，是张仲景在《伤寒论》第148条里提出来的，他说小柴胡汤证是“半在外半在内”也。后世注家，第一个注解《伤寒论》的人，南宋成无已，据此悟出少阳为“半表半里”的理论，所以“半表半里”这四个字是成无已第一次提出来的。《黄帝内经》里讲“太阳为开，阳明为阖，少阳为枢”，太阳开，主表；阳明阖，主里；而少阳运转其间，所以“少阳为枢”。少阳是枢机，枢机就是枢纽，控制着上下前后左右。实际上，少阳不但是三阳经的枢机，也是三阳和三阴之间的枢机，就是它的枢转作用不仅仅是枢转太阳和阳明,也负责枢转三阳和三阴,它的作用范围非常的大,因此在调节人体的阴阳平衡方面起着非常重要的作用。所以说,太阳的病也好,阳明的病也好,三阴的病也好,都会影响到少阳经,因为它的位置太重要了。那么,上述这些病症也都可以把调理少阳作为其中的一种治疗方法。同时,因为少阳的特殊位置,这也导致少阳经的症状比较杂,比较多,比较不稳定和(具有)广泛性,为什么?因为它的这个枢机的位置所造就的,所以少阳病的主证很多,我们待会儿学小柴胡汤证就知道了。而且它的兼证也多,兼太阳证,兼阳明证,兼太阴证等等,因为少阳的位置是枢纽,四通八达,凡是四通八达的地方就热闹,人就多,那出现的问题也就多,这是一样的道理,对吧?这就是少阳病大体的一个特点。

所以,半表半里实际上是解释《黄帝内经》少阳主枢的这样一个理论的,前后一致,并不矛盾,这个概念我们把它记住。所以大家把这三阳摆位置的时候,千万不要把它摆成平面图,就是少阳在太阳、阳明的中间,它不是这样子的。而是一个枢机,是一个门轴,门轴正常,就既可以往外开门,又可以往里拉门,这是少阳的一个主要特点。那我们讲少阳病,首先是了解少阳的一些生理状态。讲到少阳要讲经络和它的脏腑,它涉及的范围是足少阳胆经、胆腑、手少阳三焦腑,当然也有手少阳经脉,这些知识我们在中基里面已经学过了,是要求大家必须掌握的一些东西。

三阳经总体上有一个行走规律,基于少阳经而言,主要是行于人体的两侧。所以三阳经我们大体可以这样记:背部是太阳经,前面是阳明经,而两侧是少阳经。正是因为如此,后世医家分表里的时候,这也是一个重要的参考系数。为什么太阳是表,阳明是里,跟它的经脉位置也有关系,因为背部、后面是阳,太阳经所过,所以太阳主表;腹部、前面属于阴,阳明经所过,所以阳明主里。那身体的两侧,少阳经所过,是阳是阴呢?是表是里呢?不好讲,因为它在身体的两侧,所以说把它叫做半表半里。课后大家要把手足少阳经的循行背会。

足少阳胆腑的功能,《黄帝内经》讲得明白:一个就是说它藏精汁,精汁就是胆汁,如《灵枢·本枢》篇说:“胆者,中精之腑。”这是胆的一个主要的功能。胆贮藏精汁,以参与肠胃消化,胆疏利肠胃,尤其是消化肉食类的东西,必须胆汁。所以如果说胆囊这一方面的功能减弱,或者胆汁排泄不畅,会造成消化系统的疾病,尤其是吃完肉类的食物以后不消化,或者就会产生厌油腻这样一种感觉。胆囊炎也好,胆结石也好,这些疾病,都有厌油腻、恶心、呕吐、不想吃饭的一些症状,这主要是胆汁的消化功能减弱了。所以我们从这里可以推论,少阳病既然牵涉到胆腑的功能了,必然会出现这方面的一些症状,就是消化不良的一些症状。所以为什么在小柴胡汤证里,在少阳病里会出现喜呕、不欲食的(症状),跟它有密切的关系,这是它的一个主要功能。

胆腑还有一个功能，就是参与人体的情志活动，《黄帝内经》认为胆“主决断”，说“胆者，中正之官，决断出焉。”“中正”就是不偏不倚，“决断”就是决定判断。讲到肝胆相表里，肝是主谋虑的，事情谋虑好了，谁来拍板决定呢？胆气，胆主决断，它会参与这方面一个情志活动。如果说胆的功能不好，往往这病人就会出现一些情志方面症状，如胆小、胆怯、恐慌。日常生活中我们经常说某人胆大还是胆小，它有一些医学方面的道理，对吧？还有一些病人，非常的害怕，“恐人将捕之”，这是《黄帝内经》里讲的，就是胆气虚的人总觉得背后有人跟着他（她），做梦也是追杀他（她）的梦，害怕，甚至自己的家一个人不敢住，这些往往都是胆气虚的表现。现在有不少胆结石患者接受手术治疗，把胆囊给切了。切除胆囊后就会发生一些病变，从我的临床观察来看，基本上有两种：第一，消化不良，会出现消化道的一些症状。胆贮藏胆汁，当机体需要胆汁的时候胆就把胆汁输送到肠道以供消化。当机体需要量少或不用的时候，胆就会把胆汁贮藏起来，就是对胆汁实行一个调节。但是没有胆囊了，胆汁从肝脏分泌出来以后，随时分泌就随时流入肠道，不需要的时候它也有，所以会造成什么症状呢？拉肚子，病人经常拉啊，拉得很稀。但当真正需要胆汁帮助消化的时候，比如想吃点肉，或吃点硬的东西，需要的时候又没有那么多，它又消化不动，所以这就会造成严重的消化不良的一些症状。该用的时候没有，不该用的时候它一直流，这是没有胆囊的人一个病变。第二，情志方面的症状。基本上切除胆囊的人多多少少都会有这方面的一些感觉，就是害怕。有一个女病人就是在胆囊切除以后出现这方面问题了，她总觉得后边有人跟着她，她有时候走着走着就会下意识地猛一回头，看看后边有人没有，后边啥也没有，但是她总觉得后边有个人跟着她。在家的时候有人咣咣一敲门，她就吓一跳，电话铃一响也吓一跳啊。甚至于什么呢，家里没人她不敢睡，必须得丈夫陪着她，否则的话，不行。她丈夫出差，她就坐着不睡，把所有的灯全打开，用眼睛瞅，来回瞅着卧室的周围（学生笑）。所以这就是什么呢？跟胆主决断有关系。所以一定好好保护我们的胆囊。即使有些胆结石，我们中药也可以化石、排石呀，不要动不动就动刀子切了（胆囊）啊！说到这里，我提醒大家要养成吃早饭的好习惯。吃早饭实际上是保护胆囊的。如果不吃早饭，大家想想看，这个分泌了一夜的胆汁，都在这个胆囊里面，你不用它，它就贮存，蓄积多了就会形成结石，有好多胆结石症属于胆汁淤积型的，那长多了到最后就很麻烦了。所以大家一定要一天三顿饭，定时定量，不要有所偏，这是最好的养生办法。有一些养生馆，我有一次与别人一块儿吃饭朋友告诉我，他说他们小区的有个养生馆，哎呀那好，开展减肥业务，吃完他们给的药物后早上就吃一顿饭，中午晚上你就自动不饿！我说这是什么养生馆？纯粹是不符合医学道理的，胡说八道啊！这能叫养生吗？最好的养生那就是让你吃饭很正常，你的身体很健康才可以，如果要通过养生以后让你一天只吃一顿饭，这种养生馆是骗人的,大家一定要注意这些。所以我们现在讲到这一些问题了,咱们日常的一些料理,自己对自己的身体要特别爱护啊。

胆还有一个功能,就是疏泄,在肝脏的主司下所进行的疏泄。肝胆的疏泄能调达人体的气机,所以这个少阳病会出现气机失调的一些(表现),“默默”,情绪很不高兴,严重的甚至会很抑郁,此与胆主决断也有关系。

《黄帝内经》还讲“土得木而达”,实际上就是讲的木对土的疏泄作用,这个我们叫做相克的作用,克是正常的,土要经常得到肝(胆)木的疏泄,如果说土得不到肝(胆)木的疏泄,大家想想看这个土就会怎么样啊？就会壅滞对吧？土壅滞后它就运转不开了,你想脾气要壅滞的话就会出现什么情况啊？气机郁滞了就会肚子胀,就会吃不下去饭。就像这个农民朋友,如果说土地每年要不犁一遍的话,就会板结,长不出来庄稼了。一样的道理,如果说脾土得不到肝胆之木的疏泄,它的消化运转作用就会减弱,人不愿意吃饭就是这个(原因),那我们说这是正常的一种现象,不克了不行。但假如说这个肝胆木克脾土克得太过也不行,就像土地一年不翻一下不行,但每天都去翻土地也不行,这样就太过了,会造成水土流失。所以如果病人肝胆木的功能太强,就会经常拉肚子,营养也就吸收不了了,因为没来得及运化它就跑掉了,所以这就是肝木克得太过的问题。“土得木而达”是处在一个恰到好处的状态。

以上是胆的功能特点,从胆的这些功能特点中我们可以看到,如果是少阳病的时候,胆的这些功能失常,就会出现这样的症候群:第一,会有消化道的症状,在少阳病中会出现一些脾胃的症状,很多见;第二,会出现情志方面的症状,像心烦、默默等等;第三,由于少阳主枢机,会出现一些枢机功能失调所出现的症状,这里当然有好多气机失调的一些病症。这些都是少阳病的主体证候。

另一个少阳器官,手少阳三焦呢？它是“决渎之官”,“渎”就是水道。决渎,就是疏通水道的,所以说上、中、下三焦就是人体的一个水液运行道路。另外《黄帝内经》还有一个理论,三焦腑是“外通腠理”的,它有这么一句话叫“三焦膀胱者,腠理毫毛其应”,就是膀胱也好,三焦也好,跟人体腠理、肌表的关系非常密切。这种密切的关系在外感的情况下最容易出现问题了,所以一些外感病,可以通过这种渠道很快地传到少阳三焦而影响它的功能。那我们《中基》里面学的三焦主要是气和水的通道,所以三焦的功能失调,会出现气机的失调,会出现水液代谢的失调,从而导致一些水饮内停的病症,这是三焦腑的功能。

所以从这里我们可以看出,少阳病所牵涉到的症状也是比较复杂的,消化系统的、精神情志性的,泌尿系统的等等一些症状,都会在少阳病中出现。这是少阳的两个腑的功能。

那少阳病是怎么形成的？无非还是这样子。第一,就是邪气直接到少阳了,实际上我们也可以把它认为是“直中”,只不过我们习惯上把邪气直接到三阴才叫直中，那如果说病人一感冒就得少阳病，它也属于直中的一种，就是邪气直接到少阳了，没有经过太阳经这个阶段。

第二，那最多的还是什么呢？从其他经传过来的，其他经传过来最常见的一个当然是太阳经了啊，感冒不好可以转成少阳病，我们在前面也学过，这个很多了对吧？你像半夏泻心汤证的一开头也是这样子是吧，“伤寒五六日，呕而发热者，柴胡汤证具”，开始是一个太阳伤寒，后来就变成了“呕而发热”的小柴胡汤证了，这就是由太阳传到少阳了。包括咱们小柴胡汤证也是这样子引起的，“伤寒五六日，中风，往来寒热”，就出现这种情况了，那这是最常见的一个传变渠道。

第三，这里我把它列出来一些，厥阴啊，厥阴是六经之尽，邪气到这儿本来部位很深了，但是由于它和少阳相表里，所以厥阴的邪气有外出少阳的这样一个机转，这样一种可能性。所以在《厥阴病篇》里有这么一条，“呕而发热者，小柴胡汤主之。”也就是说在厥阴病里如果出现呕吐、发热的一些症状，是厥阴邪气还出少阳的一种表现，可用小柴胡汤治疗。因为两个相表里的经能相互影响，这是从少阳病的成因（来进行的讨论），两个渠道啊，本经自病和它经传来。

关于少阳病的证候，我给大家总结了这几组症状：

第一，就是少阳经证。所谓少阳经证就是邪气在少阳经里所导致的一些病症，当然这些病症跟它的经脉的循行非常相关。经常出现的，一个是目赤，这跟经络有关系，因为肝胆开窍于目；耳聋，这是在原文里面都有体现的。所以，目赤、耳聋这些眼睛的病和耳朵的病，也有可能就是由少阳病引起的。我们学了这些症状以后，在辨证目赤或者耳聋的时候，就要想想它有可能会由少阳病所引起；还有胸胁苦闷，往来寒热等，后面我们还有详细地讲这些症状出现的原因，这叫少阳的经证。

第二，是少阳腑证。所谓腑证就是牵涉到少阳腑了，就是邪气在胆或者三焦，影响了胆、三焦的功能所出现的一些症状，比如说口苦、咽干、目眩、心烦喜呕、不欲饮食，这些都是胆腑、三焦腑的功能失常所出现的一些病症。

第三，还有一类就是兼证。少阳病，由于少阳它所处的位置的重要性，枢机的这样一个位置，交通比较发达，容易受到各方面邪气的影响，所以它的兼证比较多。那就是说，少阳病可以兼其他经的一些病症，最常见的就是兼太阳病，有一个柴胡桂枝汤，小柴胡汤和桂枝汤合在一起了，就是用于既有少阳病，也有太阳病的病证；兼阳明，少阳和阳明同病，用大柴胡汤治疗；兼太阴，少阳病的同时出现太阴虚寒证，用柴胡桂枝干姜汤治疗；兼神志病变，用柴胡加龙骨牡蛎汤治疗等等。这些都是它的一些兼证。

另外，少阳病的特点有这样几点：第一，容易经、腑同病，就是在一个少阳病证候里面，既有经脉不利的证候，也有少阳腑功能失常的证候。比如说，病人既有口苦，那我们说这是属于胆汁上犯了，影响到少阳腑了，但是同时又有胸胁苦闷的经脉循行方面的一些症状，这就是经、腑同病。它不像太阳病，分得那么明显，我们看太阳经证有三类：太阳伤寒、太阳中风、太阳温病。那么到腑证有蓄水、蓄血，它表里非常分明。但是在少阳病里容易经、腑一块儿病，这是它的一个特点。

还有一个特点，由于少阳主枢机，主管人体气机的运转，所以如果说少阳有病，气机运行不利就会出现气郁的症状，气郁时间久了就会化火，我们把这种火叫做郁火啊，所以少阳病易见郁火。

第三个特点，由于少阳既有胆又有三焦，主管人体的消化和水液的代谢，所以少阳有病容易生痰、生饮、生水。

第四，就是它的兼证比较多，易伴有太阳、阳明和太阴之气的不和，这是少阳病的一些特点。这些特点就突出了少阳为枢的这样一个生理性的特征。

关于少阳病的治疗，不能单用汗法、吐法、下法，最好和解，我们把这个叫做和解少阳啊，它的代表方剂，就是小柴胡汤，我们都非常熟悉的一个方子。

这里我给大家一个歌诀，有关三阳病治疗特点的："太阳主表畏邪留，汗而发之勿漫求。阳明主里畏邪盛，清下之法分辨用。少阳主枢畏邪郁，和解枢机最适宜。"太阳是主表，最怕邪气留滞，所以说要尽早发汗，消灭邪气于萌芽阶段，所以叫"汗而发之勿漫求"；阳明主里，邪气较甚，胃家实是也，所以说阳明热证要清，实证要下，它是清下两法，所以谓"清下之法分辨用"；少阳是主枢机的，最害怕气机郁滞，邪气郁滞，所以它是"和解枢机最相宜"。通俗地说，邪气在表的要因势利导发汗，在里的要清要下，在半表半里的，汗、清、下均非所宜，只能用和解的方法来进行治疗。

关于少阳病的转归，大部分是痊愈，预后比较良好。如果传经的话，少阳可以内传阳明，也可以外出太阳，或者是通过表里关系传到厥阴。当然也有一部分人患少阳病后，既没有好也没有往里传，而是变化了，出现变证，所以少阳病也有变证。这就是少阳病的三种转归。

我们先对整个少阳病做个大致的了解，下面我们重点讲一些原文。

第一节　少阳病辨治

一、少阳病提纲

首先看少阳病提纲证。

少陽之為病，口苦，咽幹，目眩也。(263)

提纲证很简单，我们念一遍就背会了吧。为什么把这三个症状作为少阳病的提纲证，代表的机理是什么？第一个症状就是口苦，经常性的口苦，这个在临床上特别常见，许多疾病中都会出现口苦，不一定都是肝胆病，有好多热证，包括心血管的病，泌尿系统的病，还有一些精神、情志方面的疾病，都会出现口苦的症状，所以这个口苦很常见。我不久前看一个女病人，嘴苦得非常厉害，她说吃白糖都是苦的，甭管吃什么全是苦的，嘴里面就是苦。那为什么这个口苦久久不除呢？古人就想了，其实咱们古人想的特别直接，你不要把中医想得太玄妙了，说中医难学，其实一点都不难学，其理论都是来自于朴素的生活之中，比如嘴为什么一直苦啊？古人就想是体内的一些苦的东西跑出来了，就这么简单。体内的东西什么最苦啊？（学生：胆汁）胆汁最苦啊，所以古人认为口苦就是胆汁上犯于口所引起来的。那无缘无故的，胆汁怎么不走常道就往上跑呢？一种什么动力、什么邪气干扰了胆汁，使其不循常道啊？（学生：热）热，对啦，所以说啊，这就推断了，口苦是胆内有热所引起来的，胆内有火热，迫使胆汁不循常道上犯于口，于是就发生了口苦。所以口苦的基本病机就是这样子：胆火上炎，迫液上溢。那么，明白了它发生的机理，我们就知道了怎样去治疗口苦啊？那当然是清泻胆热了，胆热一去，胆汁就走肠道了，不妄行了，口苦也就解除了。临床上有一些消化系统的疾病，像胆汁反流性胃炎，往往是胆热犯胃引起来的，胆热犯胃，迫使胆汁反流，所以常表现为烧心、口苦，或泛酸，甚至从胃到嗓子眼都感觉热辣辣的，所以中医治疗胆汁反流性胃炎，首先就是清泻胆热，效果非常肯定。这就是治病求本的道理。

第二个症状，咽干，即咽喉干燥，这个当然跟少阳的经脉循行有关系了。胆经和三焦经都跟咽喉有关系。咽干就是咽中乏津，少阳病出现咽干，那就是少阳火热伤津所导致的。但是少阳火它不像阳明热，阳明热称为“大热”，但是少阳，少者，小也，像初升的太阳，所以少阳的火热它没有阳明的大，伤津的程度比较轻，所以只会出现咽干，而不是像阳明病那样的大渴引饮。

第三个症状，目眩，就是眼睛模糊，头目眩晕。这是什么原因呢？肝胆和目的关系，我们讲少阳、讲胆离不开肝啊，肝胆的表里关系非常密切，肝胆开窍于目，如果说胆火循经上攻就会出现目眩，严重的会导致眼睛发红，所以目眩仍然是胆火循经上扰所引起来的。

我们从这里可以总结出来一个少阳病的基本病机：胆火上炎，所以治少阳病要注意清利胆火。从这三个症状来讲，都是胆热惹的祸，少阳的热往往郁热为多，因为少阳主枢机，所以清胆热的时候一定要加上调理气机的药物，这是与治阳明热不同的一点。这是少阳病的提纲证。

关于这些，如果联系《黄帝内经》的话，讲到少阳胆的症状时，与少阳病所述基本相同，比如《灵枢·四时气》说：“邪在胆，逆在胃，胆液泄则口苦”，讲得很明白，口苦就是胆液上泄了，就是胆汁上犯了对吧？“胃气逆则呕苦，故曰呕胆。”（《灵枢·四时气》）还有《灵枢·邪气脏腑病形》篇：“胆病者，善太息，口苦。”你看,都提到口苦了,可见口苦这个症状,是少阳病最主要的一个症状。当然还有一些像“呕宿汁,心下澹澹,恐人将捕之”,这些都是出现的一些情志方面的症状了,从现在的临床来看,《黄帝内经》讲的这些仍然具有很强的临床指导意义。这些症状可以分成两组病变,一组是消化方面的,一组是情志方面的,这就是少阳病的两大症候群。我们从这里可以看出来,《伤寒论》是《黄帝内经》临床忠实的实践者。

二、少阳病治禁

下面我们看第264和265条啊,讲少阳病治禁的。

少陽中風,兩耳無所聞,目赤,胸中滿而煩者,不可吐下,吐下則悸而驚。(264)

“少阳中风”,这个“风”是指邪气,就是少阳感受邪气的意思。所以我们看这就是本经自病。邪气侵袭少阳会出现什么症状呢?“两耳无所闻”,就是耳聋啊,还有“目赤”,什么原因呢?因为少阳的经上连目窍,足少阳经起于目锐眦,走于耳中,下胸中,贯膈;手少阳经上耳后,入耳中,出耳前,止于目锐眦。所以少阳经感邪,郁而化热,循经上攻就会出现耳聋、目赤。我们看这两个症状,仍然是少阳火热上攻的一些特征,所以说口苦也好,咽干也好,耳聋、目赤也好,属于少阳火热的较多。下面一个症状,“胸中闷而烦”,胸闷而烦,这是少阳经气郁滞的表现。少阳,尤其足少阳胆经过胸胁,所以如果经脉气机郁滞,就会出现胸闷、胁痛等症状,这是少阳经气不利的表现。烦是少阳热扰于心所致。那么我们看这样一个少阳中风证,就是少阳的经证,也就是说邪气在少阳经脉里面。在治疗上应该用和解的方法,“不可吐下,吐下则悸而惊”,忌用吐法、下法,如果误用了以后就会出现心悸、惊恐、骇怕这样的一些症状。所以这一条在于告诉我们少阳病不能使用吐法和下法。

傷寒,脈弦細,頭痛發熱者,屬少陽。少陽不可發汗,發汗則譫語,此屬胃。胃和則愈,胃不和,則煩而悸。(265)

“伤寒,脉弦细,头痛发热者,属少阳”,一个太阳伤寒证如果出现脉弦细了,出现头痛发热,这是邪气已经到少阳了。这里要注意的是,这里给了我们一个少阳病的主脉:弦细的脉象。弦脉是代表气机的郁滞,细是代表气血不足,有正气不足的一面。因为少阳,是个小阳,所以说它在气机郁滞的同时有正气不足的一面,所以少阳病的主脉是弦而细的脉象,这也是少阳证的一个主证。还有头痛发热的表现,当然如果只从头痛发热去考虑的话,不一定都是少阳病,太阳也有头痛发热,阳明呢?也会有头痛发热。但是我们要从六经去辨证的话,三阳经所表现的头痛是不一样的,是不是啊?太阳经头痛,哪儿啊?后项痛;阳明经,前额疼痛啊;少阳经,两侧疼痛。哎,这个在临床辨证非常有用啊。如果表现为头顶子

(巅顶)痛,(学生:厥阴)对,属于厥阴经头痛;那满脑袋都痛呢?(学生笑)嗯,六经是吧?满脑袋痛嘛,哪儿都痛啊,六经同病,是不是啊?头痛的引经药咱们会不会开啊?比如说少阳经头痛主用什么啊?你看治头痛有很多药,羌活、独活、柴胡、细辛、吴茱萸、白蒺藜、蔓荆子、藁本等等,怎么在临床上据证选用?说来个头痛我不管是哪边痛,就把所有治头痛的药全端上来,搞药物排队,这方子开得肯定不精了,对吧?比如病人说我偏头痛,或者说头的两侧痛,那我们一辨证就是少阳经对吧,主用什么药啊?柴胡;后脑勺呢?后脑勺是太阳经了,当然看他是不是麻黄汤证,是不是桂枝汤证?除此以外,我们还可以加上一些入太阳经的一些药,就是它对太阳经有亲和作用,我们通常把它叫做"引经药",像羌活、独活、蔓荆子、藁本等等这些,都是入太阳经的;那么阳明经呢?(学生:白芷)哎,白芷;厥阴经呢?哎,吴茱萸入肝对吧?满脑袋都疼呢?川芎,各位,不管哪一经川芎都走,川芎啊,大家记住这个。所以我之前让你们借阅的一本书《病因赋》里讲得很好,在讲头痛时说:"头痛必须用川芎,不愈再加引经药。太阳羌活少柴胡,阳明白芷还须着。太阴苍术少细辛,厥阴吴萸用不错。"就是讲的这些引经药的东西啊,讲得非常好,而且很实用,六经的头痛里面它都有了。但是甭管哪一经,它说川芎首先拿上,这个在临床是确实如此。但是要有一点,我们用川芎的时候要注意病人的血压问题,如果高血压导致的头痛、头胀,川芎非要使的话,一定要配合一些潜镇的药物,要注意这些问题。

那这里讲到"头痛发热属少阳",所以如果说典型的少阳经头痛应该是两侧或者是偏头痛。那发热呢?怎么才能判断出来病人发热是在少阳、阳明还是太阳呢?太阳经的发热类型是发热和恶寒同时并见,就是病人在发烧的时候又很怕冷,看似很矛盾,一量体温39℃,但是还非要盖两个被子不行,这就是恶寒和发热同时并见,是太阳病的特点。阳明经呢?(学生:恶寒轻,发热重)对,恶寒轻,或者是大部分不恶寒,反恶热,对吧?所以它是阳明大热,即使有恶寒,时间很短暂,程度非常轻。少阳病发热呢?它和恶寒交替出现,不是同时并见,有发热的时候不恶寒,有恶寒的时候不发热,二者交替出现,我们把它叫做往来寒热,这就是少阳病的热型。所以这里条文讲"头痛发热者,属少阳",应该是往来寒热,两侧头疼,这个是比较典型的少阳病症表现。如果再加上脉弦细,那就必是少阳病无疑了。

"少阳不可发汗",第264条讲不可以吐下,第265条讲不可以发汗,所以从这里面我们可以看出来,少阳病汗、吐、下三法都不适宜。那如果说少阳病兼太阳病了可以发汗吗?可以,只不过是在和解的基础上加上发汗的药物。所以不能单独使用这种汗、吐、下的方法去治少阳病,大家一定要注意。

如果误用发汗的方法"则谵语",本来少阳有热,再用辛温发汗的药物,有可能会把这个少阳病给引入到阳明,热量增大了,所以由少阳病就会转成阳明病,所以说“此属胃”，这个“胃”就代表阳明，也就是说少阳病误用辛温发汗可以转成阳明病。“胃和则愈，胃不和，则烦而悸”，那转成阳明我们就按阳明来进行治疗，把阳明胃调理好了就行了，调理不好当然会变证丛生，不一定都是烦和悸呀。这里的“烦”是代表少阳有热，“悸”是代表少阳病的情志方面的症状，当然烦也属于情志方面的症状，所以实际上烦和悸，在这里是代表少阳病的两大主症候群。这两条告诉我们，少阳病不能够单用汗、吐、下三法来进行治疗，这是少阳病治疗的禁忌。

第二节　少阳病证

下面我们讲少阳病本证，著名的小柴胡汤证。

一、小柴胡汤证

第96条：

傷寒五六日中風，往來寒熱，胸脅苦滿，嘿嘿不欲飲食，心煩喜嘔，或胸中煩而不嘔，或渴，或腹中痛，或脅下痞鞕，或心下悸，小便不利，或不渴，身有微熱，或咳者，與小柴胡湯主之。(96)

小柴胡湯方

柴胡半斤　黄芩三兩　人參三兩　半夏半升(洗)　甘草(炙)　生薑(切)各三兩　大棗十二枚(擘)

上七味，以水一斗二升，煮取六升，去滓，再煎，取三升，溫服一升，日三服。若胸中煩而不嘔者，去半夏、人參，加栝蔞實一枚。若渴者，去半夏，加人參合前成四兩半、栝蔞根四兩。若腹中痛者，去黄芩，加芍藥三兩。若脅下痞硬，去大棗，加牡蠣四兩。若心下悸，小便不利者，去黄芩，加茯苓四兩。若不渴，外有微熱者，去人參，加桂枝三兩，溫覆微汗愈。若咳者，去人參、大棗、生薑，加五味子半升、幹薑二兩。

“伤寒五六日中风”，一个太阳伤寒证，五六天以后又感受邪气了，这叫“重感”。有一些病人就是这样子，这一次感冒还没好，过几天又感冒了，重感使表邪入里，病邪传入少阳。但也可以理解为开始是一个太阳伤寒证，或者是一个太阳中风证，五六日后病邪传入少阳。总之，本条所述少阳病的发病途径，是从太阳病转化而来。那么我们看少阳病形成后表现的症状：第一个症状，往来寒热，就是恶寒和发热交替出现。这是因为，少阳经这个位置就像一个门轴，是主管门的开、关的，我们称之为“枢机”。同时少阳属小阳，抗邪力量比较弱。因此，邪气侵袭少阳，由于枢机运转的作用，往往导致正气与邪气的分庭抗礼，表现为“拉锯战”，《伤寒论》里称作“正邪分争”。当邪气进攻的时候，病人就会感到怕冷,这就是恶寒;而当正气奋起抗邪的时候,由于正邪的交争则又会发热。又因为少阳的枢机运转作用,使正邪交争,进退往来,于是就会见到病人寒热交替出现,这是少阳病一个特有的热型。寒热往来不但见于外感疾病,也见于疟疾、更年期综合症等疾病,有些更年期的患者表现得特别激烈,热的时候什么衣服都穿不了,等一会又冷了就得穿上棉袄,因此在家不敢出门。如果我们在临床碰到这样一些情况,不管它是出现在什么疾病里中,我们都可以按照少阳病进行辨治,我常用小柴胡汤合四物汤治疗这类更年期综合征的寒热往来。

第二个症状,胸胁苦满。苦,用作动词;满,讲义上多解释为与"懑"通,"懑"音义同"闷",所以要求读作"闷"。其实,"满"是张仲景家乡的方言,就是闷胀的意思,两胁闷胀,当地一般说成是两胁发满。如果读"闷"的话,那"腹满"应该怎么读啊?说成"腹闷"吗?显然不合本意。所以,我们仍然要讲胸胁苦满,而不用读成胸胁苦闷。所谓胸胁苦满,即病人苦于胸胁满闷,当然严重的会出现胸胁的疼痛,这也是病在少阳经的典型表现之一。胸胁,为少阳经循行之处,足少阳之脉,入缺盆,下胸,贯膈,络肝属胆。其直行者,从缺盆下腋下,过季胁,行于身体的两侧。手少阳之脉,入缺盆,布于胸中。正是因为手、足少阳经都走胸胁,所以胸胁苦满反映了少阳经气不利的特点,是定病位在少阳的眼目。由于胆与肝相表里,肝经也走胸胁,所以一旦见到病人有胸胁苦满,就可以首先考虑肝胆疾患。

"嘿嘿不欲饮食",嘿同默,表情沉默,情绪低落。人总是高兴不起来,天天总觉得心中有事,还有些人表现为很强的自责、愧疚感,甚至发展成抑郁症。抑郁症目前很常见,病人都非常的年轻,表现为对任何事情都灰心丧气,一点信心也没有,因此对什么都不感兴趣,丧失了生活的信心,丧失了工作的信心,总觉得另外一个世界比较好,所以自杀的成功率非常的高(学生笑)。抑郁早期就会出现这种"嘿嘿"的表现,这是少阳胆经气血不利所致,主要是胆参与情志的活动功能受到障碍了,所以这类疾病从胆经、从气机的方面去考虑治疗,临床上是一个不错的思路,我们可以搜索一些资料,使用小柴胡汤治抑郁症的文献报道很多。所以,精神情志疾患是少阳病的一个重要方面的表现。"不欲饮食"我们放到稍后再说。

心烦,少阳病既有嘿嘿,又有心烦,这两个症状有时候会同时出现。就是这个病人你看他表情很淡漠,不爱说话,实际上他心里面非常的烦,正是因为烦,才不爱吭气,不爱说话。心烦是胆火扰心的表现,胆火一般为郁火,郁火本身就容易心烦。所以嘿嘿和心烦这两个症状是代表了少阳病的情志症状,实际上是少阳胆疏泄不利,气机郁滞不畅的一个表现,反映在情志方面了。我们讲肝胆疏泄啊,有几个方面:一个是疏泄胆汁,帮助消化去;另外就是疏泄气机,使人保持一种活活泼泼的状态,因此疏泄气机其实就是疏泄情志。此外,还可以疏泄什么呢？疏通水道啊，参与人体的水液代谢。所以说肝病也好，胆病也好，如果它的疏泄功能失常了，就会出现这么多方面的一些病症，嘿嘿和心烦只是表现在情志方面的一部分症状。

还有表现在消化方面的症状我们看，不欲食和喜呕。不欲食就是不想吃饭，喜呕不是喜欢呕吐啊，而是出现频繁的呕吐。我们前面有学过一些条文，就把呕吐这个症状作为少阳病的特点，如第4条见“颇欲吐”，就判断“为传也”，就是太阳病中出现频繁的呕吐的话，可能预示着这个太阳病将要传为少阳病，这说明呕吐是少阳病的一个常见症状，为胆热犯胃，胃失和降所致。至于不欲食，则是胆木郁滞，影响脾胃之受纳运化所致。所以，不欲食、呕吐都是胆气犯胃，木气乘土的表现，反映了肝胆和脾胃之间的密切关系。

肝胆与脾胃，一木一土，成相克的关系，前面讲过，脾胃之土必须靠肝胆之木克之，才能保持一种活泼的受纳运化状态。但若克之过极，就是“乘”了，就会出现消化道的症状。而肝胆乘克脾胃在临床上是有一些规律可循的，肝为阴木，胆为阳木，脾为阴土，胃为阳土，临床有这么一个特点，阴木容易乘阴土，阳木容易乘阳土，当然这也不是完全绝对的，只是有这么一个基本规律。所以胆热的话容易犯胃，肝病就容易乘脾。所以，少阳病胆气郁结不利或胆热之邪，就容易影响到胃，从而出现不欲食，喜呕等，这也是胆参与人体的消化这一方面的功能出现障碍的表现。

肝胆疏泄脾胃，以木与土之间的相克关系维持着相对的平衡。如果肝胆郁结不能疏土，土气就会郁滞，就会板结，大部分人都表现为不想吃饭，因为脾土壅滞了，脾土壅滞，运转不开，所以肚子胀，不想吃，易生气。那么，肝郁这个概念我们怎么理解？我要问大家，肝郁是肝疏泄太过还是不及？是肝的虚证还是实证啊？（学生：实证）实证啊？肝郁是肝的疏泄怎么了？（别混淆了，咱们谈到胆的问题我们必然要说一下肝的生理病理的概念性问题），是疏泄不及了对吧？因为肝疏泄是向外疏达，往外走，如果它往外走得不好，这叫疏泄不及，就容易导致郁。那假如说现在（肝胆）郁了，它还能去很好地克这个土吗？不能啊，下一步就会造成脾胃也郁。胃要郁了就吃不下去饭了，脾要郁了就开始肚子胀了，甚至还会引起大便秘结呢，但这种人大便秘结，其大便并不一定干，只是解得困难。所以我们说肝郁，是疏泄不及表现。那如果说肝气疏泄太过会出现什么情况呢？疏泄太过，病人烦躁易怒是不是？也就是从肝胆过来的这个压力、这个力量就大了，造成脾胃传导的加速。如果胃的传导加速就会总感到饿，你看大部分人一生完气就不想吃饭了，可是还有一部分人怎么呀？生气后狂吃啊（学生笑），这是肝脏疏泄太过的表现，而不想吃的那一部分人是生完气后肝气郁结了。疏泄太过的这种人一般都是外向型的，有什么气他（她）就会噎噎噎发泄出来了，这反而是对自身的一种保护啊，要不郁到里面就会影响到脾胃。还有一些人是什么呢？一生气就拉肚子啊，见过这样的没有？（学生：没有）曾有一对夫妻找我看病，我一看这老公活得真是累，连话也不敢说啊（学生笑）。本来这老公想讨好太太呢，抢先说：我太太什么病什么病。可刚说两句，太太一瞪眼就上一边去了，（学生笑）“谁让你给我说了？我自己会说！”太太得的病就是拉肚子，正就诊时这太太又有便意，就跑去卫生间了。哎，这时候老公才偷偷跟我说两句话。他说他太太这一次拉肚子是这样子发作的：本来她就有拉肚子习惯啊，而且脾气特大。有一次，老公上夜班回家（他上夜班其实可以睡觉，白天不影响工作的那种）早上回到家以后啊，这妻子要上班走，就说“行了，你这下夜班了没事，看见没有，咱家攒了一盆衣服啊，今儿把它完成咯，我回来还要急着穿呢。”“行，老婆大人您尽管走，我保证完成任务，等我等歇一会儿抽个烟啊。”可就要干活了，来同事了，俩男人一聊把洗衣服的事儿就给忘了。这妻子回家一看，还是一盆衣服原封不动在那儿，气就不打一处来啊！腰一掐，眼一瞪，“我的命令你敢不执行？”好，这着急坏了，马上就感到肚子痛，要拉肚子，“你……等我去洗手间回来我再跟你算账！”（学生大笑）说着她就去拉肚子了。便前肚子先痛，一痛就泻，泻后则安，张景岳把这个叫做“痛泻”，这就是肝气太过克伐脾土所造成的。肝气太过，来得急，脾土就受不了，气机郁滞于腹，就会腹痛，接下来就会以一个很大的力量冲击而出，造成水土流失，就会见拉肚子。这是肝气疏泄太过型的泄泻，往往是痛泄。大家看怎么治这一种腹泻？病机是肝胆盛，脾胃弱，那治疗的原则：弱的给它扶上去，盛的呢？（学生：抑下去）哎，抑下去，这叫抑肝扶脾的治法，用什么方？（学生：痛泻要方）对，看，大家也都会开啊。我就是给她开的痛泻要方（白芍、白术、陈皮、防风），所以说肝胆与脾胃的关系啊，非常密切。还有一些病人，你问他大便什么样啊？说我今天稀明天干，过两天又稀了。我们把这个叫做大便不调，什么原因呀？也是肝胆的疏泄功能失常所造成的，疏泄太过大便就稀，疏泄不及大便就干，当然治疗就要调肝胆了。

后面出现的症状叫“或然证”，或然证就是有的人出现，有的人不出现，这又一个在正文里出现或然证的条文啊，我们前面学过小青龙汤证，也具有或然证，是吧？这个小柴胡汤证中也有，这是第二个出现或然证的方证。那或然证代表什么呀？代表症状的不稳定性和广泛性，小青龙汤证有“或噎，或利，或小便不利，少腹满，或喘”，可以从上面的咽喉一直到下面的膀胱、大肠，都有症状的表现，致病非常广泛，说明水饮流动不居的致病特点。那本证中出现七大或然证啊，也说明这种致病的广泛性和不稳定性。但是小柴胡汤证这个致病的机理不是水饮的问题，而是气机失调，小柴胡汤是解郁非常好的一个方子。所以，从致病的广泛性和不稳定性这些症状来看，因于水饮、因于气机失调的比较多，对不对？这在临床上对我们有什么启发呢？就是有一些病人表现的症状是非常的庞杂，从头到脚全是病，就像前面我给大家说的那主啊，她说她除了心眼好，哪儿都不好,给我列了22种病症。这么多病症我们怎么辨证呢?我们要善于抓病机,要善于举一反三,触类旁通。既然《伤寒论》里有或然证的出现,说明有一些原因(水饮、气机失调)引起的这种病,它的致病很广泛,那如果我们碰到一些复杂的、表现广泛的这种病症,是不是多从水饮考虑,多从气机失调考虑呢?所以这就是给我们的启示啊!因为水饮的致病广泛性,因为气机致病的广泛性,所以我们有理由对这一些庞杂症状表现的症候群,去从气机和水饮来考虑。那个病人我给她用的是柴胡桂枝汤啊,小柴胡汤和解少阳,桂枝汤调和阴阳,两个调和的方子合在一起,充分体现了"和为贵"精神。服7剂以后,她就觉得很舒服。她对我说原来她对生活已经失去信心了,来我这儿治疗是最后一站,哎,没想到现在又对生活充满了希望,原来生活是这么的美好啊(学生笑)!所以这就是我们学习《伤寒论》后受到的启示,得到的启发,同时,也说明我们中医治病,要抓住根本。

我们看后边的或然证,正是由于少阳病多或然之证,故小柴胡汤又有诸多加减之法。若胸中烦而不呕,是少阳胆热聚于胸胁,但未犯胃腑,热聚则不得以甘补,胃气不逆则不必以辛散,故去人参、半夏,加栝楼实以除热荡实;若渴,是木火内郁,犯及阳明,胃燥津伤,故去半夏之辛燥,加人参、栝楼根以甘苦滋润,清热生津;若腹中痛者,是土被木乘,脾络不和,所以去黄芩的苦寒,加上芍药于土中泻木,和络缓急而止痛;若胁下痞硬,是邪气阻塞少阳经较甚,故去掉壅滞的大枣,加牡蛎以软坚散结。凡是病症久不愈者,与邪气结聚较重有关,临床上可以加一些散结的药物,如牡蛎、半夏、玄参、贝母等,这样可以尽快解除病邪,提高临床疗效。若心下悸、小便不利,此为三焦决渎失职,水饮内停,黄芩苦寒,与之不宜,故应去掉,加茯苓以利水渗湿;若不渴,外有微热,这是太阳表证未有解除,但无里热伤津的现象,故去人参的壅补,加桂枝以解外邪;若咳嗽者,属于肺寒气逆的,可去人参、大枣之壅滞气机的药物,以温补肺寒的干姜代替辛温发散的生姜,并加五味子以敛肺气、降肺逆。这是小柴胡汤的七大加减,大家也要很熟悉它。

通过以上讲解,我们总结一些小柴胡汤证的病机。我们说口苦、咽干、目眩代表的是少阳火热,而往来寒热、胸胁苦满这些症状代表的是少阳的枢机不利,是气机郁滞的现象。所以少阳病有两个基本病机,第一,有邪热,少阳胆热;第二,有气郁,少阳枢机不利。所以可以将小柴胡汤证的病机概括为热和郁,我们学习少阳病紧紧要抓住"郁"、"热"这两个字啊,"郁"是代表枢机不利,"热"是代表胆火上炎,郁和热,是少阳病的主要特征。所以它的病机我们把它展开来讲,八个字:胆火上炎,枢机不利。那么治疗少阳病,一个是要注意清理少阳的热,一个是要注意恢复少阳的枢机。

从病症上讲,我们把它进行分类:口苦、咽干、目眩代表了胆火上炎;往来寒热、胸胁苦满,还有嘿嘿、心烦这些情志症状代表了枢机不利;还有一组症状,不欲饮食、喜呕代表了木病及土的消化道症状。因为肝胆病最容易影响到脾胃了，所以《金匮要略》里面张仲景还有一句话，叫“见肝之病，知肝传脾，当先实脾。”所以小柴胡汤证可以总结为三组症状，再加上一个脉象，脉弦细，称之为少阳十大症。

但是在临床上使用小柴胡汤的时候，我们不可能要等到十个症状全部到齐，如果这样的话，可能你一辈子都碰不到的。这就要求我们在临床上要学会抓主证，张仲景就说“伤寒中风，有柴胡证，但见一证便是，不必悉具。”所谓“一证”，就是主证，是标志性的症状。那小柴胡汤证中的这种主证是哪些症状呢？我们在这里找出来能够代表少阳病特点的标志性症状，是哪些症状？（学生：口苦）对，口苦是一个，那口苦为什么是啊？我们说口苦是胆汁上犯，所以说就把它的病位定在胆了，也就是说口苦的出现，不管它出现在哪个疾病里面，就说明这个病人有少阳病的特点了，是不是啊？消化系统也好、心血管系统也好、泌尿系统也好啊，只要病人出现口苦，我们首先想到的要和解少阳了，所以口苦可以算作它的一个标志性症状。咽干是吗？算不上吧，咽干太多了，太阳病就有咽干，就别说这个少阳病了。咽干它只是代表一种热邪伤津，但是这个热从哪里来的就不好说了，胆热、胃热、肝热、脾热等都会伤津导致咽干，所以说咽干算不上是少阳病的标志性症状。但是如果病人说我口苦，你就可以和解少阳，这叫标志性症状。再往下看，目眩算不算呀？头目眩晕，能说这就是少阳病吗？（学生：不能）对，这个也算不上，别看肝胆开窍于目，它也算不上是少阳病的一个特点，要讲目眩那是很多了，包括阳明病喘冒什么这些它都是一类的，是不是？还有，往来寒热算不算？（学生：算）对，这也是一个标志，只要有往来寒热，甭管见于什么病，更年期综合征也好，疟疾也好，都可以按少阳病去治疗，所以这个是少阳病特有的一种热型，它是少阳病的特点，反映了少阳枢机的功能失常了。再往下看，胸胁苦满，这算吗？假如说病人以胸胁苦满主诉，我们用小柴胡汤是不跑题的，它反映了少阳的一个病位问题，就是少阳经走于两侧这样一个特点，所以胸胁苦满也算一个。嘿嘿呢？说表情抑郁啊，表情抑郁就是少阳气机郁滞了吗？这不一定，是吧？可能咱们伤寒课没考好，估计也是“嘿嘿不欲饮食”啊，（学生笑）希望大家都能考过啊。心烦呢？心烦更不是了，咱们学过（治）心烦的方子是不是很多啊？有热的，有寒的，我让大家总结过，回头你们把这些所有以心烦为主症的方子都挑到一起，进行比较记忆。不欲饮食，不想吃饭，更不是了，因为大部分疾病都会影响到脾胃的受纳运化，而出现纳呆。呕吐呢？尽管《伤寒论》有好多条文以“呕”来代表少阳病，但是，其实这个证不能算它的标志性症状，呕吐的原因太多了，我们前边学的太阳病好多变证，还有阳明病的里面，都会出现呕吐。那我们看，找来找去，能标志少阳病特点的有几个呀？（学生：三个）哎，大家看啊，我给列出来：口苦一个，往来寒热一个，胸胁苦满一个。这三个标志性症状只要出现一个,你就可以按少阳病去处理。

为什么我要给大家总结这个呢?后边有一条,刚才说了,叫"但见一症便是,不必悉具",就是见到一个症状就够了,不必要全部到齐。但是见到哪一个症状,后世争议很大,你说我见到一个咽干我就要用小柴胡汤?肯定不对呀。见到一个不想吃饭就马上用小柴胡,也不对啊。所以只有见到能够代表少阳病特征的一些症状,才可以说用小柴胡汤,所以大家要掌握这三个标志性症状。这个我们叫什么呢?叫"抓主症"啊,一定要抓主症,不抓主症的话,你说我什么时候用小柴胡汤,我等十大症全部到齐了,我再用小柴胡,你估计等一辈子都不一定能等来,就是说一个少阳病再典型也典型不到十个症状全部到齐了,是不是啊?那也许可能会碰到一个,但是如果这样使用小柴胡汤,就大大减少了它的使用的几率和范围,所以我们要学会抓主症。

至于治法上,当然和解少阳了,用小柴胡汤,小柴胡汤我们学的都很透了吧?背一背小柴胡汤,(学生:#%@￥…)嗯,我就问小柴胡汤的组成,好多人先趴着找这个啊,小柴胡汤七味药物一定得把它记牢。咱们简单地分析一下:柴胡味辛、苦,性微寒,主入肝、胆经。它有三大功能:一是解热作用,主要靠它的辛散之性,所以多被用于治疗外感发热,尤其是发热与恶寒交替出现时;二是解郁作用,柴胡辛散,又入肝胆经,肝胆主管疏通人体的气机,所以柴胡自然能治肝胆气郁之证;三是升阳作用,柴胡为伞形科植物,伞形科植物大多具有轻清上升的特性,能够升提人的阳气,所以少量的柴胡可以治疗阳气的不足或下陷的病症,如胃下垂、子宫下垂、脱肛等等。黄芩味苦性寒,主要入胆与肺经,所以善于清胆热和肺热,性质下沉入里。柴胡与黄芩是小柴胡汤的灵魂药,二者一个性升,一个性降;一个喜外散,一个喜内入;一个喜动,一个喜静。所以二者相配,升降相因,出入相济,动静相合,从而调节人体气机的升降出入、外邪入侵少阳的寒热往来。

剩下的五味药物,是作用于脾胃系统的,其中半夏、生姜主降,可以和胃止呕;人参、甘草、大枣,主升,可以补益脾气,也是有升有降,合在一起,就可以调理人体气机的升降。我们看,肝胆病都要调理脾胃,这是由肝胆与脾胃的密切关系所决定的,肝胆病最容易导致脾胃病,有时肝胆病最先出现的却是脾胃消化系统的症状,往往因脾胃症状的出现而确诊为肝胆病,如乙型病毒性肝炎、胆囊炎、肝癌等就是如此。所以治疗肝胆病,无论有无消化系统的症状,都要加调理脾胃的药物,从而斩断病邪传变的通道,防患于未然,张仲景对此总结为"见肝之病,知肝传脾,当先实脾",这也是小柴胡汤被大量使用于消化系统疾病的原因所在。

一个小柴胡汤仅仅七味药物,既可以使气机出,又可以使气机入,既可以使气机降,又可以使气机升,这样就恢复了气机的升降出入问题。气的运动形式有升降出入四种方式,只要气机的运动方式恢复了,这个气就调顺了,所以小柴胡汤是调气机非常好的一个方子。但是小柴胡汤所调的气机,是一个偏于热引起来的气机不调，偏于热啊，别忘了少阳病除了有枢机不利、气机失调的病机以外，还有少阳胆热的一面。那如果说气机失调不是热引起来的，或者甚至它是偏于寒引起来的气机失调，我们可以不用小柴胡汤，“少阴病篇”还有一个四逆散啊，四逆散《方剂》上也学过对吧，它也是调理气机，但是它是调理阴经的气机，而小柴胡汤是调理阳经的气机。就是说三阳经气机紊乱了应主选小柴胡汤，三阴经气机紊乱了应主选四逆散。那如果六经气机全乱了，怎么办呢？当然就把两方子合起来。大家看看两方子合到一块像个什么方啊？实际上就是小柴胡汤里再加芍药、枳实，对不对？这像个什么方啊？这便是大柴胡汤啊。所以小柴胡、大柴胡和四逆散三个都是调理气机的方子，但是偏重面不一样：小柴胡入三阳，四逆散入三阴，而大柴胡汤可以走六经。同样是调理气机的，我们还要看这个病人是偏于热还是偏于寒，我们在讲大柴胡汤的时候还要说这个问题。

柴胡在本方中用量较大，柴胡半斤，八两啊。但是有人使用柴胡非常的谨慎，用量特别小，有柴胡“劫肝阴”的这样一个说法。柴胡确实能劫肝阴，假如说是肝胆阴虚，比如说肝血虚，肝阴不足，舌质红，这种情况下如果非要使用柴胡的话，柴胡的量一定要小。临床上使用柴胡用量大致有三个层次，第一个层次，是解热的时候，就是让柴胡退热的话量一般要大，所以小柴胡汤中柴胡用半斤，主要用途应该是退热。但半斤柴胡确实量大，一两按现在 15g 计算的话，八两合 100g 多，这绝对不行啊。我们一般解热用到 15～30 克之间，最好不要超 30g 啊。有一个病人，是一个年轻小伙子，到我这来好几次了，他每一次发烧啊，都烧得很厉害，我基本上每一次都是给他使用小柴胡汤，有时 1 剂就把热给拍下去了。有一次，我出国了，他又发烧，找了一个大夫开药，开了 60g 柴胡（后来给我拿过来方子看我才知道的），吃完以后大汗淋漓，心慌得不得了，心脏突突直跳，在床上躺了好多天，这是发汗太过造成的啊。所以柴胡我们说用量大也不能大到这种程度啊，这个药发汗作用是很强的，大家一定要注意。一般的情况下，像发热的时候我们可以用 15g 就行了啊，解热的时候往往是配伍黄芩，就是“柴芩配”，也可以配上麻杏甘石汤一起使用。陈修园曾说过：“方中柴胡一味，少用四钱，多用八钱。”这是柴胡解热时的用量情况。还有，我们经常用柴胡疏肝理气呀，或者解郁呀，这时候柴胡的量一般是中等量，10g 左右就好。如果是疏肝理气的时候，柴胡可以跟芍药配，我们叫“柴芍配”，代表方子有四逆散。当然如果是因为热导致的气机郁滞，我们仍然是柴芩配，就是这种气机郁滞它的热象表现得明显的话，仍然是柴芩配，这是一个。除此以外，柴胡还有什么作用呢？柴胡大量解热，中量解郁，少量干什么呀？（学生：升阳气）升阳气，对啦，升阳气，可以跟谁配伍啊？（学生：升麻）升麻，还有，像黄芪这些。能不能说个代表方啊？（学生：补中益气汤）哎，补中益气（汤）就是。升阳宜小量，6g 以下，如果用大了那就不是升阳了，就把阳气都散了啊，正好适得其反。所以治疗气机下陷的一些病症，用柴胡的时候要稍微用量小一点，稍微升提一下就行了，而且要配伍黄芪，或升麻这样的药物。这就是有关柴胡的一些使用心得。

下面我们看小柴胡汤的煎服方法和加减。“上七味，以水一斗两升，煮取六升，去滓，再煎取三升。”这又是一个“去滓再煎”的方子，我们已经涉及几个了？（学生：4个）4个？NO，3个泻心汤就3个呢，还有旋覆代赭汤，小柴胡汤是第五个了，一共是7个，后面还有大柴胡汤和柴胡桂枝干姜汤。我们看这些方剂的特点都是调和，基本上是具有寒热并用，或者是补泻并用的方子，“去滓再煎”的意义我们前面已经说了。服法：日三服，还是和前面一样。

我们看后面这七个加减法，这个叫做小柴胡汤加减证。“若胸中烦而不呕者，去半夏、人参，加栝楼实一枚”，一加一减我们可以推测出它的基本病机，去的是半夏和人参，这两个药的共同特点都是燥热，所以我们可以断定这个胸中满而烦是由于气郁化热所引起来的。就是我们把小柴胡汤用于气郁病，如果热象比较明显的要把半夏、人参这样的温燥药去掉。加栝楼实（栝楼仁），栝楼具有宽胸理气的作用，以治疗胸中满闷。

“若渴者，去半夏，加人参合前成四两半。”口渴的，半夏温燥，不宜治疗口渴。加重人参的用量，由原来的三两加到四两半，以生津止渴。我们一提人参首先想到它的补气作用，但别忘了，人参是气阴双补的，尤其是它可以补气以生津，用于津液亏损不能自复的病症。还有，栝楼根，又名天花粉，有生津止渴的作用。有一些口渴，要是阴虚的话，病人有舌红少苔，我们很好判断，治疗就用养阴药，什么沙参、麦冬、玉竹、地黄、石斛等等，很好用。但是还有一些病人口渴并不是舌红少苔，而是苔腻，甚至还比较厚，有阴津亏损的情况，也有湿邪阻滞，治疗应该在滋阴的同时加上化湿的药物，但是这种情况下滋阴，最好避开像沙参、麦冬、石斛这些药，因为这些药它敛湿，而尽量用什么呢？既可以生津止渴又不至于敛湿的药物，栝楼根就是一个。有一个方子我把它叫做“三根汤”，有栝楼根、葛根、芦根，这三个药物也都是生津止渴的药物，但是它不敛邪，不但不敛邪，它还去邪，像芦根，如果嗓子里有痰的话它排得特别好。在此张仲景选用栝楼根就比较好，既生津又不敛邪，所以用了四两栝楼根。

“若腹中痛者，去黄芩，加芍药三两。”腹中痛是肝气乘脾了，当然胆病离不开肝，这个也可以理解为少阳之邪乘脾。（少阳）犯胃往往有热，乘脾往往有寒，所以去黄芩。加芍药是为了加强缓急止痛的作用。后面有一条我们要跟这个加减证进行对比，大家先记住这个加减方子叫小柴胡去黄芩加芍药汤，用于少阳邪郁加中焦虚寒气滞，实际上是少阳和太阴同病。

第四个加减是“若胁下痞硬，去大枣，加牡蛎四两。”胁下痞硬实际上是胸胁苦闷的一种重症，就是病人不单单觉得胁下的部位有堵塞满胀，而且有发硬的感觉，或者像有物堵塞，就像一个东西塞进去一样。这个症状在临床上有许多病人反映,说大夫:我这胁下就像塞一个东西一样,但是也不是很疼。有一些病人不停地揪这里(胁下)的皮肤,总觉得里面像有东西。这种症状现在往往见于脂肪肝,中度以上的脂肪肝往往有这种胁下痞硬的感觉。有一些病像乙肝、病毒性肝炎,也会经常出现这些症状。这里张仲景说去大枣,加牡蛎。为什么要把大枣去掉?我们可以把加减的这两个药物作一对比,大枣和牡蛎是两个对立面的药物,大枣壅塞,是补的,而牡蛎呢?是散的,牡蛎有软坚散结的作用。所以这里去大枣,是恐其妨碍少阳气机的运展;而加上牡蛎是为了软坚散结,使邪气更容易解开。所以这个经验对后世的启发很大,即使在临床上不出现胁下痞硬或胸胁苦满这样的症状,如果说某种疾病病的时间很长了,久久不愈,绝大部分都有邪结的现象,就是邪气结聚了。为什么这个病没有其他病或者这个人没有其他人痊愈得快呢?是因为邪气不能速去的原因,往往有邪气结聚的结果。所以尽管没有出现明显的痞塞或痞硬的症状,也宜加入牡蛎。当然所用药量,可以自己掌握,当根据病人的具体情况而定,一般情况下没有明显的痞塞症状的、疾病时间长了,加上牡蛎是为了散结祛邪的话,可以用牡蛎15g,以促使邪气速散。这就是经验问题,有些老师就善于使用龙骨、牡蛎这些药物,以达到散邪的目的,我们就应该学习这些老师的经验。我们一谈龙骨、牡蛎往往想到镇静安神了,是不是?但是在临床使用的时候,不一定都把它用于神志不安的症状,软坚散结的时候我们要想到用它。但是这个药物也有一些副作用,什么呢?因为它质地较沉,如果量用得太大了,病人服后有时会出现胃里有沉重感,就像吃了一个很瓷实的东西一样,影响胃口,有时不得不停药。所以我们在用量上要注意,不要一下子用得量很大,可以从小量开始,15g,20g,看情况逐渐再往上加量。

小柴胡汤的第五个加减是"若心下悸,小便不利者,去黄芩,加茯苓四两。"心下悸、小便不利这些症状,很容易让我们联想到水饮的问题。那前面我们说过,在少阳病的发展过程中可以形成水饮,主要是手少阳三焦的通调功能失常了,所以它会导致水饮的产生。大家看这里,为什么把黄芩去了?这与前面的第三个加减中去黄芩有类似之处,那个是兼中焦虚寒,把黄芩去了很好理解,是吧?而这个是兼水饮内作,也需去黄芩,因为水饮的产生,在本证中除少阳枢机不利的因素以外,还有阳气的不足的一面。我们讲绝大部分水饮内停,是和人体的阳气不足有关,所以这里去黄芩,是因为它不利于温化水饮,"病痰饮者当以温药和之"嘛。加茯苓就更有学问了,一个是茯苓淡渗利水,可以治小便不利;此外,还可以宁心安神,治疗心悸、心慌、甚至神志异常的症状。所以由水饮内停所导致的心神不安症状,就更适合使用茯苓这味药了。

第六个加减是"若不渴,外有微热者,去人参,加桂枝三两。"外有微热,就是外有微发热,有表证的表现,去人参,因为人参不利于解表,加桂枝是为了解表,这个很好理解。我们再看后面,讲"温覆微汗愈",加上桂枝还要温覆,目的是让它取汗,这说明这里兼有表证明显。本方叫"小柴胡去人参加桂枝汤",用于外感少阳病兼太阳表证不解的轻证。如果是少阳、太阳同病,可以把这个方子扩展,就成了柴胡桂枝汤,我们后面还要重点讲柴胡桂枝汤证。所以这个加减方,可以看作柴胡桂枝汤证的轻证。

最后一个加减,第七个加减法:"若咳者,去人参、大枣、生姜,加五味子半升、干姜二两。"我们看这里所说的咳嗽,从加五味子、干姜上我们判断,什么样的咳嗽张仲景善于使用五味子和干姜?(学生:寒饮)对,在讲小青龙汤证的时候,我曾给大家讲到,张仲景使用治寒饮咳嗽的"对药",是干姜、半夏、五味子、细辛这些药物,这里使用五味子与干姜治疗咳嗽,也是这个意思。那当然,如果寒饮咳嗽较重,也可以再加上半夏和细辛的。但要去人参、大枣和生姜,就要视具体情况而定了,因为人参、大枣、生姜,既可以化饮,又可以健脾胃以绝痰饮之源,是去是留,临床上应灵活对待。

小柴胡汤的七个加减法,衍生出了七个加减方,临床上都很常用,我们要背会它。我当时背的时候,把它编成了歌诀,提供给大家,仅供参考。"胸烦不呕去参夏,蒌实一枚方中扎;腹痛别芩增芍药,渴加参粉去半夏;痞硬枣去加牡蛎,心悸走芩茯苓加;不渴要桂抛人参,咳去有三姜味拿。"

第二十七讲

小柴胡汤证、柴胡桂枝汤证

这一节我们继续讲小柴胡汤证，说一说小柴胡汤的运用。

通过对第96条及少阳病提纲证条文的理解，我们可以概括出来少阳病两个最基本的病机，一个是枢机不利，再一个就是胆火上炎。所以小柴胡汤除了和解枢机，解郁以外，还可以清胆热。此外，小柴胡汤的解表祛邪作用也很强。总之，这个方子具有调理阴阳、和解枢机、清解胆热、解表祛邪等多种功效，特别是这个调理枢机的作用，使得小柴胡汤临床用途非常广泛，如果细谈，可以写成一大本书。清朝有个医家叫陈平伯，特别喜欢使用小柴胡汤，他把小柴胡汤加减变化出2000多个方子，几乎方方不离柴胡一味，所以后世叫他“陈柴胡”。现代也有不少医生包括许多名家喜欢使用小柴胡汤的，这说明小柴胡汤的使用范围很广。

现代一些人由于生活节奏加快，工作压力大，饮食、起居不规律，如饮食不节制，过食生冷或煎炒油炸之品，熬夜，或者干脆夜干通宵，白天睡觉，因而患气机郁滞失眠的比较多，气机不行走了，阴阳不转动了，于是动不动就发脾气，急躁易怒，失眠，盗汗，五心烦热，口苦，或是神情淡漠，对任何事情都没有兴趣，干任何事情都没有信心，经常躲在家里或没人的地方哭，严重的就导致了抑郁症的发生。或者是气聚成痰，痰聚成核，发展为淋巴结肿大、甲状腺结节等病。又因少阳经行于人体两侧，少阳气机不利，就很容易出现人体两侧的疾病，如上述淋巴结肿大、甲状腺肿及一些耳疾、偏头痛、胁痛等，这些用小柴胡汤治疗，都有很好的疗效。

举几个案例说明一下小柴胡汤的使用：

(1)解郁治顽固性失眠：据有关资料统计，世界上有至少1/3的人不会睡觉，在中国城镇居民中这类人竟高达38%，因此，为了引起人们对睡眠的重要性和睡眠质量的关注，国际精神卫生和神经科学基金会发起了一项全球睡眠和健康计划，将每年的3月21日定为“世界睡眠日”，提倡一个好的生活习惯和高质量的睡眠。

临床上，失眠表现的形式不尽一样，有的是入睡难，有的是中间容易醒，有的是阶段性的,有的却是长期的,我看过一个20多年的顽固失眠,朋友介绍一个50多岁的妇女,20年前因一桩家事处理对自己不公,而整日抑郁不舒,后来渐渐睡眠不踏实,发展成失眠。起初只是入睡困难,后来不但入睡困难了,睡中要醒来许多次,有一点声音干扰都不行,家人倍加小心,在妈妈睡觉的时候不敢说话,不敢开水管,甚至走路都要蹑手蹑脚。就这样每天也只能睡上三四个小时,再后来就越来越严重,经常换着地方睡,一会儿床上,一会儿沙发,或大厅的地板上等,辗转反侧,难以入眠,最严重时竟有1周目不交睫。也曾不时地治疗过,中药方、针灸都用过,也用过西药镇定。这个患者对西药很反感,只是在特别不能睡的时候吃上一两次安定。我看了她携带的中药处方,养心安神的、镇心安神的,活血化瘀的,还有清热化痰的,许多治疗失眠的中药方子基本上都用了,还有土单验方,就是效果不甚明显。说实话,这个病例看后确属顽症,每天门诊上都有看失眠的,但像这么严重的,实不多见。这个病人是朋友带来的,可能是朋友的宣传,对我非常的信任。病人在叙述完病情后对我说:“听说您是失眠专家,我这次很有信心。”我半开玩笑地说:“我不是失眠专家,我睡觉很好,我是治失眠的专家。”我看到她很开心地一笑,要知道,病人的信任也是取效的关键。那么,怎么辨证呢? 这个病人除了睡眠不好,没有其他的不适,幸好有前医之鉴,别人用过的法子不灵验,也就不能再用了。我考虑,人必须在阴阳协调的情况下才能安然入睡,天人是相应的,白天阳气主外,夜晚阳气就要入阴,如果阳气不能按时入阴,就会扰乱心神而导致失眠,这就是阴阳失调。所以治疗失眠就要调和阴阳,当然首选方剂就是小柴胡汤。《类证治裁》说得好:“阳气自动而静,则寐;阴气自静而动,则寤。不寐者,病在阳不交阴也。”中医认为,阳护于外,阴守于内,通过少阳枢机运转使阴阳交配。如果少阳枢机不运,就会使表里开合无度,气血运行紊乱而阳气不交于阴。小柴胡汤为转运少阳枢机之专方,正切本案之病机。另外我看这个病人,舌质红,舌苔有点白腻,舌红是表示有热,舌苔白腻则是痰湿的表现,我就判断这是由痰热导致的阴阳失调。决定使用小柴胡汤,合上治痰湿失眠的温胆汤。为了彻底树立病人的信心,我还给她画一个她为什么会失眠的图,以及我为什么会开这个方子,她听后频频点头,连说:从来没哪一个专家给我讲这么透彻,不愧是治失眠的专家啊。果然,她喝药的当天晚上就觉得很有睡意,比平时多睡了1个小时,1周药物服完后,就能睡到两三个小时,而且很踏实。又调理了1个月左右,这个病人睡眠基本能达五六个小时,心情也开朗了很多,还主动对我幽默。

对于失眠症,我是非常反对服安眠药的,稍有睡觉不安,就上安眠药,不但会损伤肝肾,而且会产生依赖、抗药性,再用其他药治疗的时候就麻烦很多。这个病人幸而有这方面的知识,又通过我的讲解放下了心理负担,这也是本案取效的关键。

(2)清热透邪治外感发烧:感冒以后,许多人都会发烧,这是外邪(包括细菌、病毒)作用于人体使免疫系统亢奋的结果,中医叫做正邪相争。从某种程度上讲,感冒后发烧是件好事,这代表患者的正气盛,免疫力强,而且正气抗邪能力越强,发烧就越高,尤其是小儿,一感冒就会高烧39℃以上,这就是因为孩子正处生长发育期,生命力旺盛,机体正气充足的缘故。如果感冒后,发不起来烧,就是发烧也常是低烧,且久不退,从一定程度上说,这表明患病机体正气是不足的,所以邪气进来,机体没有反应或者反应迟钝、不强烈,这多见于老年朋友或体质虚弱的人,这种感冒往往时间很长,不容易彻底痊愈,常常是这一次感冒还没有好利索,就被重感,而且会经常出汗,怕风,怕寒。

小柴胡汤治疗发烧最适宜治疗正邪交争的高烧,如果再配伍上麻杏石甘汤,退烧的速度就会更快,往往一包药就能解决问题,而且不反弹。对外感发热来讲,中药退烧的效果并不亚于打吊瓶,只是我们国人对中药退烧还没有足够的认识,总认为发烧还是吊瓶来的快,这也是造成抗生素、激素滥用的原因之一。中医治疗外感疾病不是对抗,而是给邪气找出路,因势利导,通过发汗的方法将肌表的邪气散发出去,由于感冒时邪气比较表浅,所以稍微一发散,邪气就会被轻易地赶走,所以感冒初起发烧等,用中药治疗,既经济,又好得快。

(3)清胆热治口苦、鼻渊、耳鸣:鼻渊表现为鼻塞不通,流浊涕,甚至嗅觉失敏,不闻香臭。《黄帝内经》有一种学说,叫做“胆热移于脑则辛頞鼻渊”。我们的老祖宗认为,鼻上通于脑,鼻子若经常流鼻涕不止,是脑液渗漏的表现,当然古人所说的这种“脑液”并不是我们的脑组织,否则那还得了,其实我们知道这是鼻腔黏膜因炎性病变分泌异常所致,古人很直观,看到鼻子上通于脑,就像脑子的一个漏斗,于是就把流鼻涕不止认为是脑液渗漏。《内经》认为,鼻渊是胆热移于脑,所以根本还在胆热,从临床来看,鼻炎、鼻窦炎有相当一部分患者是由胆中火热引起,用小柴胡汤治疗很有效,常常合上苍耳子散这个方子,有苍耳子、辛夷、白芷、薄荷等组成,都是治鼻炎、鼻窦炎的良药。曾治一男军人,鼻窦炎反复发作多年,发作时鼻塞不闻香臭,流脓浊涕,憋得眼眶疼痛,晚上张嘴呼吸,且每天早上要连续打几十个喷嚏,多年来嗅觉不灵敏,把醋放到鼻尖上都闻不到。脾气急躁易怒,口中经常发苦,舌苔也黄。这是典型的少阳胆热之象,用小柴胡汤合苍耳子散,吃了几周,炎症就消退了,嗅觉恢复,呼吸顺畅。

耳鸣耳聋证,临床发病率逐年增高,已经属于临床的常见病,也属于顽固症、难治病。中医认为,肾开窍于耳,相当一部分耳鸣耳聋通过补肾,确实取得良效。但同时,耳窍与少阳也有密切关系,手少阳三焦经一个分支从锁骨上窝经过颈部上走耳后,绕出耳的上角,另一个分支则从耳后进入耳中,从耳前出来;足少阳胆经一个分支也是绕行耳之前后内外。所以,少阳有火热,就会循经上攻于耳,导致耳鸣耳聋,尤其是单侧耳鸣耳聋耳堵,更是邪气阻塞少阳的表现,此时用小柴胡汤治疗确为的对之方。少阳火热的耳鸣耳聋属于实证，多有耳中堵闷的症状，像是坐在起、降的飞机中的感觉。因此治疗时可在小柴胡汤中加入石菖蒲、远志、路路通、通草等透窍之品。此外，小柴胡汤治中耳炎耳朵流脓或长疖子也很好，可于方中加夏枯草，连翘，川牛膝，车前子，通草等清利肝胆湿热的药物。

（4）疏通少阳治偏头痛、淋巴结及扁桃体肿大：头之两侧，属少阳经，风火或风痰阻塞少阳，常常导致偏头痛。偏头痛一般表现比较剧烈，并且疼痛处多有跳动、胀裂的感觉，情绪多比较容易急躁，是少阳风火窜扰所致。可用小柴胡汤去掉温补的人参、炙甘草、大枣，加川芎、白芥子等活络祛痰祛风之品。小柴胡汤治偏头痛疗效肯定，我所治疗的病案没有详细统计过有多少偏头痛，但起码有几十例，最长的一个偏头痛三十多年，最后也是用小柴胡汤收功。

临床上有许多感冒会引起颈部淋巴结肿大，或扁桃体肿大，因为淋巴组织是人体的防线，外侵的微生物大部分会被淋巴组织消灭，但同时淋巴组织也就成了人体免疫系统抗御细菌、病毒的战场而受到伤害，往往表现为淋巴结肿大、疼痛。人体内有三处密集的淋巴组织，颈下、腋下及腹股沟处，是人体的三道防线，颈下淋巴组织是第一道防线，所以感冒后颈下淋巴结往往首当其冲，出现肿大疼痛。这些淋巴结平常不会出现，也摸不出来，一旦感冒，或过食煎炒油炸之品后，就会发作，甚至会牵涉到腋下及腹股沟淋巴结肿痛。淋巴结肿大有时是癌症信号，要多加留意。

小柴胡汤治疗淋巴结肿大尤其是颈部淋巴结肿大有很好疗效，常常是临床首选方。这是因为这三处淋巴组织都位于人体两侧，是少阳的循经路线，少阳胆又主疏泄，调理气机，邪气郁于少阳，气机郁结不散，就会导致淋巴结肿大。人体两侧的疾病，多从少阳调理。治疗颈部淋巴结，本方加夏枯草、浙贝、玄参、天花粉等为佳。

有位做网络工作的女生，一感冒就会有颈部淋巴结肿大疼痛，每次服消炎药，开始还可以消散，后来加大消炎药用量也散不去，而且因服药引起胃肠反应，恶心、拉肚子。最近一次淋巴结肿大已经一个多月，消化也不好，因怀疑是癌，到两家医院检查，并做穿刺，都未敢做出定论，心里一直很嘀咕，她不敢再服西药，就跑到国医堂门诊找我，要求服中药。当时她的颈部两侧有多个淋巴结肿大，但按之柔软，微痛，情绪非常低落，反复问我是否为癌？我说你这是少阳气结，消散一下就可以了，于是就开了上方，两周后淋巴结就恢复了正常，后来又因过食辛辣复发一次，还用上方，仍然是只服几包就消退了。

以此相推，小柴胡汤也是治乳腺增生的良方，道理同上，也可用上述加味药物。

下面看第 97 条，这一条是解释第 96 条的，咱们了解一下：

血弱氣盡，腠理開，邪氣因入，與正氣相搏，結於脅下。正邪分爭，往來寒熱，

休作有時，嘿嘿不欲飲食。藏腑相連，其痛必下，邪高痛下，故使嘔也，小柴胡湯主之。服柴胡湯已，渴者，屬陽明，以法治之。(97)

"血弱气尽，腠理开，邪气因入，与正气相搏，结于胁下"，这个是解释少阳病的发病过程的。胁下是少阳病的主位，那么为什么邪气能够结聚于这里呢？首先是因为身体正气的不足，"血弱气尽"，当然所谓"气尽"不是说一点儿气没有了，是不足的意思，气血不足，腠理疏松，邪气就容易侵入。其实不仅仅是少阳病，所有的疾病，尤其是外感疾病都是(有)正气不足的一方面(因素)存在。《黄帝内经》讲得好，"正气存内，邪不可干"，反过来说呢？"邪之所凑，其气必虚"，这是一个辨证的观点。我们在《中基》里面学过，中医讲的发病模式是什么呢？是正邪相争，那么在这一对矛盾里面起关键作用的是谁呀？是正气的强弱与否，正气强的，邪气不容易侵袭发病；那反过来说，正气弱的，邪气就会乘虚入里而发病。这里所讲就是这个意思。

为什么出现寒热的往来呢？是"正邪分争"的结果。大家注意，用了一个"分争"的词，这个"分"就是分庭抗礼的意思，正气和邪气的力量双方对比悬殊不大，谁也不能把谁战胜，又加上这个位置是一个枢机的位置，就会出现你来我往、你盛我衰、我盛你衰的这样一个拉锯战，出现了寒热往来。所以实际上这一个症状的出现，凸显了少阳主枢机不利的这样一个病机特点，也就是说邪气争在少阳才会出现寒热往来。

那还有一句话我们再往下看，叫"休作有时"。就是说小柴胡汤证在发病规律上有定时发作的特点，就是表现有时间的特征，所以对一些有时间性发病特点的(疾病)，可以考虑用小柴胡汤治疗。比如说有些病人半夜会出现胃痛、腹胀、恶心等症，甚至还有半夜磨牙的，一到半夜就磨牙，跟闹耗子似的，影响别人睡不着。临床上这类病人还不少，小孩有，大人也有，还有老头儿，老头有一些牙本来就不牢固，再一磨，第二天更松动了，有个病人磨牙，前门牙都磨掉1/3了，就这么厉害。当然磨牙与阳明经还密切相关，我在讲白虎汤的运用时举过小儿磨牙的案例，那么，足阳明胃经过上牙，手阳明大肠经走下牙，如果磨牙再定时发作的话，又要究之少阳，所以实际上磨牙在很多情况下是少阳和阳明同病，在治疗时我们要辨证是偏少阳为主，还是偏阳明为主，还是两个同病。少阳为主的主用小柴胡汤，阳明病为主的主用白虎汤，而少阳和阳明病情差不多，可选用大柴胡汤，也可以将小柴胡汤与白虎汤合在一起使用。有个女病人，30多岁，一到半夜就"吱吱"磨牙，声音很响，像闹耗子一样，弄得丈夫睡不着觉。我给她开了小柴胡汤合上白虎汤，再加一些缓急解痉的药物如白附子、僵蚕、地龙等，服了3周，就基本上不半夜磨牙了，又巩固1周后痊愈。当然，磨牙也有脾虚或蛔虫等其他的原因，尤其是小儿，临证时重要的是辨证论治。我之所以合上白虎汤，是因为这个病人经常上火，脸上起许多疖子，否则，也不能贸然使用白虎汤的。但通过这些病例证明了一点，小柴胡汤治疗有时间性特点的疾病有良效，这主要是借助于小柴胡汤和解枢机、调理阴阳气机的作用。

有些定时发作的病证医案，读后令人拍案叫绝。曾看到一个医案，我觉得特受启发。一个男孩子一到中午 12 点就昏厥，上课的时候就趴到桌子上了，时间很准，老师一看他趴桌子上了，就说“下课”（学生笑），12 点到了。这个病有一定的危险性，在家、在学校还可以，因为病症发作的时候有家长、老师、同学照顾。但如果是旅游呢，正在爬山的时候，正好是中午 12 点的话，想想看就会很危险。所以家人很着急，但是到医院检查，该用的仪器都用了，却找不出来问题，找不出来问题西医是不开药的，对吧？西医开药必须有阳性指征才可以。那怎么办呢？找中医吧。到中医这里，你说怎么去辨证呢？这孩子吃饭、睡眠都正常，只是一到中午就晕乎十来分钟，就是这么一个情况。大家是不是觉得很奇怪的病啊？如果找你治，是不是你比病人还晕？（学生笑）可这个接诊的老前辈就很厉害，咱们中医没有叫不上病名的病，像这个孩子得的叫“厥证”，是休作有时的厥证。那为什么会在这个点出现问题呢？这个大夫是这样分析的：一日之中阴阳的升降是有规律的，在《素问·金匮真言论》等篇中讲得非常明白，首先是半夜 0 点这个位置称为“鸡鸣”，早上 6 点称为“平旦”，中午 12 点称为“日中”，晚上的 6 点，就是 18 点称为“合夜”。阳气的升发，是从半夜 0 点开始，到中午 12 点达到顶峰；接下来阴气逐渐上升，到半夜 0 点达到最盛。所以说阳气最盛的时候阴气就产生了，阴气最盛的时候阳气就产生了，这是阳气在一日之中的一种消长规律。那么我们怎样利用这个阴阳升降的理论去指导临床看病呢？我们看，一日中这四个点很重要了，而其中这两个点（鸡鸣和日中，即子时、午时）是最重要的，这个叫做子午线。为什么这两个点最重要？这是阴阳交接点，这个孩子就是病在这个点上了，一到这个点他就没神了，什么原因呢？阴阳交接不好了。就像单位里值班一样，接班的还没来呢，值班的先走了，提前 10 分钟走，空了 10 分钟了，昏迷（学生笑）。你说这中医理论太土了，它就是需要这样子去琢磨。那既然阴阳之间的交接出了问题，怎么才能让它交接好呢？要顺接阴阳。《伤寒论》第 337 条说得非常好，这不是厥证吗？本条讲“凡阴阳之气不相顺接者，便为厥。”讲得特别明白，凡是厥证，无论是手足厥冷还是昏厥，这些都有可能是阴阳之气不相顺接所产生的。那治疗就要顺接阴阳了。怎么去顺接阴阳呢？（学生：调节少阳）为什么要调节少阳？这就是利用少阳主枢机的理论了，少阳主枢机，就像门轴一样，能外出三阳、内入三阴，是阴阳出入的关键环节，所以调理少阳，就可以顺接阴阳啊。当然就使用小柴胡汤了，最后这个孩子让他治好了。所以有一些病，你看西医查不出来的，或者是认为很奇怪的病，往往是用咱们中医朴素的道理能把它解释通。

我没有碰到过这样子昏厥的病人，但是碰到过网瘾少年中午迷糊的。一个十几岁的男孩，假期日夜泡在网吧，逐渐出现头晕眼花，走路时两条腿如踩在棉花上，头重脚轻，后来发展成迷糊，每当中午时分发作，时轻时重，重的时侯吃饭都叫不醒。父母很着急，以为得了很重的病，去医院做脑部检查，也没有查出问题，想到找中医看。我接诊的时候，看到这个孩子精神头不是很足，一副疲倦的样子，但吃饭、睡觉、大小便还属正常。根据晕乎定时发作的特点，我开小柴胡汤，加上一些开窍透达阳气的药物，如石菖蒲、远志等。结果孩子服了两周，午时晕乎的现象就基本上消失了。后来为巩固疗效，又合上了桂枝汤，因为这个方子有调和阴阳的作用，又有补益的功能，实际上这两个方子相合，就是《伤寒论》里的柴胡桂枝汤。又服了半个月，晕乎未再发生。当然，必须告诉病人和家长，一定生活起居规律，不要再熬夜，否则，病证有可能会再发作。所以对于"休作有时"的一些病证，我们可以从少阳经去考虑治疗。

"脏腑相连，其痛必下，邪高痛下，故使呕也"。脏腑相连是指肝胆和脾胃的关系，肝和胆相连，脾和胃相关。邪气入于少阳胆经，胆病及肝，木病及土。肝木乘脾，则为腹痛；胆热犯胃，故为呕逆。"高"和"下"是指木与土的位置关系而言，木克土，木为高，土为下，就是克我者为高，我克者为下。胆木受邪，所以说"邪高"，进而发生腹痛或呕吐等脾胃中土气机的逆乱，所以说"痛下"。

"服柴胡汤已，渴者，属阳明，以法治之。"如果服小柴胡汤后，病人口渴得很明显，那有可能少阳病内传了，就是小柴胡汤使用不当，少阳病变成了阳明病了。"渴"在这里是代表的阳明证，就像用"呕"来代表少阳病一样，所以它不是简单的一个口渴症状。如果只是一个口渴症状，那用小柴胡汤加减就行，去半夏加人参用量，再加天花粉即可。所以这个"渴"指的是大渴，是阳明证的一个特点。说明病已离开少阳，而内传阳明胃家，邪热壅盛，从燥而化，灼伤津液，其渴必为大渴，可表现为大烦渴不已。如果这样的话，已经纯为阳明病了，当按治阳明的方法进行治疗。

太陽病不解，轉入少陽者，脅下鞕滿，幹嘔不能食，往來寒熱，尚未吐下，脈沉緊者，與小柴胡湯。(266)

"太阳病不解，转入少阳者"，这是由太阳病发展成少阳病，那我们看有无少阳病的特点，咱们说起码来讲标志性的症状至少得有一个，是吧？你看这里，"胁下硬满"就是一个。还有一个是"往来寒热"，所以三个标志性症状有两个了，那我们绝对要按照少阳病来进行治疗了。当然还有"呕"和"不能食"，这些也都是少阳病主症，这当然已经是典型的少阳病了，所以"尚未吐下，脉沉紧者，与小柴胡汤"。在这里又提到了一个少阳病的脉象，沉紧脉，在第 265 条中本已提出少阳病的脉象是弦细，弦主少阳气郁，细指气血不足，邪气侵袭少阳，里热未甚，正气尚不充足，故脉来弦细。但本条又提出一个脉沉紧，在这里沉是和浮相对而言的，因为本来开始是太阳病，脉来浮，如果脉由浮转沉，说明邪气已内传，因为沉主里，所以表邪内传入里，邪气已经离开太阳之表，就不见了浮脉，而见脉象相对较沉。当然气郁日久的也有沉脉，有些病人的脉象，尤其是爱生气的病人，号脉时需要用点劲儿才能找到，这样的脉叫气郁脉，气血郁滞不起，脉象就显得沉了。本条所讲是少阳受邪，胆气内郁，枢机不利，气血不能外达，故脉象应之而沉。紧是弦之甚也，紧脉像绷紧了绳索一样，弦是如按琴弦，所以从紧张度来讲，紧比弦的紧张度还要高，所以弦脉的紧张度再提高的话，就是紧脉。弦脉之甚者，类似紧脉，故合称沉紧。所以沉紧脉也好，弦细脉也好，都是少阳病的主脉，只是表示邪气的程度不同而已。其实即使没有这个脉象，从胁下痞硬、往来寒热的症状表现上，我们也应该把它辨为少阳病，用小柴胡汤来进行治疗。

除上述小柴胡汤证的主治证候外，《伤寒论》还讲了小柴胡汤的临床运用关键及一些其他适应证。我们再往下看。

第 101 条，讲了小柴胡汤的运用原则，现在这一段话已经成为咱们中医的名言，或者叫格言。

傷寒中風，有柴胡證，但見一證便是，不必悉具。凡柴胡湯病證而下之，若柴胡證不罷者，復與柴胡湯，必蒸蒸而振，卻發熱汗出而解。(101)

“伤寒中风，有柴胡证，但见一证便是，不必悉具。”如果按照这个原文的字面意思理解，就是太阳伤寒也好，太阳中风也好，都有可能转成小柴胡汤证。那我怎么去判断是否转成了少阳病呢？张仲景告诉我们，不是说所有的少阳病症状都到齐了我们才用小柴胡汤，而是见到一个主证就可以使用，不必悉具。那关键是这一个“证”是指的什么证候？后世争论不休。我认为这个“一证”是指的一个标志性的症状，即能够代表少阳病证的特点的症状。前面我们讲柴胡证的时候，把这十大证一个一个都过滤了，对吧？哪个最能代表少阳病特点的，我们说有三个症状：一个是往来寒热，代表了少阳主枢机的这样一个特殊的位置；第二个是胸胁苦满，代表了少阳病的主病位；第三就是口苦，代表少阳胆火上炎的病机。所以这三个症状最能代表少阳病的特征，那么三个中只要能见到一个，我们就可以按照少阳病来进行辨治。那其他像心烦、呕吐，包括默默，还有甚至那些或然证，我们说不能代表少阳病的标志，所以如果只见到这些症状中的一个，是不能贸然诊断为少阳病的。后世对此争议很大，意见不统一，大概有七种不同的观点，时间关系，我不想展开讲了，咱们下去可以看一下这些注家的观点。总而言之，这一条告诉我们什么呢？大家看，这体现了中医的一个什么特点？（学生：抓主证）哎，抓主证的特点，中医辨证就是首先找主证，主证是纲，纲举则目张，抓住了主证，就等于抓住了疾病的根本，用药把主证消灭了，就如同于千军万马中取上将之首级。所以，临床上抓主证非常重要，这是本条的主要意义所在。

“凡柴胡汤病证而下之，若柴胡证不罢者，复与柴胡汤”，柴胡汤证，应以和解为治法，不可攻下，误用下法，则背逆了少阳病禁下的法则，常常使病生它变。

如果下后不见了柴胡证，往往会有两种可能：一则形成坏病；二则邪传他经，此时不可再给予小柴胡汤治疗。但若果下后柴胡证仍在者，多因其人正气尚旺，未有因误下而致邪气内陷，当然还可以再给其小柴胡汤吃。但此时可能会出现一个现象，“蒸蒸而振，却发热汗出而解”，这个叫做战汗，太阳病篇已经讲过了，在第149条的半夏泻心汤证中，是吧？“伤寒五六日，呕而发热者，柴胡汤证具，而以他药下之，柴胡证仍在者，复与小柴胡汤。此虽已下之，不为逆，必蒸蒸而振，却发热汗出而解。”与此相同。原因是误下有不同程度的正气损伤，服小柴胡汤以后，正气奋起抗邪，从而出现战汗。所以战汗的过程是机体正邪相争的一个过程。也有两种结果，一是战而汗出，正胜邪退，疾病向愈；二是战而不汗，邪气稽留不退，疾病不除。当然还可以再与小柴胡汤治疗的，这当然要视其具体病情而定了。总之，误用下法，都会不同程度地损伤正气，这种情况下再用扶正祛邪的药物的时候，都有可能出现战汗，这是机体祛邪的反应。

傷寒四五日，身熱惡風，頸項強，脅下滿，手足溫而渴者，小柴胡湯主之。(99)

我们看这是一个什么病证？是典型的少阳病吗？不是。但是有少阳病的标志性症状“胁下满”。“身热恶风”，是太阳表邪未罢，因为这个病证本身就是从太阳病转变而来。“手足温而渴”，是阳明里热逐渐炽盛。“手足温”在《伤寒论》中可见于两种病，一是太阴病，一是阳明病。但太阴病的手足温是与少阴病的四肢厥冷相对而言的，也就是说太阴病时手足并不冷，还是温暖的，表示阳气没有遭到很大的损伤，所以并不渴。而阳明病的手足温，所表示的意思就是手足发热，随着里热逐渐炽盛，手足发热的程度会越来越重，因热邪伤津，所以这种手足温往往伴有口渴。就是手脚热，有口渴的，是阳明的特点。还有“颈项强”，则是三阳同病的象征，因足太阳之脉循头后项下行，足阳明之脉从面部下行颈部“人迎”走身之前，而足少阳之脉从耳下缺盆行身之侧，合而言之，颈项强属于三阳经脉受邪，经气不利所致。综上所述可以看出，本证是三阳合病。

那么，既是三阳合病，为什么治疗仅从少阳而治单用小柴胡汤呢？这是因为：其一，注意少阳病的治禁。太阳之邪应用汗法发之，然而汗法确是少阳之禁。再者，单治其表则遗其里，会使里热更炽；阳明之邪治疗应用清或下法，但这是少阳之治禁，误用攻下会使表邪内陷。故此时汗、下均非所宜，只宜和解，治从少阳。其二，由少阳生理、病理特点所决定。少阳为枢机，位于半表半里，外可出太阳，内可入阳明。如治从少阳，则使枢机运转，令太阳之邪从外而退，阳明之邪从内而消。其三，体现了小柴胡汤的治疗优势。小柴胡汤为和解之剂，少阳病得之，则枢机运转；太阳病得之，则邪气外驱；阳明病得之，则“上焦得通，津液得下，胃气因和”。所以三阳证见，治从少阳。

三阳合病治从少阳，有切实的临床意义。既然小柴胡汤能治三阳合病，那扩而展之，复杂的病证也可以考虑是否有从少阳治疗的可能性。比如说病人叙述的症状乱七八糟，从头到脚都有，我们是不是也可以从少阳枢机去考虑治疗呢？当然可以了，这就叫做执简御繁的作用，这与抓主证、抓病机密切相关。因为中医治疗尤其注重两点：一个是抓主证，一个是抓病机，病机和主证结合，就能开出来一个针对性非常强的方子，否则的话，开出来的方子可能是杂乱无章的。所以这条原文所包含的临床意义特别的重要。

傷寒，陽脈澀，陰脈弦，法當腹中急痛，先與小建中湯；不差者，小柴胡湯主之。(100)

所谓阳脉就是浮取，阴脉是沉取。浮取而涩，为气血不足之征，是因为脾虚气寒，气血来源亏乏；沉取而弦，是露出少阳病之本脉。纵观本条所说，是一个脾胃虚的少阳病，或者称少阳病兼里虚证。衡量疾病之主次，是以脾胃虚为主，少阳邪气次之，所以先与小建中汤以调和气血，温中止痛，这是“虚人伤寒建其中”的典型运用，运用补土御木之法以扶正祛邪。如果服完小建中汤后腹痛虽有减轻但未完全痊愈的话，而且脉象仍弦者，则是少阳之邪没有被完全解除，还可以再与小柴胡汤和解，泄木邪而保中土。

本病由太阳病发展而来，实际上我们可以把它看作少阳与太阴病同病。太阴虚寒，所以脉涩、腹中痛；少阳气郁，故见脉弦、腹中急痛。本证主症是腹痛，出现在少阳病中，应与小柴胡去黄芩加芍药汤证（小柴胡汤加减证之一）相区别。二者虽同属于少阳病木邪乘土之证，但那个（指小柴胡去黄芩加芍药汤证）是少阳病为主，脾虚不甚，故用小柴胡汤去黄芩加芍药，和解少阳的同时兼以益脾缓急止痛；而本证则是中焦虚寒，气血不足为主，少阳之邪次之，所以在治疗上先给予小建中汤温中补虚，待中气建立，少阳邪气未尽去之时，再与小柴胡汤和解少阳。所以二者都是少阳和太阴同病，都是以腹痛为主症，但是那个是用小柴胡（汤）把黄芩去了，加芍药缓急止痛就行了；而这个是先给小建中汤，再给小柴胡汤。当然如果用了小建中汤，在中气建立的同时，少阳邪气也能尽去的话，小柴胡汤即可不用。

临床上，遇到少阳病和太阴病同病的时候，我们的选择：少阳邪气为主，寒热往来等少阳病的症状比较典型，且有腹痛的，而同时伴有轻度的中焦虚寒，比如大便经常稍不成形的，就可以选用小柴胡去黄芩加芍药汤；而如果是中焦虚寒症状比较典型，大便溏泄甚至下利，腹中疼痛，伴有少阳邪气的，则可以先给小建中汤，后予小柴胡汤治疗。那会不会还有一种情况，少阳和太阴同病，二者同时并重的，怎么治疗？（学生：两方合起来）对，可以这样，其实后面的柴胡桂枝干姜汤就是治少阳、太阴同病同时并重的一个方子，我们到后面再详细地分析。所以学习《伤寒论》，要注意前后联系比较，立体地分析归纳，要站到一个高度去看《伤寒论》的面貌，善于把一些相关的病证拉在一起进行比较，这个很有用，是非常好的一种学习方法。

陽明病，發潮熱，大便溏，小便自可，胸脅滿不去者，與小柴胡湯。(229)

乍看本条原文疑惑不解，既讲的是阳明病，为何用小柴胡汤？实际上，本条虽名为阳明病，实则为少阳兼阳明病，也可以称为少阳与阳明并病。"阳明病，发潮热"，发潮热的阳明病见于阳明病的什么证？白虎汤证有潮热吗？（学生：没有）调胃承气汤证有吗？（学生：没有）阳明病发潮热，多为腑实已成之证（学生：小承气汤证），大、小承气汤证都可以见到潮热。但真正的阳明腑实证，除了潮热以外，还会有大便硬结，腹满痛，烦躁，谵语等症，即我们阳明病篇中说的腑实三组症状，局部的症状、全身的热象及神志的症状。况阳明病小便数者，大便当硬，而本证虽见发潮热，但没有腹满疼痛，小便自调，而大便反溏，不符合阳明腑实的特点。再加上一个关键症状"胸胁满不去"，这就说明邪气结聚的主要部位不在腹部，而在胸胁，这是少阳病的标志性症状之一。说明本证本属少阳，现在虽然病及阳明，但阳明燥热尚未成实，阳明腑实证尚未形成，潮热乃阳明热郁而成，是少阳与阳明并病，而病偏重在少阳，所以仍从少阳论治，用小柴胡汤加减治疗。

另外，本条还讲到一个问题，就是小柴胡汤可以治阳明潮热，小柴胡汤是退热的良方，在《伤寒论》中能治五种发热（少阳发热、阳明潮热、厥阴发热、妇人热入血室发热、差后劳复发热），我们后面会一一讲到。总之，小柴胡汤是治发热的一个非常好用的方子，临床上非常常用。

陽明病，脅下鞕滿，不大便而嘔，舌上白胎者，可與小柴胡湯。上焦得通，津液得下，胃氣因和，身濈然汗出而解。(230)

也是一个阳明病用小柴胡汤。不大便而呕，呕，当然可以是少阳病，但也可以是不大便所导致的胃气不降的呕吐，但如果说这种不大便属于阳明病的话，当还有一些热的特征。这里张仲景给我们的是一个什么鉴别特点呢？舌苔，这个胎气的这个"胎"通舌苔的"苔"。"舌上白胎者"，就是舌苔是白的而并不是黄苔，这说明阳明病的里热证并不是很明显。那我们看，尽管有阳明病，也尽管有不大便，但是舌苔是白的，而且还有一个少阳的标志性症状，"胁下硬满"，所以这里阳明病的症状不典型，而少阳病的症状明显，所以用小柴胡汤来治疗。那我们说少阳病的情况下能不能引起不大便呢？本条所述不大便，因为舌苔白，有可能不是阳明病，对吧？阳明病的大便秘结，舌苔应该是黄燥，有的是焦燥起刺，所以本条还是以少阳病为主。但是少阳病为什么会引起不大便呢？这跟什么有关系呀？跟气机有关系，跟三焦有关系。三焦是水和气的通道，三焦气机郁滞水会停，三焦气机郁滞气也会滞呀，气滞就造成了胃肠的蠕动减慢，所以也会出现不大便的这样一个情况。这种不大便，因为内热较轻，一般粪质不干，只是大便不畅，一蹲好长时间，解出困难，即使年轻人也会有。我昨天下午门诊就看到一个孩子，大便一蹲就是一个多小时，粪质并不干，甚至有时还不成形，但排出困难。不大便的原因当然很多了，责之于阳明的有，责之于（学生：少阳）少阳气机郁滞的有，还有的是气虚所致，比如肺气虚，由于肺和大肠的表里关系，肺气不足，肃降无力，大肠传导迟滞，也会大便困难，像老年性的习惯性便秘就是这种情况。还有别忘了“肾主二便”，肾气虚的也会不大便。所以对于一个不大便的患者来讲，一定要辨证论治，找到它的根结所在，而不是一味地只开大黄这些药物，这是不对的。

我们再往下看，“可与小柴胡汤，上焦得通，津液得下，胃气因和，身濈然汗出而解”，这是讲小柴胡汤治疗的一个作用机制。喝完小柴胡汤以后大便就会通了，为什么？是因为“上焦得通，津液得下”，就是气机一通，津液就流畅了，胃气也和降了，身濈然汗出而解，这邪气就出去了，这就说明了小柴胡汤的和解这样一个功效。有一些不大便的人确实用小柴胡汤有非常好的疗效，什么样的不大便呢？你怎么知道它是少阳病的不大便呢？有少阳病的标志性症状，但见一证便是就行了，是不是？这里有个胁下硬满，对吧？少阳气郁导致的不大便，所以用小柴胡汤疏通气机来治疗就行了。

本条所述有阳明病，但是阳明病的症状比较轻，所以这个不大便是少阳不和，三焦失畅，水津不布，肠道失润引起来的。“舌上白胎”是一个辨证的关键。但如果再发展下去，有可能就真正形成阳明病了。所以实际上这一条讲的是处在一个转换期的病变，就是少阳邪热要向阳明转化的阶段，再往下发展，可能随着热邪越来越重，这个不大便可能就转化成阳明病的不大便了，大便干结，腹胀腹痛，就要按阳明病辨证论治了。那可能还有一种情况，邪气入于阳明，但还有少阳病的特征，我们应该怎么去治疗，开什么方子？（学生：大柴胡汤）哎，OK，行了，大家知道这几个方证之间的关系就可以了。

傷寒五六日，頭汗出，微惡寒，手足冷，心下滿，口不欲食，大便鞕，脈細者，此為陽微結，必有表，復有裏也。脈沉，亦在裏也，汗出為陽微，假令純陰結，不得復有外證，悉入在裏，此為半在裏半在外也。脈雖沉緊，不得為少陰病，所以然者，陰不得有汗，今頭汗出，故知非少陰也，可與小柴胡湯。設不了了者，得屎而解。(148)

本条为自学。这里讲几个病名要注意，一个是阳微结，一个是纯阴结。“结”就是结聚，阳微结就是阳气结聚在里，不得外达，表现为在内大便秘结，在外手脚厥凉，这种阳气微结的现象一般要用疏通气机的方法来治疗，当然可以用小柴胡汤，也可以用四逆散。四逆散证中讲的“少阴病，四逆”，也是阳气结聚于里所导致的。

纯阴结是什么呢？是脾肾阳虚，阴寒凝结，也会出现大便秘结。所以你看我们讲了这么多类型的大便秘结，有因热的、有因气郁的、还有因气虚的、有因肾虚的，还有这个因寒的，寒气凝滞也会出现不大便，我们《方剂》上学过的温脾汤，就可以用于治疗阴寒凝结的大便秘结。

本条还指出了阳微结属于少阳病的范围，有一句话“此为半在里半在外也”，这是对少阳病特点的一种概括，也是后世把少阳称作“半表半里”的一个肇端。也就是说“半表半里”这个概念是张仲景本人提出来的，是归结少阳病的一个病理阶段。第 148 条我们就了解这么多。

二、小柴胡汤禁例

另外一个条文（第 98 条）是小柴胡汤的禁例，大家自己看一下。

得病六七日，脉迟浮弱，恶风寒，手足温。医二三下之，不能食，而胁下满痛，面目及身黄，头项强，小便难者，与小柴胡汤，后必下重。本渴欲水而呕者，柴胡汤不中与也，食谷者哕。（98）

本条大家参考教材自学。

第三节　少阳病兼变证

下面是少阳病的兼变证，这里把兼证和变证放在一起了，它不像太阳病那么系统，太阳病里有本证、有兼证、有变证，分得很详细。少阳病兼证、变证我们有时候难以把它们截然分开，实际上这里面有好多都是太阳病的变证，由于它是主用了小柴胡汤，所以咱们讲义以类相编，就把太阳病篇中的一些条文放到少阳病里面来讲了。

一、变证治则

我们先看第 267 条这个变证的治则：

若已吐下發汗，溫針，譫語，柴胡湯證罷，此為壞病，知犯何逆，以法治之。（267）

少阳病本应和解，但却误用汗吐下等不正当的治疗方法，原来的小柴胡汤证没有了，小柴胡汤证罢，变成了坏病，变成了少阳病的变证了。那么，对此应该采取什么对策呢？当根据具体的情况而定，“知犯何逆，以法治之”，这一条与太阳病坏病的治则是一样的，此不再赘述。

二、柴胡桂枝汤证

下面看第一个兼变证，柴胡桂枝汤证，这是重点。

傷寒六七日，發熱，微惡寒，支節煩疼，微嘔，心下支結，外證未去者，柴胡桂枝湯主之。（146）

柴胡桂枝汤方

桂枝一两半（去皮）　黄芩一两半　人参一两半　甘草一两（炙）　半夏二合半（洗）　芍藥一两半　大棗六枚（擘）　生薑一两半（切）　柴胡四两

上九味，以水七升，煮取三升，去滓，溫服一升。本云：人參湯，作如桂枝法，加半夏、柴胡、黃芩，復如柴胡法。今用人參作半劑。

本条所述这个疾病的发展历程就是先是太阳病，而后变成了柴胡桂枝汤证。伤寒六七日以后，出现了下面的一系列的证候，可以分为两组：一组症状是发热恶寒，我们知道这是太阳病的热型，也就是说本证仍有太阳表证，所以后文说“外证未去者”。还有支节烦疼，“支”通四肢的“肢”，就是肢体关节疼痛。“烦疼”，就是疼痛而烦，实际上所有关节疼的人都会有心烦，尤其是病痛久久不去的。还有一种说法就是关节也不是很疼，有酸沉重着的感觉，有一些病人表达不出来，就是关节很难受，这些都可以成为“烦疼”。这是因为太阳邪气羁留不去，经络不畅的缘故。所以这一组证候是太阳病的证候。第二组症状是微呕，心下支结。呕吐，在《伤寒论》中有时特指少阳病，这里正是这个意思。这种表达方式我们在前面的条文中不止一次地碰到过，如第4条中的“颇欲吐”，是邪传少阳的标志。第61条干姜附子汤证中“不呕”，代表病不在少阳，等等。当然真是临诊的时候不一定这个病人就是呕，《伤寒论》在此用“呕”只是代指少阳病，就是告诉你，本证除了太阳病以外，还出现少阳病了。至于“心下支结”，这个需要说明一下，这里的“支”，不是四肢的肢了，前后两个“支”字内涵不一样。这个“支”是支撑或分支的意思，支撑出来了，所以它引申为“边缘”的意思，犹如主干的一个分支。结是邪气结聚，可以出现痞满、硬满、胀满、堵塞这些症状，都可以用“结”来形容。“心下”是指胃，“心下支”是指什么呀？胃的两边，是不是？“心下支”就是心下的两边，实际上就是胸胁的位置。所以“心下支结”实际上就是对胸胁苦满的另外一种表达形式。呕吐和胸胁苦满正是少阳病的特点。

本证本是一个典型的太阳伤寒证，六七天以后，也没有经过误治，当然可能是失治了，病人没有及时就医，结果转变成了太阳和少阳同病了。那我问大家，这叫太阳少阳合病还是叫并病？（学生：并病）叙述一下它的含义，为什么叫并病？（学生：一经症状未罢，另一经症状又起），对，先是一经有病，最后变成两经同病，有先后顺序的，我们叫并病。本证即是太阳少阳并病，所以治疗就要太阳少阳两解，用柴胡桂枝汤。

总结一下，本证的病机，就是太阳少阳并病，属于少阳枢机不利，太阳营卫不和，太少同病。症状可以分成两组：第一组是发热恶寒，支节烦疼；第二组是呕吐，心下支结。治法：既要和解少阳，又要调和营卫。方药用柴胡桂枝汤。本方就是小柴胡汤和桂枝汤两个方子相合，但是两个方子有三味药重复，甘草、生姜、大枣，所以实际上柴胡桂枝汤就等于小柴胡加上桂枝、芍药就行了，一共九味药物。但是我们看方中所用药量是不是就是小柴胡汤和桂枝汤的原量呢？大家看，桂枝一两半，白芍一两半。桂枝汤里桂枝、芍药都是几两？（学生：三两）三两，这里就变成了一两半，少一半对吧？那看小柴胡汤里面，小柴胡汤中柴胡是半斤(八两),这个是四两,也少了一半。黄芩一两半,人参一两半,都是少了一半药量。所以这个方子实际上我们看,应该是柴胡桂枝各半汤。为什么都各取一半的量呢?大家看,这主要是因为它出现了两个"微"字,"发热微恶寒"、"微呕",就是太阳、少阳双方的病情都不重,所以用量也是要轻。

煎服方法:"上九味,以水七升,煮取三升,去滓,温服一升。"还是一般的煎服方法。后面:"本云:人参汤,作如桂枝法,加半夏、柴胡、黄芩,复如柴胡法",这是后人解释的话,误入了正文。这个解释得有点啰嗦,"今用人参作半剂",他说这个是人参汤作桂枝法,不知道他是怎么看的,可能他把这个看作桂枝人参汤加柴胡、黄芩、半夏了,但实际上桂枝人参汤是理中汤加桂枝,而并不是桂枝汤加人参,这是一个极易犯的错误,我们以往考试过桂枝人参汤的药物组成,有许多同学都写成了桂枝汤加人参,以此条后注来看,从古人那里就开始有人犯这个错误了(学生笑)。

病机:太少同病——少阳枢机不利,太阳营卫不和
病症:①发热微恶寒,肢节烦疼
　　　②微呕,心下支结(胸胁满)
治法:和解少阳,兼以解表
方药:柴胡桂枝汤(柴胡汤与桂枝汤各半量合方)

学习柴胡桂枝汤,一定要抓住本方证基本病机:太少同病。不管什么疾病,只有是太阳少阳同病的,都可以用柴胡桂枝汤治疗。有这样一个病人,女性,53岁。有一天我是晚诊,晚上9点正要下班,这个病人来诊,告诉我她得的病有点奇怪,右胁下有一个点痛,背部的中间有一个点痛,两处的痛点大约都是小孩手掌般大,相互之间牵引疼痛,时从胁下开始,时从背部开始,但不管从哪里开始,最后都是两个点共痛,有密切的关联性。这个患者拿出好几本病例来,上面记载了她治疗用药的经过和处方,看看最初日期,治疗过程已经有一年半了,四逆散、柴胡疏肝散、逍遥散等方都使用过,但疼痛从来没有间断过,只是时轻时重,重的时候影响睡眠,有时半夜被痛醒。问她的饮食、二便都正常,舌象也基本正常,脉象弦细。表现如此简单的一个病症为什么治疗这么长时间不愈呢?关键是没有抓住病机,为什么两个点相互牵引而痛,这两个点是什么位置?有什么关系?从这些方面入手可能就能找出病机。从经脉的循行特点来看,胁下是足少阳经所过,背部是足太阳经所过,《黄帝内经》在讲到足少阳胆经疾病的时候特别指出其突出表现是"胁痛不能转侧",而足太阳膀胱经所病是"脊痛腰似折",那么这两个点共痛,有可能就是少阳、太阳经同病,我们称作"太少同病"。太少同病就是该病的病机,所以治疗也要太阳少阳同治。我就使用柴胡桂枝汤这个方子,因桂枝汤祛太阳经邪气、止痛的效果较弱,所以我加上羌活、独活入太阳经以祛邪,

又“久痛入络”,就是疼痛久了,邪气所在的部位就会深达血络,必须加活血通络的药物才会灵验,于是我又加了茜草、片姜黄两味。茜草专入肝胆,善于走胁肋,通肝胆血络。片姜黄为活血止痛常用,能够横行肩背,是治疗肩背痛的良药。第一次给药7剂,服完疼痛已基本解除,又连服两周巩固,未有再发作。

张仲景有没有用柴胡桂枝汤治疗胁背相引而痛呢?并没有,其太少同病的病机是通过柴胡桂枝汤原文总结出来的。张仲景不可能把柴胡桂枝汤的适应证都一一写到条文里,必须通过这些文字记载来找出一个基本的东西,即疾病的根本,来作为柴胡桂枝汤使用的依据,其他方证也均是如此。所以,抓住“太少同病”的病机,可以把柴胡桂枝汤用得非常广泛。

我的老师刘渡舟先生很善于使用柴胡桂枝汤治疗杂病,比如刘先生常用本方治疗肩背痛,像肩周炎、颈椎病等引起的肩背痛,效果很好。刘老认为,治疗肩背痛当抓住太阳、少阳、督脉三经,因肩部属于手少阳三焦经所过,背部属于足太阳膀胱经、督脉所过,肩背相引痛,就是少阳和太阳的经气运行不利所致,仍属于太少同病。久痛入络者,其血必结,可加片姜黄、桃仁、红花、川芎等药活血通络止痛。一中年男性病人,左侧肩背疼痛酸胀,左臂不能抬举,身体不可转侧,痛甚之时难以行走,服西药“强痛定”可暂止痛片刻,旋即痛又发作,查心电图无异常,某医院诊为“肩周炎”,病人异常痛苦。诊时自诉胸胁发满,口苦,时叹息,纳谷不香,有时汗出,背部发紧,二便尚调。视舌质淡,舌苔薄白,切其脉弦。辨为太阳少阳两经之气郁滞不通,不通则痛也。治当并去太少两经之邪,和少阳,调营卫。方选柴胡桂枝汤加片姜黄。服3剂,背痛大减,手举自如,身转灵活,胸胁舒畅。续服3剂,诸症霍然而痊愈。所以柴胡桂枝汤是治疗肩周炎类疾病一个非常好的方子,大家回去看看爸爸妈妈有没有肩周炎什么的,估计你们的爸爸妈妈也像我这岁数了,50岁左右,最易发“五十肩”(肩周炎),你可以试试柴胡桂枝汤,还可以给他背背146条,尽管他们不一定能听懂(学生笑)。

因为手少阳三焦和足太阳膀胱都是人体水液代谢的重要脏腑,所以因为这些脏腑功能失常还会导致水液代谢性的疾病如肾炎水肿、肾病等。刘老曾经治疗过这样一个病人,使我很受启发。是一个什么病呢?慢性肾炎引发的肾病综合征。一中年男性患者,已发病两年,全身水肿,小便化验:尿蛋白++++,尿素氮、肌酐高出正常一倍,还有红、白血球。同时伴小便不利,肩背酸困,上半身汗出,脉弦。根据临床表现,这是一个典型的肾病综合症,肾功能减退了,清除率不够,毒素清不出去。根据脉证,刘老师辨为少阳气机不调,营卫气血不和,处以柴胡桂枝汤加半枝莲。大家看,肾病综合征尤其是水肿,咱们临床上可能用得最多的就是真武汤、猪苓汤、五苓散、还有五皮饮,包括实脾饮等等这些方剂。而这个病人刘老师开的却是柴胡桂枝汤,当时啊,老师一个个问我们跟诊的学生,让我们发表意见用什么方子?我当时大概说的也是真武汤,一般的慢性肾炎、水肿，这个方子用得很多，老先生摇摇头。再问其他的（学生），有答用五皮饮的，有答用实脾饮的，反正觉得要用利水剂，因为看见水肿了嘛，脑子里马上跳出来一些利水的方子。真武汤我先说了，不行，老师摇头了，下边的学生有人想说也不敢说了，就反复地想一些利水的方剂。而老师却开了一个柴胡桂枝汤，当时人多啊，我不好意思问（老师），就小声嘟囔了一句：怎么用柴胡桂枝汤？没想到这话让老师听到了，他说：是柴胡桂枝汤，在《伤寒论》里是多少条啊？你能背出来吗？当时门诊屋子里全是病人，如果不会背，还真有点下不来台啊。所幸背条文这个事是我的长项，我心想我终于可以露一手啦（学生笑）。我说：老师，柴胡桂枝汤是第146条，“伤寒六七日，发热微恶寒，支节烦疼，微呕，心下支结，外证未去者，柴胡桂枝汤主之。”我当时就这样哓哓哓背出来了，非常流利。老师看了我一下，说：嗯，背得挺熟，就是不会用（学生大笑）。说完老师就继续看病了。下了门诊，下午我按惯例去老师处求学问（每周门诊日的下午，我都去老师处拜访，与老师的谈话中学到不少东西）。谈及上午的这个病例，老先生说我背得还可以，但是不会用，等于下了无用功。他问我：知道这个方子是干什么的吗？我说：是治疗发热恶寒，关节疼痛，呕吐，心下支结的。老人家说：如果你要把这些症状全等齐备才去使用柴胡桂枝汤，你可能一辈子也不一定能等来，那么这个方子是干什么呢？通过这些症状我们可以分析出这就是治太阳、少阳合病的一个方子，那么凡是太阳少阳合病的，无论是出现在什么疾病中，都可以使用柴胡桂枝汤。老师接着说：这个病案为什么用柴胡桂枝汤啊？有两个症状特点，一个是这个病人一直说他肩背非常的酸困，肩背是什么位置呀，太阳和少阳的位置，足少阳也好、手少阳也好，都走肩部。而背部是足太阳经所过之处，所以肩背酸困，或肩背疼痛往往是太阳少阳合病的一个情况，可能是太阳、少阳两个经脉气血不利的结果。还有一个，你看病人的出汗情况，上半身有汗，下半身没有汗，这种情况往往是营卫不和的表现，临床上还有些病人是左半身有汗，右半身没汗，这些都是营卫不和呀，营卫不周流。《黄帝内经》有这样一句话，叫“汗出偏沮，使人偏枯”，这种情况出现久了，就有可能导致偏瘫、半身不遂。那么营卫不和的就要用桂枝汤，少阳不和的就要用小柴胡汤，这是个少阳、太阳同病，当然要柴胡桂枝汤。我说：老师，那为什么加半枝莲啊？他说：半枝莲是调节免疫用的。老先生还中西医结合（学生笑）。当时听老师一席谈，非常受启发，原来中医大师的思维这样神奇啊！但心中还有一个期盼，就是想看看这个病人的效果怎么样？病人服完7剂药以后，尿蛋白就降到两个加号了，红血球、白血球没有了。而且他所表现的肩背酸困、汗出半身等症状消失，水肿消了很多。病人说他已经治疗两年多了，这次的效果最好。翻看病人的以前的病历，果然都是用的真武汤、猪苓汤、实脾饮这些利水剂，几乎都用遍了，水就是利不下来，无奈只好找西医开利尿药吃，但仍然是小便不利，可见治疗都没有抓住根本。那还有一个问题，后来我就再找老师探讨。我说：老师啊，上次那个使用柴胡桂枝汤的病人治疗效果很好，但是为什么这个太阳少阳合病会表现在一个肾病里？老师说：不要一说少阳就是一个足少阳胆，少阳还有手少阳三焦，三焦是水和气的通道，"三焦者，决渎之官，水道出焉"，三焦就是一个水液运行的道路，所以三焦腑的功能失常，就容易导致水液代谢的失调，会引起水肿；那太阳呢，足太阳腑膀胱，手太阳腑小肠，都与水液的代谢密切相关，尤其是膀胱，太阳腑功能失调，同样会引起水肿啊。所以说少阳也好，太阳也好，在人体的水液代谢过程中，都起着非常重要的作用，少阳病和太阳病都有可能会引起水肿的病变。这个患者肾病水肿，表现为太阳、少阳的不和，所以使用了柴胡桂枝汤，这就是咱们中医辨证治疗抓病机、抓主症的这样一个结果。一席话，令我茅塞顿开，我知道要怎么去学中医了。所以我体会，学中医必须跟师，有时一个难题就是一个窗户纸，老师的某句话就一下子可以捅破，也就是一句话点醒梦中人啊。如果我们经常与有经验的师长讨论学术，你的悟性就会越来越高，思路会越来越宽阔，是吧？像学完柴胡桂枝汤证，不仅抓住的是发热恶寒，支节烦痛，微呕，心下支结这几个症状，而更重要的是抓住"太少同病"的病机，这样你就会把柴胡桂枝汤用得非常灵活有效，你说是吗？

刘老师还用柴胡桂枝汤治疗其他许多疾病，如莫名其妙的全身痛、或胀，有气到处游走，所以痛、胀没有固定的位置，飘忽不定，俗称"肝气窜"。疼痛没有具体的位置，今天在背部，明天就跑到腿上了，后天又跑到胳膊上了，大后天又跑到肚子上去了，全身窜动疼痛，居无定处，就叫做肝气窜证啊。为什么用柴胡桂枝汤可以治呢？因为足少阳胆经和足太阳膀胱经是体内两个最长的经脉，少阳胆又主疏泄气机，柴胡桂枝汤是一个"和为贵"的方子，小柴胡汤调和气机、枢机，桂枝汤调和营卫、阴阳，所以用柴胡桂枝汤调这两个大经，就可以平息全身的气窜不定。

我本人运用柴胡桂枝汤的体会：

治疗晨起出汗：现在有一个病症比较多见，凌晨出汗，特别是一些更年期患者更为多见，我经常用柴胡桂枝汤治疗，效果肯定。因为这个时间的出汗一般不会是内热引起，大多由于营卫不和，营卫不和主选桂枝汤。但定点出汗，又不是一个单独的营卫不和，凌晨这个时分属于少阳用事，少阳枢机不利、营卫不和就表现为晨起汗出了。曾有一个 47 岁的女性患者，她自己称提前进入了更年期，因为月经已有 3 个月未潮，总是在早晨五六点出大汗，出汗后又有点怕冷，一到 7 点时汗就退。用柴胡桂枝汤 2 周，汗就不出了，而且令她想不到的是月经也来潮了，并自此每月一次，量也正常。这就是抓病机的神奇之处。

治疗感冒发热不除：感冒后发热是常见症状，高烧者（超过 39℃以上）可用小柴胡汤合麻黄杏仁甘草石膏汤；低中度发烧（38～39℃间）可用小柴胡汤合桂枝汤。

治疗感冒后周身关节酸痛：张仲景记载了柴胡桂枝汤治疗外感四肢关节疼痛，验之临床，用于感冒后周身疼痛，疗效肯定。

第二十八讲

大柴胡汤证、柴胡桂枝干姜汤证、柴胡加龙骨牡蛎汤证

上一节我们讲了柴胡桂枝汤证，这个方证我们要抓住太少同病的基本病机，这样就可以广泛地使用柴胡桂枝汤。

下面我们看大柴胡汤，这也是我们要掌握的重点。

三、大柴胡汤证

太陽病，過經十餘日，反二三下之，後四五日，柴胡證仍在者，先與小柴胡。嘔不止，心下急，鬱鬱微煩者，為未解也，與大柴胡湯，下之則愈。（103）

大柴胡湯方

柴胡半斤　黃芩三兩　芍藥三兩　半夏半升（洗）　生薑五兩（切）　枳實四枚（炙）　大棗十二枚（擘）

上七味，以水一斗二升，煮取六升，去滓，再煎，溫服一升，日三服。一方加大黃二兩。若不加，恐不為大柴胡湯。

这是一个由太阳病变化而来的病证，我们看，开始是太阳病，这是开始发病的时候，过经十余日，什么叫"过经"呢？就是离开原来的经了，就是它已经不是太阳病了，而且已经十几天了。但离开太阳经以后到哪个经去了呢？能分析出来吗？首先我们看是不是到阳明经了，如果说到阳明了，有阳明实证了，则用下法治疗，对吧？但原文说"反二三下之"，"反"就是说不应该使用下法，反而使用了，是不是这意思啊？那就是说这个病没有传到阳明去，在治疗上误用了下法，而且误用的不止一次。误治完又等几天，"后四五日，柴胡证仍在者"，这句话告诉我们什么呢，是说太阳病过经以后，到少阳去了，这是误治所为。但误治以后所幸的是柴胡汤证还在，当然，柴胡证仍在者，还可以再给他小柴胡汤。类似的情况我们在前面已经学过两条，少阳病误用下法，柴胡证还在的还可以再给予小柴胡汤，但是这个时候有可能会出现什么情况呢？会出现"蒸蒸而振"的一种情

况，即战汗。那么此时少阳病误用下法柴胡证仍在的话，给予小柴胡汤后仍然还会出现战汗的。但服完小柴胡汤后，不但呕吐等少阳病症不减，而且出现“呕不止”，呕吐加重的现象，由小柴胡证的“喜呕”变成了“呕不止”。喜呕与呕不止哪一个重啊？当然呕不止重，喜呕也只是经常出现呕吐，并未达到呕吐不止的地步。所以，呕不止预示着此少阳邪热壅滞加重，干犯于胃所致。还有心下急，这个急就是拘急的意思。拘急，就是疼痛。心下，就是胃脘。心下急，就是胃脘部的拘急疼痛。是少阳气机郁滞加重，结聚于胃所致。“郁郁微烦”，“郁郁”，跟默默的表现及病机类似，都是少阳气机郁滞，情绪抑郁的病变表现。微烦，这里大家注意，“微”在这里并不是代表烦躁比较轻，而是烦躁在外的表现不是那么明显了，是病位深在的意思，就像大承气汤证出现“微热”的道理是一样的，由于郁热部位较深，所以说会出现好似“微烦”的这样一种现象。“为未解也”，是说用小柴胡汤已经解除不了这种病状了，为什么呢？我们看啊，小柴胡汤证是喜呕，这里是呕不止；小柴胡汤证是胸胁苦满，这里是心下急；小柴胡汤证是心烦，这里“微烦”，部位就更深了；小柴胡汤证是默默，而这是郁郁。那我们看，这些症状表现已经不是小柴胡汤所主治的范围了，少阳病情加重了，集中表现为少阳气机郁滞的现象加重，比小柴胡汤证还重。所以说这个实际上是少阳郁热（因气郁而化热）的表现，郁热的程度比小柴胡汤证要重，我们可以把这个证看作小柴胡汤证的重证。那么这时候要怎么治疗呢？“与大柴胡汤，下之则愈”。大柴胡汤和解、通下并用，较之小柴胡汤，通下泄热的作用较强，与本证少阳郁热较为适宜。

综上所述，大柴胡汤证我们可以把它看作什么呀？可以看成小柴胡汤证的重证，是不是啊？实际上这个大柴胡汤证是少阳胆腑热实证，小柴胡汤证郁热越来越重，就改成大柴胡汤治疗。那大家再看这个大柴胡汤的药物组成，我们学过大柴胡汤吧？与小柴胡比较一下，看看错几位药物？柴胡、黄芩、半夏、生姜、大枣，5 味相同，对吧，实际上我们把大柴胡汤可以看成什么呢？也就是怎么去解读大柴胡汤？第一种解读方法，可以把大柴胡汤看成小柴胡汤的加减方，大柴胡汤与小柴胡汤只有两味药的区别，前 5 味药二者都具备，只是大柴胡汤内加重了生姜的用量，等于是小柴胡汤去掉人参、炙甘草，重用生姜，再加上芍药和枳实。为什么要去掉人参、炙甘草呢？因为这两个药属于甘温之品，太温、太补，由少阳枢机不利的小柴胡汤证到气郁化火的大柴胡汤证，少阳火热加重，不适宜温补药；为什么重用生姜呢？大家看小柴胡汤的生姜是三两，而大柴胡汤的生姜是五两，是因为呕吐加重，以至于呕不止，由喜呕变成了呕不止，用小柴胡汤已经解决不了呕的问题，所以重用生姜以和胃止呕；为什么加上芍药呢？胸胁苦满，一般芍药还不太适合呢，但是这里因为有明显的疼痛，心下急，气机郁滞程度加重，导致内脏平滑肌痉挛而疼痛，芍药具有良好的缓急止痛的作用，能松弛内脏及腹部的平滑肌痉挛；又为什么加上枳实呢？因为本证气机郁滞较重，病位较深，加枳实是为了破气散结，开散郁火，通气散热，并能通调大便，促使郁热从下而走，待气机一开，郁热即散，心烦自除。总之一句话，正是因为由小柴胡汤证发展到了呕不止，心下急，郁郁微烦，所以就加生姜、芍药和枳实，来分别解除呕不止、心下急、郁郁微烦的问题。那因为郁热重了，所以去掉人参和甘草，这是解读大柴胡汤的第一种方法。这种解读使我们认识到，大、小柴胡汤证的关系是一个疾病的两个不同阶段，大柴胡汤证是小柴胡汤证的重证。如果我们把小柴胡证看作一个少阳经证为主的话，那么这个大柴胡汤证就是少阳的腑实证了。它跟阳明病一样，阳明有阳明热证，有阳明实证。那小柴胡汤就相当于少阳的热证，而大柴胡汤就相当于少阳的实证，就是这个意思。

认识大柴胡汤，不仅仅这一个解读方法，我们还可以再看，假如说把这个柴胡、芍药和枳实挑出来，大家看像一个什么方子呀？四逆散，对吧？那是不是也可以这样解读大柴胡汤，就是它是小柴胡汤和四逆散的一个合方加减，是不是这样子呀？临床上一般情况下，与柴胡相配的，经常有两味药物：一味是黄芩，叫“柴芩配”，柴胡配黄芩，主要是和解少阳用的，就是用于胆热，代表方就是小柴胡汤；还有一个柴胡经常配的药物，就是芍药，我们现在当然用白芍了，这个叫做“柴芍配”，柴芍配是干什么呢？是疏肝理气的，柴胡恢复肝的疏泄，而芍药恢复肝的藏血，代表方剂就是四逆散。那这个大柴胡汤很有意思，既有柴芩配，又有柴芍配。从这里我们可以解读到什么呢？大柴胡汤是小柴胡和四逆散的合方加减，而这个合方加减说明什么呢？说明大柴胡汤不仅仅可以和解少阳，治少阳的胆腑热实，而且还有疏肝理气的作用。如果是胆热，胆病为主，我们用小柴胡汤；肝病，肝气郁结为主，我们用四逆散。如果是肝胆同病，既有少阳热，又有肝气郁结，用大柴胡汤就比较好。这是大柴胡汤的另外一个解读方法，这种解读方法还可以从这方面理解，小柴胡汤是和解少阳的，而少阳是三阳的枢机；四逆散是疏肝理气的，是和解厥阴的，厥阴是三阴的枢机。一般情况下，三阳的气机失调了，我们用小柴胡汤调理；三阴的气机失调了，则用四逆散调理。那如果说六经的气机全失调了，就当用大柴胡汤了。简单地说，小柴胡汤是治三阳经、六腑气机郁滞的；四逆散是治三阴经、五脏气机郁滞的；那么，大柴胡汤所治疗的范围更宽，是治六经、五脏六腑气机郁滞的。也就是说，无论哪里有气机郁滞，只有郁滞不解，病症较重的，都可以选用大柴胡汤治疗，因为它的解郁作用比小柴胡汤、四逆散都强。比如，现在临床上的抑郁症、狂躁等精神情志类疾病，病情较重者，就可以选用大柴胡汤来治疗。那临床上气机郁滞，怎么才能看出来它是三阳郁和三阴郁啊？三阳郁热证比较明显，对吧？三阴郁，当然郁滞时间过长，都会化热，三阴郁相对而言，它是牵涉到的脏，所以它的阳热症状不是很明显，而主要表现为像肝气郁结这样的一些情况。基于肝胆病来讲，小柴胡汤主要治疗少阳胆的疾病，四逆散主要治疗厥阴肝的疾病，而大柴胡汤为两方相合，所以可以通治肝胆的疾病。

正是因为大柴胡汤通调气机的作用较强，所以加上一些软坚散结的药物如生牡蛎、炙鳖甲、土鳖虫、穿山甲、夏枯草、浙贝母等，可以用于肝硬化、脾肿大的治疗。

大柴胡汤还有一个解读方法，这要等讲完第165条后，才能明了。

傷寒發熱，汗出不解，心中痞鞕，嘔吐而下利者，大柴胡湯主之。(165)

伤寒发热，这是太阳病，也使用发汗方法了，但是汗出以后不解，不解是原来的太阳病没好呢？还是太阳病没有了又传到其他经了呢？看后面的症状：心中痞硬，呕吐而下利。可见已经不是太阳病了，对吧？所以这个“不解”，不是说太阳病不解，而是太阳病症没了，却出现了另外一些证候。仅从心中痞硬、呕吐下利的症状来看，我们可能首先想到用泻心汤来治疗，上边有吐，下边有泻，中间有痞，呕利痞的表现，用半夏泻心汤？但是张仲景讲用大柴胡汤来治疗，那就说明这个呕利痞根本不是半夏泻心汤那一种呕利痞的表现。用大柴胡汤治疗，说明它已经涉及少阳了，若按照前面所说的那些理论，是少阳邪热比较重。但是少阳热重，可能会涉及阳明，会出现阳明腑实证，大柴胡汤不是少阳阳明双解吗？一方面少阳热重，热太重了就会波及阳明，少阳郁热波及阳明，最终就会造成少阳阳明同病，那这也是大柴胡汤使用的范围，少阳郁热波及阳明，造成少阳阳明同病。但是现在这个是什么呢？不是大便干结，而是下利。你看这个病情变化，这属于什么样的传变途径呢？先是太阳病到少阳去，因为使用大柴胡汤了，肯定涉及少阳了。但是这个少阳的邪热不是波及阳明大便秘结，而是波及阳明出现下利的问题。所以由此我们会想起来，这样一个下利，是属于少阳邪热波及阳明，使大肠传导失常，于是就会下利啊。那由此咱们可以以方测证啊，如果说用半夏泻心汤来治疗，或者甘草泻心汤来治疗，那我们可能认为这个太阳病是变成了寒热错杂的病，因为仅从呕吐、下利和心下痞这些症状上，是辨不出它是寒热错杂还是少阳病引起来的。我们只能根据所用的方子来进行测证，这个是少阳波及阳明，大肠传导失常导致的下利。那由此我们就可以想起来另外一个方子，我们学过一个少阳邪热波及阳明出现下利的证候，用什么方(治疗)啊？(学生：黄芩汤)对，黄芩汤，背了没有？第172条，“太阳与少阳合病，必自下利，黄芩汤主之；若呕者，黄芩加半夏生姜汤主之。”那么，这里的呕、利，是不是符合黄芩加半夏生姜汤证的特点啊？如果说“伤寒发热，汗出不解，呕吐而下利”的，我们当然就可以用黄芩加半夏生姜汤来治疗。但是还有一个病症，心中痞硬，黄芩汤里边没有，是不是啊？那为什么在呕吐、下利的同时会出现一个心中痞硬啊？这说明它夹有气机郁滞的现象。

我们看这个大柴胡汤里有没有黄芩加半夏生姜汤这个方义？大家看看，黄芩汤是什么组成啊？它的主药是黄芩、芍药两味，对吧，这是它的(方子)主旋律。黄芩是干什么的？我给大家讲了，清少阳的热。芍药呢？泄少阳的邪，对吧？逆其脏性者为泄，肝主疏泄，芍药酸收，所以芍药在这方面是泄肝胆邪气的，在这里是泄少阳邪气的。还有什么啊？大枣和甘草，四味药物嘛，只不过这里我们看没有了甘草，是吧，那这里边也有半夏和生姜。所以大家看，大柴胡汤也包括了一个黄芩加半夏生姜汤，是不是这意思啊？那除了一个黄芩加半夏生姜汤，我们看还有什么？如果把黄芩、芍药、半夏、生姜去了，就剩柴胡跟枳实了，那如果再跟芍药配是什么啊？是四逆散。所以第三个对大柴胡汤的解读方式，是什么呢？是黄芩加半夏生姜汤合上四逆散，大家看是不是这样啊？也就是说这里可能是一个少阳邪热的下利证，本身用黄芩加半夏生姜汤就可以了，为什么还要合上四逆散呢？因为它有明显的气机郁滞现象，出现了心中痞硬，故而合上四逆散来治疗。假如说这里没有了心中痞硬的话，或没有胸胁苦满这些症状的话，可能四逆散就不用了，我们直接就可以用黄芩加半夏生姜汤了。也可以这样看，实际上本证是一个黄芩加半夏生姜汤证的重证，邪热一重，往往就兼有气机郁滞了，我们可以用大柴胡汤来进行治疗。就是换句话说，少阳邪热下利，轻的用黄芩汤、或者黄芩加半夏生姜汤；重的就可以选择大柴胡汤来进行治疗，这是一种解读方法。

> 病机：少阳气机郁遏较重，郁热较甚（少阳胆腑热实证）
> 病症：呕不止，心下急，郁郁微烦，或见寒热往来，胸胁苦满，大便难下或下利、不畅，小便黄。舌黄少津，脉弦数
> 治法：和解少阳，通下郁热
> 方药：大柴胡汤
> 解读大柴胡汤：
> ①小柴胡汤去人参、甘草，加生姜、芍药、枳实
> 喜呕→呕不止：故重生姜
> 胸胁苦满→心下急：加芍药以缓急
> 心烦→郁郁微烦（示气机郁甚，病位更深）：加枳实以通气散热（与栀子厚朴汤中之枳实义同）
> 郁热甚：故去参、草
> ②小柴胡汤合四逆散加减。前者和三阳之枢，后者和三阴之枢，二方合之，可和六经之枢机，故大柴胡汤是解郁力最强之方
> ③黄芩加半夏生姜汤合四逆散

所以认识大柴胡汤不仅仅只从一种方式，从这三个解读方式来看，我们可以看出大柴胡汤的全部适应证。第一，它可以是少阳病的重证，少阳的腑实证；第二，它可以是一个解郁力非常强的方子，六经之郁都可以使用大柴胡汤；第三，它

可以是一个少阳邪热下利兼气机痞塞的证。是不是这意思啊？这就是大柴胡汤适用范围。此外，还有一个适应证，即第四个适应证，我们《方剂》上讲的，本方少阳阳明两解的方剂，所以它还用于少阳阳明同病，这个在我们讲结胸证时讲过的第136条中有所体现，“伤寒十余日，热结在里，往来寒热者，与大柴胡汤。”所谓“热结在里”，即是热邪结聚阳明；往来寒热，代表邪在少阳。这就是一个阳明少阳同病的证候，用大柴胡汤阳明少阳双解。所以说把大柴胡汤进行很好地解读，就可以扩大大柴胡汤的运用范围。

还有一个问题，第165条所说的这个“心中痞硬，呕吐而下利”，我们怎么才能看出来它是少阳邪热波及阳明而不是寒热错杂的泻心汤证？当然我们要首先根据他症状表现，只凭这三个症状我们辨不出来它是寒热错杂还是少阳邪热，只能是根据后边所用的这个方子进行测证。那实际在临床上的表现，比如说少阳邪热下利，首先我们要看下利本身的一种表现，尤其是这里用了芍药，一般代表下利的时候有腹痛，有肛门下坠，有肛门灼热，有下利臭秽等等，临床上有这些表现就不是泻心汤证了，这就是辨证的功夫。

所以，这里可以讲大柴胡汤证是三个方证的重证——小柴胡汤证的重证，气郁的重证，黄芩加半夏生姜汤证的重证。

还要注意这一条又出现一个“心中痞硬”，这是《伤寒论》论心下痞的又一个方证。前面咱们学过的有关心下痞的证，有多少了？首先是五大泻心汤证，对吧？半夏泻心汤证、生姜泻心证、甘草泻心证，胃热脾寒错杂，气机升降紊乱。还有，大黄黄连泻心证、附子泻心证，属于热痞塞于胃所致。五大泻心证，还有一个心下痞是作为主症出现的，旋覆代赭汤证，为胃虚痰痞所致。这是六大心下痞证，心下痞均作为主症出现。还有几个是心下痞作为次症出现的，本条大柴胡证即是一个，属于少阳气机郁滞。还有我们学过的第163条桂枝人参汤，为清浊升降紊乱。第152条的十枣汤证，属于水饮滞塞胸胁胃脘所致，以及第156条的五苓散证，这是下焦水邪影响到中焦的气机所致。一共4个方证，是兼有心下痞的表现。所以《伤寒论》心下痞有十证，其中六主、四次。心下痞的症状在临床上非常常见，我们学完《伤寒论》这些方证，就可以对此做出详细的辨证。

关于本方后的煎服方法，需要“去滓，再煎”，这是第六个要求去滓再煎的方子。另外一句话，“一方加大黄。若不加，恐不为大柴胡汤。”大柴胡汤内是否加大黄？这也是后世经常讨论的一个问题，与小柴胡汤相比，大柴胡汤所治的病证总为郁火较重，而病变焦点集中在少阳胆热犯胃上，严重者少阳内的胆热还可以波及大肠，影响到大肠的传导蠕动功能，出现大便秘结，此时用小柴胡汤治疗就显得病重药轻了，故张仲景改用大柴胡汤治疗。如果波及大肠出现大便秘结，可与方中加入大黄。胃和大肠都属于阳明，少阳邪热侵犯胃肠，即为少阳、阳明同病，所以，后世认为大柴胡汤是少阳、阳明双解的和方。但在《伤寒论》中大柴胡汤是没有大黄的，而在《金匮要略》中大柴胡汤是有大黄的，后世的许多医家都认为大柴胡汤中应该有大黄，如晋朝的王叔和、宋朝的许叔微这些研究伤寒的"大腕儿"，都主张加大黄。我的看法是，在临床具体使用时，是否加大黄，当视具体情况而论，我看有大便秘结的，或郁火较重的，加上大黄为宜。

大柴胡汤临床经常用于胆囊炎、胆结石的治疗。胆囊的疾病最容易呕吐了，而且厌油腻，这是因为胆汁参与人体消化的缘故。说起大柴胡汤的运用，我和它有不解之缘，也可以说正是大柴胡汤的非凡疗效，促使我走上了学中医的道路。这是上世纪70年代的事情，我的一个亲属患胆囊炎，经常发作，每次发作都表现有骇人的腹痛，其疼痛甚至可达到昏迷的程度，四肢冰冷（后来知道这叫做"疼痛性休克"），并伴有剧烈的呕吐不止，能把胆汁都吐出来。每次发作，全家人都惊恐万状，而又束手无策。我们家有个邻居，略通医道，在亲属痛厥的时候，他会掐人中穴，可以使病人暂时苏醒过来，但一醒来，仍是不停地痛，很是痛苦。每次到医院去，都是打吊瓶控制，但隔不了多久，就会又发作，不能吃油腻和凉的饮食，一吃胆囊病就复发。后来到省城的一家医院看病，医院的一个大夫给介绍一个中医学院的老中医，开了一个处方，没有几味药，当时记得一两毛钱一剂，服了十几剂，从此胆囊炎疼痛基本没有再发作过（1984年又发作一次，还是用这个方子解决的问题）。我当时感觉到中药的作用很了不起，就决心学习中医，当年高考报志愿第一志愿写的就是中医学院。到了大学，学了《方剂学》、《伤寒论》之后，才知道那个老师开的是大柴胡汤。我一看《伤寒论》讲得那是太对了，呕不止啊，疼痛起来就呕吐，特别的痛，痛得越狠，呕吐就越重，而且吐就能把胆汁吐出来，真是张仲景描述的这样子。临床上胆结石的这个病，疼痛起来，呕吐不止的大有人在，所以这些都可以用大柴胡汤进行治疗，直到现在，我还一直珍藏着老师开的这个方子。后来，我还考取了这个老师的硕士研究生，他就是河南中医学院的石冠卿教授。我学中医最庆幸的是，先后遇到了硕士导师石冠卿先生和博士导师刘渡舟先生两位大师的教诲，我深深地感谢他们的无私给予，使我得以为广大的老百姓服务。现在，虽然两位老人家都已过世，但他们的治学精神和高尚医德永远激励着我在中医的道路上不断前进。

我的这两个老师有一个共同的特点，就是开的方子都比较轻，都是不赚钱的方子，但是他们的辨证功夫都比较深，所以咱们在临床上使用药物，开方子，不一定都是大方才能够治病，有一些人开方子太大了，拿7剂药病人都拿不动。安徽来一个病人，曾经告诉我，他在一个大夫那里开了14剂药，竟然提不动，治高血压的，都是矿物类药、贝壳类药物的排队，结果一服药，胃就难受，沉甸甸的，什么食物也吃不进了，别说解决原发病了。上星期三上午的门诊，有一个病人拿来一个药方，原来是我老师刘渡舟先生开的，这个病人保存病历多年。我们现在有个刘渡舟研究室，其中收集一些刘老的手迹，包括所写的处方，于是我就想能否把这本保存完整的病历要过来放在我们的研究室。我刚一张口，病人就回绝了，说这个病历她保存到现在不容易，又非常见效，想自己收藏。无奈，人家不给，只好作罢。其中有一个方子，只有三味药物，叫茯苓杏甘汤，有茯苓、杏仁、甘草，治她这个胸闷，她曾到处治疗，都没有见效，后来找刘老，她说就这几样药物，喝了1周就不胸闷了。所以咱们中医开药啊，主要是抓病机，抓主症，要有个思路，别开的处方杂乱无章，而且不一定能解决问题。我们不妨多看一些中医大家的医案，这是一个很好的学习中医的方法。

我在临床使用大柴胡汤主要用于肝胆疾患，如胆囊炎、胆结石、脂肪肝、慢性乙型肝炎等，这些疾病往往有恶心呕吐、胁痛或胃脘疼痛、心烦不宁的表现，符合大柴胡汤证之呕不止、心下急、郁郁微烦的症状特征。一50岁中年女性，患胆囊炎并发胆结石(泥沙样结石)多年，经常右胁痛，牵及肩背，曾几次因夜间剧痛打120住院治疗。本次发作已经近半月，右胁疼痛牵引背部，恶心，厌油腻，腹胀，大便不爽，口苦。舌苔薄黄略腻，脉弦。湿热壅滞肝胆，经络阻滞不通，脾胃运化失常。处以大柴胡汤加味：柴胡15g，黄芩10g，白芍18g，枳壳10g，姜黄12g，郁金15g，金钱草30g，海金沙10g(包)，连翘15g，鸡内金10g，生大黄6g(后下)，生姜6g，炙甘草3g。连服14剂，诸症悉平。后以此方加减，服50余剂，B超显示：泥沙样结石明显减少。

临床上治疗胆囊炎、胆结石，我常用以下基本方：

胆囊炎：柴胡10~15g，白芍18~30g，枳壳10g，炙甘草3~6g，姜黄10~15g，郁金10~15g，茵陈蒿15~30g，连翘10~15g，木香10g，厚朴10g，生大黄3~6g。

胆结石：柴胡10~15g，白芍18~30g，枳壳10g，炙甘草3~6g，姜黄10~15g，郁金10~15g，金钱草30g，海金沙10g，鸡内金10g，硼砂3g，生大黄6g，茵陈蒿15~30g。

仅供大家临床参考。

四、柴胡加芒硝汤证

再往下看，第104条的柴胡加芒硝汤证。

傷寒十三日不解，胸脅滿而嘔，日晡所發潮熱，已而微利。此本柴胡證，下之以不得利，今反利者，知醫以丸藥下之，此非其治也。潮熱者，實也。先宜服小柴胡湯以解外，後以柴胡加芒硝湯主之。(104)

柴胡加芒硝湯方

柴胡二兩十六銖　黄芩一兩　人參一兩　甘草一兩(炙)　生薑一兩(切)　半夏二十銖(本云五枚，洗)　大棗四枚(擘)　芒硝二兩

上八味，以水四升，煮取二升，去滓，内芒硝，更煮微沸，分溫再服，不解更作。

伤寒十三日不解，一个太阳伤寒证十几天了，没有解除，但是还是不是太阳病呢？《伤寒论》所说的“不解”有好多意思，一个是讲原来的病没有解除；或者讲原来的病解除了，是邪气传经了，从而出现新的病证了，就是说这个病人一直在病着；或者是原来的病也没有解除，但又出现了新的病症，属于并病的范围，这些《伤寒论》都可描述为“不解”。那我们看“不解”以后出现什么病证了呢？胸胁满而呕，这明显是什么证啊？这是少阳病症，其中有一个标志性的症状已经出来了，对吧？呕吐我们先不说，胸胁满这是少阳病的一个标志性症状，胸胁满而呕，邪气传入少阳了，可见原来是太阳病，现在转成少阳病了。还有，日晡所发潮热，这是什么呀？阳明病的特征。从这两组症状我们就可以看出来，这是太阳病变成了少阳和阳明同病。如果到此为止，用一下什么方子就可以了？（学生：大柴胡汤）对，大柴胡汤。但条文后面又说：“已而微利”，微利就是微微有下利的表现。如果是阳明少阳同病的大柴胡汤证的话，一般应该是大便秘结，对吧？即使下利也可能是“热结旁流”类的，但这里讲的“已而微利”，显然是治疗过后下利了。说这是什么原因呢？条文后面作了解释，“此本柴胡证，下之以不得利，今反利者，知医以丸药下之”，也就是说此本来是大柴胡证，应该用大柴胡汤治疗，本应诸症悉除。现在反而见到下利，与病情的发展趋势不相符合，应该探究其原委。那为什么病人会出现下利呢？“今反利者，知医以丸药下之”，这里边又出现一种情况，我们在讲栀子干姜汤证的时候就有一个“伤寒，以丸药大下之”的情况，是不是啊？关于汉代的“丸药”，我已说过了，有两种丸方，一种是以大黄为主组成的寒下药，一种是以巴豆为主组成的热下药。在这里，可能是使用寒下的丸药了，是误用，所以说“此非其治也”，因为只用丸药泻下，只顾阳明而忽略少阳，属于药不对证；再者，丸药性缓力轻，但作用又较持久，即使用于阳明实证，不仅不能荡涤胃肠燥实，反而泻下之性容易留中，从而导致轻微的下利，故虽下利而潮热不除。“潮热者，实也”，潮热是阳明实证的表现，有潮热说明阳明实证并未解除，仍为少阳兼阳明里实之证，但是毕竟已经误用了丸药泻下，并且已经出现了下利，正气有不同程度的损伤，所以这时的的处理原则是先不用阳明少阳双解的大柴胡汤了，而是“先宜服小柴胡汤以解外，后以柴胡加芒硝汤主之。”为什么呢？为什么不直接使用少阳阳明双解的大柴胡汤了呢？因为其一，前期治疗已经使用泻下的丸药了，不同程度地削弱了阳明实证的病势，使病情由一个阳明少阳同病变得少阳病症突出一些了，所以先给予小柴胡汤以解少阳之邪，少阳与阳明相对而言，阳明为内（里），少阳为外（表），所以说用小柴胡汤“以解外”。其二，误用丸药缓慢泻下，正气会不同程度地受到损伤，即使还存在阳明少阳之证，也不像一开始那样病势较为明显了，如果用阳明少阳双解之法，亦当双解之缓治，给予柴胡加芒硝汤，用小剂量的小柴胡汤和解少阳，加芒硝以通阳明轻微里实。小柴胡汤加芒硝汤，也是少阳和阳明双解的一个方子，只不过它比加大黄的大柴胡汤来讲，药力还是轻。也可以这样理解，柴胡加芒硝汤证是大柴胡汤证的轻证，换句话说，当阳明少阳同病时，轻的用柴胡加芒硝汤治疗，重则用大柴胡汤治疗。但是我在这里说的这个大柴胡汤证是少阳阳明同证的大柴胡汤证，因为大柴胡汤的适应证很多，阳明少阳同病只是大柴胡证之一。所以，这里又增加了一个大柴胡汤的适应证——少阳阳明同病。咱们前面说大柴胡汤证是小柴胡汤证的重证，对吧？那是从少阳郁热来讲的；大柴胡汤是小柴胡汤和四逆散的合方加减，这是从气机的郁滞来讲的；大柴胡汤是黄芩加半夏生姜汤的一个重证，那是从少阳邪热下利来讲的；而这里讲大柴胡汤证还是柴胡加芒硝汤证的重证，这个是从哪里而论的呢？从少阳和阳明同病来讲的。也就是少阳兼阳明病，轻的用柴胡加芒硝汤，重的我们可以开带大黄的大柴胡汤，就是这意思。也就是说，如果需要少阳阳明双解，大柴胡汤里就要把大黄加上了。这就是大柴胡汤与小柴胡汤、柴胡加芒硝汤它们之间的一种相互关系，一种解读的方法。

我们看，这个方子很简单，里边有个小柴胡汤，但是不是小柴胡汤的原方？一看就不是，主药柴胡二两十六铢，黄芩一两，这相当于小柴胡汤的多少量呢？1/3，是吧。为什么用那么轻啊？因为既已经使用过丸药泻下阳明燥热，又已经单独使过小柴胡汤了，所以这时候少阳邪气也不重，阳明邪气也不重，故而小柴胡汤取1/3量，芒硝才用二两，那我们看，这个柴胡加芒硝汤就是用于少阳阳明同病的轻证。

看煎服方法，“上八味，以水四升，煮取二升，去滓。”芒硝是后下的，“更煮微沸，”就是下了芒硝以后再把药端到火上，微微的滚一滚儿就行了。分温再服，喝两次，不解更作。如果病邪不除，续服一次。

柴胡加芒硝汤阳明少阳双解，小柴胡汤的祛除外邪作用、退热作用非常好，有一些人经常便秘，阳明燥热的体质，感冒以后往往邪从燥化，发热恶寒，或寒热往来，头痛，便秘，用小柴胡加芒硝汤就好，当然病势重者，可以用大柴胡汤。一中年男性病人，素常饮酒、喜食辛辣，经常便秘。一次，感冒发烧38.5℃，两胁胀满，不能饮食，口苦口干，大便秘结，已3日未行。曾服西药及中成药（患者说不清服的什么药）热不退。舌薄黄而干，脉细弦。辨为少阳阳明同病之轻证，处本方加板蓝根、僵蚕：柴胡15g，黄芩10g，法半夏6g，党参10g，芒硝10g，炙甘草3g，生姜3g，板蓝根30g，僵蚕10g。5剂。1剂即便通，体温降至正常。嘱5剂服完，发热未有反复。

我们把它看成是大柴胡汤的双解少阳阳明的一个轻证。好，这是104条，我们翻过来再看第147条，柴胡桂枝干姜汤证，这个方证我们要做重点掌握。

五、柴胡桂枝干姜汤证

傷寒五六日，已發汗而復下之，胸脅滿微結，小便不利，渴而不嘔，但頭汗出，

往來寒熱，心煩者，此為未解也，柴胡桂枝幹薑湯主之。(147)

柴胡桂枝幹薑湯方

柴胡半斤　桂枝三兩(去皮)　幹薑二兩　栝蔞根四兩　黄芩三兩　牡蠣二兩(熬)　甘草二兩(炙)

上七味，以水一斗二升，煮取六升，去滓，再煎取三升，溫服一升，日三服。初服微煩，復服汗出便愈。

"伤寒五六日，已发汗而复下之"，一看就是误治了，发汗后病邪没有解除，再使用下法。误治后出现了诸多症状，"胸胁满微结，小便不利，渴而不呕，但头汗出，往来寒热，心烦"，给的症状比较详细，但是症状不怕多，就怕少，少了可能会影响你的辨证，多了我们可以给它归类。咱们先对症状进行归类，胸胁满闷的症状，应该是少阳病的范围。"微结"，表示邪气结聚的程度，邪气结聚，应该表现为胁下痞硬，这是少阳病的症状，为邪气结聚少阳，少阳经脉气机不利所致。此外我们看，还有往来寒热，心烦，这些都是少阳病的主症，而且胸胁满、往来寒热还是少阳病的标志性症状。其实，下面所说的小便不利，口渴，也是少阳病的症状，在加减证里边的，是不是啊？小柴胡汤加减证中，口渴者，去半夏加人参、瓜蒌根；小便不利者，去黄芩加茯苓，这些都是少阳病的特点。小便不利呢？是少阳三焦的气机不利影响水液运行了，口渴则是邪热伤津了，这表明该少阳病的热可能比较重一点，伤津就会出现口渴。再看下面，不呕，就是说病邪还没有影响到胃，所以说少阳病可以呕，可以不呕，小柴胡汤证的加减里边也有不呕的，胸胁满而不呕的，去半夏、人参，加栝楼实。但头汗出，就是只有头部出汗，这个症状我们前边学到过好多了，栀子豉汤证有，为郁热所致；大陷胸汤证有，为水热互结；茵陈蒿汤证有，为湿热并重；火逆证里有，为火邪伤阴，就是出不来汗，为火热伤阴，汗源亏乏。综合观之，就是说为什么只表现为头部出汗，不是它的热被郁滞了，就是热与有形之邪相结了，或者是伤阴太重，不能全身作汗。那在这个柴胡桂枝干姜汤证中又出现了但头汗出，这也是阳气郁遏的一种结果，因为少阳病有气机郁滞，凡是气机郁滞的证候，都有可能见到但头汗出的情况。

如果仅仅是上面所讲到的症状，我们治疗用小柴胡汤就好了，但本证是不是都是少阳病的症状啊？并不是如此，要不为什么用柴胡桂枝干姜汤而不用小柴胡汤？根据这个方子以方测证，咱们看到底柴胡桂枝干姜汤讲的是一个什么样的病，什么样的一个病机？我们先分析它的药物，大家看，柴胡桂枝干姜汤仍然是小柴胡汤的加减方，别看这里面仅有柴胡、黄芩和甘草三味药物，有柴胡、黄芩这就够了，柴胡、黄芩是和解少阳的一个对药配伍，是治疗少阳枢机不利的，及清胆热的。再往下看，先把桂枝、干姜放过去，后面的瓜蒌根，瓜蒌根在这里是干什么呢？生津止渴的，它是对着渴而不呕而加的药，正因为口渴，所以加了瓜蒌根了，这跟小柴胡汤后面的加减是一样的，只不过这里没有用人参而已，所以这是对症用药。还有一个药物，牡蛎，牡蛎我们看干什么的？软坚散结，为什么在这里加上软坚散结的药物？如果按照小柴胡汤后面的加减的话，用牡蛎就是软坚散结的，是对着什么症状呀？"胸胁满微结"，相当于胁下痞硬啊。所以实际上瓜蒌根也好，牡蛎也好，其实仍然讲的是小柴胡汤后面的那些加减方义，只不过现在把它搁到主方子里去了，那这两个药物属于对症下药。所以在临床上，除了辨证用方以外，在辨证的基础上可以再对症用药，这种灵活性，是我们中医临证的特色。至于甘草，则是调和诸药的。那还剩下什么药了啊？桂枝与干姜，唉，这就有学问了，这里边有讲究了，桂枝和干姜并用，干什么呢？咱们前边也讲过一个方子，叫桂枝人参汤，也是干姜与桂枝并用的。《伤寒论》中，凡是用干姜，都是针对中焦虚寒的，栀子干姜汤也好，理中汤也好，桂枝人参汤也好，都有中焦虚寒的这样一个病情。所以说这个也不例外，在本证中也有中焦虚寒啊，即太阴虚寒，脾虚寒哪。那以此来推，这个病人可能会有下利，只不过没有写到主症里去，而桂枝在这里不是解表，而是配合干姜温中。小建中汤里使用桂枝，跟饴糖相配，也是温中的，对吧？桂枝加干姜临床也常常用于太阴虚寒证。还有，这个方子很有意思，柴胡、黄芩配是清少阳胆热；桂枝、干姜配是温补脾寒。而这四味药物是柴胡桂枝干姜汤的灵魂，方子即以此来命名。通过这四味药物的分析，我们就可以找到本证的基本病机，大家看，柴胡桂枝干姜汤证是一个什么证？刚才说柴芩清少阳胆热，桂姜温太阴虚寒，所以，这同样是一个太、少同病，但是这个太少同病是太阴、少阳同病，也就是少阳胆热同时兼有太阴虚寒，这样的并病，就用柴胡桂枝干姜汤治疗。

综述所述，我们可以把柴胡桂枝干姜汤证的病机概括为四个字：胆热脾寒。这样的病证临床能见到吗？太多了，如果你们实习，就会看到好多这样的病变，特别是在一些慢性肝炎的疾病中，慢性肝炎，肝炎病毒比较猖獗的时候，往往是表现为肝胆的湿热，肝胆的湿热证很重，舌红苔黄腻，而一些临床大夫就拼命地使用清热利湿的药物，但是往往会造成一种什么病变呢？湿热还没有来得及祛除，脾已经虚了，因为大量的使用清热利湿的药物，病人的脾受不了啊，所以往往后边会出现一个什么情况呢？一方面他的肝胆湿热没有完全祛除，而另一方面太阴脾出现了虚寒，下利，拉肚子了。此时治疗方案就要及时更改，如果再继续使用清热利湿的药物，病人的正气就不支了，所以反而使他的转氨酶、胆红素这些肝功能指标很难纠正过来，甚至越服清热利湿的药物，肝功能越不正常，所以，治疗必须转移方向了。病人一方面有肝胆热，一方面有脾胃寒，我们就可以用柴胡桂枝干姜汤来进行治疗。你看有一些病人啊，一看他的舌苔，舌红苔黄腻，这是湿热；再一问他大便，经常拉肚子。临床上其实很多时候就是这样子，出现的病情往往是寒热错杂的。本证也是一个寒热错杂证，只不过这个寒热错杂证与半夏泻心汤的胃热脾寒不同，它是一方面有肝胆的湿热，一方面有脾胃的虚寒，是胆热与脾寒错杂，这时候用柴胡桂枝干姜汤就比较好。所以这个方子在治疗肝炎等肝胆病的过程中会经常被使用到。

还有一些消化不良的病人，有些结肠炎患者，长期地拉肚子，但是同时他又有什么呢？舌红苔黄腻的这些湿热的表象，或者有胁痛的现象，这个我在临床也治过好多，胁痛加上结肠炎的拉肚子的，往往也是属于柴胡桂枝干姜汤证。

其实这个方子咱们还可以跟大柴胡汤对等起来看，从方证鉴别的角度去理解。前面我给大家讲过，少阳病的兼夹证比较多，兼太阳的，兼阳明的，兼太阴的，柴胡桂枝干姜汤这个方证就是兼太阴的。如果我们把大柴胡汤证的一个方向理解为少阳病兼阳明里实，这个柴胡桂枝干姜汤证呢是少阳病兼太阴虚寒。一虚一实，一寒一热，两两对比，体现出一分为二的辩证法思想。有少阳热兼阳明里实，就可以有少阳热兼太阴虚寒，对不对？所以那个用大柴胡，这个是用柴胡桂枝干姜汤来进行治疗。至于本证所出现的诸多症状，都是围绕少阳、太阴两经而产生的。胸胁满微结，往来寒热，心烦，是足少阳经腑气郁了；小便不利，口渴，但头汗出，是手少阳经腑气郁了；而太阴虚寒的话，当有下利。所以这是少阳兼太阴病，咱们对这个方证就这样去掌握。

下面我们总结一下，本证的病机可以记为少阳枢机不利，太阴脾气虚寒。可以简单地记为胆热脾寒就行。曾经有个肝硬化的病人，是个女性病人，五十多岁了，肝脏硬化了，这个病治疗起来很讨厌的，很麻烦。她表现的是什么症状呢？拉肚子，一点凉的都不能吃，一吃凉的就拉，稍微硬一点的也不行，她说她吃饭必须吃烫嘴的，温的都不行，就是刚出锅的，胃里才觉得舒服些。但是这个病人的舌象，舌红苔黄腻，又心烦急躁，晚上睡觉还不好。大家看这是什么证啊？肝胆有热，肝病的人往往就有这种情况啊，烦躁易怒，发脾气，舌红苔黄，一看就是热，可是他又不能吃凉东西，所以这个就是什么呢？属于就是少阳胆有热，又加上太阴虚寒，脾有寒。我给她开了柴胡桂枝干姜汤。这个病人后来问我，她说：大夫，我这个病是怎么回事啊？你给我解释一下。我说：我给你解释多了你可能听不懂，我就简单给你说一句话吧，你这是胆热脾寒。这个病人马上说：大夫，你说的一点都不对，错了，我现在既没有胆也没有脾。她说她的胆也切（除）了，脾也切（除）了。肝硬化往往是脾功能亢进，造成脾大，血白细胞、血小板低下，人体抵抗力下降，并容易导致出血疾患，西医对此的处理措施往往是手术切除脾脏。这个病人说她在得肝病之前，胆已经没了。她说：我哪是“胆热脾寒”啊，谁胆热脾寒我都不能胆热脾寒，我既没胆又没脾。我说：中医讲的胆和脾不是这个意思，中医讲的是一个功能概念，我要把这个问题给你说清楚，估计得几个小时，你就这样理解，中医讲脏器概念的时候不仅仅是解剖，每个脏器都是个功能单位，即使你现在没胆了，你仍然会有胆热；你没有脾了，你仍然会有脾寒。因为中医讲的这个脾,更复杂,不是就这一个脾脏,它是指整个消化系统。哎呀,可费劲了,跟她解释半天,这个病人最后还是摇头而去,她拗不过这个劲,我这没胆没脾了还说我胆热脾寒?(学生大笑)可是后来她再来复诊的时候,她觉得吃了这个方子很舒服。她对我说:你们中医怎么回事?很怪啊!你这治我的胆,治我的脾,我觉得喝了药没地方去啊,(学生哄堂大笑)但吃完这药以后还觉得比较舒服,感到肠胃里边温暖,拉肚子啊什么的,好了很多,真是不可思议。她说:我现在吃饭啊觉得很通畅,就是还是不能吃凉,一吃凉的还是拉。我说:别着急,咱慢慢调,你是肝硬化,不是短期治疗就能痊愈的。后来这个病人状况很好,吃饭、二便都很正常。现在还时不时到我门诊上来调理呢。

当然,治疗肝硬化不光用这个方子,方剂多了,我们一定辨证论治,在辨证上还要结合化验单、报告单等各种检查报告,尽量做到准确无误。在临床上没胆没脾的我碰到好多例了,现在不知道怎么了,胆只要一有点毛病,一说有胆囊炎,有点结石,就切,不要了,扔了,只要一旦切掉,就会出现一些相应的毛病。昨天还有个女病人告诉我,把胆切了,她说切完以后她后悔了。我说后悔也不行了,长不上了。我又问她为什么后悔呢?她说拿出来以后胆里面并没有结石,就是有点砂子而已,一点砂子,所以胆被拿下来以后我就后悔了。依我的临床观察,胆切除手术后,往往会出现两种情况,一种是经常消化不良,对胆汁不能调节了,该用的时候没有(胆汁可用),不该用的时候它(胆汁)一直流,对吧;另外一个就会出现情志的症状,因为中医认为胆参与人的情志活动,是主决断的,刚才我说的这个肝硬化病人也是如此,切除胆后,经常出现恐怯的感觉,一个人不敢独自在家里住,没胆儿了嘛(学生笑),所以像这一些啊,都是过度治疗的结果。还有,切子宫的,有子宫肌瘤,有点……稍微有一点,就把子宫切了,不要了,我叫你彻底不长肌瘤,但是子宫要是没有了,体内分泌的一些性激素就没地方去,子宫是性激素作用的靶器官啊,激素没地方作用,它就会到处跑,像人,你没事干,你干嘛?能把你急死,就得满大街转悠去,这就是社会不稳定因素啊。那同样的道理,体内的激素没地方去,就是身体不稳定的因素,就会出现内分泌紊乱,出现好多种躯体不适的症状,什么症状都会有,烘热的,汗出的,神经质的,失眠的,烦躁的等等,不一而足,全都来了。所以说人身上的零件都有用,就包括阑尾都有用,别说阑尾一点用没有,它起着缓冲大、小肠之间的蠕动压力的作用,避免直肠子,一吃饭咣当下去了(学生笑),你能受得了吗?所以说别动不动就将身上的零件切除,不到万不得已的时候我们不要采取这种措施。当然了,必要的时候也需要适当的手术,比如胆癌了,癌肿要是局限的话,可以考虑胆切除,是不是啊?但一般像胆囊炎啊,像结石啊这些,别轻易说就把这个器官先抛掉,应当先保守治疗,以最大的限度保持器官的完整性。总之,中医保守治疗在人体整体性协调上有很大的优势,这也是我们中医的特色。

病机：少阳枢机不利，太阴脾气虚寒（少阳兼太阴）
病症：足少阳气郁——胸胁满微结，往来寒热，心烦；
　　　手少阳气郁——小便不利，口渴，但头汗出；
　　　太阴虚寒——当有下利
治法：清少阳胆热，温太阴脾寒
方药：柴胡＋黄芩——和解少阳——少阳枢机不利
　　　桂枝＋干姜——温补脾阳——脾气虚寒
　　　生牡蛎——软坚散结——胸胁满微结
　　　栝楼根——生津止渴——口渴

我们看它后边的这个煎服方法啊，要求“去滓，再煎”，这是我们遇到的第七个也是最后一个要求去滓再煎的方剂，大家要记住，因为这个方子更是寒热并用的代表方剂，所以需要去滓再煎以调和药性。后面讲“初服微烦，复服汗出便愈”，就是开始喝第一煎的时候可能会出现微烦的现象，微烦实际上是什么呀？我的理解啊，因为这里边既有柴胡、黄芩这些凉药，又有桂枝、干姜这些热药，即使用了“去滓，再煎”的方法，也有可能会出现寒热相激的现象，所以喝完以后病人会有些反应，不舒服。那再一个什么呢？本方它也是通气解郁的，这个气郁在似通不通的时候，也会出现烦的一种情况，继续服用使气开郁解时，不舒服的症状就没有了。还有在临床经常出现的一些问题，个别的病人服完药，其实开的药中也并没有泻药，但是他喝完前两剂以后会拉肚子，再喝第三剂或者第四剂就没事了，什么原因啊？这就是药物与人体适应的一个过程，拉也好，烦也好，都会出现在病人服药的过程中。当然我们在临床上要密切注意病人的症状变化，那如果说喝完药后大烦不止，而且一直烦，这就说明有问题了。所以开始有烦后来没有了，或者开始拉后来不拉了，这就说明病人对药物的一个适应过程。所以后面讲，“复服汗出便愈”，就是再喝就没事了。汗出便愈，说明这个方子有发汗的作用，解表的作用，你看这里边有柴胡和桂枝，也就是这个气机郁滞也好，其他病邪也好，必须得给邪气找出路。所以当气机郁滞的时候，我们除了温通以外，还可以通过解表来使这个气机郁滞的状态得以缓解，当然在用药的剂量上要注意，不能专门以解表为主。

柴胡桂枝干姜汤临床运用一定抓住胆热脾寒的病机，而这种病机临床所表现的症状是寒热错杂的，以我的临床观察，集中在口苦、大便溏泄两个症状上，也就是在临床上见到病人这两个症状比较突出的话，可以首先考虑使用柴胡桂枝干姜汤。例如，一贾姓男子，48 岁，北京人，于 2011 年 9 月 13 日就诊。患腹泻十余年，服药无数，或不效，或有小效，终不能痊愈。来诊时仍主诉大便溏泄，每日 3 次，大便前腹中疼痛，大便黏滞不爽。平素自感腹中有凉气窜动，凉气窜至于胃，或食凉后，就会打嗝不断。口苦甚，早起更甚。眠差，有肝掌，并且十指发黑。舌淡红，舌苔根部薄黄，脉弦而硬。辨证：口苦，肝掌，舌苔黄，为少阳胆热；大便溏泄，腹中凉气，腹痛为脾胃虚寒，符合柴胡桂枝干姜汤证的特点。考虑到便前腹痛，脉来弦硬，此为肝胆气急之象，肝胆气急，乘克脾土，处以本方合痛泻药方加减：柴胡 10g，黄芩 10g，桂枝 20g，干姜 10g，花粉 10g，生牡蛎 20g（先煎），炙甘草 3g，陈皮 10g，焦白术 30g，白芍 10g，防风 10g，乌药 10g。这里桂枝用 20g，超过常量，主要考虑到患者有腹中气窜，桂枝大量使用有平冲降逆的作用。2011 年 9 月 26 日二诊：此方服 10 剂，大便较成形，一日两次，腹中寒气明显缓解，睡眠踏实。舌淡齿痕，苔黄腻，脉弦，但已不硬。上方加砂仁 10g（后下）。到 2011 年 10 月 10 日三诊：上方服 14 剂，大便成形，一日一次，病人说非常规律，打嗝已除，腹中觉暖，肝掌显减，十指渐显红润。微感小腿微凉，上方加肉桂 6g（后下），续服 10 剂巩固。其家人经常来我处就诊，追访此患者半年，大便一直正常。

六、柴胡加龙骨牡蛎汤证

还有一个方证，叫柴胡加龙骨牡蛎汤证，我们看一下 107 条。

傷寒八九日，下之，胸滿煩驚，小便不利，譫語，一身盡重，不可轉側者，柴胡加龍骨牡蠣湯主之。（107）

柴胡加龍骨牡蠣湯方

柴胡四兩　龍骨　黃芩　生薑（切）　鉛丹　人參　桂枝（去皮）　茯苓各一兩半　半夏二合半（洗）　大黃二兩　牡蠣一兩半（熬）　大棗六枚（擘）

上十二味，以水八升，煮取四升，内大黃，切如碁子，更煮一兩沸，去滓，溫服一升。本云：柴胡湯今加龍骨等。

“伤寒八九日，下之”，太阳病使用下法，又是误治所发。我们看出现的变证，“胸满烦惊”，胸闷，就是胸胁苦闷，这个症状是少阳病的标志性症状，证明邪气到少阳了，就是太阳的邪气因误下而入少阳。还有小便不利这些，都是少阳的症状。胸胁苦闷是足少阳胆经气郁，而小便不利是手少阳三焦的气郁出现的水液代谢失调。以这些症状来判断，本证属于少阳病无疑。但本证的突出表现在于精神情志方面的表现，除了有少阳郁热以外，柴胡加龙骨牡蛎汤证突出的表现为神志的症状，大家看，这里有烦惊，有谵语，什么叫烦惊呢？烦，是心烦，甚至会出现心中懊侬现象，这是少阳郁热扰心所致。惊就是惊恐，惊悸不安，恐慌害怕，晚上睡觉总是惊恐不定，这也是少阳郁热扰乱神志的表现，严重的就会出现谵语了。当然谵语应该是神志的严重症状，已经涉及阳明病的问题了。所以柴胡加龙骨牡蛎汤中用了大黄，而且后下，以泻阳明邪热。还有一个症状是“一身尽重，不可转侧”，就是身上沉得都转不过来身，这是少阳气机郁滞较甚的一种表现。身重出现的原因，可以是热邪耗气伤阴，也可以是气机郁滞较甚，气阴两伤也好，气机郁滞也好，这两种情况都可以出现在热病过程中，就是出现在热证里边，其实这里主要是由于热壅气机导致的少阳气机郁滞，就是全身的气机失调的一种表现，所以表现为身重，不可以转侧。由于这是以神志症状为典型表现的少阳病，所以用柴胡加龙骨牡蛎汤主之。

我们看这个柴胡加龙骨牡蛎汤，这里仍有小柴胡汤在里面，只是少了一味甘草。一共十二味药物，其中含有六味小柴胡汤里的药物，柴胡、黄芩、人参、半夏、大枣、生姜。加了什么呢？我们看，龙骨、牡蛎，一看就知道是镇惊安神的，有烦惊啊，当然要镇惊安神。茯苓呢？宁心安神。铅丹，跟龙骨牡蛎是一类的，有镇静安神的作用，但是这个药有毒，现在我们临床上很少使用它了，开了也没用，大多药房没有，容易导致铅中毒。我们一般就用生铁落代替，咱们学过这个药没有？就是过去打铁飞的那个铁屑，掉到地上那个铁屑叫生铁落，镇惊安神，但是它没有毒，不过这个药也不好找。有些人说是用那个磨刀水去煎柴胡加龙骨牡蛎汤，也起到生铁落差不多的一个作用。磨刀水啊，磨剪子抢菜刀用的水，它里边含有铁，有镇惊安神的作用。但也可以选用其他一些药物，像珍珠母、生龙齿等，我们都可以选，不必要费那么大劲了。本方中龙骨、牡蛎、铅丹这三味药物，是镇惊安神的，茯苓是宁心安神的，桂枝跟大黄一配就是活血了，这一对儿药在桃核承气汤里也有，温经络通瘀血的。所以我们说六经病都有血分证，你看，即使到少阳病也有，这个柴胡加龙骨牡蛎汤证也是少阳邪热入血分的表现，所以才会出现明显的神志的病变，只要一入血分就容易出现神志的病变啊。你看太阳病的桃核承气汤证、抵当汤证就是邪热入血分了，所以才有如狂、发狂的神志病变，因为心主血，主神明嘛，所以血分邪热它最容易影响心主神明的功能，所以治疗要用入血分的药物，桃核承气汤用了桂枝配大黄，抵当汤更是全部入血分的药物，我们说过是海陆空三军协同啊。阳明病也有血分证，就是阳明蓄血证，仍然用抵当汤治疗，它也出现神志的症状，是喜忘。而本证是少阳病血分证，也是出现典型的神志症状，烦惊、谵语，故方中用桂枝、大黄配伍，以入血搜邪。

我们总结一下柴胡加龙骨牡蛎汤证，病机是少阳枢机不利，气郁化热扰神。其实我们可以把它本证的特点总结为一句话，很简单，就是以神志症状为突出表现的少阳病。小柴胡汤证包含几组症候，一组是少阳经证，如往来寒热、胸胁苦满；一组是神志症状，如心烦、默默；一组是脾胃症状，如不欲饮食、喜呕等。当小柴胡汤证中的神志症状明显的时候，就改用柴胡加龙骨牡蛎汤治疗。神志症状明显了，说明这个少阳的邪热入血分了，不仅仅是在气分了。当然，胸满、身重不可转侧是热壅气机导致的少阳气机郁滞，所以用小柴胡汤去甘草。所以本方的药物可以与本证表现出的症状一一对应起来，我们看，胸满、身重不可以转侧，少阳枢机不利，气机郁滞，所以用小柴胡汤去甘草通利少阳枢机，因气机郁滞较甚，所以去壅滞的甘草，当然郁滞、郁热都严重的情况下人参、大枣也可以去掉。烦躁惊恐，少阳郁热扰心，故加龙骨、牡蛎、铅丹来镇惊安神；小便不利，手少阳三焦气化失司，水饮内生，所以用茯苓、桂枝，以温化水饮。当然茯苓也有宁心安神的作用，桂枝也有温经活血的作用，两味药物属于一物两用；涉及阳明，当然也是少阳邪热扰心，出现谵语，所以用大黄后下，以泻阳明邪热，本证中也经常会出现大便秘结的情况，说明少阳郁热涉及到了阳明。当然，大黄在本方中配伍桂枝入血分，也属于一物两用。这就是柴胡加龙骨牡蛎汤的组方特点。

病机：少阳枢机不利，气郁化热扰神
病症及方药：
胸满、身重不可转侧——小柴胡汤去甘草；
心神被扰：烦惊——龙骨、牡蛎、铅丹；
水饮内生：小便不利——茯苓、桂枝；
涉及阳明：谵语、(便干)——大黄(后下)。

本方的煎服方法，我们看，牡蛎后边有个“熬”字，熬就是稍微炒一下，我们现在一般都用生牡蛎了。但是本方中的小柴胡汤，并不是原方用量，只是小柴胡汤量的一半，这说明在这里它并不是主要用于解少阳郁热的，而主要用于少阳病神志异常的症候。但临床运用要根据具体情况而论，如果郁热比较重，当然小柴胡汤也要用到量，而且有可能还会加量使用。“上十二味，以水八升，煮取四升”，后来再加上大黄，所以说大黄后下，在《伤寒论》中大黄轻易不后下呀，包括调胃承气汤、小承气汤里的大黄都没有后下，只有大承气汤才后下呢，而柴胡加龙骨牡蛎汤里后下了，这说明大黄在这里主要是通大便的，本证当有大便秘结，病情涉及了阳明。“切如碁子”，就是把大黄切成像围棋子那么大一块一块的。“更煮一两沸”，就是再煮一两滚，“去滓，温服一升”。后边又解释，“本云：柴胡汤今加龙骨等”，就是这个方子是由小柴胡汤加味过来的，所以这是用于以神志为突出表现的少阳病。

少阳病的这几个兼夹证，我们要记住这几个方子啊。小柴胡汤证是它的本证了，若先太阳病的，后太少同病的就合上桂枝汤，是柴胡桂枝汤；少阳郁热重的，或者兼阳明的，就用大柴胡汤了；还有一种少阳兼阳明的轻证，用柴胡加芒硝汤；少阳兼太阴虚寒的就用柴胡桂枝干姜汤；少阳病神志症状明显的就用柴胡加龙骨牡蛎汤。

所以，柴胡加龙骨牡蛎汤这个方子治疗神志的病变很好，像躁狂性精神病、抑郁症、小儿舞蹈症、失眠、焦虑，还有，本方治癫痫也非常好。什么是癫痫知道吗？癫痫俗称“羊羔风”，西医认为，癫痫病是大脑神经元的突发性异常放电所致，表现为眨眼或直视，动作不协调如吮吸、咀嚼，口角一侧抽动，甚至四肢抽搐，头昏、意识模糊、甚至昏迷不省人事，口吐白沫，或口中有异常叫声。中医认为，癫痫有遗传因素，其诱发因素多是精神情志的刺激如惊恐等，两千多年前的《黄帝内经》就曾指出："帝曰：人生而有病癫疾者，病名曰何？安所得之？岐伯曰：病名为胎病，此得之在母腹中时，其母有所大惊，气上而不下，精气并居，故令子发为癫疾也。"不只是惊恐因素，一个人各方面的压力过大，长期的精神情志抑郁，也是癫痫发作的诱发因素。这些精神方面的刺激，就会导致人体气血运行紊乱，痰邪内生，蒙蔽清窍，从而发为癫痫。我在门诊上接诊的癫痫病人，有一些是中学生，或面临高考的学生，也有些是刚上大学的学生，这种人群的发病，多是与学习压力过大有关。癫痫病虽然治疗困难，但不是不能治愈，大量资料表明，只要治疗及时，方法得当，80%左右的病人能够得到完全控制和治愈，因此，癫痫并非不治之症。我在临床上治疗癫痫病，往往首选本方，效果都比较肯定。曾有一个农村高中女生，学习成绩比较优秀，家长、亲属都对她寄予厚望，在临高考前的一个学期，家长对她频频发号施令：高考只许成功，不许失败。这个学生自感学习压力过大，有时整宿都不能睡眠，又不敢和家长交谈，怕伤了父母的心，经常有什么事情都憋在心里，但学习成绩却每况愈下，每当考试成绩下发后都非常的焦急。有一天，她出门走一个小巷口，突然面前窜过一条大狗，女生当即因惊吓昏倒在地，四肢抽动，口中流涎水。自此之后，这种情况就经常发作，近来几天发作一次，经医院检查确诊为癫痫病，休学治疗。根据她的发病情况及舌象、脉象的表现，我给予柴胡加龙骨牡蛎汤加白附子、僵蚕、全虫（牵正散）、石菖蒲等祛风止痉、开窍醒神之品，服药一个半月，癫痫不发。一年后又发作一次，仍与上方而愈。

还有一个典型癫痫病例，是一个刚上大学的学生，男性，20岁，2007年9月份来诊。该生学习用功，每日埋头看书，不闻窗外之事，大一的时候，突然有一天走路时昏倒在地，四肢抽搐，口吐白沫，到某医院检查，确诊为癫痫病发作。自此一周发作两到三次，休学治疗，患者二便尚正常。仍给予柴胡加龙骨牡蛎汤合牵正散，再加草果仁、石菖蒲等，服药4周，癫痫未在发作，稳定50天左右，又小发作两次，但瞬间即失，上方又加郁金、远志，服30剂后停药半个月，续服21剂，癫痫一直未发。追访8个月，癫痫未发作，后复学。

但需要注意的是，癫痫病人经过一段时间的正规、系统的药物治疗而不再发作，一般可以减药或停药。按现代医疗标准，于停药后3年内没有发作的，即认为治愈。一般经系统治疗后多数人不再发作，但不是每个人都不再发作，据研究观察，临床治愈的患者在10年内，有15%的人又出现发作。因此，治愈的病人不可盲目乐观，要警惕以后还有发作的可能。最主要的是注意保养，防止任何诱发因素，如绝对戒烟、戒酒，防止激动或生气以及疲劳过度等。另外，尽量少看电视，少玩游戏机，少使用电脑、手机，不下棋、不打麻将等。

还有一个问题，就是铅丹这味药，因易造成铅中毒，现在临床一般不用。我曾看过两例用本方治“甲亢”的报道，服用带铅丹的柴胡加龙骨牡蛎汤，导致血色素下降，造成贫血，这两个病例方中都是用铅丹了。所以，这些我们也要了解，最好用其他药物（我们前面说了）代替铅丹使用。

整个少阳病的内容大体就是如此了，后面关于少阳病的传变和愈后条文，我们看一下就行了。

后边还有个热入血室证，是附篇内容，是小柴胡汤的另外一个适应症候，也作为了解。

附：热入血室证

婦人中風，發熱惡寒，經水適來，得之七八日，熱除而脈遲身涼。胸脅下滿，如結胸狀，譫語者，此為熱入血室也。當刺期門，隨其實而取之。（143）

婦人中風，七八日續得寒熱，發作有時，經水適斷者，此為熱入血室，其血必結，故使如瘧狀，發作有時，小柴胡湯主之。（144）

婦人傷寒，發熱，經水適來，晝日明了，暮則譫語，如見鬼狀者，此為熱入血室，無犯胃氣及上二焦，必自愈。（145）

热入血室就是什么呢？就是正值妇女月经来潮的时候，感受邪气了，严重的情况下会出现很明显的神志症状，条文中神志的症状描述的还很重，“昼日明了，暮则谵语，如见鬼状”，就像见鬼了似的，神志恐慌不宁，说话语无伦次，这是因为血室正开的时候，感受邪气郁而化热，热扰神明所致，临床上一般是从少阳病来进行论治，可以用小柴胡汤，也可以刺期门。我觉得使用柴胡加龙骨牡蛎汤治疗更好。这是我们自学的内容，大家可下去看一下。整个少阳病篇我们就讲到这儿。

第二十九讲

太阴病脉证并治

第五章 辨太阴病脉证并治

今天我们讲三阴病篇的第一篇，太阴病篇。太阴病啊，篇幅比较短，一共8条原文，从第273条到第280条。

首先在讲具体条文之前，我们还是先了解太阴的生理功能，从生理功能来推它的病理变化，就比较容易掌握太阴病了。从太阴的生理功能而言，还是经络和脏腑的功能方面，也就是从生理上涉及的范围，是太阴脾经和它相应的脏。但是我们说太阴经也是两个，除了足太阴脾以外，还有手太阴肺，但是从太阴病篇的条文所描述的证候来看，主要是足太阴脾的病症。那手太阴肺的病症跑哪里去了呢？在太阳病篇，我们前边说过，太阳病实际上包括了一部分手太阴肺的证候，什么原因呢？就是因为肺是主皮毛，所以说外感病过程中，往往见到肺的症状，像咳嗽，甚至喘、鼻塞、流涕、打喷嚏等等，所以太阴病篇里边只是足太阴脾的病变。

那讲到足太阴，当然一个是经脉，一个就是脾脏。经络我们已经在中医基础理论课中学过了，那么你如果对这个经络走向不是很熟的话，就一定要再看一下，最后背诵《灵枢·经脉》篇的原文。一般的情况下，像三阴经在四肢的分布规律，我们必须知道，三阴经分布在四肢的内面，是谁在前，谁在后，谁在中间啊？对，在前的是太阴，中间的是厥阴，后面的是少阴。像足太阴脾，它起于足大趾的内侧，然后过内踝，到腿上以后，然后沿着下肢内侧前缘上行，入腹部后，属于脾，络于胃。所以脾与胃是相表里的关系，所以我们讲脾，肯定会有胃的一些功能失常的症状，就像我们讲到阳明必定要涉及脾是一个道理，我们讲少阳要涉及肝，都是这样子一个表里关系的问题。在人体的几个相表里关系的脏腑中，最为密切的是肝与胆、脾与胃，这两对脏腑表里关系最为密切，它们在临床上表现的症状不能够截然划分开，这是我们大家要注意的。

谈到脾脏的功能，我想大家都很熟悉了，有这样几个：主运化，这是我们经常谈的，当然咱们在理解这样一个功能上，要知道什么叫“运”，什么叫“化”，一定不要混为一谈。“化”是和胃共主消化这样一个过程，也就是胃消化饮食物，实际上脾脏也参与其中；而“运”是指将消化好水谷精微由脾输送到全身，所以脾既主运，又主化，《黄帝内经》中讲“脾为胃行津液”，就是指的这个意思，就是脾有运转水谷精微到全身的功能。那关于脾主消化的功能，《难经》有一句话，讲得比较好，称“脾主磨”。磨，就是磨动食物，就是把吃的东西磨碎，实际上这是形容消化过程的一个描述。还有我们讲，脾还有升清的作用，这个理论也是源于《黄帝内经》，《素问·经脉别论》里说：“饮入于胃，游溢精气，上输于脾，脾气散精，上归于肺。”所以实际上脾运转水谷精微的时候，首先是把水谷精微上输给肺，脾在下，肺在上，所以后世把这种过程总结为脾主升清，脾气主升的特点。如果说脾虚了，这个气就上不去了，就升清无力，所以人不但会有营养不足，而且会出现清阳不升，会怎么样？头沉，头脑混沌不爽。有些病人说：大夫，我头里面好像有东西似的。还有人说头就像蒙了一个布一样，或像一紧箍咒似的，这个咱们专业术语叫头重如裹，是不是啊？许多情况下都是清阳不升造成的，严重的会出现精神困顿，嗜睡，非常疲劳。

另外，脾脏还有主四肢的功能，这个功能是属于运化和升清功能里派别出来的。为什么脾主四肢？就是四肢需要脾输送的营养物质，所以脾主四肢，《黄帝内经》指出来，“脾病而四肢不用”，这在《素问·太阴阳明论》里讲得非常详细，那这是脾脏的功能。

所以说我们看，如果说太阴病，就会出现这些功能的失常，主运化的功能失常，那就会出现消化系统的一些疾病，精微转不出去啊，它就怎么呢？就泄出去了，营养不能被肌体所利用，往往经常拉肚子，有的是给吐出去了，还有的运转不开，堵到中间就会肚子胀。所以像太阴病，无非还是这样，有吐，有泻，有胀满，就是这样一些症状。那么这些都是脾主运化、升清的功能失常所引起来的的病理变化。

还有太阴病的成因问题，无非就是，一个是传经而来，由太阳经一经一经地传过来，我们叫循经相传，当然还有一些表里相传；那么还有一种发病途径是什么呢？邪气直接到太阴脾了，不经过三阳的阶段，这个我们叫做“直中”。寒邪直中太阴脾是非常常见的，所以有些人感冒以后，外感以后，并没有明显的发热恶寒啊，而是出现其他一些症状，比如受凉以后，马上就拉肚子，食欲不振，呈现一种太阴虚寒的特点。当然并不是所有人都是在感受风寒之邪后直接到太阴去，什么样的人容易外感后得太阴病呢？脾胃虚弱的人，本身有太阴脾的功能不是很好，那么感冒后邪气就容易到这个虚弱的地方去，所以直中的人也往往是脾胃虚弱的一些人。另外还可能有一个发病途径就是，太阴病也可以不感受外邪，属于本脏自病，这可以由许多内伤因素所引起，饮食所伤，思虑过度等，同样会引起太阴病。或者由脾本身的虚弱，脾脏自身的气虚弱了，它的运转功能也会受到影响，会出现太阴病的。从传经的发病途径而言，由太阳病传入太阴的比较多见，一开始我说过，太阳病这个阶段，病邪没有得到及时的祛除，可以传向后边任何一个经，五个经它都可以到达，那当然太阴经也可以了。如有些人开始是感冒，最后引起来一些消化不良的症状，出现太阴脾病，那我们说这个邪气就是从太阳经来的；另外从少阳经也可以传到太阴，我们讲过少阳病它的兼夹证比较多，在讲少阳病的时候，还专门有一条柴胡桂枝干姜汤证，实际上这已经是少阳病涉及太阴虚寒了，那么再往下发展，有可能这个少阳邪气会全部进到太阴脾了。按说这个传经的途径还包括表里传，对吧？太阴和阳明相表里，但是这里我们看它确实没有说从阳明传入太阴，咱们前面讲阳明的时候说过什么啊？阳明，燥化容易，邪气到阳明，容易燥化，容易固密，所以说"阳明居中，主土，万物所归，无所复传"，对吧？那邪气固密不再传向他经，当然这是因为大多时候阳明病它是属于胃家实引起来的，但这只是指的是阳明的热实证而言，我们说胃寒证，会绝对影响到太阴脾的，这是我们要注意的一点。所以从他经传来导致了太阴病，主要是从太阳和少阳两经，这是太阴病的成因问题。

还有太阴病的证候。我们在讲三阳病的时候，大家已经了解了三阳病的证候规律。大家说一下，三阳病基本上可以分几类？太阳也好，阳明也好，少阳也好，怎么分啊？一类是邪气在经脉里边，比如说在太阳经，我们叫太阳经证；在阳明经我们叫阳明经（热）证；在少阳经我们叫少阳经证。当然少阳往往是经腑同病，但是太阳和阳明划分的比较明显，有太阳经证，也有太阳腑证，对不对？阳明，有阳明热证（经证），有阳明实证（腑证）。阳明热证主要是邪气在阳明经，而实证主要是邪气在阳明腑。同样的道理，太阴病也可以这样分，如果只是邪气在太阴经，我们把这个叫做太阴的经证；那如果是邪气在它的脏，就叫做太阴脏证。实际上什么叫脏证呢？中焦阳虚，寒湿内盛的证，就是邪气干扰了某一个脏腑的生理功能，出现病理变化了，这样一些证候群，就叫做脏证或者叫做腑证。那基于太阴脏证来讲，是邪气干扰了脾的功能，主运化的功能，主升清的功能，主四肢的功能失常了，所表现出来的一些证候，我们叫做太阴脏证；那如果邪气只在经脉，出现经脉气血运行不利的一些症状的话，我们叫做太阴经证。当然了，太阴经证和脏证，有时也可以会同时表现出来，也就是邪气既在经脉，同时又在其脏，导致经脏同病。

另外还有一个证叫太阴中风证，什么叫太阴中风呢？就是风寒之邪从外来的，直接感受到太阴经了，实际上相当于脾虚的一个人感冒了，风邪中于太阴经，同样的道理，《伤寒论》里说仍然使用桂枝汤来治疗。

综上所述，可以将太阴病分为三类：太阴经证、太阴脏证和太阴外感中风证。

那么脏证属于脏器虚寒，是脾脏的功能出现问题了，《伤寒论》讲用“四逆辈”治疗，就是用四逆汤这一类的方剂，包括理中汤，还有理中汤跟四逆汤相合，我们叫附子理中汤，等等，这些（方剂）就称之为“四逆辈”。经证，属于经脉气血运行不利，有两个方证，桂枝加芍药汤证、桂枝加大黄汤证。至于风邪中于太阴经的太阴中风证，是用桂枝汤治疗。

总的来讲，邪气涉及三阴，虚证和寒证比较多，想想看，邪气能越过三阳到三阴经，说明这个病人的正气比较虚弱，所以所表现的症状都是虚证、寒证为多。那么在太阴来讲，温中散寒，健脾燥湿，是一个基本的治法，用“四逆辈”的方剂。

关于太阴病的预后，有这样三种：第一就是好了，这当然是绝大部分疾病出现的一个结果。第二，继续内传，脾阳不足，发展下去就会累及肾阳。所以太阴病，太阴脏证有脾阳虚的现象，如果这个阶段没有被及时正确地治疗，那这个脾阳虚就会发展到肾阳虚，也就是由太阴病变成了少阴病，所以太阴病和少阴病中间的这样一个虚寒证的联系，非常密切。第三个转归，比较少见，但是《伤寒论》里也提出来了，就是本来是太阴病，由于各种原因造成了阳气来复太过，就是扶脾阳的过程中出现了矫枉过正的情况，比如说治太阴病过用温燥，这个病人有拉肚子，有太阴虚寒，大量使用干姜，个别病人就会转成大便干结，邪气从燥化热，由太阴病转成了阳明病。但是从我的临床上来看，有这样的，比较少，因为我碰到过 1 例，是一个太阴虚寒的拉肚子，用理中汤后他的大便秘结了，来复诊的时候，我问他是否还拉肚子，他告诉我彻底不拉了，大便秘结了（学生笑）。其实干姜我才给他用 10g，这说明每个人对药物的敏感度是不一样，有一些人对温热药很敏感，尽管是虚寒证，但是即使少量使用温热药，甚至才用几克，病人马上就会恢复到正常。而另外一些虚寒患者，有时附子、干姜、麻黄这样的药物用到相当大的量还没有反应。这个病例就是属于对温热药敏感的患者，吃了 10g 干姜，就大便秘结了，而且舌红苔黄，那这个就有转阳明的趋势了。

说到药物的敏感度问题，个体差异是很大的，像附子，有些人吃几十克，甚至几百克都没有问题，但是还有另外一些人，吃几克附子就会出现中毒的表现。我遇到过两例，都是慢性盆腔炎患者，用薏苡附子败酱散治疗，薏苡附子败酱散是《金匮要略》的方子，临床多用于治疗慢性阑尾炎、慢性盆腔炎、慢性附件炎、盆腔积液等，肚子经常的慢性疼痛，往往是寒热夹杂的表现，用薏苡附子败酱散非常好，这里面有附子，这两个人附子都是用的 6g，但吃完一二剂就嘴发麻，只好停药，说明这部分人对温燥的药物敏感，在使用附子这类药的时候就要特别注意了。这是有关太阴病的预后。

太阴病的概论我们就讲这么多，下面讲太阴病具体的条文。

第一节　太阴病辨证纲要

主要是太阴病的提纲证，第273条，要重点掌握。

太陰之為病，腹滿而吐，食不下，自利益甚，時腹自痛。若下之，必胸下結硬。（273）

六个提纲证，有两个比较长的，太阴病提纲和厥阴病提纲，前面我们学的三阳病提纲，都比较短，“太阳之为病，脉浮，头项强痛而恶寒”；“阳明之为病，胃家实是也”；“少阳之为病，口苦，咽干，目眩也”。本条说太阴之为病，表现的症状，腹满而吐，这个满就是胀，就是腹胀呕吐；食不下，吃不下去饭，食欲不振，或者叫纳差。“食不下”，实际上就是患者对医生说的一种通俗的语言，我们可以看出来，有时候张仲景记载的这些东西，这些病历啊，他就按病人的原话来记载的，病人可能说我吃不下，就是食不下，就是这样子啊，现在好多病人也是这样讲，大夫，我食不下，这是病人的语言。为什么会出现腹胀、呕吐、纳差呢？这是由于脾阳虚弱，中阳不运，寒湿内阻所导致的。脾虚湿盛，气机不畅，就会腹满，甚至腹痛。中阳不运，清阳不升，浊阴不降，胃失和降则呕吐。脾虚不能运化，则食不下。自利益甚，什么是“自利”呢？就是无论是外邪还是脾脏本身出现问题都会自然地导致下利，换句话说，脾病容易出现下利的症状。太阴病最常见的一个症状就是拉肚子，大家一定要注意，在临床上要问大便的情况，尤其是当碰到太阴病的时候，要把病人大便的情况问仔细了。所谓“益甚”，可以理解为逐渐加重。时腹自痛，就是肚子有时候疼痛，与脾湿气机不运有关。

我们通过这一串症状分析看，肚子胀、呕吐、吃不下去饭、拉肚子，有时候还肚子痛，这是什么症状啊？是消化不良的症状。你看病人表现的都是一些肠胃消化道的症状，这就叫做脾病。那么由此而言，中医讲的这个脾，是什么呢？是指整个消化系统的功能，而不是脾脏本身，所以中医把脾叫后天之本，因为它包括整个消化系统的功能，人的后天功能维持主要从消化系统里面汲取营养，脾胃功能强大，人的生命力才能旺盛。所以，中医所说的“脾”，不是解剖下的那个脾脏，解剖学意义上的脾脏只是西医讲的一个免疫器官，出问题时可以把它给切了呢（学生笑），我前边给大家讲过一个病例，柴胡桂枝干姜汤证，我说她胆热脾寒，那个病人气坏了，什么胆热脾寒呀，大夫，你胡说，我既没胆又没脾。所以，西医所讲的某个脏器的概念，只是指的某一个脏，而中医讲的脏腑的概念是一个功能的概念。我们所说的脾虚，实际上是什么虚了？是人体消化系统能力差了，消化食物的功能差了，吸收营养的功能差了，这叫做脾虚。

这是太阴病中的太阴脏证，是邪气已经干扰到脾的运化功能了，也就是说，这些症状都是脾脏本身的功能失调引起来的。为什么会肚子胀啊？因为脾虚了，脾虚肚子胀是什么样一个道理呀？一般我们讲，肚子胀就是气滞，但是在这里，是脾虚，是太阴虚寒导致的。太阴虚寒为什么会腹胀啊？第一，脾气虚运转不开，如果脾功能强盛，运化有力的话，那气机运转得就很好，而脾虚的时候，气机走不开，壅滞于腹部，就会肚子胀。第二，如果是脾阳虚就会生寒，脾气虚就会生湿，所以它就会产生寒湿。寒湿阻于中焦，影响脾胃的升降，也会出现腹胀。那我们说太阴病的腹胀是什么原因？从证候的特点上可以诊断为是虚证？实证？还是什么啊？虚证，太阴虚寒嘛。所以，太阴病，我们首先定位它是虚证，是寒证，太阴病引起来的腹胀，也是以虚为主。但腹胀的原因很多，前面我们也已经学过几种腹胀，不能说，病人一说肚子胀，就是太阴病啊，还要辨证啊，有实证，有虚证，还有虚实夹杂证。阳明实证中有腹胀，承气汤证，还有一条专门讲阳明实证腹胀特点的，“腹满不减，减不足言，当下之，与大承气汤。”这是典型的实性腹胀。如果腹胀是属于虚呢？临床上怎么去辨别？病人说大夫我肚子胀，你怎么去问啊？怎么去判断？哎，喜温喜按的是虚；腹满不减，减不足言，就是持续不减的，即使减也是微不足道，而且拒按的，属于实。还有一些腹胀，既有虚又有实，第66条的厚朴生姜半夏甘草人参汤证，“发汗后，腹胀满者，厚朴生姜半夏甘草人参汤主之。”属于虚实夹杂。那这个太阴病讲的腹胀是腹满时减，喜温喜按，就是虚证腹满的一个特点，肚子胀有时候轻，有时候重，而且重要的是什么呢？尽管腹胀，但是病人喜欢揉按，揉按揉按反而腹胀会减轻。有一些病人就会告诉大夫，吃完饭以后总这样顺时针揉一下，肚子会感到轻松些。还有一些人不懂，吃饱了逆时针揉肚子，这样揉，又给揉回去了（学生笑）。大便不通畅或总没有便意，揉肚子一定要顺时针进行，因为升结肠、横结肠、降结肠的分布走向，就是顺时针方向的。那个病人说揉完她打嗝，我说你没法不打嗝，给揉上去啦（学生笑）。用暖水袋暖一暖，肚子胀减轻的，大家也一定要想到，是不是太阴虚寒证引起来的。另外一个，第255条，阳明实证导致的腹胀，由于有燥屎的堵塞，有形之邪的阻滞，所以说这个腹胀是持续不减的，什么时候这个邪气被通掉了，腹胀才会好。所以讲：腹满不减，减不足言，可伴有腹痛、大便的干结。而脾虚的腹胀，往往伴有大便溏泄，就是越是拉肚子，腹胀越厉害，所以条文后面说：自利益甚，就是这个意思。拉肚子以后，反而前边的症状更重，这往往是太阴脾病的特点。有的病人反映说，我一吃就堵，不往下走，这种往往是虚实夹杂或脾虚的腹胀，西医把这种状态叫做“胃肠动力不足”，可用厚朴生姜半夏甘草人参汤，或六君子汤，香砂六君子治疗。

第二个症状是吐，呕吐。呕吐的话，很明显是影响到胃了，所以，在太阴虚寒证中，会出现胃的症状，这是因为脾胃的关系密切的缘故。脾主升，胃主降，脾不往上升，胃也降不下来，所以说太阴病往往会影响到胃，胃气上逆就会吐。还有食不下，就是吃不下去饭，吃不下去饭，当然这个有脾虚的，也有胃虚的。胃虚的一般表现为一点食欲也没有，脾虚的往往是有点食欲，但是吃下去以后，会更难受，不敢吃，这往往是脾虚。那如果说脾胃都虚，病人有可能就是食不下，没有食欲，强吃一点，会很胀，很难受。所以有些病人就告诉我，大夫，我根本没有什么食欲，吃饭像吃药，一点味道都没有。像这种脾胃的运转功能非常差，这就叫食不下。

自利益甚，就是脾脏本身的功能失调引起的下利，关键是"益甚"二字，"益"是更加的意思，"甚"就是严重。自利益甚，就是因下利而导致某些症状更严重。有三种观点解释这个自利益甚，互相都不矛盾，一个是可以理解为下利这个症状，比呕吐、不食要严重。这种解释突出了足太阴这样一个虚寒病，它的主要表现是下利，而不是呕吐和不食。所以实际上这句话的解释，就是点明了太阴病的主症，是大便的溏泄，是下利，所以它较其他一些症状比较突出，比较典型，叫做自利益甚。由此，我们在临床上辨太阴病的时候，一定要看病人有没有大便溏泄这样一个症状。第二可以理解为什么呢？益，可以理解为逐渐的意思。自利益甚，也可以解释为下利有逐渐加重的表现。太阴下利逐渐加重，可以发展成少阴病的下利清谷。所以，这样的解释。表明太阴虚寒病、少阴虚寒病可以是一个疾病的发展过程。第三，也可以解释为前面的那些症状，腹满、呕吐、食不下，会因下利以后更加严重。虚性胀满的特点，越拉肚子胀就会越严重，我们也可以把它叫做"自利益甚"。所以这里给我们的信息是什么呢？就是太阴病的特点，第一，必然要有下利，临证时一定要抓住这一点；第二，这些消化道的症状，可能会因为下利而加重，就是越是拉肚子，这些症状就会越明显。我们在辨太阴病的时候，一定要抓住这两个特点。有一些东西啊，咱们在课堂上讲得很明白，哪是虚？哪是寒？但是病人得病一定按照书本得吗？肯定不是啊，有一些病情是很难辨证的。对腹胀而言，你一按也是嘣嘣嘣跟敲鼓似的，里边看似很有气，但是使用了大量的理气药以后，腹胀不但不减，反而加重。或者有时候用了理气药以后，效果不是很明显。这时我们要仔细辨证看有没有虚的一面，或许可能用人参，用干姜这样一些药物，温补的药物，腹胀反而会减轻。有好多理气的药物，像郁金、玄胡啊什么的，我也是有时候用到30g，有的腹胀也不能解除，病人反而拉肚子，往往这时候我们要想一想，有没有太阴虚寒的情况，我有时候改用桂枝加桂汤，治奔豚的那个方子，治腹中攻冲气窜的腹胀，效果很好，我往往把桂枝用到20g。桂枝可以算做一个温补药物，经常用于脾胃虚弱尤其是脾阳虚，小建中汤就是一个代表方剂。临床上病人表现的症状，不像咱们书本上说的那么典型，什么单纯的气虚，单纯的血虚，单纯的阴虚，阳虚，非常非常之少，好像这书本上的东西都用不上似的。但是，随着时间的推移，随着我们临床磨练过程的加深，这种感觉就会逐渐淡化，转而会自觉地运用我们所学的知识架构去全面、理性地分析病人的病情，学会并善于把一些不同病机的症状给综合起来进行分析，所以实际上像《伤寒论》里介绍的这些，寒热错杂的方子，还有治疗虚实兼夹的方子，在临床上往往是最常用的，这是符合临床特点的。

再往下看，时腹自痛，就是有时候腹部会疼痛，为什么叫自痛呢？因为腹部这一块是脾的地盘，在自家地盘上出现问题了，就叫自什么什么，所以脾虚的下利叫“自利”，脾病导致的腹痛叫“自痛”，就是这个意思。那腹胀也好，腹痛也好，只不过是程度不同，有的表现为胀，有的表现为痛，痛比胀更加不通，不通则痛。由于脾虚，寒湿内盛，阻碍气机，故见腹胀腹痛。

上述这些诸多症状，都是脾阳不足，寒湿内盛，气机阻滞所引起的。所以治疗太阴脏证的法则应该是温脾阳，散寒湿，把寒湿化掉，把脾阳补起来，胀、痛、呕、利诸症自然就得到解除了。但是治疗太阴病绝对不能用什么方法啊？泻下的方法。因为太阴病有肚子胀、肚子痛，吃不下去饭，有些大夫不问三七二十一，不仔细地辨证，就是给往下通，说堵了，就通吧，用大黄，或者其他一些往下打的药物，会造成严重的后果。原文说：若下之，必胸下结硬。太阴虚寒误用下法，不但腹胀、腹痛好不了，而且堵得更广泛了，你看跑到胸下、心下，跑到胃脘这个位置，甚至心胸都是硬满的，这就是越泻下，胀满越重。实际上，前面说的自利益甚，就是说明这个太阴虚寒证是绝对不可以使用下法的，这就是太阴病提纲证。这个提纲证它代表了一个证候群，就是太阴脏证的表现。

咱们总结一下这个提纲证，病机可以把它概括为：中阳不足，寒湿内盛，升降紊乱。病症方面，其实仔细分析一下，大家看很有意思，吐，是往上去的病症，这个叫什么？叫气机上逆。讲到这了，我们都学完《中基》了，气病有多少种啊？气滞、气逆、气陷、气脱，是吧？那我们看太阴病提纲证的症状表现，腹满而吐，食不下，自利益甚，时腹自痛。有气逆的吐，有气滞的腹满、腹痛、食不下，还有气陷的下利，当然严重的会导致脱肛的。所以这就是一个中焦气机升降失常的病，严重地影响了气机的升降，既有气机不降的，也有气机不升的，还有气机郁滞的。所以总结来讲，太阴脏证是上吐、下泻，中间胀满疼痛，这就是它的一个特点。

病机：中阳不足，寒湿内盛，升降紊乱
病症：①气逆——呕吐（干呕或呕清水）
　　　②气壅——腹满、腹痛（时减、喜温按），食不下
　　　③气陷——下利益甚

消化道的症状，无非就是这样子，从这三个方面去辨，我们前面学的寒热错杂的心下痞，也是这样，只不过它那个中间的一组症候是表现为心下，而不是腹

部而已。它也是上有吐，下有泻，中间是心下痞满这些症状，所以这些消化道症状大体就是如此。那临床上如果是病人以这些症状为主诉的话，我们首先想起来他是否为脾胃病？至于什么原因，我们再仔细地去考量。

第二节 太阴病本证

一、太阴病脏证

下面我们讲本证，太阴病证，对太阴病证的分类，我是按照个人观点来分的，与教材上有些不同，我觉得这样比较合理，将太阴病证分为三类：脏证、经证和中风。刚才的提纲证，属于太阴脏证的范围，还有下面的第277条，我们看着：

自利不渴者，屬太陰，以其藏有寒故也，當溫之，宜服四逆輩。(277)

这一条要与第273条结合在一起，这两条是讲太阴脏证的，本条重点讲了下利的特点。太阴病的下利，"自利不渴者，属太阴"。就是下利不伴有口渴的，是太阴的下利，什么原因呢？"以其藏有寒故也"。为什么没有口渴呀？是因为这是太阴虚寒证，伤阴的情况不明显，所以没有口渴。但是实际上这里讲的这个"自利不渴"，有多层意思。除了讲是太阴下利的特点以外，不渴在这里还主要说明了这样两点，第一，不是热性下利，我们讲的一些热性的下利，像葛根芩连汤证，黄芩汤证，这些病证在下利的同时往往有口渴的特点。那由于这是个虚寒证，所以口渴表现不是很明显。第二，是与少阴下利相区别。少阴病篇第282条讲，"自利而渴者，属少阴也"。那第282条讲的少阴病也是个虚寒证，为什么会出现了口渴了呢？大家想想看，口渴我们会很自然地想到热证伤阴，除此之外还有会想到什么？五苓散证、小青龙汤证，也有口渴，这些是因为什么呢？因为水分布不均匀，属于人体气化功能失常了，使水停到某一个局部了，不能均匀地分散到全身，所以会出现口渴。但是少阴病又讲到一个虚寒证里边，也会出现口渴，这是属于哪一种情况啊？肯定不是热甚伤阴了，也不能说是气化不利，什么原因呢？这个要从阴阳之间的关系来回答。我们说阳气可以化生阴津，对不对？现在虚寒证阳气少了，化生阴津的功能就差了，所以病人也会出现口渴。所以一般的寒证不会出现口渴，因为一般的寒证不至于阳气化生不出来阴津啊，只有什么时候才会出现呢？严重的阳气不足，所以到少阴病里边下利才会有口渴。而太阴病虚寒的程度，阳气虚弱的程度没有少阴病重，所以还不至于导致口渴。而少阴虚寒证中的阳气损伤较重，甚至有衰亡的危险，会出现亡阳的症状，阳气极度虚弱，无力化生阴津，就可以出现口渴啦。所以在这里，这个自利不渴者属太阴，除了是和热性的下利相区别以外，还和少阴病的下利相区别，有一个鉴别诊断的意思。

"以其藏有寒故也",脏有寒的这个"脏"是指哪一脏啊？（学生：脾）哎,是脾脏。"当温之",应该是温补中焦。"宜服四逆辈",为什么叫"四逆辈"啊？"四逆",就是四逆汤。"辈"呢,是这一类的意思。就是用四逆汤这一类的方剂。刚才咱们前边列了,包括四逆汤、理中汤,或两方子合起来叫附子理中汤,对吧？还有理中丸,这些都叫做"四逆辈"。但是为什么他不说理中辈啊？其实理中汤我们都知道是治太阴虚寒的,但是理中汤并不在太阴病篇里边,而在霍乱病篇里边出现的。那这里按道理来讲,应该讲理中辈,或者直接说宜服理中汤也可以啊。四逆汤和理中汤的区别在哪里呢？理中汤主要是温中焦脾,治太阴病的一个主方。四逆汤呢？治少阴虚寒证。所以这里讲用"四逆辈",实际上昭示着一个什么道理呢？一个预防为先的道理,也就是说对太阴病虚寒证,如果不及时地治疗,就会发展成少阴病,所以要求在治疗太阴病的时候,当再加上一些温补少阴的药物,以截断邪气的去路,先安未受邪之地,这是中医预防为主的思想。正如张仲景本人在《金匮要略》中所说:"见肝之病,知肝传脾,当先实脾。"所以条文在这里讲宜服四逆辈,有很大的临床指导意义。这是太阴病脏证。

理中汤、附子理中汤,是临床治疗中焦虚寒,或兼肾阳不足病症的良方。中焦虚寒证,临床上非常常见,往往都是脾胃素虚,或过食寒凉的食物而发。这类病人的表现总是大便溏泄,或大便不成形,一日多次大便,伴有纳呆、恶心等症。我常常使用理中汤加砂仁、破故纸治疗,如果大便次数比较多,可以使用炮姜、焦白术。常用药量为:党参 10～18g,炒白术或焦白术 30g,干姜或炮姜 10g,炙甘草 3～6g,砂仁 10g,破故纸 15～30g。也可以加白蔻仁、泽泻等健脾渗湿之品。由于脾胃虚寒往往产生湿邪,寒湿相互纠结,阻遏中焦的气机运转,病人容易出现腹胀,或者大便溏泄但排出不畅,所谓大便溏而不爽,我常常在理中汤中加入薤白、焦山楂、木香、焦槟榔、砂仁等温阳理气祛湿的药物,往往能收到很好的效果。关于理中汤,我们在霍乱病篇还有讲到。

二、太阴病经证(桂枝加芍药汤证、桂枝加大黄汤证)

下面我们看太阴病的经证,桂枝加芍药汤证、桂枝加大黄汤证,我们教材上叫太阴病兼变证,我觉得把这个证叫做太阴病兼变证,实际上是对这一条没有彻底地理解。那我们看这一条讲的到底是什么？

本太陽病,醫反下之,因爾腹滿時痛者,屬太陰也,桂枝加芍藥湯主之;大實痛者,桂枝加大黄湯主之。(279)

桂枝加芍藥湯方

桂枝三兩(去皮)　芍藥六兩　甘草二兩(炙)　大棗十二枚(擘)　生薑三

兩(切)

上五味,以水七升,煮取三升,去滓,溫分三服。本云:桂枝湯,今加芍藥。

桂枝加大黃湯方

桂枝三兩(去皮)　大黃二兩　芍藥六兩　生薑三兩(切)　甘草二兩(炙)　大棗十二枚(擘)

上六味,以水七升,煮取三升,去滓,溫服一升,日三服。

这是一个太阳病误用下法而引起来的太阴病。首先,怎么知道是太阴病呢?条文说了,属太阴也,那肯定是一个太阴病啊。所以根据"属太阴"这三个字,就不能把这一条放到太阴病兼夹证里面,因为兼夹证并不是单纯的太阴病本证。但是这种太阴病是不是前面那两条讲的那个太阴脏证呢?我们可以通过以药测证的方法来理解,大家看这里用药,并不是理中汤等的"四逆辈",而是用桂枝加芍药汤、桂枝加大黄汤主之,这显然跟前面的那个太阴脏证的太阴病不是一回事。那这个是什么样的太阴病呢?我们看他的主症是什么呀?腹满疼痛,就是腹胀腹痛,轻的胀,重的痛嘛。这是一个什么病变呢?一个气机不利的病变,气机不利的病变往往都是产生在经络里边,经络气血运行不通了。再看主用的这两味药物,芍药跟大黄,两者有没有共同点?有,都是入血分,这提示给我们一个什么信息呢?就是这个腹胀腹痛是什么原因呢?血分的问题啊,是邪气入血分造成的。邪气入血分,就是邪气入于经络。那邪气入于哪个经络了呢?当然是足太阴经络里了,因为这个太阴经是入腹,腹部这个地盘是足太阴脾所管辖的,所以邪入足太阴经,经气不利,就会导致腹满腹痛。经脉严重的不利,甚至不通,就会表现为"大实痛"。但是邪气在太阴经不一定影响到太阴脾脏的功能,所以说这一条讲腹满腹痛,而没有呕吐、下利,并且还有可能会有大便秘结。那我们能说这是消化系统的病吗?这个不是,但也可以叫做太阴病,"属太阴也",所以我把它叫做太阴经证。

本条太阴经证的原因,是由太阳病误下,邪气传入太阴经所致,当然实际发作的过程,不一定都是太阳病误下,太阳经的邪气也可以不经误治而直接到太阴经,引起肚子疼痛。比如有些人喜欢穿凉鞋,冬天也有穿凉鞋的,我曾看见过的,这样,寒从脚下起,邪气直接侵入太阴经,造成气血运行不利,表现为腹胀疼痛,这是本证的基本病机。所以本证的基本病机可以概括为:太阴经脉气血不利,气不利腹满腹胀;血不利则腹痛。因为病在经而不在脏,脾的运化尚能正常,所以说太阴经证没有呕吐和下利等明显的消化道症状。

这个仅孤立地表现为腹胀腹痛的太阴经证,在临床上是很多见的。特别是小儿肚子痛,有时并没有消化不良的症状,只是一个单纯的肚子痛,用这两个方子是非常有效的。

太阳病误下，邪陷太阴经，气血运行不利。 ①气不利——腹满； ②血不利——腹痛； ③因病在经不在脏——故无呕吐下利

大家看这个桂枝加芍药汤，就是桂枝汤加重芍药一倍，芍药变成六两了。那芍药在这里当然一个是缓急止痛的，另外芍药入血分，可以搜经络中的邪气。桂枝加芍药汤的煎服方法，没有很特别之处，属于常规煎服，不多说了。再看桂枝加大黄汤，是治大实痛的，所谓"大实痛"就是腹痛比较重，也有可能会出现有大便不通的现象，这是经络气血阻滞较重的缘故。大实痛者，用桂枝加大黄汤，这个方子并不是桂枝汤直接加大黄，而是在桂枝加芍药汤的基础上，再加大黄。所以，我们可以把这个方证看作桂枝加芍药汤证的重证。芍药缓急止痛，和脾络，又可以入脾养营阴；大黄活血化瘀，加强通经络的作用。

所以这两个方子是治疗没有其他消化道症状的太阴经证腹痛的，轻的用桂枝加芍药汤，重的用桂枝加大黄汤。有个患者，女性，70 多岁，胰腺手术后两年，脐腹灼痛不止。胰腺炎这个病有一定的危险性，急性胰腺炎来不及治疗的话，往往会危及生命的。即使手术成功，也有相当一部分病人会遗留下慢性的腹痛证，这个病人就是这样。她的疼痛的部位就在脐周，其疼痛还有一个特点，就是在这个疼痛的位置非常的热，灼热难耐啊，这老太太说：我在家穿衣服，都必须把这一块撩起来（比划撩起肚脐的衣服），因为我觉得它特别的热，衣服盖着就更难受。病人开始怀疑是手术没有做好，或是刀口没有缝好，经过医院检查，大夫告诉她一切很好，腹痛跟手术没关系。病人老觉着疼，医生又查不出原因，就建议她去看中医。这说明一点啊，现代医学不重视人的整体性，没有整体观念的思想，所以遇到一些查不出病因的病症，就束手无策。这也告诉我们，中、西医各有优势和劣势，相互之间应该取长补短。

这个老太太经一个朋友介绍，来找我看病，主要是脐腹部疼痛，我摸摸病人疼痛的部位，皮肤温度比较高，久摸一会啊，还似乎有点烧手似的感觉。我问她是否拉肚子？她说从来不拉肚子，反而是两三天一次大便，但是也不是太硬。也没有呕吐等其他消化不良的症状，吃饭也正常，就是因为疼有时候不能睡觉，而且指着肚脐这个地方说热，特别是衣服盖着的时候就更难受。辨证为太阴腹痛经证，给她用桂枝加芍药汤。但病人服完 7 剂，没有效果。辨证看仍然是太阴经证，于是加重芍药用量至 90g，后来又加上 6g 大黄，腹痛完全消失。减量巩固服用 1 个月，腹痛未发。但是有一点，白芍量大，会出现拉稀，应当告诉病人，不必惊慌，这个病人服大量芍药期间，1 天 3 次大便，后两次都是不成形的，这是芍药的寒凉之性造成的，一停药就好了，也可以在服药期间多喝热粥，以抵抗芍药的副作用。关于这一点，后边《伤寒论》条文里专门有这一条，所以要注意中病即止。这个老太太很会讲话，第一周后来复诊，我说："怎么样啊老太太？""你这药挺平和的。"（学生笑）这句话你一听就知道了，骂人不带脏字，就说你这（药）没效果。第二周再来复诊，我问："怎么样老太太？""唉，热减轻了。"我说："那个疼呢？""疼？那个时间长了，很重哎呀，我这病很重，不是一半会儿就能好的。"意思是效果仍不太好，会讲话啊，但是你心里要明白，疼没减，所以最后一直把芍药加到90g（才起效）。我一般不赞成大量用药，但是在有一些情况下，在辨证，认证认得准的情况下，如果用药没有效果，那有可能就是药量的一些问题了，比如像这个病例就是，缓急止痛的药物用到量就行了。这就是桂枝加芍药汤证与桂枝加大黄汤证。

那我们学完桂枝加芍药汤，桂枝加大黄汤，大家看还有一个方子跟它很相似的，叫什么啊？（学生：小建中汤）对了，小建中汤，小建中汤是桂枝加芍药汤，再加饴糖。大家比较比较这三个方子，都是以桂枝加芍药汤作为方底，一个是加大黄，一个是加饴糖。大黄和饴糖是天壤之别啊，对吧？你仔细想想看啊，加饴糖的那个桂枝加芍药汤，就是小建中，它是用于什么呢？太阴经证偏虚的腹痛；加大黄呢？是治疗太阴经证偏实的腹痛。我们可以这样理解：就是桂枝加芍药汤是一个中性（方），如果兼太阴虚寒的，用小建中，加饴糖了；如果兼有阳明实证的，加大黄。那我们看这三个方子，我们再比较一下，都是治疗腹痛的，桂枝汤调和阴阳、气血、经络，把芍药的量加重，滋补营血的作用就加强了，另外芍药入经络，可以一方面补经络中的营血，一方面通达经脉，所以用于经脉营血不足的疼痛如腹痛、四肢疼痛的最为适宜。如果经脉瘀滞得较重，腹痛剧烈，且又胀闷感，或大便不通的，可以再加上少量的大黄以通经活络，这就是桂枝加大黄汤。如果是脾胃气血不足的腹痛，多是绵绵而痛，喜用手按，或喜欢温暖的东西覆盖的，就用小建中汤治疗。

> 鉴别：桂枝加芍药汤证——桂枝加大黄汤证——小建中汤证
> 桂枝加芍药汤：
> 兼虚：气血两虚，经脉失养，腹中急痛——加饴糖温补——小建中汤
> 兼实：气滞血瘀，经络不通，腹大实痛——加大黄活血——桂枝加大黄汤

太陰為病，脈弱，其人續自便利，設當行大黃芍藥者，宜減之，以其人胃氣弱，易動故也。（280）

这就是我刚才说的那种情况，芍药性寒，缓急止痛的时候用量过大，可以导致大便溏泄，对于素有脾胃虚弱的来说，在用量上慎重使用。这一条讲的是太阴脏证，还是太阴经证啊？从一句话我们可以判断出来，"设当行大黄芍药者，宜

减之”,大黄、芍药是指的什么啊？明显指的是前面所说的桂枝加芍药汤和桂枝加大黄汤,所以说这个太阴病指的是太阴经证。《伤寒论》在这里指出,有一些太阴经证,不是那么典型,有点复杂,按说太阴经证,没有呕吐、下利这样的消化道症状,但是有一些患者也会表现为“脉弱,其人续自便利”,这说明这个病人尽管是太阴经证为主,但是同时也有太阴脏证的表现。这一种病证我们可以把它理解成什么呢？是太阴经证兼有轻度的太阴脏证,太阴经、脏同病。那如果这个时候还必须使用桂枝加芍药或者是桂枝加大黄汤的话,由于兼有太阴脏证,夹有虚寒的体征,因此在使用桂枝加芍药或加大黄汤的时候,宜根据病情适当减量使用,“以其人胃气弱,易动故也”,这是因为有脾家虚寒,而芍药、大黄寒凉之性易伤脾阳的缘故。其实这时候我认为可以开小建中汤服用,是不是啊？

这一条也可能还包括这样一个意思,就是开始这个病人没有拉肚子,“其人续自便利”,续自便利,是什么意思啊？就是开始没有,可能用完桂枝加芍药汤,尤其是用完桂枝加大黄汤以后,病人才出现拉肚子的现象。刚才我说的那个老太太就是这样子一种情况,得马上减量使用,或稍加饴糖等温补的药物,以消除副作用。这就是把体内不平衡的阴阳给他恢复到平衡状态,是我们治疗的最终目的,《黄帝内经》所谓“以平为期”的意旨。

以上就是太阴病本证,很简单,主要是太阴脏证和太阴经证。

下面我们看太阴病兼变证。兼变证里主要是太阴中风证,包括第274条、第276条等条文。

第三节　太阴病兼变证

太阴病,脉浮者,可发汗,宜桂枝汤。(276)

太阴中风,四肢烦疼,阳微阴涩而长者,为欲愈。(274)

这两条我们理解一下就行了。先看第276条,“太阴病,脉浮者”,这个脉浮,就代表有太阳病,而不仅仅就是一个脉象浮,大家一定不要这样理解,它代表的是一组症状,就是有太阳病,也就是实际上这个是什么呢？既有太阴病,又有太阳病,是太阳与太阴同病,一个太阴虚弱的人外感,就往往导致这种结局。有外邪了,当然要发汗祛邪,选麻黄汤还是桂枝汤呢？原文说“宜桂枝汤”,并没有说“宜麻黄汤”。为什么这里不用麻黄汤解表邪呢？因为还有太阴虚寒,太阴虚寒外感,其治疗特点是“虚人伤寒建其中”啊。如果说内虚比较重的话,就要用小建中汤了,小建中汤也是桂枝汤一个加减了。所以太阴病,有表证,可发汗,要用桂枝汤发汗,一定不要用麻黄汤。桂枝汤选得很巧妙啊,桂枝汤在这里实际上是明为解表,而实为温里,桂枝汤有温中调脾胃的作用,我们不要把桂枝汤理解为只是一个解表剂,它是一个不错的调理太阴脾的方剂。开始讲桂枝汤证的时候,我们说桂枝汤的发汗作用很弱,所以采取药后喝粥的方法,以助桂枝汤发汗。不喝热稀粥,桂枝汤的发汗作用是很弱的,而更大的作用是调补脾胃。生姜、大枣、桂枝,这些东西都是食物调料,有开胃醒脾的作用,厨房里边都能找齐了,所以桂枝汤能调补脾胃。对于脾胃虚弱的人感冒而言,多是首选桂枝汤,正是因为本方太阳、太阴同治的缘故啊。当然,如果说太阴外感真是表实无汗的,既有表实无汗,而且又脾胃虚寒,怎么办?可采用桂枝汤加麻黄的方法,如果脾胃虚寒较重又表实无汗的话,可以理中汤里加麻黄嘛,也是桂枝人参汤的一种变法使用。桂枝人参汤我们学过了,是太阳病也重,太阴病也重,表里皆寒,所以表里同治,用桂枝人参汤,即理中汤加上桂枝。我们说过,之所以加桂枝,不单是用于解除风寒的,更重要的是用它来温中的,对不对?所以说这些方子我们就把它融会贯通在一起,学习起来就比较好掌握了。这就是对太阴中风证的处理措施。

还有第274条讲的这个太阴中风欲愈候啊,"太阴中风,四肢烦疼,阳微阴涩而长者,为欲愈。"实际上,我们讲第276条这个桂枝汤就是太阴中风证,太阴中风除了有太阳病的症状以外,还会有四肢烦疼的表现。四肢烦疼,其实也是表证的一种表现了,因为脾主四肢,所以说太阴中风以后,往往会表现为四肢上的一些病症,本身太阳病表证就会出现四肢的关节疼痛,那么又加上是脾胃虚弱的人,所以感受了邪气后,更容易出现四肢烦疼了。这里讲,"阳微阴涩而长者,为欲愈",关键是这个"长"脉,涩脉不太好,是吧?要么瘀了,要么就是虚了。阳和阴,在这里还是取脉的一个手法,轻取和重取。轻取有点微,重取有点涩,但是好歹表现为"长",长就是代表气血要恢复了,《黄帝内经》说:"长则气治,短则气病,数则烦心,大则病进。上盛则气高,下盛则气胀,代则气衰,细则气少,涩则心痛,浑浑革至如涌泉,病进而色弊,绵绵其去如弦绝,死。"这一段,就是从生理、病理两个方面论述了这些相关的问题,我们都得背熟它,这对临床指导意义很大。这里讲的所谓"阳微阴涩而长"者,就是气血要来复了,病情预后良好。

所以我们看太阴中风证,会有两种情况:一种就是脉浮者,四肢烦疼,病情比较明显的,用桂枝汤发汗祛邪;另外一个,如果出现的脉象不是浮脉,但阳微阴涩而长的,这是自愈的表现。太阴中风证掌握住这些就行了。

第四节　太阴病预后

傷寒脈浮而緩,手足自溫者,系在太陰。太陰當發身黃,若小便自利者,不能發黃;至七八日,雖暴煩下利日十餘行,必自止,以脾家實,腐穢當去故也。(278)

傷寒脈浮而緩,手足自溫者,是為系在太陰。太陰者,身當發黃,若小便自利者,不能發黃。至七八日大便鞕者,為陽明病也。(187)

第278条是讲太阴阳复自愈的。“伤寒脉浮而缓，手足自温者，系在太阴”。脉浮而缓，是脉像由紧而缓，不是讲的浮缓脉，脉由紧而缓，说明邪气已经有入里的迹象了，风寒在表的时候，脉象是紧的，现在没那么紧了，说明邪气往里走了。出现什么症状呢？手足自温，大家注意，在这里讲，太阴病的一个特点是手足自温，这是和少阴病的四肢厥逆相对而言的，就是相对于少阴病，太阴病的手脚不是那么寒，所以“手脚自温”是这个意思。“系在太阴”，“系”，就是联系，也就是说这已经属于太阴了，因为脾主四肢，所以手足自温，出现这样一些手足方面的病，原来的太阳病就转成太阴病了。关于“手足自温”，我们知道阳明病也会手足自温，在讲少阳病篇的时候我们学过第99条，中有“手足温而渴”的症状，就是阳明证的表现。所以，太阴和阳明都主四肢，都会表现出手足温，其区别就是阳明是手足温而渴，太阴是手足温而不渴，以此为辨。

“太阴当发身黄，若小便自利者，不能发黄”。我们在前面讲的第195条就是这种情况。就是说，太阴病也好，阳明病也好，要给邪气有出路，因为太阴病它有寒湿啊，如果小便不利的话，同样会寒湿阻塞，也会造成发黄，只不过这个发黄是阴黄而已。

“至七八日，虽暴烦下利日十余行，必自止，以脾家实，腐秽当去故也”。这是个值得临床注意的一个变化，有一些太阴病，七八天以后，当然也不一定是七八天，原来是一个太阴虚寒证，突然就会出现暴烦下利日十余行，或者原来是太阴病，大便下利没有那么明显，在用完温补药以后，比如说服完理中汤以后，反而会出现烦躁，一天拉肚子十几次，原来的下利加重了。这种情况有时往往大夫也很困惑，病人果然是太阴虚寒证，我给的是理中汤，怎么这下利不轻反重，次数反而增多了呢？但是后边条文讲“必自止”，说这种下利，拉一拉自然就好了。这是一个什么现象呢？这是太阴虚寒证，用过温药以后，寒湿被化开的表现，犹如冬天的坚冰被春日的温暖融化了一样，太阴虚寒的时候，消化道内很寒（相当于结冰的现象），服过理中汤后，就像自然界中冰雪融化，导致河水暴涨一样，大肠中的水分陡然增加，所以大便的次数及量增加，这是肠胃中冰融现象，是脾阳来复的表现，这是一个好的现象，拉一拉把肠胃中的寒湿全排出来了，大便不治自愈，所以说，“以脾家实，腐秽当去故也”。

脾家实，大家注意这个概念，“实”在这里是指正气充实，阳气来复，不是指邪气实，不是指实证。脾家实，就是脾阳来复的意思。当然了，服四逆辈方剂以后，下利反而增多了，这要看病人的其他症状随之而去了没有？如果其他症状随之而去，减轻了，那很可能就是这样一种脾阳来复的现象。脾的阳气来复了，肠胃中这些寒的东西就会融化了，“腐秽当去故也”，肠中的秽浊腐败之物，就随着阳气的来复而排出。临床上这种现象是司空见惯的，我原来治疗过一个发烧的病人，大家知道吗？发烧病人临床上是很多的，有时候发烧几个月，甚至几年，这是咱们中医治疗的优势病种,我门诊上一直会有几个发烧病人,大部分都能把体温降到正常,但也有非常棘手的,曾经用过激素的就很不好治。原来有一个发烧的用过5年激素的老头,治疗3个月脱激素没能成功,只要一停激素,发烧就随之而起,打上5mg的激素,马上烧就退,但药劲过去了,还是这样子,后来放弃了中药治疗,是我治疗发热不成功的一例。最近治疗的一个女性病人,45岁,发烧半年余,原因不明,已在北京某医院住院两个月,花了将近10万元人民币,用的都是最高级的西药,但发烧一直不除,体温总是在37.2~37.5℃之间,院方也没有兴趣治下去了,催她出院,病人心情不爽,心理压力较大,身感极度不适,精神萎靡,纳差,但大便尚正常。你想,天天打吊针,吃饭肯定不好,她找我看的时候,舌苔特别的厚,而且特别的白腻,就这样一种情况。这是湿热内蕴的表现,热蕴湿中,湿裹热间,湿热蕴结,二者如油和面,难解难分。不化去湿邪,这个热是散出不来的。之所以一发烧也不高烧,只是37℃多点,中医叫身热不扬,就是因为热伏于湿中的缘故,无形之邪蕴于有形之邪之中,终使热难速去。我告诉病人停用所有西药及吊针,病人很疑惑,因为她对中医不信任,这一次是没办法了,家人帮她找中医看病,我要求她停用西药的时候,她还有些不太相信,表示把那些药停掉,心里边不踏实,我对她晓以利害,终于同意只服中药。根据病人目前的病症表现,辨证为湿邪蕴结,热蕴其中,伏于膜原。我当时把它看作一个寒湿蕴阻于脾的太阴脏证,治疗拟化湿、燥湿、利湿,兼以疏达膜原,用平胃散、五苓散、达原饮三个方子相合,平胃散与五苓散相合,后世称为胃苓汤。当时给她开了7剂,但喝完3剂以后,病人就突然拉肚子不止,一天拉七八次,她给我打电话,害怕了,担心药有问题,问是不是泻药啊?我说不是,告诉她量量体温怎样?她说体温有点降,但不是很明显。我说有其他不适吗?比如肚子胀,或者疼痛什么的,她说没有。那我说你把这7剂药吃完,再过来找我,这样子。实际上这是一个什么情况呢?这就是脾气实,腐秽当去故也。化湿的药物将湿邪给化开外排的时候,就会造成大便次数的增多。我告诉病人不要太敏感,因为平常养尊处优的人啊,往往就是这种情况,有一些症状,稍微出一点不适,就特别害怕,这有什么呀?是不是?我说你把这7剂药服完,再来看看。吃完7剂以后病人过来了,我问她怎么样?还拉不拉肚子?她说:大夫,不但不拉肚子了,发烧也彻底停了,最近几天一点都没有发烧。我说你那个西药千万不能用了。她说:哎呀,没想到,中药这么快,住院两个月将近花了10万,这7剂药才一百四十多块钱,太不可思议了。原方再服7剂巩固。所以中医对发烧疾病,尤其是湿温的这种低烧,有比较好的一个疗效。另外,服中药期间经常也会碰到一些不适感,比如大便溏、胃中不适、恶心等等,要对病人进行一个综合的、全面的判断,大部分是药物的刺激所致,可让病人饭后服药。遇到特殊情况,要仔细判断病情,给病人作出解释,消除他们的疑虑,像这个病人就是这样子。但也有一些人吃完以后拉肚子，非常不舒服，或有其他疾病的发生，要及时停药，“观其脉证，知犯何逆，随证治之”嘛。

第187条前半段与上条是一样的，我们就看后边这一句话，“至七八日大便硬者，为阳明病也”。大家看这是什么原因呢？前面那个是喝完药以后，腐秽排出来了，这个呢？喝完药以后，大便秘结了，转成阳明病了。所以总论中我告诉大家有一种阳明病的发病途径是从太阴病转化而来，就是这一条讲的。这往往是太阴病时，使用过量温燥的药物，导致阳气来复太过，转从阳明燥化，这个在临床上是存在的，我也遇到过，只是比较少。所以上一条与本条，是讲太阴病的两种转属问题。

总而言之，太阴病是一个中焦阳虚、寒湿内盛的病证，以太阴脏证为多，其次是太阴经证。对一些腹痛，没有消化道症状，查不出来原因的，临证往往是按太阴经证来治疗，所以桂枝加芍药和桂枝加大黄汤就像理中汤、附子理中汤这些方子一样，非常的常用，大家要重点掌握。

第三十讲

少阴病脉证并治、少阴寒化证

第六章　辨少阴病脉证并治

今天我们开始讲少阴病脉证并治。少阴病篇，一共45条原文，从第281条到第325条，属于少阴病篇的范围。

在讲少阴病篇具体条文之前，首先我们还要先了解少阴的生理功能。从经脉、脏腑上来讲，少阴包括手少阴心经、足少阴肾经，及心、肾两个脏。我们说心是君主之官，肾为水火之宅，藏精，为人体的先天之本，所以邪气传到少阴，往往是见于心肾气血阴阳大衰的时候。在六经病中，少阴病是最危重的，往往呈现出邪胜正衰的这样一种病理变化。少阴病，病位在里，病性属于阴，属于虚，属于寒，这是少阴病的大体的一个情况。

从生理特点上，我们重点要了解一下它的经脉和它的脏。首先是足少阴肾经，由于六经的传变主要是足经的相传，所以每一个病篇，我们主要是讲足经和足脏。从足少阴肾经来讲，它的经脉循行讲义上也说了，我们最好背诵《灵枢·经脉》篇的原文，我在这里主要指出这个经脉循行路线上的几个关键点，这些点与少阴病的发病有密切关系。第一，足少阴经属于肾，络于膀胱，以此与膀胱构成表里关系。所以我们讲的表里的脏腑关系，首先它的基础都是以经络相连的，所以说在少阴病中，可以见到膀胱病的一些病变。第二，足少阴肾经有一个支脉，从肺出络心，这个支脉就是连于心脏，也是心肾相交的一个基础。少阴病，除了足少阴肾病以外，还有手少阴心病。第三，足少阴肾经的一个支脉，从肾上贯肝膈，入肺中，循喉咙，挟舌根，所以说，足少阴肾和咽喉的关系也比较密切。所以在少阴病篇里边，有几个方证，是专门论述少阴咽喉疼痛证的，这个主要是它的经络的相连。这是足少阴肾经，我们注意这几个点，也就是它和膀胱、心、肺、肝的关系，通过经脉就把这些脏腑联系起来了。

手少阴心经，我们注意，一个支脉从心系上挟咽，系目系，所以心经也和咽喉密切相连，这为我们临床治疗咽喉疾病，提供了一个很好的思路。所以临床上，比如说咽喉疼痛，咽炎类的疾病，有外感引起来的，也有内伤引起来的，看看有没有心、肾所导致的病变，注意从心、从肾论治咽喉疾病。

少阴统辖的内脏，心与肾，这两个脏器的生理功能我们都很熟悉了。首先我们说心的功能，心有两大功能，主血脉，藏神明；肾脏的功能比较多，但主要是藏精，主水，纳气，主骨，生髓。在少阴病中，就会出现这些功能失常的一些病变。大家一定要把中医基础理论学扎实，打好基础，这在临床上是非常有益的，理论基础厚实的大夫，临床治病思路宽阔，君臣佐使配伍巧妙，会有很高的疗效。比如我们讲肾是水火之宅，怎样去理解和运用这个理论？是我们要切实去琢磨的。我们说肾既藏水又藏火，都说水火是不容的，水火是相克的，但在肾脏里边，水火是交融的，而且肾脏的元阳是藏于元阴之中，它是水中之火，所以后世把这种水中的火描述为“龙雷之火”。什么叫龙雷之火呢？就是阴天下雨打雷的时候才能看到的火，比如说闪电，闪电就是龙雷之火，古人为什么把肾脏的阳气，肾脏的这个火比喻为龙雷火呢？这就告诉你，这个火是生于阴气，大自然的龙雷之火只有在阴天下雨的时候才能看到，也就是雨下得越大，可能这个龙雷之火越旺。所以这就告诉我们，肾脏的阳气，肾脏的火，是水中之火，那么我们在补肾阳的时候，补肾火的时候，如果单补阳气不好的话，怎么办呢？加补肾阴的药，从阴中去补阳。现在临床上有好多阳虚的，有些人，尤其冬天喜欢吃一些补阳的、温阳的、壮阳的药物，但是有时候吃了以后效果未必都好，有时候阳虚的症状没有治好，反而吃得是满嘴冒泡，七窍生烟。有一个房地产老总告诉我，他因病吃这个壮阳药3个月，原来的症状没有什么减轻，但是他说他身上就跟着火了一样。他对我说：陈教授，我抽烟都不用打火机啊，一张嘴，叭，就着了（学生大笑）。当然这是病人的夸张表达，用一张嘴就着火来形容他特别的热。还有一个女病人告诉我，她本怕冷，但吃完温热药后，浑身燥热，她说要是身上插个灯泡就会亮，就跟发动机一样。所以有些病人的语言啊，特别的生动，他们会用极其生动的语言告诉大夫，是怎样的热，是怎样的冷，我们在上门诊的时候，注意病人的这些语言描述，很有趣。一个老太太冷得要命，她告诉我说，她在大夏天每天的中午，坐在家门前的一个石头上，在太阳下边暴晒3个小时，否则的话，晚上冷得她睡不着觉。她还问我，她说：大夫，你们这儿有没有太阳能板，我想把它背在背上，上午晒热以后，晚上睡觉使用（学生笑）。所以这些就说明她异常恶寒、怕冷。关于心、肾的功能，咱们讲得太多了，学《中基》时老师都很详细地讲过。另外注意一下心肾之间的关系，心肾相交的关系，这个我们在前面的课程内容中也谈了很多了。在少阴病里边，更能涉及这个问题了。比如少阴病篇的黄连阿胶汤证，就是一个心肾不交的病证，病情既牵涉到肾，又牵涉到心，就是足少阴肾和手少阴心并病的这样一个结果，这个我们在讲到黄连阿胶汤方证的时候还要说，这是心、肾的生理功能。

关于少阴病的发病途径问题，无外乎还是这几个现象，咱们讲义上也指出来了，一个就是直中，大家看少阴这个经，按照它的顺序来讲，很靠里了，那邪气能够越过前面这么多经，直接到少阴去，可见这是一个什么样的人呢？特别虚的人，是不是啊？要么就是肾阳大虚，或者就是肾阴虚。因为肾是水火之宅，如果是肾阳虚感受了外邪，可能就会是寒证；肾阴虚感受了邪气，有可能就会化热。所以少阴病中既有寒证，又有热证，但是主要的是寒证。那由于直中所发生的少阴病，都是人体的气血阴阳很虚了，比如说像老年人的感冒，大病久病这样的人，感冒以后，邪气往往会走到少阴去，还有的往往会引起心脏病，或者是肾脏病，这就是直中的一种结果。所以只要是邪气直中少阴，肯定这个病人是以虚为主。这不像太阳病，对吧，最靠到外边，按说邪气侵袭人体，首先应该是太阳经受邪，那为什么发生了直中呢？或者为什么邪气由在表的太阳经直接侵犯到少阴经呢？除了病人身体的气血虚弱以外，还有一个理由就是太阳与少阴相表里，所以在太阳经的邪气，也往往会传到少阴去，当然这个前提仍然是建立在人体正气虚的这样一个基础上。所以说，少阴病多是虚证，危重的病变。

另一个发病的途径，就是传经了。这个传经有刚才我们说的表里传，邪气在太阳经可以越过少阳、阳明、太阴这些，直接到达少阴，因为两条经是相表里的，肾和膀胱相表里，所以说它有直接通道，这叫表里传。另外就是循经传，就是邪气由太阳经，由三阳，逐渐到三阴，再由太阴到少阴来，这样子逐经来传的。当然这种病情一般都是要么就是失治，就是病人有病了，他不去治病，现在相当一部分是这样子，有病了扛着，扛到底没扛住，邪气往里传变了，一经一经地越走越深，越走越深，就会走到少阴来。还有一种就是误治了，那就是大夫的责任了，也是呢，病人来得很早，但是总是没有找到正确的治疗方法，所以说邪气也会有机会传到少阴来，这个叫做循经传，这是它的发病的两种形式。

关于少阴病的证候，我这样大致地归纳一下。从少阴本证来讲，主要是表现在足少阴肾脏的病变，肾是水火之宅，既藏元阴，又藏元阳，所以说少阴肾病，可能是元阳虚，也可能是元阴虚。如果一个素体肾阳虚的人，感受了邪气容易化寒，我们把这个叫做什么呢？叫做少阴的寒化证，所以寒化证是指少阴阳衰，阴寒内盛的病变。一般会出现什么症状表现呢？由于阳气的不足，失于温煦，就四肢厥冷。阳气对阴津的固摄作用不足了，就会出汗，而且出的这个汗是冷汗，也会出现其他一些阴津外泄的表现。如果阳气鼓动无力的话，可以出现脉象跳动得很微弱，甚至摸不到，《伤寒论》叫做脉微欲绝，这样一些情况。另外，因为肾主二便，还可表现为二便的清利，首先大便出现下利清谷的现象，小便也会表现为清长。这些都叫做少阴的寒化证，属于阳衰阴盛。那如果是少阴的阴虚，阳气相对过亢，就会出现热化证，就是邪气到少阴转化成热了。热化证呈现一种既有肾阴虚又有虚火亢的这样一种病变，或者既有肾阴虚，又有心火亢的现象，就是牵涉到心肾不交的表现了。这个我们在讲黄连阿胶汤的时候，还要再详细地说，比如病人有心烦，有睡不好觉，甚至还会有腰膝酸软等等，这些肾阴虚、心火亢的表现。

那除了少阴的寒化、热化这两型，少阴病还有一种证型，在《伤寒论》里仍属于四肢厥冷的病变，但既不是阳虚，也不是阴虚，而是什么呢？阳气郁滞了，少阴的阳气郁滞了。比如说肾脏的阳气，虚衰了，四肢得不到温养，会出现寒，出现四肢厥冷。但是假如说肾脏的阳气郁滞于体内，不能外达于四肢，也会怎么样？出现四肢厥冷，这个我们叫做阳郁证。少阴阳郁，气机不畅，就会出现这样一种病变。那么治疗这样一种病变，就要疏通少阴的阳气了，这就是四逆散证。所以我们说少阴病有这三类，阳衰的，阴虚的，还有阳郁的，这是基本的证型，这我们叫做少阴病的本证。

除此之外，还有少阴病的兼证。兼证基本上有这样三大类：第一，兼太阳。为什么少阴病容易兼太阳呢？表里关系的缘故，往往是邪气由太阳到少阴了，但是太阳的邪气还没有解除，或者是邪气一下子就感受这两个经，既到太阳经，同时又到少阴经，这叫做“两感”。那我们说这个可以把它认作是少阴兼太阳病，太少两感证，相当于现在这个老年人感冒，肾阳虚的人感冒了，往往会出现这样一种情况。还有一个，是少阴热化证到一定程度，由于水竭引起来的土燥，会形成大便秘结的阳明燥实证。唉，你别看少阴病，气血虚衰到这种程度，但是热化证的时候，它也会燥化，使病变转到阳明去，这个我们叫少阴兼阳明证。那么这个和胃肾之间的关系是密切相关的，我们前边谈到过这个胃肾相关的理论，“肾者，胃之关也”，在阳明热证里边，阳明的热会下劫肾阴，导致肾主水的功能失常，形成猪苓汤证；同样的道理，少阴病的情况下，由于少阴的阴虚有热，这种热可以燥化到阳明去，燥化到阳明胃，导致阳明三急下证。特别说一下，少阴寒化证中还有个吴茱萸汤证，吴茱萸汤证是少阴肾阳虚衰，影响到胃了，也就是少阴的肾寒导致的胃寒，这也说明它是胃肾之间的一个关系问题。所以这些充分证明，像阳明病篇的猪苓汤证，少阴病篇的吴茱萸汤证，少阴病篇的三急下证，这些都说明了什么呢？说明了胃和肾之间的密切相关性，这些方证我们可以把它连到一块来学习。

另外一个，少阴病还有个独特的证型，少阴咽痛证，这实际上是少阴的经证。我们刚才说了，手少阴心和足少阴肾，尤其是足少阴肾，跟咽喉的关系有经脉相连，如果是邪气在少阴经，就会出现咽喉的一些病变。这是少阴病的证候表现。

关于少阴病治法，使用什么治法就看是什么情况了，如果是少阴寒化证，阳衰阴盛，就要温补阳气，甚至要回阳，比如亡阳证，四肢厥冷，治疗就得回阳救逆了，像用四逆汤系列方剂；对于少阴热化证，阴虚的养阴，如果有心火亢，就要清热；如果是少阴阳气郁滞，治疗上既不能温补也不能滋润，怎么办呢？只有透达，只有疏通。

关于少阴病的预后,少阴病我们说是六经病里边最危重的时刻,表现出来的特点是正衰邪胜,所以预后多不良。尤其是少阴寒化证,寒化证是阳气大衰,人体的机能衰退,所以说这个病情的好坏,主要看阳气能够来复多少。阳气能够回来,这个病预后就会好;回不来的,预后就不好,甚至就死亡了。所以,阳回得生,阳亡则死,阳气的多寡是少阴病预后的关键。这是少阴病的大体的情况。

总之,咱们要记住几个核心,第一个特点,少阴病是正气大衰,是六经病中最危重的阶段。第二,它的病变是以肾为中心。第三,治疗少阴病,重点是温补足少阴肾的阳气,所以对少阴寒化证,我们在临床上要格外地留意。

第一节　少阴病辨证纲要

一、少阴病提纲

下面我们看少阴病的辨证纲要,首先是提纲证。

少陰之為病,脈微細,但欲寐也。(281)

大家看这个提纲证是不是很简单啊,只给了一脉一症。我们看这个脉象实际上是两个,一个是微脉,一个是细脉。脉微是讲的是什么呢?讲的是脉搏跳动的力量,是不是啊?所以它是讲脉势的,就是这个脉跳动得微弱,那我们切到这种脉象以后,要知道是病人体内什么少了啊?动力不足,对吧?所以什么去鼓动这个脉搏呢?人体的阳气。所以出现脉微,我们就可以判断,这个病人是阳气虚衰,鼓动无力造成的,这种脉象,就是出现在阳衰的证候里,所以少阴寒化证,会见到脉象微弱。另外讲的脉细,细是讲的脉形,脉的形状是宽还是窄。那么脉象变细了,这是代表阴血不足了,就像河里的水少了,河床就窄了,对吧?河里的水多,河床就宽。同样的道理,脉管也是这样子,脉细,就说明脉中的阴血少了,所以脉细是代表阴血亏虚,脉道不充,往往它出现在少阴热化证里边,因为少阴热化证的前提是肾阴不足,所以容易表现为阴血亏虚的现象。会不会两种脉象同时并见呢?既脉势微弱又脉形很细?当然可以了,这表示什么呢?阴阳气血都不足了,所以说像这种病人就非常非常危重了。

另外还有一个症状,叫但欲寐。但,只是的意思。我们前边讲的但头汗出,就是只是头上出汗。欲就是想,要。寐,是睡。但欲寐,就是病人只是想睡,但实际上是真睡吗?是正常的睡吗?不是。就是这种病人表现为什么呢?就像睡了一样,但是实际上没有睡。我们看这种病人是一个什么样的状态呢?精神怎么样?极度萎靡不振,萎靡不振的这样一种状态啊,这就叫但欲寐。我看咱们上课的时候有没有同学但欲寐?(学生笑)噢,还没看到有人但欲寐,如果有的话,你得弄点金匮肾气丸吃吃了。临床上有一些病人就是这样子，整日很累，干活无精打采，特别乏力，下班一到家，坐到沙发上，一会儿就打呼噜，但是要真正到床上去睡的话，又睡不着。这种情况往往就不单是脾气亏虚的问题，有肾虚的现象啦，实际上这也是但欲寐的一种情况，只不过较轻而已，严重的情况就像半昏迷一样了。我原来经常跟刘渡舟老师出诊，有一次，跟刘老出诊，看了一个老头，身体行动不便，感冒了，躺在床上，在给他号脉的过程中，病人就侧头欲睡，把他摇醒，摇醒睁开眼了，答一句，然后等一会，又侧头睡了，但是实际上他也不是真正能睡，这样就是但欲寐的一种情况，肾脏大虚了。最后刘老给他开的是四逆汤，只服 1 剂，老头很快就有精神了，也可以自己走路啊，食欲也很好。所以有时候肾脏阳气大衰的时候，往往会出现这种但欲寐的情况，所以《黄帝内经》说“阳气者，精则养神”，非常有道理。关于但欲寐啊，我们给它下一个定义，是一个对联，叫：似睡非睡睡不实，似醒非醒醒不清。横批：但欲寐。（学生笑）这是教研室的一个老师讲的，我觉得讲得很好，就把它介绍给大家。但欲寐所代表的机理就是心肾的阴阳俱虚，以阳虚为主，所以说实际上我们讲啊，阴虚的情况下会出现一些神志的病变，但是阳虚的时候，一旦出现神志的病变，都比较重。所以阴阳两虚的时候，那更容易出现这种严重的神志病症。

从以上给的这一脉一症，我们可以看出来少阴病的端倪。大家对少阴病有一个什么印象啊？比较虚，阴阳气血都不足，这就是它的特点。

二、少阴病治禁

另外我们再往下看，少阴病的治禁这两条：

少陰病，脈細沉數，病為在裏，不可發汗。(285)

少陰病，脈微，不可發汗，亡陽故也。陽已虚，尺脈弱澀者，復不可下之。(286)

这两条比较好理解，咱们通一下就行了。

先看第 285 条，这一条是讲少阴病里证禁用汗法，少阴病是不可发汗的。我们看这是一个什么样的少阴病？是寒化证还是热化证？脉细且数，表明少阴不但阴虚，而且阳气相对的过亢，实际上这是一种虚火。沉脉主里，所以说“病为在里”。脉细沉数，不可发汗，这是少阴热化证禁汗。那少阴热化证禁汗，少阴寒化证就不禁汗了吗？同样是禁汗的，所以这就是举一反三的道理，就是少阴病不能用发汗法。但这一句话也要灵活理解，少阴病也有麻黄细辛附子汤证，也有兼有发汗的，所以这一句应理解为，少阴病不能单独地使用发汗的方法，如果兼太阳病的话，则可以在扶正的基础上使用发汗的方法。

第 286 条，我们看这一条，是寒化还是热化？少阴病脉微，这就说明是阳气虚的少阴病，所以这是个少阴寒化证，同样是不可发汗的，与前一样的道理，如果是误用发汗了，出现的后果可能比少阴热化证误用发汗还要重，所谓“亡阳故也”。本来就阳气虚衰，再发虚人之汗，就会造成阳气大衰，甚至亡阳证。所以，少阴阳虚更不能使用发汗的方法。“阳已虚，尺脉弱涩者，复不可下之”，在少阴阳虚的基础上，又加上尺脉弱涩，尺脉，在这里是代表肾脏的气血；涩，在这里表示阴血不足。尺脉弱涩，实际上是在阳虚的基础上又有肾阴不足，那当然不可下之，不仅不可下之，汗吐下这些祛邪的方法都不可以使用。所以实际上后半段讲的是什么？是阴阳两虚的情况。那从这些不可发汗，不可用下法的治禁里我们可以看出来，少阴病不是阳虚，就是阴虚，或者是阴阳两虚，所以汗吐下祛邪的这些方法都是禁止的。

第二节　少阴病本证

一、少阴寒化证

下面我们讲少阴病证，咱们先看少阴寒化证，第282条。

（一）少阴寒化证辨证要点

少陰病，欲吐不吐，心煩，但欲寐，五六日自利而渴者，屬少陰也，虛故引水自救。若小便色白者，少陰病形悉具。小便白者，以下焦虛有寒，不能制水，故令色白也。（282）

“少阴病，欲吐不吐，心烦，但欲寐，五六日自利而渴者，属少阴也，虚故引水自救。”条文一开始就明确告诉我们了，这是少阴病，表现的症状是什么呢？欲吐不吐，就是想吐还没有东西吐，实际上病人呈现出恶心的这样一种感觉，总是恶心，吃东西总是要想往上反，但是又吐不出来，什么道理呢？我们看，这是在少阴病里又出现了胃的症状。我们说过，胃肾相关的这样一个理论，所以这里的“欲吐不吐”，实际上这就由肾虚影响到了胃，是浊阴泛胃造成的，浊阴上泛于胃，会出现这种欲吐不吐的现象。那为什么又吐不出来呢？胃中空虚，无物可吐。许多肾脏的疾病，往往会出现一些胃的症状，比如说，在慢性肾炎时，如果病人经常恶心的话，一定要防止尿毒症的发生。尿毒症，就是肾脏的功能衰退了，体内毒素排不出去，如果肾脏的功能完全不行了，肾衰竭，现在的治疗就要进行透析，通过机器滤出血中的毒素。肾脏的过滤功能降低甚至颓废，清除率不行了，血液中充满代谢的废物，病人就会经常恶心，吃不下去饭，这些症状都是比较危重的，中医称之为“关格”。当然这里少阴病肾阳虚会出现，肾阴虚也会出现这种情况，也就是这种关格证可以是肾阳虚，也可以肾阴虚。但无论肾阳虚还是肾阴虚，肾脏功能衰退到一定程度，就会表现出胃的症状，所以欲吐不吐，往往就是肾衰的一种表现，或者起码它就肾脏的功能不全了。

心烦，我们说从少阴病来讲，与少阴心的关系比较密切。肾阴虚火旺会心烦，肾阳虚不能温养神志，也会出现心烦。还有但欲寐，我们前面已经解释了，但欲寐，肾阳虚也可以(引起),阴虚也可以(引起),阴阳两虚更容易出现这个但欲寐了。

“五六日自利而渴者,属少阴也,虚故引水自救。”少阴病五六天以后,可能会表现为下利。下利的出现是属于肾阳虚衰,火不暖土了,火不暖土,那么这个下利,比太阴病的自利还要重。我们看后面讲有口渴。口渴,比如说,如果说是少阴热化证里边出现口渴,我们还比较好理解,那假如说一个少阴寒化证的话,出现口渴是一个什么情况呢?是人体的机能极度衰弱了,阳气不能化生阴津所出现的一种病变。所以这个渴是属于火衰,气不化津上承所引起来的。那一个寒证里边,如果出现口渴的话,这说明病人阳气虚衰的程度比较重。由此我们想到咱们上一节讲的太阴病,第277条,怎么说?“自利不渴者,属太阴也。”是不是啊?跟这个语式差不多,这个是自利而渴,属少阴;那是自利不渴,属太阴。太阴病是一般的阳气虚,可能口渴表现得不是很明显,因为一般寒证里边,口渴的症状不是很典型的。但是如果是寒证里边出现明显的口渴,告诉大夫一定警惕了,这个病人的阳气虚衰已经到一定的程度了。所以少阴病是自利而渴的,又加上下利得比较重,有水分的严重丢失,更加重口渴的程度。虚故饮水自救,是说这种口渴,还喜欢饮水,这说明不但有阳气虚衰,而且阴津也大量丢失。

“若小便色白者,少阴病形悉具。”就是前面讲的这些,对寒热的情况还不是很明显,于是这里就给了一个辨证的要点,就是看病人的小便。临床上,对病人的大小便情况,我们一定要问,后世张景岳的《十问歌》里就特别强调二便的询问。小便色白,什么叫“色白”呢?清。白者,清也,清白嘛。小便色白,就是小便是清的。“少阴病形悉具”,什么少阴病形?是寒化证的少阴病,就是少阴寒化证悉具,具备了。也就是说前述这些症状,欲吐不吐、心烦、但欲寐、自利而渴,与小便清长并见的话,就可以诊断为是少阴的寒化证。因为从《黄帝内经》那时候就告诉我们,凡是人体的分泌物、排泄物,清澈寒凉的,大多属于寒证。《素问·至真要大论》的“病机十九条”里边就有这一条,“诸病水液,澄澈清冷,皆属于寒。”这就用上了。比如说,病人流鼻涕很清,很稀,这代表什么呢?要么外感风寒,要么是肺寒,对不对?肺开窍于鼻啊。呕吐物清的,胃寒;小便清的,肾寒;大便清的,甚至下利清水,是脾肾虚寒哪;甚至外科,疮疡,疮流的脓,如果是清稀的,说明这个疮是寒性的,代表正气不足,往往不容易收口,体内的气血虚啊。所以从人体的分泌物、排泄物,我们可以来判断体内的阴阳气血虚衰,这是中医辨证的一个重要点。那大小便就更重要了,大家看这里,既出现下利,又出现小便的清长,那这就是一个虚寒证,这就是少阴寒化证了。所以后面解释了,“小便白者,以下焦虚有寒,不能制水,故令色白也。”为什么小便清呢?是阳气虚衰,不能蒸化水液了。所以说喝的水啊,人体利用不上,全部排出去了,没有经过怎么代谢,这个小便就会是清的。你看有一些病人就反映说:大夫,我不敢喝水,我一喝水就得小便,这个水好像不吸收一样。他自己就感到不吸收,就是这样一种情况，往往这就是肾阳虚，不能蒸腾气化水液所导致的结果。有些人就是啊，晚上一点水也不敢喝，喝了以后，一夜起来十来次，有时候会导致失眠啊，睡不好觉，身体就像一个水的通道一样，水过一下而已，不被吸收，这些都是阳气虚，不能蒸化水液的表现。我们临床碰到这种病人，要注重恢复病人的阳气，恢复他的气化。所以这里所讲我们看，是一个少阴寒化证。这一条最大的临床意义就是点出了辨小便是我们辨证中的一个要点，而且小便色清色白是寒化的一种表现。因为下利、口渴的不一定都是寒证，像葛根芩连汤证、黄芩汤证下利都有口渴的表现，但这些都是热利，所以这些方证中会出现小便短赤或不利。所以，下利、口渴又小便清的，才可以认为是寒化证。

再一个这个自利口渴，除了跟热利相区别以外，还要跟太阴病的自利不渴相比较，太阴和少阴都有下利，但是由于阳气虚衰的程度不一样，太阴病口一般不渴，到少阴由于阳衰不能化生阴津，就出现明显的口渴了。他们都是虚寒证，但是太阴病主要是脾阳虚了，肾阳虚得不甚，那到少阴病重心就是肾阳虚衰，但是这个肾阳虚衰往往是脾阳虚发展过来的，所以说是火衰阴盛的口渴，这与热盛伤津的口渴有所不同。尽管这个寒化证的口渴，有喜欢喝水的现象，但是往往是喜欢喝热水，和热证伤阴的口渴喜欢喝凉水不同，这个在我们辨证的时候要仔细去问病人了。

下面看第283条。

病人脈陰陽俱緊，反汗出者，亡陽也。此屬少陰，法當咽痛而復吐利。(283)

“病人脉阴阳俱紧，反汗出者，亡阳也。”亡阳应该是肾脏的阳气虚衰了，有汗出这是肯定的了，阳气不能摄阴，阳气不固，所以会出现大量的汗出。但是一般亡阳证，应该是出现微弱的脉象，甚至是脉微欲绝，但这里讲脉阴阳俱紧，不但是出现紧脉，而且阴阳俱紧。紧脉一般代表的是什么呢？寒邪凝滞，对吧，像太阳伤寒证，就是脉阴阳俱紧，紧脉往往是外寒所致，一般的阳气虚衰不至于导致紧脉，而是微脉。既是外寒凝滞，本来不应该出汗，太阳伤寒就是无汗啊，但是反而出汗，而且又说是“亡阳也”，这是什么道理呢？我们看，这一条讲的是什么？有外寒，也有肾脏的阳气虚衰，是不是啊？内外寒并病的一种情况啊。所以实际上这里讲的什么呢？讲的是肾突然大受寒凉，寒邪伤肾，使肾阳在短时间内消耗许多，是既有内在的阳气虚，又有外在的寒邪这样一种情况，在《黄帝内经》病机十九条里讲到，“诸寒收引，皆属于肾”，就是指的这种情况。感受了很严重的寒邪，使肾脏的阳气一时失去了反抗的能力，或者本身病人就是肾阳大虚，又感受了非常重的寒邪。对此，在治疗的时候怎么办呢？就要一方面扶正，一方面祛寒。当然，这样一种少阴病，有咽痛，有复吐利，治疗上就得根据具体情况了。吐利是肾阳虚衰，属于少阴寒化证的表现。脉阴阳俱紧，是寒盛伤阳所致，与少阴阳衰阴盛的寒有虚实之别，实际上这一条讲的是少阴虚实夹杂的表现。

所以，少阴寒证在《伤寒论》里讲到有两种，第一种是阳衰阴盛，脉微欲绝的亡阳证，这种少阴寒化证真正是体内肾阳虚衰了，是人体机能衰退的表现，如果不经过治疗，是不可自愈的；第二种是寒盛伤阳，寒伤肾阳，寒邪太盛，一时损伤了肾中的阳气，脉象可能会出现阴阳俱紧，这种少阴寒证《伤寒论》说是可以自愈的。而《伤寒论》中论述的少阴寒证，主要是第一种情况。

还有，这一条要和太阳伤寒证相区别，都是脉阴阳俱紧，但是寒伤太阳是发热、恶寒、无汗、脉阴阳俱紧；如果是寒邪伤少阴了，是无热、恶寒、无汗、脉阴阳俱紧。当然，寒伤少阴如果是伴有肾阳虚的话，也会出现汗出的情况。如果单纯的寒邪伤少阴的话，也是无汗的，像麻黄细辛附子汤证，这就说明感受外寒可以伤太阳，也可以直接伤到少阴。这一条我们下去再体会一下。

下边我们讲具体的病证，先看第323条四逆汤证，这是少阴病的重点。

（二）四逆汤证

少陰病，脈沉者，急溫之，宜四逆湯。（323）

四逆湯方

甘草二兩（炙）　乾薑一兩半　附子一枚（生用，去皮，破八片）

上三味，以水三升，煮取一升二合，去滓，分溫再服。強人可大附子一枚，乾薑三兩。

“少阴病，脉沉者，急温之，宜四逆汤。”条文很简单。当然我们要理解四逆汤的全部，还需要参考其他篇章的四逆汤证候表现，因为四逆汤在《伤寒论》中出现的次数很多，我会把四逆汤的主要证候表现给大家列出来。在这一条里，讲的是这样子，首先讲了一个少阴病的脉象，沉脉，沉脉主里证，为阳气虚衰的表现，阳气虚衰，鼓动无力，所以脉沉不起。仅从脉象来看，并没有到病情非常危急的程度，但这里说要“急温之”，用了一个“急”字，说明本证阳气衰亡的速度比较快，衰亡的程度比较重。发现肾阳虚衰较重，要迅速扭转这种局面，截断它的发展进程，要用四逆汤急温。就凭这一点，就说明四逆汤证的表现绝非仅一个沉脉而已。综合其他有关四逆汤证的条文，总结出这样几个症候：恶寒蜷卧，怕冷，病人缩成一团，这是阳气不足的一种表现。有一些住院的病人，总是面朝里躺着。同时手足厥冷，就是四肢发凉，甚至会出现手足的逆冷，手冷过肘，足冷过膝，整个四肢都是发凉的。有时摸一下病人的手，就像死人手一样，没有一点温暖的感觉。还有二便的清利，小便清长，大便下利清谷，为什么呀？这主要是肾主二便的原因，肾阳虚衰，不能蒸腾气化水液，就会出现小便清长，如果肾阳虚衰，不能温暖脾土，就会出现下利清谷的现象。脉沉而微，沉主里，微是主阳气虚衰，刚才我们说了，阳气虚衰，鼓动无力，所以脉象微弱。还有，由于阳气不能固摄阴津，会出现冷汗自出的现象，所以说到少阴病这个自汗，出的都是冷汗了。你看在太阳病，在桂枝汤证中出汗不至于是冷汗，就是一种汗往外出，出完汗有点冷，但是少阴病的病人不单是在出汗的时候冷，而且所出的汗都是冷的，这就是少阴阳衰的一种表现了。还有是但欲寐的这样一种情况，其原因我们前面已经讲过了。所以整个来说，这就是少阴阳衰，阴寒内盛的表现。我们可以把这个归结为四个字，可以把它叫做“阳衰阴盛”证。相当于感染的后期，或者是一些大病，最后会出现什么呢？多脏器的功能衰竭，特别是心衰、肾衰。所以少阴病是六经病中最危重的一个阶段。针对这种情况，在治疗上当然要急温之了。对少阴阳气虚衰如此危重的疾病，要尽快采取切实可行的措施，时间就是生命，尽早一分钟，病人就多出一线生机，错过这一分钟，有可能就谬之千里。所以对少阴亡阳证一定要争分夺秒地去治疗，见微知著，防患于未然。

四逆汤证，可以用几句三字经掌握：四肢厥，脉沉微，二便清，身蜷畏，冷汗出，但欲寐。在临床上最常见的就是四肢厥冷，还有恶寒怕冷。我给大家说过，有一些病人真是冷得要命，2010 年的 7 月份，我见到一个穿三件棉袄的男性病人，三件棉袄啊，外边那件棉袄很大很厚，你想 7 月份北京多热啊，所以他一过来以后，都要求我们关空调，空调关上，小小的诊室，加上咱们见习的学生围着一圈，马上一个个被热得汗流浃背，但是病人觉得很舒服。所以对他来讲，那是极度的寒冷，这种病人你不需要再问，你说你怕冷吗？那是废话，一看打扮就知道了。临床上使用四逆汤最常见的指征就是一个是手凉，脚凉，腿凉；一个就是怕冷。所以我们首先要考虑到这是不是肾脏的阳气虚衰了，其次当然有一些病人会有拉肚子，肾阳虚衰，火不暖土，脾胃难以腐熟水谷，于是就会出现下利清谷的症状，当然了更严重的话，就会出现但欲寐，病人表现得精神极度的疲惫，似睡非睡，似醒非醒的，像糖尿病后期肾衰的病人就是这样，病人的面色跟死灰一样，很难看，这些都是肾脏机能衰退的表现。

《伤寒论》中所说的这些情况，有一些属于心衰、肾衰、休克的状态。这些状态较为紧急，治疗应迅速地大补阳气，才能令手脚、四肢回暖，挽救病人的生命，中医称作“回阳救逆”。而要回阳救逆，必须使用四逆汤这些有附子、干姜的方剂，而且须用生附子，才能迅速大力地回升阳气。但是毋庸讳言，对于急性心衰、休克的急救，中医门诊上很少能做到，因为这样的病人在普通门诊上根本见不到，一般要到急诊，西药点滴急救治疗，因这样给药速度快。不过，《伤寒论》中的四逆汤，也有提取的针剂，强心的效果也很不错，用于治疗心脑血管疾病。

四逆汤咱们方剂上都学过了，一共三味药物，附子、干姜和炙甘草，其实这个方子我们可以把它看成甘草干姜汤和干姜附子汤的合方。

附子，属于毛茛科多年生草本植物乌头的子根的加工品，大辛、大热，有毒，归心、脾、肾经。生附子具有回阳救逆的作用，用于阳气衰亡的冷汗自出，四肢厥逆，脉微欲绝等，急性心肺衰竭、休克等多见此种情况。四逆汤里的附子是生用的，附子一枚，去皮，破八片。一枚相当于现在用 15g，所以附子在这里主要是发挥回阳救逆使用。附子经过炮制后，毒性降低，用于一般的阳虚证治疗。附子这个药的温补能力极强，是强力动能中药，五脏六腑、十二经脉任何一处阳气虚弱，都可以用附子温补，尤其是它的温肾阳、补卫气的作用更为迅捷，扶阳固表，能短时间内大幅度提高人体免疫防御作用，是治疗阳虚出冷汗、老年伤寒、免疫功能下降、心肾功能衰退等病症的良药。此外，附子还可以除寒湿，治疗风湿、类风湿关节炎，遇寒就全身骨节疼痛的病症。正是因为附子的神奇疗效，现在所谓的"火神派"才那么火，善用附子，用大量的附子。当然我觉得，太大量有时也不一定合适，有些病啊，这个疗效并不都是跟药量和药味成正比的，也就是说不是药味越多，药量越大，疗效就越好，这个不成正比。像有一些药开到一定量，它的析出就饱和了，比如说煮一个药，加两碗水，它已经饱和了，再加药的量就析不出来了。假如附子用到30g就饱和了，那如果开上200g，这170g就是多余的，成分析不出来了啊。那或者有人说可以再多加水，两碗不行，加上二十碗，可熬出来这么多的药汁，病人怎么喝啊，是不是？一天喝十几碗的药，病人能受得了吗？所以说这些，我们一定要注意，不要无限量地往上加药，有时候看到某些大夫开的方子真是吓人，哪是给人吃的啊，给牲口都喝不下去，（学生大笑）真的，量太大了，提14剂药都把病人累得呼呼大喘气。你看人家张仲景用多少，回阳救逆，附子才一枚，对不对啊，所以说古人的方子就是这样子，有时候越是重病，用药可能越要精，越小量，对吧，就像这个仗越难打，可能越要出奇兵、精兵一样，就是这个道理。

干姜在这里可以帮助附子回阳救逆，但是我们说干姜温肾阳吗？干姜走哪里啊？中焦，温中阳；还有走上焦，治肺寒，温肺阳。干姜是走中上二焦的，而在这里它是帮助附子来回阳救逆，为什么本方用附子还要配上干姜，干姜并不走下焦温肾阳啊，包括甘草也走中焦，干姜与甘草相配，实际上是理中汤的一个方底儿，对吧？殊不知，这正是四逆汤配伍的奥妙所在，附子要温阳回阳，治疗四肢厥冷，要使药力迅速走到四肢中去，必须加上温脾阳的药物，因为脾主四肢，所以说，附子加上干姜以后，四肢就更容易得到阳气的充实。所以古人说了，附子无姜不热，没有干姜，附子治疗四肢厥逆就会慢。所以《黄帝内经》里边叫"清阳实四肢"啊，"四肢是诸阳之本"，这些都是《黄帝内经》里边讲的原话，对吧？所以说要治四肢的厥冷证，要使阳气很快地达于四肢，大家要记住，一定要加温补中焦的药物，像干姜和甘草。

甘草，用量是二两，干姜才用一两半，所以甘草从量上来讲，它是君药。为什么甘草用量大？一个就是它配合干姜走中焦，温中阳，令阳气迅速"实"于四肢；同时呢？甘草还可以解生附子的毒性。所以现在有些人开四逆汤，就是把甘草的用量要大于干姜和附子，有一定的道理，因为张仲景就是这样使用的，当然临床上如何用量要看具体的情况了。

还有一种情况，刚才我说了，肾是水火之宅，肾阳是龙雷之火，也就是越是在阴精充盛的情况下，这个火着得才更旺。那用四逆汤后，可能大部分病人阳虚会有好转，阳气来了，但是这种好转的病人是什么呢？是建立在阴精不虚的这种状况下，阳气来复较快。但是有一些人，不但阳气虚，而且阴精不足，这时在补肾中阳气的时候，如果单用补阳的药物，可能会觉得不好使，必须加养阴的药。所以有时候当临床上发现四逆汤温阳气，治寒冷，疗效不是很好的情况下，你要有一个什么思路呢？要有一个补阴的思路，就是从阴中去求阳。张景岳说得好，“善补阳者，必于阴中求阳，阳得阴助则生化无穷。”讲的就是这个意思。《黄帝内经》里边叫“诸寒之而热者取之于阴，热之而寒者取之于阳，所谓求其属也。”也包括这个意思，就是温阳，寒证要用热药。单用热药不好的话，要取之于阴，要酌情加一些补阴的药物，这就是从阴中去求阳的意思，这是咱们中医临床使用药物的一些技巧。真是这样，有一些寒冷的病人啊，比如怕冷，异常怕冷，出冷汗，一看这是四逆汤证啊，冷汗自出，又畏寒怕冷，当然就会想到开附子、干姜这些药物了，但服完以后，并不一定有理想的效果，也可能出汗出得更凶，更加寒冷，这往往提示病人有阴虚的现象，阴不能配阳，但补阳则阴不支，而阳气失去了生发的基础，所以就会出现越补阳气阴就越伤，阳气就越没有生发的基础，而永远不得翻身。那么这就告诉我们，治疗寒证用热药不行的话，就要从阴中去求阳，一定要加上一些养阴的药物，像山萸肉、怀山药、熟地等，可适当地选上一两味，跟附子、干姜配伍，以从阴中补阳，令阳气汲取营养后徐徐升华。当然，养阴滋阴的药物不可加得太多，一两味就行了，否则同样补不起来阳气，临床上遇到这种情况，我往往用张景岳的右归丸而取效。这就是阴阳之间的相互转化，互根互生的这样一个关系，《黄帝内经》的理论确实值得我们好好地去学习玩味啊。

四逆汤证	恶寒踡卧，手足厥冷 二便清利，脉沉而微 冷汗自出，神但欲寐	少阴阳衰 阴寒内盛

四肢厥，脉沉微，二便清，
身踡畏，冷汗出，但欲寐。
治以急温之：急救回阳。病及少阴，当积极救治，不可因循观望，延误失治。见微知著，防患未然
四逆汤（甘草干姜汤与姜附汤合方）
生附子——回阳救逆，尤善回少阴之阳
干姜——助附子回阳，尤善温中阳
炙甘草——①缓附子之毒；
②助干姜之温中，以促使“清阳实四肢”

我们看四逆汤的煎煮方法，“上三味，以水三升，煮取一升两合，去滓，分温再服。”单纯清热的药物和单纯补阳的药物，往往都是喝两次，这个也是，一日服两次，但是如果病情很严重的话，还可以顿服，单刀直入，像我们前边讲的干姜附子汤，就是这样。后面讲“强人可大附子一枚，干姜三两”，什么是“强人”呢？不能解释为正气强的人，正气强还会得这种亡阳证吗？“强人”是个头比较大的人，病人体表面积大，当然附子、干姜的量要开大一点啦。实际上如果用大附子一枚，干姜加到三两的话，这个方子就变了，就叫做通脉四逆汤了，通脉四逆汤和四逆汤的药是一样的，只是量不同，我们下面还要讲这个通脉四逆汤的。

另外，现在临床用附子，无论生熟，都要求先煎半小时以上。确实，附子含乌头碱，有毒性，是有毒中药的典型代表，用好了可以拯救患者，使用不当会造成严重毒副作用，甚至危及生命。附子中毒的症状有：口腔灼热，发麻，流涎，恶心，呕吐，出虚汗，疲倦，呼吸困难，瞳孔散大，严重可致呼吸中枢麻痹，引起心脏骤停。但引起附子中毒绝非只和剂量大小有关，其中毒的原因很多，包括药材质量、炮制方法、长期过量的服用、配伍不合理和煎煮方法不恰当等。实际上，附子经过正确的方法炮制后，毒性成分大多会被破坏，而强心的成分依然保留下来，附子用于治疗心律失常、心动过缓、心力衰竭、各种休克的有效率达86.5%。我治疗过一些心动过缓的病症，基本上都是用炮附子达到提高心率的目的，有一个病人的心率到了38次/分钟，医院要求他装起搏器。我用四逆汤加细辛、麻黄，服两个月，心率提升到65次/分钟。但毕竟附子还是有毒药物，即使炮制后使用，也要谨慎。如果不小心使用附子中毒，出现嘴麻、流口水、头晕等，可用上好肉桂三五钱泡水服之，轻者立解，重者渐愈，切忌多饮冷水洗胃解之，否则可加重其中毒程度。

那么，怎样煎附子才使其毒性降到最低呢？门诊时也有很多病人询问要怎样煎煮附子等有毒的中药？这类药一般要先煎1个小时，至少也需要40分钟，在开方子时我们会在处方中附子这味药的右上角或后面注明先煎。在煎煮附子时，掌握煎煮的火候有一个诀窍：取一片煎过的附子，咬一口慢慢咀嚼，如果没有麻口的感觉，表明煎煮火候到了，这时可以放入其他药物，如果仍感觉麻口，则需继续煎煮。还有一个问题需要说明，因煎煮附子时间较长，药锅中的水容易被耗干，有些人就中途加冷水。这样做寒热相激，反而增加附子的毒性，属于大忌。所以，煎附子前应充分估计好水量，一次加够。如果中途发现水快煎干，应该先关火，待药冷却后再加入适量冷水，然后重新开始煎煮、计时。即使中途加水，也一定要加开水。

四逆汤是用于阳衰阴盛的病证，但实际上中医门诊用生附子并不是很多，因为在现在的中医门诊上很少看到像亡阳如此的重症，不像古人什么疾病都能见到。如果病人出冷汗，四肢厥冷，甚至血压都下降了，急性心衰、肾衰，亡阳，休克,往往被送到医院的急救室了,甚至抬到ICU(重症监护病房)了,对吗?那这种情况咱们中医门诊上看不到,但是不是说我们就不用四逆汤了,不是,而且恰恰相反,四逆汤在中医临证中用得相当广泛,只不过大多情况下是用熟四逆汤,也就是把生附子改成炮制过的熟附子使用,来温补机体的阳气,治疗恶寒怕冷、手脚冰凉、长期腹泻的病人,以及慢性心衰、肾衰的病人。所以四逆汤就是一个温阳的代表方剂,用于脾肾阳虚,阴寒内盛的病症。这种脾肾虚寒的情况,临床上经常见到,不仅老年人有,年轻人也有。我给大家举一个例子啊,一位20岁的小伙子,是北京某大学的学生,大便溏泄,每天3~4次,内夹杂有不消化的食物,腹痛喜温、喜揉按,手脚冷如冰,以脚冷为重,这有四肢厥冷啊,他让我摸摸他的手,我还没摸呢,他手搭到我手上,给我冰得不得了,特别特别的凉,而且冷汗自出,脑门上最甚,我以手拭擦,确是冷汗,一点温度没有,是发凉的。20岁啊,这孩子,跟咱们在座的年龄差不多。这孩子因为身上冷,晚上睡不好觉,因为太冷了,以至于影响睡眠,他晚上要穿上两双袜子,很厚的袜子,套上去,脚才可以感到一些温暖,睡觉才会好一点。如果说不穿袜子的话,他睡觉根本睡不着。所以说临床上注意,比如这个失眠有好多种情况,有时并不是病人本身神志的症状,是因为其他一些原因导致的。这个脚冷手冷是一个原因,还有一些人(出现)什么呢?小便次数很多,一夜得起来十几次,那你说他还能睡好吗?肯定睡不好了。所以这个患者告诉我,他说他睡不好是因为手脚身上凉,所以躺到被窝里边,大半夜暖不过来,刚暖过来,天亮了,(学生笑)还得上课去,所以他很痛苦。再看他的舌苔,是白腻的,脉虚数。但饮食尚可。这是一派脾肾阳虚的表现,但翻开他的病历,却见到前面一个医生开的是葛根芩连汤,着实令我大惑不解!都这么寒了,怎么还能用葛根芩连汤治疗呢?病人则告诉我,该医生对他说:你常年拉肚子,是慢性肠炎,给你开一个葛根黄芩黄连汤消消炎。病人的一番话,着实令我哭笑不得啊。前面我们讲过,葛根芩连汤这个方子是治疗热性腹泻的,热利的特点我们前面都学过了,下利臭秽,肛门灼热,身热口渴等等,而且舌红苔黄啊,对吧?而该病人所得是虚寒腹泻,没有半点热象,所以即使是慢性肠炎,也是虚寒型的,怎么一提炎症就是热呢?中医处方用药,不是看你是这炎、那炎,而是辨的证候,就是看你的具体表现,是热当然清,是寒就必须温了。这个病人绝对不能清热,用清热药,等于是以寒治寒,无异于雪上加霜。所以,这个病人说他吃完上个方子,用完这个葛根芩连汤后,曾腹泻不止两天,四肢厥冷,晚上根本无法入睡,浑身发抖,一夜都不能睡,睡不了了。他说他喝完药后连续几天都是这样子,穿袜子也暖不过来了。他原来到西医院大夫总给他开黄连素对付他的拉肚子,吃完以后非常的不舒服,全身冷。没想到找中医看病,也是用所谓消炎的寒凉药,本来有一点阳气,用了黄芩、黄连,把阳气给弄得荡然无存。所以眼下当务之急,就是要温补脾肾之阳,驱除内寒。我给他开了四逆汤合理中汤,等于是附子理中汤，用的是红参，大温大补。服完 7 剂，腹泻就停止了，手脚转温，汗也不出了。又服 7 剂巩固疗效。

说到这里，我还想多数几句，中医一定要辨证，不能囿于西医的病来对号入座。此外说到寒证、热证与地域、季节的关系，我们总是认为南方或者夏季，天气比较热，人的阳气旺盛，发病就容易得热证，其实这是一个很大的误区。我的临床体会，其实越到南方去，这个寒证就越多，什么原因呢？正是因为天气热，所以进到每一个房间里边都是冷气，新加坡，马来西亚这些国家就是这样的。2010 年的 12 月初，我去马来西亚讲学，周五去的，周一就回来了。即使是冬天了，但到他们那里还要用空调，进每个屋子都特别冷，我在那讲座的时候，有些受不了，住宿的房间也很冷，还没办法调节温度，用的是中央空调，必须享受“清凉”（学生笑），太寒了。我对他们说为什么《黄帝内经》讲“春夏养阳”嘛，就是对你们说的，你们觉得你们这儿天热，好，就大量地扇冷气。还有，因为天热，大量吃冰的，吃冷饮，这些必然会造成阳虚的寒证。我到那里第二天就开始拉肚子了，找不到热水，听说住宿的那个酒店可以自己烧水，但就是找不到烧水的电壶，后来该走了，才发现壶被藏到电视下面的柜子中（学生笑），哎哟，喝了 3 天的凉水，能不拉肚子吗？我曾经去西欧两个月，拉肚子将近 60 天（学生哄笑），吃的、喝的都是凉的，能不得内寒证吗？得，惹不起咱躲得起，本来这次计划在马来西亚 1 周的时间，3 天就跑回来了，冻回来了，还是祖国温暖啊（学生大笑）。

所以，像马来西亚、新加坡这些国家，寒证的病人也很多，有时你看病人的舌头，咦，舌红苔黄，其实好多是内有积寒，一用清热的药物就坏。有一次我到新加坡讲学，在实习带教的时候遇到几个咳嗽的病人，基本上都是舌红苔黄。我想着这个地方这么热，又是这种舌象，应该是热性的咳嗽啊，用清热化痰的药物，结果咳嗽越治越重，对学生也不好交代。后来我就发现这种情况了，他们吃冷饮，吃得很凶，一到房子里边就全是冷气，调得很低，我们去了都受不了。后来我就给他们改用小青龙汤，咳嗽症状马上得到缓解，许多（咳嗽的患者）一次就能解决问题。所以《黄帝内经》提到“春夏养阳”，高啊，实在是高（学生笑），这些写《黄帝内经》的高人早就明白，越是春天夏天的时候，人们容易要犯什么毛病，夏天的阳气浮越于外，身体内五脏六腑的阳气就相对少了，所以要注意保暖，以顾护内在的阳气。同样的道理，寒凉的季节要注意什么呢？注意养阴。你看，一到冬天，许多人就拼命地吃火锅，是不是啊？实际上冬天的这个热证很多，冬天窜火苗子的人太多了。有些病人就说，我越到冬天，天越冷我越火，就是这道理。他这热散不出去啊，外边气候太冷，散不出去，又加上拼命吃一些温燥的、温补的食物，天天吃，内火能不大吗？所以说，《黄帝内经》讲要“秋冬养阴”。咱们老百姓也知道啊，叫“冬吃萝卜夏吃姜”，也是这个道理。姜是热的，萝卜是滋润的，所以说这就是从日常生活经验教训中总结出来的啊。中医就是这样子的一门学问，时时刻刻讲究阴阳平衡。

好，四逆汤证我们就讲这么多。下面看第317条的通脉四逆汤证。

（三）通脉四逆汤证

少陰病，下利清穀，裹寒外熱，手足厥逆，脈微欲絕，身反不惡寒，其人面色赤，或腹痛，或幹嘔，或咽痛，或利止脈不出者。通脈四逆湯主之。(317)

通脈四逆湯方

甘草二兩（炙）　附子大者一枚（生用，去皮，破八片）　幹薑三兩（強人可四兩）

上三味，以水三升，煮取一升二合，去滓，分溫再服，其脈即出者愈。面色赤者，加葱九莖；腹中痛者，去葱，加芍藥二兩；嘔者，加生薑二兩；咽痛者，去芍藥，加桔梗一兩；利止脈不出者，去桔梗，加人參二兩。病皆與方相應者，乃服之。

学习这个方证，只要是我们把四逆汤这个方证掌握好了，后边就可以举一反三了。通脉四逆汤、白通汤、白通加猪胆汁汤都是以四逆汤为基础的，所以我们把这些方子叫做四逆汤系列，系列方。"少阴病，下利清谷，里寒外热，手足厥逆，脉微欲绝，身反不恶寒，其人面色赤……"后边是一些或然症。这里首先可以归纳，就是先把四逆汤证的症状给它归纳出来，然后比较这两个方子，所治的症状到底哪里有区别。下利清谷、手足厥逆、脉微，这些症状是四逆汤证的表现。所不同的在哪里呢？我们看这里讲"里寒外热"，"身反不恶寒"，就是病人既有里寒，外边又有热，这是四逆汤证不具备的。为什么会"身反不恶寒"呢？本身我们说四逆汤证应该有恶寒啊，但是到通脉四逆汤证，阳气虚衰的程度重了，反而这个病人不恶寒了。同时还有什么？面色发赤，什么原因呢？怎么在一个寒证里边会出现热象啊？我们把这叫什么呀？阴盛格阳。假如说这是个人体（在黑板上画一个人形的轮廓简图），对吧，这里边阴寒太盛，就把这个阳气给打败了，阳气战不过人家阴寒，被赶到外边去了，这叫做格拒。阴盛格阳于外，所以说在外反而表现为不恶寒，有些病人还甚至会表现为发烧，但是我们说这种发烧，这种身热，这种不恶寒，是体内的阴寒太盛引起来的，并不是真正的热证，所以我们把这个热叫什么呀？叫假热，而真相在哪里呢？内在的寒，这是真的。所以治疗这种热证，如果用清热药，这病人就完了，别看这病人发热，脸色也发红，也发烧，一量体温也高，那如果说你辨不清寒热真假的话，率用清热药就会导致非常严重的后果。怎么才能知道这个外热的症状是假的呢？真热是什么呀？我们看真热，要看什么呀？除了发热，除了面红，还要看脉象，脉数，脉象很有力。看是否有心烦，是否有口渴，是否有失眠，还有大小便的情况，对吧？小便短赤，甚至大便干结，这是真热。但这种假热，它往往跟什么症状相伴呢？下利清谷，四肢厥冷，甚至冷汗自出，如果有这些症状的存在，你还看不出来它是假的吗？所以有时候我们要辨证，其他伴随的一些症状，在辨证中特别的重要，要仔细地去观察病人。还有，通脉四逆汤证的脉象需要注意，脉微欲绝，由四逆汤证的脉沉变成了脉微欲绝，这说明阳气虚衰更重了，所以通脉四逆汤证是四逆汤证的重证，可把这两个方证看作一个疾病的两个不同阶段。

所以在治疗上，对真寒假热证，首先当然要把这个热去掉，但要去掉热，就必须想办法让阳气回去，被格出去的阳气，再把它请回去。但阳气它现在回不去啊，里面的阴寒太盛啦，怎么把它请回去呢？只有把这个阴寒给驱散掉，所以我们仍然是用温热药，直取内在的阴寒，这样阳气才可以被解除格拒回到体内来。这种治疗方法《黄帝内经》叫什么呀？叫“热因热用”，对吧。前边这个“热”是指热药，后面的那个“热”是指热象，“因”是根据的意思。所谓热因热用，就是热药根据这个假热而用，所以又叫反治法。这个通脉四逆汤就是“热因热用”的代表方剂。

后边是或然证，“或腹痛”，腹痛就是阴寒内盛，凝聚于脾了；“或干呕”，干呕就是阴寒影响到胃了，少阴虚寒证会反复出现消化道的一些症状，这同时也说明肾阳虚是由脾阳虚发展过来的，是由中焦的阳虚，然后影响到少阴。“或咽痛”，这个咽痛，我们看出现在少阴寒化证里，一提到咽痛，总会想到是热，实际上咽喉疼痛，不一定都是热，寒也会，阴寒凝滞了少阴经脉，也会出现咽痛的现象。“或利止脉不出”，这更厉害了，下利停止了，那下利停止是不是病好了呢？但是脉却切不出，还不如脉微欲绝呢？脉微欲绝，我还可以找到（脉象）对吧？只不过是可能稍微用一点力，表明体内还有阳气的存在。但是现在都找不到脉了，是不是啊？脉不出，这说明阳气大衰。所以下利停止了，不是说病好了，这是什么呢？腹中无物可下了，这不单是阳衰，而且阴竭，利止有阴竭的现象，以至于拉得病人肚子里边没东西了。所以叫“利止脉不出”，这是更严重的一种情况，要用通脉四逆汤来治疗。

通脉四逆汤的药物组成和四逆汤完全一样，就是量不同了。附子由一枚变成大者一枚，大者一枚可以用30g，大一倍；干姜也是加一倍的量，由一两半加到三两了，甘草还是二两。所以我们看本方的特点，就是突出了附子和干姜的用量，四逆汤把附子、干姜的量加倍，就是通脉四逆汤。为什么要加重附子干姜的用量啊？就是阴寒重了，以至于出现阴阳的格拒现象，所以加大姜附的用量，以破阴回阳，破除阴寒，迎回阳气。

总结一下通脉四逆汤证的病机，就在四逆汤证的病机上加一句话就行了，就是在阴寒内盛的基础上，格阳于外。所以本证的病机记住八个字：阴寒内盛，格阳于外。证候，属于四逆汤证的重证，从哪里可以看出来呢？下利清谷甚至“利止”，由脉沉变成了脉微欲绝，由恶寒变成了反不恶寒。下利会停止，脉象会切不出来，加上身反不恶寒这样一些症状，就是通脉四逆汤证的特点。治法就是破阴回阳，通达内外。通脉四逆汤，就是四逆汤倍用姜附，所以这个是比较好掌握的。

病机：阴盛于内，格阳于外
证候：四逆汤证之重者 + 身反不恶寒
治法：破阴回阳，通达内外
方药：通脉四逆汤——四逆汤倍用姜附

四逆汤证和通脉四逆汤证是一个病的两个不同阶段而已，就是对于阳衰阴盛的证，轻的用四逆汤，再重的出现格拒的现象了，就换成通脉四逆汤来治疗。

“上三味，以水三升，煮取一升二合，去滓，分温再服。”这与四逆汤的煎服方法是一样的。“其脉即出者愈”，我们从这一句话可以看出来，古人观察身体内阳气的回复，脉象是一个极其常用的重要的观察指标。当然，我们现在科技发达了，看病的条件不知比古人好上多少倍，对危重病人，有专门的ICU病房，心脏监护，呼吸、血压、脉搏、心率的监护设备，一应俱全，病人有没有生命指征，一读数字就知道了，而且要比仅凭号脉客观得多，这些设备不应该都是西医院具备的啊，我们中医院也应该具备，无论中医、西医，都要享受时代的科技成果所带来的便利，是不是啊？但古人那时候，尤其是张仲景的时代，他哪有这种便利条件啊？所以怎么办呢？只有靠切脉和观察病人的表现来判断病情的好坏了。脉微欲绝，甚至找不到脉象，表示阳气衰竭。如果脉象逐渐恢复回来了，表示阳气在逐渐恢复，病情向着痊愈的方向发展，所以说“即出者愈”。

后边是加减用药，“面色赤者，加葱九茎”，葱可以用葱白，所以后边有一个白通汤，就是用的葱白。葱在这里起什么作用呢？通达阴阳的作用，借葱的走窜作用，以解开阴阳格拒之势。九茎，一茎相当于两三寸长那么一段。身反不恶寒，是格阳证，面色赤，张仲景把他叫做戴阳证，形容头像戴一个阳气罩一样。“其人面色赤”，是戴阳的表现。讲到这里，我想纠正一个问题，在本条正文中，有漏字现象，“其人面色赤”应该是或然证，不应该是主症。实际上是在原文“其人”后面漏了一个“或”字，就是“其人或面色赤，或腹痛……”，也正是因为如此，所以通脉四逆汤后的加减中才有“面色赤者，加葱九茎”一项。如果面色赤是主症的话，就一般不会在加减症中谈到了，因为药物加减很明显是针对或然证的。所以正文中用“其人”两字开头，就是昭示后边所讲的是或然症。

“腹中痛者，去葱，加芍药二两”，加芍药是缓急止痛的了；如果兼有呕吐，加生姜以止呕；咽痛者，是阴寒凝滞少阴经脉，所以不用寒凉的芍药，加桔梗以利咽喉。所以少阴病咽痛证中，有一个甘草汤，一个桔梗汤，桔梗汤就是甘草跟桔梗两味药物，古人说，甘草、桔梗，专治喉咙，桔梗汤是利咽喉的常用方剂；“利止脉不出的，去桔梗，加人参二两”，就是说如果下利停止了，脉象也切不出来了，加上人参，益气养阴，大补元气。总而言之说是“病皆与方相应者，乃服之”，这一句话就告诉了我们什么呢？就是说无论临证怎么加减，一定是药方与证候的病机相应，而不是有一个症状，就开出一些药，处方用药一定要与证候的本质相对，这叫做方证相对，是中医的法宝。

这就是通脉四逆汤证，我们把它看做一个四逆汤的重证记就行了。

第三十一讲

少阴寒化证

少阴寒化阳衰证的基本证型就是四逆汤证，我们把这几个症状要掌握牢固，四逆厥冷、冷汗自出、恶寒蜷卧、脉微或者脉沉、甚至是脉微欲绝、二便清利。如果病情较重，阴寒内盛，格阳于外的话，会出现真寒假热的情况，“身反不恶寒”，或者是“其人面色赤”，这时加重附子、干姜的用量，四逆汤就变成了通脉四逆汤了。所以通脉四逆汤证我们可以把它看作格阳证。如果格阳证的表现是以面色发红为主，又可叫做戴阳，下面的白通汤证即是。我们看第314条和315条的上半段。大家只要把四逆汤证掌握好，其后的通脉四逆汤证、白通汤证、白通加猪胆汁汤证等这些方证很容易掌握了，它们都是在四逆汤证的基础上发展而来的。我们接着看下面这个白通汤证：

（四）白通汤证

少陰病，下利，白通湯主之。（314）

少陰病，下利，脈微者，與白通湯。（315上）

白通汤方

葱白（四莖）　幹薑（一兩）　附子（一枚，生，去皮，破八片）

上三味，以水三升，煮取一升，去滓。分溫再服。

第314条说：“少阴病，下利，白通汤主之。”条文很简单，主症就给了一个下利，其发生的机理与四逆汤证相同。第315条讲：“少阴病，下利，脉微者，与白通汤。”又多了一个脉象，微脉，仍是阳气虚衰的表现。但是，临床上仅凭下利、脉微，还不能断定用白通汤来治疗，少阴病出现这样的症状往往是寒化证，四逆汤是其代表，而这两条说用白通汤主之，必然还有一些要补充的症状。

咱们先看这个白通汤，什么叫白通汤？这个“白”在这里是指葱白，还有干姜和附子，而且是生附子，这两个药物加在一起，就是四逆汤的主要组成，我们也可以把这个方子看作四逆汤去掉甘草加上葱白，那只要我们说有附子和干姜两个药物相配，应该还具备四逆汤证的那些特点，加葱白意味着这个方证除了那些少阴的寒化证，阳衰阴盛以外，还应该有一个很典型的症状。什么症状呢？就是面色发赤,为什么呀?因为通脉四逆汤后面的加减:“面色赤者,加葱九茎。”面色发赤,为阴盛于下,格阳于上,所以加葱白在于通达阴阳的,消除阴阳的格拒,而白通汤中主药就是葱白,当然其主症应该首先是面色赤,这是一个戴阳证。戴阳就是阳气被阴寒逼到上面去了,实际上就说明下焦的阴寒比较盛,所以它的病机就是阴盛于下、格阳于上。这些方证都是四逆汤证系列。但是我们看它的用量,附子和干姜这里还没有四逆汤用的量重,但是没有了甘草,所以它的温通作用比四逆汤发挥得还要快,尽管干姜少了半两,但是没有甘草,同时加上了葱白,这样就可以使干姜、附子的作用发挥得比较迅速。所以我们说戴阳也好,格阳也好,应该是四逆汤证的基础上出现的一个问题,就是有一般的阳衰阴盛的这样一个特点,寒证变成了一个阴阳格拒的情况,这就是它的一个证候特点。治疗当然仍然需要破阴回阳,通达内外。当然我们在临床使用白通汤的时候,附子、干姜的用量要视具体情况而定了,也不要太死板了。所以这就是白通汤证的一个特点。

病机:阴盛于下,格阳于上
证候:四逆汤重证+面色赤
治法:破阴回阳,通达上下
方药:白通汤:其中葱白,通达阴阳之佳品

白通汤的一个用药特点就是葱白的使用,葱白是通达阴阳的佳品,一般出现阴阳格拒,或者是气机阻滞,气血运行不利的病症,都可以使用葱白。像头痛病,往往也是用葱白,不但本身具有通窍止痛的作用,而且还可以起到引经的作用,对于头部的疾病,当我们辨证论治使用某个方的同时,都可以加上葱白,借它的透窜作用,增强方子的疗效。其实不管中药还是西药,治头部的疾病都比较麻烦,尤其是中风脑血管病,即使西药,疗效也比较慢,这是因为有一个血脑屏障,阻碍药物的通过,使药物发挥作用比较慢,这也就是为什么中风偏瘫这样一些病痊愈得比较慢的道理。所以中国的古人很聪明,治头面疾病加上一些透窜的药物,就会增强药物的疗效。还有咱们学过王清任的活血化瘀的方子,他有一个治头部瘀血的(方子),叫通窍活血汤,我们知道,王清任根据瘀血的部位不同创制使用不同的活血化瘀方剂,瘀血在心胸气血之府,用血府逐瘀汤;瘀血横膈以下,用膈下逐瘀(汤);再往下瘀血在小肚子,用少腹逐瘀(汤);那如果瘀血到肌表,身体疼痛者,用身痛逐瘀汤;而瘀到头部的,就用通窍活血汤。通窍活血汤中就有葱白,在这里它起到一个透窍开结,通达气机的作用,与在白通汤中使用葱白大同小异,皆是以通、以透、以开为主。本方的煎服方法也没有什么很特别之处,跟前面的四逆汤服法都是一样的,这里不再说了。

总之,白通汤证是一个戴阳的证候,我们这样区别,四逆汤证是少阴寒化证阳衰的一个基本证型;通脉四逆汤证是格阳,以“身反不恶寒”为主,同时从它加重干姜、附子一倍的量来看，它的寒象是很明显的，所以它有脉微欲绝。你看白通汤证这里面是脉微，四逆汤证中是脉沉，所以通脉四逆汤证实际上症状是最重的，而白通汤证主要是阴寒盛于下，格阳于上的戴阳证。

（五）白通加猪胆汁汤证

还有一个白通加猪胆汁汤，咱们看315条的下半部分。

利不止，厥逆無脈，幹嘔煩者，白通加豬膽汁湯主之。服湯，脈暴出者死，微續者生。（315）

白通加猪胆汁汤方

葱白（四莖）　幹薑（一兩）　附子（一枚，生，去皮，破八片）　人尿（五合）　豬膽汁（一合）

上五味，以水三升，煮取一升，去滓，內膽汁、人尿，和令相得，分溫再服。若無膽，亦可用。

"利不止，厥逆无脉，干呕烦者，白通加猪胆汁汤主之。"后面是它服药的一个效果，也是服药以后的一个预后，"服汤，脉暴出者死，微续者生"，如果喝完白通加猪胆汁汤，脉象突然恢复出来的这是回光返照，预后不好；如果这个脉象逐渐逐渐地变强了，这是比较好的一个预后，因为前面讲是厥逆无脉。那我们看什么时候用这个白通加猪胆汁汤，咱们倒着来理解这个问题，先看白通加猪胆汁汤的药物组成。这里说是加猪胆汁，实际上加的是两味药物，就是在白通汤的原方里面加上人尿五合、猪胆汁一合，五合就是100ml了，一合是20ml。那这个人尿和猪胆汁是干什么的呢？有滋阴和阳的作用，这两个药物的药性偏寒，尤其是猪胆汁它比较寒，人尿一般是用男孩的，有的书上说是3岁以下的男孩，或者是1周岁以内的婴儿的小便就最好。人尿，又称为"玉液"、"回龙酒"，是天然的生理盐水。人尿和猪胆汁都有这样一个作用：滋阴和阳。但是这两个药物是偏寒的，我们现在就要理解，为什么在一个寒证里面还要加上两味比较凉的药物？按照道理来讲，我们看这个病它是个什么病呀？前面说是给白通汤，"少阴病，下利，脉微者，与白通汤。"这是一个阳衰阴盛的疾病，或者出现阴阳格拒了。后面又讲"利不止"，下利不止，还有四肢厥逆，我们说这仍然是一个阳衰阴盛的病。"无脉"，比脉微欲绝还要严重，不但是阳气衰微了，而且阴精也不足，以至于都没有脉了，实际上这是阴阳两虚的现象。另外我们看还有"干呕烦者"，出现呕吐，出现烦躁不安，给病人白通汤喝后，为什么又出现这种情况呢？这是服药不受的一种状态。咱们前面说过，这是一个阴阳格拒的证候，假设我们用这样一个圈子来代表人体（在黑板上画了一个圆），里面是阴寒，阴寒内盛，把阳气给赶跑了，格阳于外，而我们给的是白通汤这样的热药，附子、干姜这些药物在治疗大寒时，有时候会出现药物与病症格拒的现象，就是在喝热药的时候，部分患者会表现为对热药拒而不受，喝了以后就吐出来了。什么原因呢？就是体内的阴寒太盛,加上热药的药力也太盛,纯阳和纯阴相碰的话,就会出现寒热相激的这样一种情况。热药进不去,同时还外有假热,假热也是阻挡热药往里进入的一个原因,这种情况下怎么办呢?也不能改用凉药啊,如果使用凉药,也可能喝进去了,病人就完了,体内仅存的一点残阳也会丧失殆尽。那怎么办呢?还要用热药,但是这个病人热药又喝不下去,所以古人就想到用什么办法呢?在这个热的药方里面再加上一点点寒凉的药物,这叫什么办法?这就叫做反佐法。加上少量这个凉药以后呢,就可以骗过阴寒和假热,使热药进入体内,这就叫"反佐",在兵法三十六计里属于"瞒天过海"计。

但是要注意的是,寒凉药物不可加得太多,反佐的药物只是个佐,不可高过主药和臣药的用量,否则的话,这方子的性质就变了,变成凉的方子了,是不是这样子呀?所以白通汤中只加一合猪胆汁和五合人尿,起到能引阳入阴的效果就行了。同时,白通加猪胆汁汤证中已经无脉了,而且下利不止,这说明本证不但阳气虚,而且还阴精竭绝,所以用附子、干姜这样的药物去温阳,再加人尿和猪胆汁这样的药去养阴,所以反佐人尿猪胆汁还起到一个阴阳双补的作用。当然假如说阴精竭绝,非常严重,以至于下利停止,无物可下了,也可以加上人参这样气阴双补的药物,临床上当灵活酌定。

所以白通加猪胆汁汤的使用,实际上是少阴戴阳证服热药后发生阴阳格拒的一种补救措施,所以白通加猪胆汁汤的病机是阳脱同时有液竭,而且有寒热格拒这样一种情况。它的症候是下利不止,厥逆无脉,面赤心烦,干呕。所以治疗要破阴回阳,宣通上下,反佐咸寒滋阴。其实前面同样的道理,比如说通脉四逆汤证,如果病人喝完通脉四逆汤以后,也出现了这种干呕烦的寒热格拒的情况,怎么办呢?仍然需要反佐,所以《伤寒论》里面还有通脉四逆加猪胆汁汤。反佐人尿和猪胆汁是引阳药入阴,滋阴和阳,以解除阴阳格拒之势。所以这两个药物起了两方面的作用,一个是解除寒热格拒之势;一个是阴阳并补。但有一点不足的是,这两个药物药房都没有,得自己去找。古人把人的大、小便都作为药物来进行使用,大便这个药物,叫"金汁",小便叫"玉液",古人文明的一种称呼。金汁的炮制方法很繁杂的,不是说随便到厕所找些大便来(学生笑),那谁还服药啊。金汁的制作方法是将人的新鲜的大便密封到一个罐子里,埋到地下三尺以下数年,取出后滤出上清液备用,一点臭味都没有,但是它的清热解毒的作用特别好。有一些清代医家,特别温病学家的一些医案里面用这些药,现在我们基本上都不用了,有两个原因,一个是没有炮制这个药物的了,再一个就是病人大多难以接受。据古代文献记载,金汁这个药清热的作用特别好,外感发烧,温病高热退不下来,用金汁就退得很快,这个我们了解一下就行了。

原文中还讲了服白通加猪胆汁汤的预后,说:"脉暴出者死,微续者生。"再一次证明,古人观察人体阳气的恢复,主要是摸脉象以及手的温度变化。原来手很凉，现在手热乎了，是阳回的表现。原来病人没有脉搏，现在脉搏逐渐显露出来了，也是阳回的表现。但要密切注意的脉搏变化，如果喝完白通加猪胆汁汤以后，脉搏突然变得很大很明显，这个不是好事，往往是回光返照的反映。临床上一些危重的病人会出现回光返照的现象，比如病人原本不能吃饭，食欲几废，突然有一天他特别想吃饭，喊饿，你要注意了，这个病人可能会有生命的危险。我们讲厥阴病的时候还要给大家说一种叫"除中"的证候，就是属于这样一种情况。还有一些病人本来面如死灰，却突然面红如妆，脸似桃花，白里透红，特别好看，这也不是好现象，往往也是回光返照，古人叫残灯复明，比喻灯油快尽的时候，灯头儿突然跳跃大亮一下，随之灯就灭了。所以像本条所说的这些表现，包括脉搏一下子全出来了，这个现象就不好，就属于残灯复明的反映。所以尤在泾对这一句话解释得特别好，他说："脉暴出者，无根之阳发露无遗，故死；脉微续者，被抑之阳来复有渐，故生。"说得非常好啊，喝完白通加猪胆汁汤，脉象突然出来了，很大，这是阳气一下子泄露无遗的表现，人就完了，阳气没有根了，全出来了，所以说预后不好，故死。但如果这个脉象逐渐逐渐地强大了，有一个过程的话，这就是被阴寒抑制的阳气逐渐来复的征兆，这不是回光返照，不是阳气将绝的坏现象，而是一个好的表现。所以你看尤在泾的这个解释多好啊！咱们班将来会有一部分同学要做病房大夫，或者在急诊门诊上，你可能会看到各种各样的危重病人，尽管我们现在有好多现代化的仪器监控病人的病情，但病人一些细致的变化特征还要我们去仔细地观察，这一条所讲的脉搏的变化，对指导中医治疗急症就具有非常重要的指导意义。

病机：阳脱液竭，寒热格拒
证候：下利不止，厥逆无脉，面赤心烦，干呕
治法：破阴回阳，宣通上下，反佐咸寒滋阴
方药：白通汤加人尿、猪胆汁
人尿、猪胆汁：引阳药入阴，滋阴和阳，以解格拒
预后：脉暴出者死，微续者生

煎服方法，"上五味，以水三升，煮取一升，去滓，内胆汁、人尿"，猪胆汁和人尿不煎煮，兑入，即所谓"和令相得"。"若无胆，亦可用"，估计这句话是后人加的，有些人确实用这个方子的时候找不到猪胆汁，最后就凑合用了，用完以后说效果也可以，所以才总结了这句话。这个方子我没有用过，猪胆汁、人尿我都没有用过，没有很深的体会，在此不敢妄谈。我记得小的时候，有一次我因跌打损伤，导致膝盖红肿，家人找了一个小孩的，一两岁小孩的尿，洗了几次就好了，朦胧的记忆也不太准确。关于人尿的用途，我们可以看一下李时珍的《本草纲目》，在此不多说了。

前面这几个方子，都是以四逆汤作为底方进行加减的，所以叫四逆汤系列方或四逆汤证类方，基本证型就是四逆汤证，只要把四逆汤证掌握好，后面的就很好掌握了。格阳于外，身反不恶寒的就是通脉四逆汤证；格阳于上的戴阳就是白通汤证；如果在服药过程中，发生药物格拒的现象，就用具有药物反佐的白通加猪胆汁汤。当然现在临床使用这个方子反佐，不一定非要选用人尿和猪胆汁，选一味有滋阴作用的，比如说麦冬、山萸肉，这些也可以。但是这个道理我们一定要知道，这是一种引阳药入阴的反佐的方法，《黄帝内经》提出这个理论，而《伤寒论》就具体运用了。这就是前面的四个证型，是以阳衰为主的少阴寒化证。

（六）真武汤证

但是我们一提少阴寒化证，并不是阳气一定要衰呀，还有一些阳气没有到衰的程度，只是阳气虚，也就是说温补少阴的阳气，不需要非要动用附子和干姜这些药物，或者是不用生附子，可以使用炮制的附子，炮制的附子就是温阳的这样一个作用。少阴阳气不足，也是少阴的寒化证，只不过这种阳虚的程度比较轻，没有四逆汤证系列的重，真武汤证就是其中的代表，这是我们要掌握的重点方证。下面看着第316条。

少陰病，二三日不已，至四五日，腹痛，小便不利，四肢沉重疼痛，自下利者，此為有水氣。其人或咳，或小便利，或下利，或嘔者，真武湯主之。（316）

真武汤方

茯苓三兩　芍藥三兩　白术二兩　生薑三兩（切）　附子一枚（炮，去皮，破八片）

上五味，以水八升，煮取三升，去滓。溫服七合，日三服。若咳者，加五味子半升，細辛一兩，幹薑一兩；若小便利者，去茯苓；若下利者，去芍藥，加幹薑二兩；若嘔者，去附子，加生薑，足前為半斤。

“少阴病，二三日不已，至四五日”，这是描述发病的过程，少阴病二三天没好，到四五天，出现“腹痛，小便不利，四肢沉重疼痛，自下利”的症状，为了便于理解，我们可以把这些症状进行分类，腹痛和四肢沉重疼痛作为一类，这是疼的症状；小便不利和自下利作为一类，这是二便的情况。以此进行分析，这个少阴病到底是什么样的一种病机？首先看这个腹痛和四肢沉重疼痛，大家注意呀，这里它提到了两个部位，一个是腹部，一个是四肢，我们一看就知道跟谁关系最为密切？脾。所以尽管它是说出现在少阴病里面，我们可以看出来这样一个少阴病是由于脾阳虚发展过来的。腹痛和四肢沉重疼痛往往就是脾的阳气不足，水湿内盛所引起来的。脾阳不足，寒邪凝滞于腹部就会出现腹痛；如果再加上湿邪盛，泛滥于四肢，就会出现四肢疼痛。同时我们看这里还有“沉重”两个字，沉重是水湿的致病特点，内含有四肢肿胀的症状，所以这里四肢沉重疼痛就含有四肢水肿的表现，这就是我们常说的脾阳虚水湿内盛的情况。

另外一组症状，小便不利和自下利，牵涉到二便的异常。一是小便不痛快，不通畅;二是大便溏泄,下利。那这种二便异常的表现与谁最相关呢?(学生:肾)对,跟肾最相关,因为肾开窍于二阴,主二便,小便不利,大便下利,像这种情况往往就是肾阳虚的现象。所以从这四个症状表现,我们就可以分析出真武汤证的基本病机,就是脾肾阳虚,水湿内停。所以原文说"此为有水气",这就是阳虚水停啊,那么这个阳虚就是脾肾阳虚。

后面是一些"或然症",又一个带有"或然症"的方证,这是第几个了?我们学过的带"或然症"的方证?第一个是小青龙汤证,第二个是小柴胡汤证,第三个是通脉四逆汤证,这是第四个,就是在正文里出现"或然症"的证候。一个是咳嗽,这是水气犯于肺的表现。"或小便利",在真武汤证中,阳虚水停的病人,有可能是小便不痛快,也有可能是小便的清长。比如说肾阳虚,肾阳虚表现在小便有两种情况,一种可能是小便的清长,或者是夜尿比较多,因为这属于阳虚不能气化水液了。但是还有一种情况会出现什么呢?会出现小便的不利,这是由于什么呢?由于肾和膀胱的气化不利,所以排小便不痛快。小便不利也好,小便自利也好,清长也好,都可以是由于肾阳虚所引起来。这里所讲的就是,一部分人可表现为小便的不利,一部分人可表现为小便的清长。"或下利",前面已经讲了"自下利者,此为有水气",这里又重复讲下利的症状,似乎表明真武汤证的下利不是每个人都有这个表现,怎么理解这个问题呢?"自下利"这个"自",是本身的意思。我们知道,脾病可以自下利,肾病呢?当然也可以自下利呀,也就是说这个下利,就是脾病本身或肾病本身引起,而不是因为外邪所导致的。但是前面讲的已经有自下利,怎么后面还有"或下利"呢?我认为,"或下利"后面有可能漏掉两个字"不止",应该是"或下利不止",就是说有一些真武汤证的病人表现为拉肚子比较重,拉的次数比较多,就用下利不止来形容,这是水气犯于大肠所引起来的。"或呕者",呕是水气犯到胃了,胃气上逆则呕,这些都是肾阳虚水气内停所导致的系列症状,所以都可以用真武汤来治疗。那么这些"或然症"的出现,说明了水气致病的广泛性,这和小青龙汤证出现"或然症"的道理是一样的,代表水饮的病证容易在人体表现的部位比较广泛,症状比较杂。以举一反三,触类旁通的思维去思考的话,我们在临床碰到一些复杂病变的人,看看是不是会有水饮所致,这就是本条给我们的启发。

真武汤证在《伤寒论》出现两次,第 82 条真武汤证是太阳病的变证,由太阳病转化到少阴病,由肾阳虚水停引起的肝风内动症状"头眩,身瞤动,振振欲擗地";而本证一开始就是少阴病,少阴阳虚,水气泛滥,表现四肢的沉重肿胀,二便的异常,是典型的我们后世所说的阳虚水停证。但无论是由太阳病转化而来,还是一开始就是少阴病,临床只要表现为肾阳虚水气内停,就可以使用真武汤治疗,这叫异病同治。但后世讲真武汤证只注重了这一条,而把 82 条的水气型的肝风内动讲得不是很多,但是我们要知道在《伤寒论》中,两种情况都是用真武汤来治的,这是因为它们的基本病机是相同的,所以治疗就相同。

总结一下这一条,基本病机是脾肾阳虚,水气内停。至于每个症状的病机都是在这个大的病机下所发,如腹痛,是脾肾阳虚,寒水凝滞于腹;下利是水气下注大肠;小便不利是阳虚水停,膀胱气化不利;四肢沉重疼痛或水肿,为水气浸渍四肢;咳嗽为水气犯肺;呕为水气犯胃等等。所以本条主症、或然症出现这么多,如果再加上第82条的真武汤证表现就更多了,这说明了水饮变动不居的一个特点。水饮变动不居,是水饮致病的一个特点,所以对一些摇摆不定的,致病广泛的症候群,当注重考虑病人是否有水饮。本证从病症上可以分成两组,刚才说了,第一组腹痛、四肢沉重疼痛,这是以脾病为中心的表现,因脾主腹与四肢;第二组小便不利、自下利,突出了肾主二便功能的失常,所以这是以肾为中心的表现。所以我们才说真武汤证是脾肾阳虚,水湿内停。所以治法要温阳利水,用真武汤。

其实如果我们仔细分析一下这个方子,可以看出来它兼顾到了所有参与人体水液代谢的脏腑,我们知道参与人体水液代谢的脏腑都是谁呀?肺一个,还有脾胃,还有肾、三焦、膀胱,是吧。我们看真武汤的组成,先看治肾的,恢复肾主水的,附子比较合适;还有补脾的,就是白术了,健脾燥湿,当然茯苓也有健脾的作用;生姜可以(入)肺胃,生姜宣肺利水比较好;茯苓(入)膀胱,利水渗湿;而芍药在《本草经》上来讲,可以走三焦,利小便。所以实际上参与人体(水液)代谢的这些脏腑,真武汤里的药物都顾及到了,这就是本方组方的最大一个特点。总结出来就是:附子温肾;白术健脾;生姜宣肺;茯苓利膀胱;芍药走三焦肌腠,活络以利水。当然芍药另外还起到一个作用,是什么呀?大家看附子、白术这些药物,比较温燥是不是?所以用芍药可减缓这些药物的温燥之性。我们由此想起来了小青龙汤里面也有芍药,也是这样一个作用。鉴于此,我们看古人配方组药的一个思路,当用温燥药的时候,要加上一味消除温燥药副作用的一个药物,这实际上也是一个反佐的作用。

病机:少阴阳虚,水气泛滥
病症:腹痛、四肢沉重疼痛(脾阳虚寒凝水泛,以脾主腹与四肢故);
小便不利、自下利(肾阳虚水停气化失司,以肾主二便故)
治法:温阳利水
方药:真武汤
附子温肾;白术健脾;生姜宣肺;
茯苓利膀胱;芍药走三焦肌腠,活络以利水

看煎服方法和加减,“上五味,以水八升,煎取三升,去滓。温服七合,日三服。”这是一个常用的煎服方法。后面的加减:咳嗽的加五味子、细辛、干姜,像不像小青龙汤的药物组成呀?所以这就说明细辛、干姜、五味子这些药物用于什么样的咳嗽比较好呀？寒饮或者水饮引起来的，所以我们要总结这些药对，以更好地揣摩古人组方的思路；小便利的去茯苓，病人小便清长，当然渗湿利水的茯苓就不能用了；下利的去芍药，下利指的是下利不止，所以不用寒凉的芍药，以恐更伤脾肾之阳。同时加上干姜，以温中止利。从加干姜可以看出来，本证下利除了跟肾关系密切以外，跟脾的关系也很密切；"呕者，去附子，加生姜，足前为半斤"。呕吐的，生姜是最好的药物，既宣散水湿，又和胃止呕，所以本来是三两，可以加到八两，就是再加上五两，叫"足前为半斤"。但是话说回来，阳虚水停导致的呕吐去不去附子这要看具体的情况，它这里讲呕吐去附子加生姜，那不一定，我们学经典也不要太泥于经典，本身是阳虚水停，有肾阳不足，实际上呕吐的出现，就是因为阳虚不能制水，寒水上犯于胃所致，怎么不可以使用附子呀。真武汤最大的特点就是用了附子，附子是温阳散寒的，能够通行十二经，身体的任何一部分或任何一个脏腑的阳气虚了，都可以使用附子温补，尤其以温心阳、肾阳效果最优，它的强心、保肾作用堪称一流，所以经常被用于心衰、肾衰的病症。所以这里不一定要去附子，但是加重生姜用量肯定是对的。

肾是人体泌尿系统的一个核心器官，有主水的作用，这一点中西医的认识是相同的，《黄帝内经》称肾为水之根本。肾主水是依靠肾中阳气的蒸腾气化作用，肾中的阳气是一身阳气的根本，机体的五脏六腑、四肢百骸、皮肉筋骨及气、血、津、液等都需要肾阳的温煦，才能维持各自的正常功能。肾主管水液的代谢，就是通过肾阳的温煦、蒸化，把水变成气运行到全身。

所以，一旦肾阳不足，体内的水液就会寒而不化，积存到体内，泛滥成灾，就会导致一系列水液代谢失常的疾病。如水上凌于心，就会出现心悸、胸闷，导致心脏病的发生；水上犯于肺，就会引起咳喘，许多呼吸系统的疾病如慢性支气管炎、支气管哮喘、肺气肿、肺水肿等都与此有关；如果水上攻于胃，还会出现恶心、呕吐，一些慢性肾炎水肿出现尿毒症时就有这些症状；如果水上犯于头脑清窍，则往往出现眩晕，头摇手抖，甚至站立不稳，张仲景形容为"振振欲擗地"；水泛头窍，也可能会形成脑积水；肾与膀胱相表里，如果水蓄积于膀胱，就会小便不畅、小腹胀满；如果水外泛于皮肤，轻则四肢郁胀，或肌肉、眼皮跳动，重则导致水肿。上述这些病症，用真武汤都可以发挥作用，所以真武汤使用的范围极广。

现在临床将真武汤作为温阳利水的代表方剂，所以临床较多用于少阴阳虚所导致的水饮内停，少阴包括心、肾两个脏，因此，由于肾阳虚、心阳虚导致的水肿，像慢性肾炎水肿、慢性肾炎蛋白尿、尿毒症、心源性水肿等属于阳气不足的，真武汤都可以治。兹举刘渡舟老师的一则验案：一中年男性，患心脏病慢性心衰，导致心源性水肿，晨起眼睑浮肿，午后小腿及踝关节水肿，按之凹陷不起，小便次数多，夜尿 3 ~ 4 次，畏寒怕冷，腰膝酸软，手脚发凉，一走路就气喘心慌，舌体胖大，脉极沉弱。此符合真武汤证特点，属于少阴心肾阳虚水气内停。用真武汤重用附子至30g，并加肉桂、五加皮，服70多剂，症状基本消失，心功能得到很大改善，能日行几公里而面不改色心不跳。

此外，真武汤治“甲减”（甲状腺功能减少症）致黏液性水肿也很好，这个病是一个自身免疫性疾病，由于常表现小腿肿胀或斑块，怕冷，心率慢、心慌，便溏，与阳虚水停相符，所以符合真武汤的治疗特征。黏液性水肿相当顽固，守方治疗，方能见效。

我在临床变通使用真武汤治疗崩漏，效果也很不错。一42岁女性，经来3个月淋漓不尽，用多种止血剂均不效。妇科行诊刮术报告为“子宫内膜轻度增殖”，诊断为“功能失调性子宫出血”。曾在别处服中药两周，仍然出血。询问阴道出血情况，所下多为水，少为血，小腹发凉，小便频数，大便不成形，晨起面目浮肿，两手郁胀。舌淡苔白脉沉。辨证为阳虚水停，宫寒不固。处真武汤加艾叶、阿胶、贯众炭，附子用至18g，取阳能固阴之意。服到4剂，血即止，又服2周，阳虚症状消失。

这就是真武汤证的一些要点和临床运用，我们就讲到这儿。下面看附子汤证，第304条、305条。

（七）附子汤证

少陰病，得之一二日，口中和，其背惡寒者，當灸之，附子湯主之。（304）

少陰病，身體痛，手足寒，骨節痛，脈沉者，附子湯主之。（305）

附子湯方

附子二枚（炮，去皮，破八片）　茯苓三兩　人參二兩　白朮四兩　芍藥三兩

上五味，以水八升，煮取三升，去滓。溫服一升，日三服。

“少阴病，得之一二日”，说明是在少阴病的初期。《伤寒论》用具体的日数来表达病程，本证为“得之一二日”，表示少阴病的初期。真武汤证为“二三日不已，至四五日”，表示少阴病的中期。后面还有一个麻黄细辛附子汤证讲“少阴病，始得之”，病位更表浅，属于少阴病的早期。所以我们不可以将这些天数的表达理解为正好是一两天，或者正好是三天到四天，不是这意思，而是表达的一个病程长短的问题。基于此，附子汤证是出现在少阴病的早期，往往寒邪不在脏，而是在经，所以说附子汤实际上就是治疗少阴阳虚，寒邪在少阴经的一个方子。我们看它的症状表现：“口中和，其背恶寒者。”“口中和”在这里面是说病人没有口苦、口臭这样的一些热证表现，是表达的一种寒象，不可以理解为口中很舒服。那为什么这里面给了一个“口中和”呀？这实际上就是和一些热证来区别开，什么热证呢？比如说白虎加人参汤证，白虎加人参汤证里面也有一个背恶寒，第169条吧，“伤寒无大热，口燥渴，背微恶寒”，这个恶寒是怎么出现的呀？就是在一个热证里面怎么还会出现恶寒呀？汗出的太多了，是不是呀？一时的肌腠空虚表现为恶寒，只不过它的程度比较微弱。而这里面仍然有背恶寒，这当然需要与白虎加人参汤证区别了。阳明热证背恶寒是伴有“口不仁，面垢”，那个“口不仁”就是由于阳明的邪热上攻所引起来的，病人吃饭没有味道，甚至会引起口臭。又如少阳病的口苦，就是代表胆腑有热。所以附子汤证的“口中和”就是跟这些表现相对而言的，表达的是寒证的口淡，没有热象引起来的口中不适。“其背恶寒者”，在这里面出现了背部恶寒的一个现象，恶寒是少阴病常见的一个症状啊？那为什么会出现背部恶寒？因为背部属于阳，还有背部有两条重要的经脉，督脉、足太阳经，太阳经脉与少阴肾经相表里，少阴阳虚了，会表现在相表里的经脉阳气也不足，加上督脉是统摄人体阳气的，所以一旦人体阳气虚往往会在这些部位很敏感地反映出来。或许我们可以这样说，背部这些位置是观察人体阳气的一个“晴雨表”，一个是背恶寒，还有后面所讲的“手足寒”，手脚也是观察人体阳气的一个部位，《黄帝内经》讲的“四肢是诸阳之本”也好，或者是“清阳实四肢”也好，都是这个道理，所以在附子汤证里面，既有背恶寒又有手足寒，这两个阳气到的地方，最敏感的地方，可以看出来阳气虚衰的一个程度，所以我们说四肢和背部是观察人体阳气的两个敏感的部位。如果病人说怕冷，一定要问这两个部位的情况。临床许多情况下就是这样，病人怕冷只是表现为背部的怕冷，背部寒，还有些人怕冷伴有四肢凉，当然这其中有一些是附子汤证，但也有一些另外其他的原因，四逆汤证也会有这些表现啊。

第 304 条讲“当灸之”，就是在治疗上除了用药以外，还可以加上灸，这是药灸并用。类似的是太阳病篇第 24 条，喝完桂枝汤后反烦不解者，采取针药并用的方法，“先刺风池风府，却与桂枝汤则愈。”而本证是灸药并用，但是灸哪里的穴位？张仲景没有告诉我们，按照这个道理来讲，这属于少阴阳虚，尤其是背部寒冷，我们可以选取督脉经上的一些穴位，大椎是最好的一个，可以灸大椎，但讲义也介绍可以灸关元、气海，仅作为临床参考吧。我们在这里学到一个什么精神呢？对少阴寒证的处理上除了用药以外，还可以配合针灸，这就要求我们临床治疗方法不能太单一，处方、针灸都必须学会，艺多不压身啊，将来我们到基层医院去，更是如此，什么都得会，甚至可能有时候还得中药西药结合呢，你可能除了会开中药，还得开西药呢，做全科大夫。大学的时候我对这个针灸也下过苦功夫，先开始拿卫生纸包一团，练针感，练手感，后来在自己身上扎，开始非常害怕，后来就好点。但毕业后很少到基层医院，因分科太细，经常不用针灸，扎针的技能就逐渐萎缩了，我现在主要是开药了，偶尔用一下针灸，这是极其不足的地方，离张仲景的要求是远远不够的。希望同学们还是要什么都会，都要会，两条腿走路肯定比一条腿走路要好，特别是一些寒性的疾病，像老关节炎，老寒腿，如果处方用药的同时再扎针，再灸一灸，比单用药肯定效果好啊。

第 305 条讲，“少阴病，身体痛，手足寒，骨节痛，脉沉者，附子汤主之。”条文中讲了很多疼痛，所以我们看，附子汤除了治寒的这种症状外，背寒、手足寒，另外一个主证就是什么呢？就是疼。所以附子汤目前来讲用得最多的范围还是疼痛，(使用)它的前提是寒性的疼痛。那如果从附子汤证的病机来讲是少阴有阳虚的现象，但是它比起真武汤证、四逆汤证这些，其阳虚的程度不是很重，主要是寒湿凝滞的病症，所以才会出现全身的骨节疼痛这些症状，由此我们把这个作为附子汤的一个主证来抓。

还有一个我们看，这个除了寒和疼痛以外，还有一个脉象，“脉沉者”，所以在这里面特别提到了附子汤证有这样一个脉象，大家想想看它的用意是什么呀？我们可能一看到身体痛、骨节痛，很快就会想到了另外一个方证，麻黄汤证对吧？但是麻黄汤证那个身痛、骨节痛是外感风寒引起来的，所以它的脉象是什么脉象呀？是浮紧，这里特别强调脉沉，就是以示和麻黄汤证这样的方证来相区别。

现在我们梳理一下这个附子汤证，就比较清晰一点了。首先我们看病机是少阴阳虚，突出了寒湿凝滞，寒湿凝滞在哪里呢？凝滞在少阴经，可以把本证看作少阴经证，可以这样看，是少阴经证。但有没有少阴的脏虚呀？有，阳虚，有阳虚的情况存在，所以这是它的主要病机特点。症状咱们可以这样归纳：一个是两个疼痛的症状：身体痛、骨节痛。痛则不通，通则不痛，这就是阳虚寒凝，经脉不利，少阴经脉不通了，就会出现这种疼痛的现象。还有两个寒：手足寒、背恶寒。这是肾阳虚衰，阳位失煦，刚才我们说了背部和四肢是阳气的位置，所以一旦阳气有虚，这两个部位就会表现出怕冷这样一些现象。脉沉和口中和是排除法，为了区别方证，起到了鉴别诊断的作用。脉沉主病里，排除了身体痛、骨节痛是太阳表实的可能，就是排除了麻黄汤证的身痛。口中和表示体内无热，排除了阳明津气两伤的背微恶寒。所以说这两个症状，一个是它的表现，同时又起到了鉴别的这样一个作用。那么对这样一个少阴经证，治法就要温经扶阳，主要是温通经脉了。因为寒湿邪气主要是在少阴的经脉之中，所以要温经扶阳，散寒除湿，灸药并用。方用附子汤。

病机：少阴阳虚，寒湿凝滞

主证：
- 两痛：身体痛，骨节痛——阳虚寒凝，经脉不利
- 两寒：手足寒，背恶寒——肾阳虚衰，阳位失煦
- 脉沉：主病里，排除太阳表实之身痛
- 口中和：示无热，排除阳明津气两伤之背寒

治法：温经扶阳，散寒除湿。灸药并用

方药：附子汤＋灸大椎、关元、气海

我们看附子汤的组成跟真武汤是不是有点像呀？等于是真武汤去掉生姜，加上人参。人参在这里就是补元气了，因为没有明显的呕吐、水饮的症状，把生

姜去掉了。附子在这里温经扶阳，茯苓、白术还是除湿健脾，白芍在这里和营止痛。

我们现在用附子汤用得多的地方，比如说一些寒性的关节炎、身体疼痛、关节疼痛；还有就是产后风湿外感，全身骨节疼痛也可以用附子汤，当然可以加上一些养血的药物，像当归、鸡血藤。还有根据疼痛的部位，可以加上一些引经的药物，比如说下肢疼痛，加牛膝；上肢、两胳膊疼，加姜黄、桂枝比较好，桂枝走上肢，以枝治肢嘛，还可以加上桑枝这些药物，这都是走上肢的。牛膝有两种，川牛膝、怀牛膝，两个有什么区别呀？川牛膝通经活血的往下走，还可以把阳气引下去，引火归元；怀牛膝是补肝肾的。还可以用木瓜，在通经络的同时有滋阴的作用。这些药物我们都可以据证加入。总而言之，附子汤是治疗寒性疼痛非常好的一个方子，特别是疼痛时间长了，时间长往往有正气虚的一面，特别是脾肾阳虚、寒湿凝滞疼痛，附子汤就更适合了。

魏某某，女，47 岁，北京大兴人，2008 年 1 月 17 日就诊。全身关节疼痛两年多，遇阴雨天加重，下肢冰凉，冬日更甚，病人自述用热水袋暖不过来，恶寒背部为甚，总觉背后有风，二便尚正常，饮食可。舌胖苔薄白，脉细。辨证为少阴阳虚，寒湿凝滞，处附子汤与当归四逆汤合方加减：炮附子 10g(先煎)，茯苓 30g，炒白术 10g，白芍 10g，党参 15g，干姜 10g，当归 15g，通草 6g，川牛膝 10g，鸡血藤 30g，炙甘草 6g。水煎服，日服 1 剂。

上方服 7 剂，2008 年 1 月 24 日电话告知：全身关节疼痛及下肢凉感明显减轻，但服药后有出汗现象。但病人在大兴，家中有事，今日下午不能来诊，要求电话调方。遂于上方中加麦冬 10g，再服 7 剂。

2008 年 1 月 31 日来诊：关节疼痛基本痊愈，晚上睡觉时下肢已不发凉，但背部仍觉恶风寒。舌薄白，脉细。再与上方中合玉屏风散，继服 10 剂，关节痛及肢凉怕冷诸症完全消失。以附子汤原方 7 剂巩固。

学完附子汤证，注意几个鉴别。一个是背恶寒的问题，要和 169 条白虎加人参汤证的背恶寒区别。两证同样都有背恶寒，但前者是出现在热、渴、汗、烦四大热症之中，其背恶寒出汗过多导致的一种暂时现象，比如夏天出汗多的时候，陡然站到空调或者风扇下面，也有怕冷的感觉。而附子汤证的背恶寒是真正的阳气不足，所以是里虚寒的基础上与“口中和”俱见，而白虎汤证是口舌干燥了，“口不仁”了。所以这些是很好区别的。还有一个我们值得鉴别的，就是这个疼痛。讲到这里，我要问问大家，我们学过的主证是身痛的方证有几个了？麻黄汤证刚才我们说了，还有没有？柴胡桂枝汤肢节烦疼，还有没有？还有一个叫什么呀？我们简称新加汤，什么叫新加汤？念全了叫什么呀？桂枝加芍药生姜各一两人参三两新加汤。主要是这几个方证鉴别呀，恶寒，身痛，骨痛，当然在柴胡桂枝汤里面也有，我们就把它并到那个桂枝汤里面去了，那这里有桂枝新加汤证，所以我们主要是这三个方子(相鉴别)。麻黄汤证它的疼痛是风寒凝滞太阳经脉,所以身痛与脉浮、发热、恶寒、无汗并见,病人有风寒表证,其发病的过程一问就知道了,原来不疼,这两天才痛,感冒了,可能这个病人一方面关节疼痛,一方面打着喷嚏,流着鼻涕,你一看就知道这是一个外感引起来的身痛,用麻黄汤治疗;桂枝新加汤证,第62条,怎么样那个疼痛?"发汗后,身疼痛,脉沉迟者",你看与附子汤证同样有身疼痛,有脉沉,这个很容易模糊呀,但是新加汤证是营血不足、经脉失养引起来的,寒象没有那么明显,而且同时有脉迟,舌头可能是淡的;而附子汤证是在阳虚的基础上,又寒湿凝滞经脉,所以它有明显的寒象,脉象当然沉,另外它没有热象,有明显的寒象,手足寒,像背恶寒等等这些,这个我们可以据证来进行判断了。大家看附子汤如果再加桂枝,相当于什么呢?就相当于新加汤与附子汤这两个方子合在一起了,对不对?两者都有人参、芍药,如果两方合在一起使用,可以用于既有阳气虚,又有阴血不足,阴阳两虚、寒湿凝滞的身体疼痛。那麻黄汤可不可以与附子汤合在一起呀?比如说身痛的病机复杂,本来病人有肾阳不足,身体就经常疼痛,又加上这两天患外感,又感受风寒了,疼痛就更加重了,既有外寒又有内寒,这时候附子汤与麻黄汤联合起来使用就会更好,当然它的前提一定是什么呢?不出汗,是不是?如果汗出就不用麻黄(汤)了,用什么呀?桂枝和芍药,把桂枝新加汤拿上去,是这个意思。所以这就是身痛的几个方证。

背恶寒{
白虎加参汤证——胃热亢盛津气两伤与大烦渴不解,口舌干燥俱见
附子汤证——里虚寒基础上与口中和俱见

恶寒身痛骨{
麻黄汤证——风寒凝滞太阳经脉。与脉浮、恶寒、发热、无汗并见
痛桂枝新加汤证——营血亏虚,经脉失养。见脉迟、无寒热
附子汤证——阳虚寒湿凝滞经脉。脉沉,不浮,无热,手足寒

我们再往下看,吴茱萸汤证,这个我们了解一下。

(八)吴茱萸汤证

少陰病,吐利,手足逆冷,煩躁欲死者,吳茱萸湯主之。(309)

从条文中所给的症状,上吐下泻,四肢逆冷,还有烦躁欲死,那我们说给四逆汤就好了,或者给通脉四逆汤,对吧?怎么给个吴茱萸汤呢?吐利、手足逆冷本身就是少阴阳衰阴盛的一种表现,烦躁欲死,那有可能是阴阳格拒,阴阳格拒可以出现"身反不恶寒",也可以出现烦躁不安,是吧?总而言之,这是正邪斗争的一个表现,所以实际上给四逆汤就行了。为什么这里讲给吴茱萸汤来治疗呢?从症状上来讲,尽管这里笼统地讲吐、利,肯定是以呕吐为主,又见下利、手足逆冷等少阳阳衰的证候,所以实际上这个方证是个什么样的现象呢?就是在少阴寒化证发展的过程中,出现了胃寒为主的表现,所以用吴茱萸汤也只是权宜之

变，是权宜之计，就是暂时地用一下吴茱萸汤，先把胃寒的呕吐治一下，回头还要治疗少阴寒化证，就是这个意思。

那么，少阴寒化证里面怎么会出现胃寒证这样一个表现呢？还是我们前面说过的“胃肾相关”的机理，胃和肾关系非常密切，“肾者，胃之关也”，那我们在阳明病里面学过胃热的时候会突然下竭肾阴，导致肾阴虚水停的猪苓汤证，也可以是阳明胃热劫伤肾阴，出现了大便干结的三急下证。那些证候突出的是胃热导致的肾阴虚，突出了这样一种“胃肾相关”的关系。那反过来也可以呀，肾病也可以影响到胃呢，如果说肾阳不足，在发展的过程中也会影响到胃出现胃寒，如果说这时候病人吐得一塌糊涂，胃寒比较重，那我们就是暂时地使用一下吴茱萸汤治疗，等这个呕吐差不多了，平稳了，再回头还要治疗本来的少阴寒化（证），所以实际上这是权宜之变，这是肾阳虚影响到胃了。从这个道理来讲，如果是肾阴不足，比如说少阴热化证，会不会影响到肠胃出现大便干燥呢？也会，所以这就是后面的少阴病的三急下证。你看少阴病它也有三急下证，阳明病有，那是胃热影响到肾阴了；而少阴病热化证，如果肾阴虚也会反过去影响到阳明，所以两者都有三急下（证）。这些方证我们加到一块就说明了一个什么问题呢？说明了胃肾是相关的，它们的关系相当的密切，胃病可以导致肾病，肾病也可以导致胃病。阳明病可以导致少阴病，少阴病也可以反过来导致阳明病，就是这样的一个道理。吴茱萸汤证在这里就是这样子，所以我们把它认定为什么呢？是少阴寒盛，上犯于胃，就是这种寒是从少阴的肾阳虚来的，只不过现在表现的是以胃寒为主罢了，所以它会有剧烈的呕吐表现，以至于病人烦躁欲死。这个烦躁欲死我们可以理解为是阴阳格拒，也可以理解为因为呕吐剧烈，病人烦躁不安。可以用吴茱萸汤温胃降逆止呕，待呕止再继续治疗少阴病。

如果说这个病人既有明显的呕吐下利，手足逆冷也重，我们可不可以用吴茱萸汤合上四逆汤呢？当然可以了，可以在用四逆汤的基础上，合上吴茱萸汤，实际上临床是经常这样的。如果我们把真武汤看作脾肾虚寒的话，我们就可以把四逆汤和吴茱萸汤合方看作胃肾虚寒。脾肾虚寒了，用真武汤，如果是胃肾虚寒了，可以用吴茱萸汤合上四逆汤。所以这就是一个灵活变通的格局，大家要注意这些啊！这就是为什么在少阴病里会出现一个吴茱萸汤证的原因。

吴茱萸汤证，已经出现两次了对吧？阳明病里有一个阳明寒证，第243条：“食谷欲呕，属阳明也。吴茱萸汤主之。得汤反剧者，属上焦也。”那个是阳明的寒，而这个呢？是少阴病里面出现的问题，就是这两个吴茱萸汤证发病的途径不一样，但都导致了相同的结果。那个一开始就是阳明病，而这个呢？先是少阴病再引来的胃寒，但是尽管发病途径不一样，它们的结局一样，都是导致胃寒了，所以都可以开吴茱萸汤来治疗，这就突出了“异病同治”的这样一个原则。吴茱萸汤还有一条呢，在厥阴病篇，那个是肝寒犯胃了，就是厥阴里面的寒影响到胃了，同样也是使用的吴茱萸汤。所以,我们可以把吴茱萸汤定格在一个什么位置呀?是治什么呀?是治胃寒的基本方剂,只要是胃中有寒,甭管它是阳明的寒,还是从少阴来的寒,还是从厥阴来的寒,都可以开吴茱萸汤治疗。脾寒用什么呢?脾寒是理中丸对吧,理中丸,理中汤。那我们怎么才能看出来是脾寒还是胃寒呢?胃寒肯定是胃的症状为主,呕吐,脾寒以下利为主。那如果呕吐、下利都具备,而且是寒所导致的,理中汤和吴茱萸汤当然可以合在一起用了。是不是呀?

所以我们学方剂,最好能把每一个脏腑的基本方,寒热虚实的基本方记住,比如说热证也是,你看咱们说说热啊,胃热用什么代表方?白虎汤可以,还有我们后世的方子也有啊,什么呀?清胃散;肺热泻白散;脾热泻黄散;心热导赤散;肾热也有呀,知柏地黄汤;肝热,肝胆热了,胆热小柴胡;肝热(学生:龙胆泻肝汤),看这不就行了吗?这些基本方一定要记住,一看这病人肝胆有热,好,龙胆泻肝汤,这就拿出来了,信手而来。所以把这些方子都这样子(归纳),比较好学,把每一个方子最好记住它的病机,像龙胆泻肝汤,我就知道是肝胆湿热,你如果碰到肝胆湿热的病人就是它(来治),拿上去它肯定有效。当然这是在你辨证清楚的前提下,你要是误辨了,那是另外一回事了。你只要辨证对,用药肯定有效。

(九)桃花汤证

下面还有一个桃花汤证,第306和307这两条,也不复杂。

少陰病,下利便膿血者,桃花湯主之。(306)

少陰病,二三日至四五日,腹痛,小便不利,下利不止,便膿血者,桃花湯主之。(307)

桃花汤方

赤石脂一斤(一半全用,一半篩末)　乾薑一兩　粳米一升

上三味,以水七升,煮米令熟,去滓。溫服七合,納赤石脂末方寸匕,日三服。若一服愈,餘勿服。

第307条讲:“少阴病,二三日至四五日”,也是表达的一个发病的阶段,说明这个桃花汤证往往出现在少阴病的中后期。看第306条,“少阴病,下利便脓血”,下利便脓血,有寒有热,少阴病的下利便脓血,是少阴寒化证中的一种证候,多是因为脾肾阳衰,统摄无权,致大肠滑脱,络脉不固所致。第307条又讲“腹痛,小便不利,下利不止,便脓血者,桃花汤主之”。那这两条都有便脓血的问题,可见这是桃花汤证的主证,对吧?我们要抓住这个主证,那抓住这个主证我们就要思考,一提下利便脓血,咱们首先想到的就是热,是不是呀?往往出现在热证里面,比如说湿热下注,我们方剂上学过白头翁汤,出自《伤寒论》厥阴篇,咱们还没讲到呢。还有像葛根芩连汤证、黄芩汤证这一些方证,严重的都会出现脓血。下利便脓血的这种症候,往往见于痢疾,古人都叫下利,但是我们后世分泄泻和痢疾,二者是不一样的。我们一般讲的拉肚子就是泄泻,痢疾是什么呢？便脓血，同时会有里急后重的表现。但是便脓血不仅仅是在热证里面出现，寒证里面也会便脓血。热证中的便脓血我们很好解释，由热盛肉腐成脓，对吧？就是气血因热而腐败为脓，热伤血络就会出现脓中带血。那一个寒证里面又没有气血腐败，为什么会出现脓血呀？这是因为少阴寒化，脾肾阳衰所导致的。首先是阳气虚了，阳虚会出血吗？肯定会啊，这就是阳气的什么作用减退了呀？固摄作用，大家一定别忘了啊！我们整天讲阴阳，阳和阴的关系是什么？就如同气血的关系之间一样，是不是呀？气血的关系就更明显了，气代表阳，血代表阴。气血的关系是“气为血之帅”，“血为气之母”，什么叫“气为血之帅”呀？如果深度翻译的话就是“阳为阴之帅”。首先气能够推动血的运行，是它的“帅”；还有气能够生血，更是它的“帅”了；还有气不但推动血液运行，而且还让血按照规定的路线走，不能乱走，否则就出血了嘛，所以说气对血还有固摄作用。那从阴阳二者的关系来讲，阳对阴有固摄作用，所以实际上在寒证里面出现出血的现象，甚至脓血的现象，这是什么呀？阳气太虚了，对阴血失于固摄，而出现大便中带血，甚至带脓，有的病人会拉出白冻状的东西，像吃的果冻一样（学生蹙眉而乐），这个例子举得不太恰当啊，以后谁要再吃果冻的时候，想到桃花汤就坏了，成心里的一个阴影了（学生笑），但这种比喻很能说明问题，实际上真是有好多病人拉出来的大便中有像果冻似的脓液，这种往往属于寒证。还有如果有大便出血，怎么才能知道是热是寒呢？除了全身的表现以外，出血本身能够辨别出来吗？也可以的。从血色上，热证血色鲜红，寒证血色晦暗。中医临床辨出血证，都要先这样辨证，不仅是大便下血，像妇女的月经过多，也是这样，从期、量、色、质四个方面辨证的。比如月经的周期，是提前还是错后，但便血的话就可以把这个（周期）省略了。首先看量大量小，血热妄行的一般出血量大，阳虚的漏血，往往是一点一点地漏出；从颜色上鲜红和晦暗；质地上稠与稀等，质地稠多为热，邪热煎熬伤阴啊，所以表现为浓稠。寒，血色就发暗发淡，阳气虚衰气化不及所导致的。这个桃花汤证就是少阴太寒了，阳气虚衰，固摄无权，使下焦滑脱不止，所以大便时脓血夹杂而下，但一般没有里急后重的感觉，并且大便没有很重的臭秽之气，一般还会兼见腹痛绵绵，喜温喜按，口淡不渴，舌淡脉微细等。不像热性下利便脓血的脓血色鲜，里急后重，肛门灼热，腹中急痛，口渴喜冷饮，舌红苔黄，临床上还是能辨别的。桃花汤证中还有小便不利的情况，这是因为大便滑脱不止的缘故，水分都从后面走了，小便就短少了，越是下利不止，小便就越短少。所以治疗用桃花汤温涩固脱。

桃花汤药仅三味，方以赤石脂温涩固脱作为主药，辅以干姜温补中阳，以粳米补益脾胃。这个方子为什么叫桃花汤呀？这是根据赤石脂的颜色而名，赤石脂红如桃花状，它的另外一个名字叫桃花石，赤石脂又名桃花石。所以桃花汤实际上桃花石汤的意思。大家看赤石脂的用法：“一半全用，一半筛末”，就是把这一斤赤石脂，一半生药久煎，浸泡和煮药的时间都要长一些，取其温涩之气；一半为末，并以小量冲服，取其药力直接留于肠中。

这个方子是一个收涩（方剂），实际上我们看《伤寒论》在八法以外，还有一个涩法存在，桃花汤就是涩法的一个代表方剂，还有赤石脂禹余粮汤，以及那个遗失的禹余粮丸，这些都是收涩方剂。所以《伤寒论》中治疗大法，实际上是九法，汗、吐、下、和、温、清、消、补之外，有一涩法，这个我们要了解。涩法用于正气大虚之证，否则容易关门留寇，临床上一定要注意。

桃花汤的煎服方法，"上三味，以水七升，煮米令熟"，只要是带粳米的方子，包括白虎汤，都是把米煮熟了，这个汤就成了。"去滓，温服七合。"然后它不是还有一半赤石脂的吗，"纳赤石脂末方寸匕，日三服"，少量赤石脂末冲服，一次一方寸匕，一方寸匕相当于我们现在3～6g，五苓散方中我们已经讲了。按照现在咱们临床上的冲服的药物，一般不超过5g，太多了根本喝不下去，比如三七粉，需要冲服的话，开上3g就好，不要太多了，你一下子开10g，一大堆药末，病人看见就发憷，往往喝不下去。有一些病人即使3g药末，也喝不下去，怎么（办呢）？可以将药末散到药汤里，这样就容易喝下去了。"若一服愈，余勿服"，桃花汤喝上一服，下利便脓血如果就好了的话，停止继续服药，这主要是因为桃花汤为收涩之剂，过服有关门留邪的弊病，所以说中病即止。所以，《伤寒论》中祛邪的药物要求中病即止，比如抵当汤、承气汤等，是因为久服伤正气；但温补固涩的药物也要求中病即止，是怕久服留邪气。这就是辩证观在中医治疗上的体现，表明了中医的"中和"的思想，充分体现出《黄帝内经》"大毒治病，十去其六；小毒治病，十去其七；常毒治病，十去其八；无毒治病，十去其九"的理论实践性。

至此，整个少阴寒化证就讲完了，少阴寒化证是少阴病的主框架，教材把四逆汤系列方证放前面了，实际上在少阴病发展过程中，它应该在后面，因为它是阳气衰的表现，如果我们将少阴寒化证按阳气虚衰的程度、发病时间段及过程排一个顺序的话，应该是这样的：附子汤证最表浅，"得之一二日"嘛，这个方证阳虚程度不重，它是寒湿凝滞为主，实际上是在阳虚的基础上加上寒湿凝滞，是少阴经证的范围；再往下，就是真武汤证，由少阴经证到少阴脏证，肾脏阳虚，水液内停；如果说在这个阶段仍然没有得到及时正确的治疗，再往下发展就是阳气虚衰了，到了四逆汤系列方证了。所以真武汤方证和四逆汤类方证，一个是阳气的虚，一个是阳气的衰。所以一个是用炮附子温阳，一个是用生附子回阳。而吴茱萸汤证和桃花汤证，我们仔细琢磨一下，这是少阴寒化证里面的一些发展，一个是胃寒了，一个是大肠寒，就是在少阴寒化证的发展过程中，如果少阴寒侵犯胃腑，就转化成了吴茱萸汤证；如果少阴寒侵犯大肠，就可能转成桃花汤证。因为少阴寒化证本身就是由脾阳虚发展过来的，所以在少阴寒化证的发展过程中，就会出现一些肠胃虚寒的兼夹证。

第三十二讲

少阴热化证、阳郁证、咽痛证、少阴病预后

今天讲少阴热化证。少阴热化证是素体心肾阴虚，就是少阴的阴精不足这样的人群，邪气传到少阴的话容易转成热化证，表现为阴虚夹热的一种状况。当然从总体来看，《伤寒论》整个讲的是寒邪伤阳为主的病变，尤其是到少阴病，所以少阴的寒化证是（少阴病）主体，而热化证是少阴病的另外一个方面，但是从临床的表现来看，少阴寒化证比较普遍和多见。

二、少阴热化证

（一）黄连阿胶汤证

首先看黄连阿胶汤证，这是我们要讲的重点内容啊，它是代表少阴热化证的一个特征性病证。

少陰病，得之二三日以上，心中煩，不得臥，黃連阿膠湯主之。（303）

黃連阿膠湯方

黃連四兩　黃芩二兩　芍藥二兩　雞子黃二枚　阿膠三兩（一云三挺）

上五味，以水六升，先煮三物，取二升，去滓，内膠烊盡，小冷，内雞子黃，攪令相得，溫服七合，日三服。

这里首先给了一个发病的过程，“二三日以上”，联系前面学的少阴方证来看，大概相当于少阴病的中期。我们看本证的主症是“心中烦，不得卧”，就是心烦得睡不好觉，难以卧寐，且心神不定的表现。那我们看这个症状跟谁的关系比较密切呢？我们用脏腑辨证的方法，就辨证到了心，这是心主神明的功能失常了，属于手少阴心病。但是我们如果深究它的原因的话，什么原因会导致这样一种心神失常的症状呢？心烦不得卧和火热最为相关，当然《伤寒论》里也有阳虚的烦躁，但是绝大多数讲到心烦是由心火扰乱心神引起来的。另外我们可以通过药物进行分析，黄连阿胶汤我们上方剂课都学过的，方中确实有清心火的药物——黄连，所以这个心中烦，不得卧是心火亢引起来的，是心主神明失常。但是心火亢用清心火的药就完了，但黄连阿胶汤中除了用黄连、黄芩这些清上焦火

热的药物以外，还用了一些滋阴的药物——阿胶和鸡子黄，包括芍药，也有养阴的作用，所以这里不仅仅是一个心火亢的病证，还有什么呀？有肾阴不足。据此，我们根据方药组成就可以判断出来，这个方证是心火亢又夹肾阴虚，一方面有火热，一方面有阴虚，属于典型的心肾不交证。

我们前边已经讲过好多次，心肾相交有两个系统，一个系统是心阳下温肾水，以防肾水寒而不化致水气凌心；另外一个系统是肾水上济心火，以防心火太亢。前面我们讲的那些心肾不交的病证主要是第一个系统的问题，比如说心火不足，不能下温肾水，使肾水寒而不化反而上乘于心，发生奔豚、或欲作奔豚证。还有是心火下到中焦发生嵌顿，而使热痞塞于胃，出现心下痞的证候。这些方证我们说都可以称作心肾不交证。但黄连阿胶汤证这个心肾不交证是哪个系统出问题了呢？是第二个系统出问题了，即先是有肾阴不足，因不能上济心火，使心火亢炎于上，于是导致心中烦不得卧，这是心肾不交的另外一种形式。第一种状况是火系统不足，第二种状况是水系统不足，所以心肾相交是一个水火相济的过程。心肾两个脏器气机水火的升降就是人体内的一个小周天，就像脾胃的升降、像肝升肺降这些小周天是一样的，两个系统中的水火交融，是保持人体阴阳平衡的重要条件之一。如果人体内水和火各行其是，谁也不顾谁，互相不往来交流，那将会出现什么情况？《伤寒论》里讲好多水火不交的病证，火上去下不来、水下来上不去，上边是火，下边是寒，就会出现上热下寒的病证表现。从《周易》的八卦来讲这叫“否”卦，如果水火交融了那叫“泰”卦。所以黄连阿胶汤证就是心肾不交的“否”证。实际上我们看这个疾病的根本在哪里呢？肾阴不足，这就是少阴热化证的特点了，一方面（肾）阴虚，一方面（心）火旺。现代医学的许多研究也证实了心肾相关，认为心脏参与血液循环的功能，心脏的搏出量、心率，都受着肾脏分泌的物质的调节，如分泌的肾素、血管紧张素可使血管强烈收缩而使血压升高，进而影响到心脏，我们经常见到的肾性高血压，最后会导致心脏病，即属于此，临床称为慢性肾病并发心脏病变。

那我现在问大家，黄连阿胶汤证是虚证还是实证？（学生答：虚证）虚证，怎么说是虚证啊？阴虚火旺吗？那如果按照阴虚火旺来治疗的话应该是滋阴降火啊，而滋阴降火的代表方剂是？（学生答：知柏地黄汤）对，当然这是后世根据张仲景的肾气丸进行加减的，但即使不用知柏地黄汤，也要用清虚火的药啊，像知母、黄柏这些。但是本方中却用了黄连、黄芩这些清实火的，它们有养阴的作用吗？没有。所以，根据这些分析，我们看黄连阿胶汤证是什么证啊？（学生又答：实证）实证？那怎么还用阿胶、鸡子黄啊？这不犯了“实实”之戒了吗？（学生又笑着答：虚实夹杂证）对了啊，确为虚实夹杂证，一方面心有实火，一方面肾有阴虚，但是这个火我们要知道它和我们通常讲的阴虚火旺不是一回事，肾阴虚火旺的前提是阴虚，阴虚导致阳气相对的过亢，虚火上浮，治疗可用知母、黄柏这些滋阴降火的药物；而这个证候的火不是虚火，是心火亢，是实火，所以这是一个虚实夹杂证，治疗当然就要在滋肾阴的同时用黄连、黄芩等清心火了。曾经有一个做动物实验的研究生，做了这个方子的实验，实验做得非常棒，连实验用的试剂都是从外国买，实验指标跟踪很先进。等到论文答辩的时候，实验部分非常的熟悉，答辩也很准确流利，但却在我问的一个问题上卡了壳。我问他黄连阿胶汤证在少阴病篇是虚证还是实证？他随口不假思索地回答：那当然是虚证了老师。我说：你给我讲讲这个道理，如果按阴虚火旺证一般得用知母、黄柏滋阴降火，现在方中却用黄连和黄芩是清实火。他连忙改口答：那是实证？我又问：实证？还有阿胶、鸡子黄呢。他说：呵呵，虚实夹杂呀。一下卡到那了，估计他心里也恼火，这大江大浪都闯过来了，怎么会在小阴沟里翻船？（学生们哈哈笑声）所以这说明一个什么问题呢？我们搞实验也好，搞临床也好，首先是理论必须搞清楚喽，否则的话在临床上看病思路就会不清楚，如果搞实验的话，垒得越高这个楼塌得越快，没根基啊。也就是说，我们研究一个中药方子的目的到底是什么对吧？你连这个本质都没有搞清楚，怎么可以搞出来有价值的实验呢？就是勉强做出来，这种结果谁相信呢？是不是啊？所以，以后大家要注意这个啊，首先把中医这些家底你弄清楚，到底都是有什么？到底都是怎么回事？这些搞个差不多了，再去做实验，这样做出来的实验对中医的发展才能有用处，否则，实验做得越深，中医倒得就越快啊！

好了，我们总结一下黄连阿胶汤证。病机：一个是肾阴虚，一个是心火亢。心火炎亢，肾阴亏虚，心肾不交。表现的症状实际上我们看这里只有心火亢的症状，心中烦，不得卧，按照以方测证的话还应该有腰膝酸软，骨蒸潮热，心悸健忘等等。当然还有的会表现为不安腿，就是两条腿往哪儿放都不舒服，腿经常抽筋等等这些肝肾阴虚的症状。本证的舌象，一般表现为舌红绛少苔，甚至像草莓一样，临床称为草莓舌，绛是火啊，少苔或者无苔是阴虚。阴虚有火的脉象表现往往是细数。

方药特点，本方药物可以分成三组，这个方子一看它的方名就知道它的两个主要的药物组是什么，黄连与阿胶，一个（药）顾一头，黄连清心火，阿胶滋肾阴。那主药后面配伍是什么呢？黄芩，是帮助黄连清上焦的火的，而阿胶有鸡子黄相助，鸡子黄就是生鸡蛋黄，属于血肉有情之品，具有大补真阴的作用，取用时磕破鸡蛋，将内容物倒入碗中，再用勺子将蛋黄挑出，打碎搅匀备用。本方有两个血肉有情之品，阿胶与鸡子黄。这两组药物一组是清心火，一组是滋肾阴。那还有一个芍药是干嘛呢？两头跑（顾）啊，芍药用白芍，一方面可以养阴，芍药有养营阴的作用，它可以在某种程度上帮助阿胶、鸡子黄去滋阴，同时芍药又有清热的作用，也可以帮助黄连和黄芩清热啊，所以芍药就相当于这个方子的一个纽带，一个友好使者，在方中起着重要的协调作用。就像一个项目中有若干组人分别干着不同的工作，但这些人都干得怎么样？必须有一个统一协调者，协调各组的工作，才能劲往一处使。所以我们看，经方组方特别的严谨，方中各个药物既不同又协同，可谓分工合作，有条不紊。这是黄连阿胶汤方药的特点。

另外本方煎服特点，“上五味，以水六升，先煮三物”，先煮哪三物啊？前面这三个药是吧？阿胶我们知道要烊化，所以后面讲“取二升，去滓，内胶烊尽。”用热药汤把这阿胶冲开就行了，但是千万不能煮，否则就把其他药物粘连在一起了。还有一个不能煮的药，鸡子黄，待“小冷，内鸡子黄，搅令相得。”阿胶用滚烫的药汁冲开，但是不能紧接着下鸡蛋黄，如果这时候下鸡蛋黄，这鸡蛋就熟了，那就成了鸡蛋汤了（学生笑），鸡蛋一熟，功效就大打折扣了。但是如果等到药汤凉下来再下鸡蛋黄的话，喝起来会很腥，不好喝。所以张仲景告诉我们一个下鸡蛋黄的火候，“小冷，内鸡子黄”，就是等药汤温度稍微降一点再下鸡蛋黄，拿现在的话说水温在四五十度就可以了。所以这个方子喝起来是相当的麻烦，先煮黄连、黄芩、白芍三个药物，再把阿胶冲开，再等一会把鸡蛋黄打进去，“搅令相得”，把它搅匀就得了。但是别怕麻烦，如果真的是肾阴虚加心火亢的这种失眠症，这个方子特别好使啊，用之即效。“温服七合，日三服”，一天喝三次，一次是七合。这就是黄连阿胶汤的煎服方法，比较特别一些。

病机特点：心火炎亢，肾阴亏虚（心肾不交）
病症特点：心中烦不得卧＋（腰膝酸软）
舌脉特点：舌红（绛）少苔，脉细数
方药特点：芩、连清火，鸡、胶滋阴，芍药兼之
煎服特点：阿胶烊化，鸡子黄兑入

黄连阿胶汤这个方子可以用于肾阴不足、心火亢盛的一切疾病，而这种类型的心肾不交多表现为心烦失眠证，所以黄连阿胶汤治疗这类心烦失眠，真可谓是药到病除。

一位30多岁未婚女博士，患失眠症已有3年多了，每当夜幕来临的时候，心中即开始烦乱，入夜不得安卧，在床上辗转反侧，随之而来的就是频繁的小便，有时会折腾到天亮，即使小睡一会儿也是做梦连连，还爱做一些性梦，醒来时腰酸乏力，精神萎靡不振。曾经服过几种镇静安眠药，收效不明显。近半年来，失眠症状更加严重，更令她担忧的是最近又添了一个很爱笑的毛病，笑起来控制不住，即使自己独处时有时也会大笑不止，笑完后身体像散了架一样，异常疲累。她向我诉诊时就发作一阵“呵呵呵呵”笑，令人毛骨悚然（学生笑）。我询问她的生活习惯，原来她以前喜欢深夜工作，特别是撰写博士论文时，经常熬夜通宵，瞌睡时为了醒脑提神，喝大量的浓茶、咖啡，后来毕业参加工作后夜晚反不能睡觉，白天没有精神，影响工作。我看她的舌头很红，没有一点舌苔，就像熟透的草莓一样，脉象细而数。综合症状表现，断为心肾不交证。“腰为肾之府”，肾阴虚，腰府失于滋养，就会感觉腰膝酸软，乏力，没有精神。心火亢，火扰心神，就会失眠多梦，尤其是爱做性梦，中医称为“梦交”，大多是肾阴虚火气亢的表现。至于爱笑，更是心火有余的表现，《灵枢·本神》篇说过：“心气虚则悲，实则笑不休。”人爱悲伤欲哭，是心气不足的表现，若是爱笑，则往往是心气有余的表现，气有余便是火，所以心火亢盛，扰乱心神，就会不适当地笑，甚至大笑不止。再结合她的舌苔，就是典型的肾阴虚，心火亢，所以给她开黄连阿胶汤原方。只服 4 剂，大笑的症状就没有了，服用两周，即能安然入睡。为巩固疗效，又服两周。1 年后，她带着她的男朋友给我送喜糖来了，说是要结婚，我说那不错啊，这就能水火交融了啊（学生大笑），心肾相交了，失眠就会安稳。所以，我想她的失眠痊愈跟她找到对象也有很大关系的（学生笑）。

这就是少阴热化证的特点，一方面有阴虚，一方面有实火。当然你说少阴热化证的火旺会不会肾阴虚而肾阳相对过亢呢，当然会，但是那个就是真正的虚火了，我们治疗则是滋肾阴为主加上降虚火的药物，就是刚才大家说的知柏地黄汤就可以。

（二）猪苓汤证

少阴热化证还有一个猪苓汤证，本证在阳明病篇也出现过，所以等会我们还要进行比较。我们看第 319 条原文：

少陰病，下利六七日，咳而嘔渴，心煩不得眠者，豬苓湯主之。（319）

猪苓汤方见阳明病篇。

这里讲的就是猪苓汤治疗少阴病，什么样的少阴病呢？下利为主的少阴病，下利啊，但是少阴病一出现下利，我们可能首先想到的是少阴寒化证，对吧？像前面说的四逆汤证系列、真武汤证等都有下利，但猪苓汤证的下利伴有咳而呕渴，心烦，不得眠，尤其是心烦不得眠，往往有些是由于火热扰神所致，所以说下利可以见于少阴的寒化证，也可以见于少阴热化证。从肾主二便来讲，肾阳虚会导致二便的失常，肾阴虚同样也会导致，就像肾主水一样，肾阳虚水停用真武汤，肾阴虚水停就用猪苓汤，所以这都是用对立统一辩证的关系来看这个问题。少阴病阴虚水热互结于下焦，因水性变动不居，若水气偏渗于大肠，就会下利。这里还有几个症状，也多半是水气内停引起来的，如水气上逆犯胃，胃气不降则呕；水气上逆射肺，肺气不降则咳；水气内停，阴虚失润则口渴。至于心烦、不得眠，则是少阴热化证的特点。纵观本证，为肾阴虚火旺夹水气内停，水热互结，阴虚为本，水热结聚为标，是一个正虚邪实的证候。我们在阳明病篇讲过，猪苓汤证的病机有三个环节，哪三个环节？有阴虚、有水停、还有内热，所以总结为阴虚水热互结啊。那治疗就当以扶正祛邪，育阴利水清热，方用猪苓汤。

在阳明病篇我们学过猪苓汤证了，第223条，“若脉浮发热，渴欲饮水，小便不利者，猪苓汤主之。”可见，小便不利是猪苓汤证的主要症状，那本篇的猪苓汤证也必然会有小便不利的表现。猪苓汤证既见于阳明病篇，又见于少阴病篇，两者的发病途径不同，但导致的结果是一样的，所以都用猪苓汤治疗。阳明病的猪苓汤证，其发病是阳明热证发展过程中的一个结果，首先有阳明热，随后中焦阳明热下劫肾阴，导致了肾阴的不足，然后引起了水液内停，并且水与热纠结在一起，水热互结。所以阳明病的猪苓汤证，它的发病渠道是从哪里开始呢？从胃热。而少阴病的猪苓汤证的发病渠道从哪里开始啊？先是肾阴虚火旺，然后肾主水失常，导致水气内停，水热互结。当然，少阴阴虚热化的过程中也会导致胃热，实际上这里也是谈胃、肾之间关系的，胃热可以伤肾阴，肾阴虚的情况下也可以导致胃热，同时肾阴虚又可以导致水气内停，同样又和热结聚在一起。我们看实际上猪苓汤证不管它从哪个渠道来，三个环节都是不可少的，肾阴虚水停加上胃热，就是阴虚水热互结，只不过阳明病的猪苓汤证是从胃热过来的，而少阴病的猪苓汤证是从肾阴虚发展过来的，但是最后形成的结局都一样，所以我们都使用猪苓汤，这个就叫做“异病同治”啊。猪苓汤之所以既可以治疗阳明病又可以治疗少阴病，就是因为病机相同的缘故，所以中医临证要切切抓住病机。中医看病就是将病人的发病病机与方剂的病机结合的过程，结合得越好，疗效就会越高。如果你发现病人证候病机是阴虚水热互结的话，那么，无论这个病人是什么疾病，你都可以使用猪苓汤，而且肯定会有很好的疗效。

素体阴虚	} 肾阴虚	{ 阳亢生热	} 终致阴虚水热互结
下　　利		主水失常	

从本条我们还可以看出，肾主水失常有两种不同的情况，在少阴病篇里，肾主水失常既有阳虚的水停，也有阴虚的水停，阳虚水停用真武汤，阴虚水停用猪苓汤，也就是说我们在判断肾主水失常的时候，一定要看它主要是阳虚还是阴虚，然后用不同的方子去进行治疗。

另外，猪苓汤证有心烦，这要与其他有心烦主症的方证相区别，比如黄连阿胶汤证的心烦不得卧，是肾阴虚，心火亢；栀子豉汤证心烦，甚至心中懊侬，是什么（病机）呀？热扰胸膈对吧；白虎汤证的心烦呢？那是阳明热上扰心神所致，伴有大热的证候；承气汤证也有心烦，尤其大承气汤证也有心烦懊侬的症状，这是浊热上扰心神；而猪苓汤证的心烦，则是阴虚加上热扰心神。这些方证都是热证的范围，但《伤寒论》中还有阳虚的烦躁，大家一定要记住，如桂枝甘草龙骨牡蛎汤证的烦躁，是心阳虚，心神失守所致；而桂枝去芍药加蜀漆牡蛎龙骨救逆汤证的惊狂、卧起不安，是在心阳虚的基础上夹有痰邪上扰；还有一个阳衰的烦躁证，干姜附子汤证，表现为昼日烦躁不得眠，夜而安静，这个道理我们前边也讲了，所以这些心烦的病证我们把它拿到一块进行比较，这就是对心烦症候的辨证论治。

三、少阴阳郁证（四逆散证）

大家看少阴热化证比较简单对吧，但还有一类少阴病，既不是寒化证，也不是典型的热化证，是什么呢？是少阴的阳气郁滞了，我们叫少阴阳郁证，这就是著名的四逆散证，当然这也是我们要掌握的重点。大家看第318条：

少陰病，四逆，其人或咳，或悸，或小便不利，或腹中痛，或泄利下重者，四逆散主之。（318）

四逆散方

甘草（炙）　枳實（破，水漬，炙幹）　柴胡　芍藥

上四味，各十分，搗篩，白飲和服方寸匕，日三服。咳者，加五味子、幹薑各五分，並主下利；悸者，加桂枝五分；小便不利者，加茯苓五分；腹中痛者，加附子一枚，炮令坼；泄利下重者，先以水五升，煮薤白三升，去滓，以散三方寸匕，內湯中，煮取一升半，分溫再服。

本条所述主证特别的简单，"或然症"比较多，这是我们要学的最后一个（第五个）正文里出现"或然症"状的一个病证。"少阴病，四逆"，四逆就是四肢厥逆，手脚凉甚至四肢腿和胳膊都是凉的。一提到四肢厥冷，我们首先就会想到少阴寒化证，但是那个四肢厥冷是少阴的肾阳虚衰所导致的，那个方子也是用四逆来命名，那叫四逆汤，这叫四逆散，别弄混了，一个散、一个汤，所治病证病机大相径庭。《伤寒论》中凡是用"四逆"命名的方子都是治四肢厥冷的，四逆汤、通脉四逆汤、四逆散，还有以后厥阴病篇中要学的当归四逆汤等，都是治四肢厥冷的病证的，但这些病证的病机不尽相同，原因各种各样。四逆汤证的病机是少阴阳衰，阴寒内盛；通脉四逆汤证是在四逆汤证的基础上有阴盛格阳的状况；当归四逆汤证的病机是血虚受寒所致；而本证，四逆散证的病机，并不是阳虚，也不是受寒，是阳气郁滞所致，谁的阳气郁滞了呢？原文讲"少阴病，四逆"，当然是少阴阳气的郁滞了，肾阳郁遏，不能达于四肢，就会出现四肢厥逆的症状。所以说治疗这样的四肢厥逆证，就不能用四逆汤那样的回阳救逆药了，而是要用四逆散这样的疏通药物来通达少阴的阳气。

四逆散，我们都非常熟悉这个方子，由柴胡、芍药、枳实和甘草组成，是疏肝理气的代表方剂，近年的方剂教材都把它列到调和肝脾方类中，我们现在临床上使用四逆散也正是疏肝理气来用的，那这样的话问题就来了，明明这个四肢厥逆是少阴病啊，怎么疏肝来治疗呢？因为肝是厥阴啊，为什么不治少阴而治厥阴呢？所以后世有一些医家就望文生义，主张将本证移到厥阴病篇去，认为四逆散是疏肝的，当然所治应该是厥阴病。但人家张仲景在这里说得相当明白啊，四逆散治的就是少阴病，文字又没有什么错误之处，生硬地把它挪到厥阴篇，也没有充分的依据啊。张仲景明确指出少阴病四逆，就用四逆散，所以他在这里就是告诉我们少阴病出现了四肢厥逆是要辨证的，有的用四逆汤，有的则要用四逆散。

那四逆散证是一个什么样的四肢厥逆呢？首先肯定不是四逆汤证那样的阳衰证候，所以虽然说四肢厥冷，但并没有脉微欲绝，冷汗，恶寒，蜷卧等症，如果是这样的证候，还敢用四逆散吗？绝对不可以啊，用柴胡一发散病人就玩完了是不是啊。刚才说了，四逆散证是一个肾阳郁遏的病证，少阴阳气的病变，可以是肾阳虚衰，当然也可能出现肾阳的郁遏啊，这是由于气机的运转不畅，使肾脏的阳气不能顺利地达于四肢，这就叫阳郁不达，阳郁时间长了就会郁而化火呢。你别看病人手很凉，这样的病人往往手很凉，但同时又会告诉你：大夫，我非常容易上火，我经常心烦、口干，甚至吃上一个桂圆就上火，就牙疼什么的。这就不是真正的阳气虚啦，外边这个热象是郁热，阳气郁于内出不来，而生内热。那针对这样的四逆厥冷其治疗方案就不一样了，阳气衰亡当然补阳回阳，但现在能补吗？如果你要用附子、干姜，你看他的后果是什么呀，（阳气）更堵了对不对？这病人肯定受不了，不但解决不了手脚凉的问题，反而更增加病人的邪火，反过来会阳气郁遏更甚，手脚就会更凉。那怎么办呢，这种手脚凉怎么把它去除掉呢？只有想办法把这个阳气散开，是吧？现在肾阳郁滞了，不能用补的方法，要用疏通的方法把这个肾阳给散开，所以要怎么（治）呀？要通泻肾阳对吧。但是问题来了，什么问题呀？就是肾脏的生理特点问题，《黄帝内经》讲得明白啊，《素问·六节藏象论》里讲“肾者，主蛰封，藏之本，精之处也”或者说“主蛰，封藏之本，精之处也”。什么意思呢？所谓主“蛰”，“蛰”就是蛰封的意思，就是像冬天的蛰虫一样闭藏起来，比喻肾藏精的状态是宜闭藏而不宜外泄，所以说肾是“封藏之本，精之处也”。就是肾宜藏不宜开泻，开泻肾，肾就会大虚，藏精不足，五脏六腑都会受到影响。所以，即使肾阳郁了也不能开啊，这是违背肾脏的功能特点的。那怎么办呢？怎么治疗呢？这肾郁了还不能开，唉，可以借，你看古人非常聪明啊，可以借其他的脏器开郁，也就是靠疏通其他脏气来达到疏通肾阳的目的。那借谁呢？借肝，找到肝了，为什么呀？肝和肾什么关系啊？母子关系是不是？我们叫肝肾同源，乙癸同源，精血同源，讲的都是它俩关系问题，天底下的关系能有比母子关系更亲密的吗？现在母亲病了，你儿子看着办吧，就找你了，不找你找谁啊？另外一个找肝的原因，是因为肝是主疏泄的呀，主管疏通全身的气机，就是（肾的）这个儿子正好是管疏泄的，那就非你肝莫属了。所以这里用四逆散，借疏通肝气来达到疏达肾阳的目的，肝气一疏通，气机一畅通，肾阳就打开了，这种方法啊，兵法三十六计里叫“借刀杀人”，我们课余也要经常学一些国学的知识，包括军事兵法知识，这在中医临证中是可以借鉴的，中医产生的土壤就是浩瀚的国学理论，比如整体观念、取类比象的知识就是整个东方文化的特点，有好多疾病中医是利用整体观念思想，利用脏腑之间的关系去治疗的，所以大家平常要有意识地去读一些我们的四书五经。如果你没有这种整体观念的思想，有些病根本治不好，甚至越治越严重，像这种四肢厥逆，你要去开一些像知母、黄柏这样的疏通肾阳的药物那就坏了，可能治完以后不仅阳郁了，而且阳虚了，把阳气泻没了，更麻烦了，可能还得赶紧使用四逆汤去挽救，这不是找事吗？所以咱们的老祖宗留下来的这些智慧我们一定要学会它。中医治病就像打仗一样，开方子就是排兵布阵啊，前几味药干什么，后几味药干什么，要做到心中有数。当然现在有些大夫是喜欢韩信点兵多多益善，这（方子）正面开满药，啪，翻过来再开背面（学生呵呵笑声），这就不行，这是没有章法的使用，杂乱无章，能很快治好病吗？大家看经方很少超过十味，在《伤寒论》里只有三个方子超过了十味药物，柴胡加龙骨牡蛎汤、乌梅丸、麻黄升麻汤，其他都是十味以下，很精当啊。

四逆散虽然只有四味药物，但配伍的奥妙玄机很深，四味药物可以看成三对药物。首先是柴胡和芍药这一对（药），柴胡辛开，疏肝理气；芍药酸收，补益肝血。二者配伍，一散一收，一出一入，恢复气机的出入。一个是调肝体，一个是调肝用，什么叫肝体、肝用啊？我们讲肝体阴用阳是吧，肝体、肝用是肝脏的两大功能，一个是疏泄，一个是藏血啊，柴胡是恢复肝的疏泄，芍药是恢复肝的藏血，无论对什么肝病，其治疗的目的就是要恢复肝脏的功能，所以说柴胡和芍药相配是恢复肝脏两大功能的药物，这个我们叫它为“柴芍配”，后世的柴胡疏肝散、逍遥散等都是从张仲景的四逆散中的柴芍配发展而来，是治疗各种肝病的常用配伍。前边我们还学过小柴胡汤的“柴芩配”，那是讲肝胆之间的一种关系的配伍，是用于少阳胆热、少阳枢机不利的。所以三阳气机郁滞了，可以用小柴胡汤开郁；而三阴气机郁滞了，就可以用四逆散开郁。

还有一对药物配伍得也比较紧密，柴胡与枳实。这两个药物一个升，一个降，柴胡是往上升的，枳实是往下降的；一个走表，一个走里，柴胡散外邪，枳实开里郁，所以斡旋气机于内外。柴胡、芍药、枳实这三味药物配伍在一起，人体气机的出入升降都照顾到了，气机的运动形式无非就是一个出入升降的问题，四逆散中都体现出来了，所以一个小小的四逆散就可以调理一身的气机升降出入。

还有一对药我们找找看它是谁呀，哎，芍药与甘草。芍药酸柔，甘草甘缓，一柔一缓，酸甘化阴，谨防在疏肝的时候伤到肾阴。

总之，四逆散的配伍运用从兵法上来讲是借刀杀人计的典型运用，其实这种计策的使用是建立在中医的整体观念思想上，这是四逆散方使用上的最大一个特点啊。我们要重点掌握古人的这样一些方药配伍的思路。

病机：少阴阳气郁遏不达
病症：四肢厥逆
治法：疏通气机，透达郁阳
方药：四逆散
柴胡＋芍药：辛开、酸收相伍，一出一入，并调肝体与肝用
柴胡＋枳实：升散、沉降相佐，一表一里，斡旋气机于内外
芍药＋甘草：酸柔、甘缓相须，一柔一缓，谨防肝气伤心肾

本方的煎服方法，“上四味，各十分”，这个“分”我在前边的方证中说过了，像三物小白散也用“分”，是“份”的意思。“各十分”就是各等份。“捣筛”就是捣碎过筛。“白饮和服方寸匕，日三服”，咱们说过散剂大部分用白饮和服，像五苓散也是这样，白饮和服方寸匕，大约3～6g，一日三服。当然我们现在临床使用该方，也可以改散为汤，我们还不能说四逆汤，可以叫四逆散汤（学生笑），其用量可以根据病情酌情而定。

下边是本方的加减，“咳者，加五味子、干姜各五分”，伴有咳嗽的，加五味子、干姜，五味子、干姜是张仲景治疗寒饮咳喘的常用配伍，说明这里是兼有寒饮的，气机失调了嘛，会引起多种病变同时存在。“并主下利”，如果寒饮下移于肠就会下利。“悸者，加桂枝五分”，桂枝在这里温通心阳的，这说明本证也可能兼有手少阴心阳的不足。“小便不利者，加茯苓五分”，茯苓利小便。“腹中痛者，加附子一枚，炮令坼”，“坼”，破裂开的意思，这是炮制附子的火候，从加附子来看，本证也可以伴有少阴阳虚的现象，加桂枝是为了补心阳，附子主要是补肾阳。“泄利下重者，先以水五升，煮薤白三升，煮取三升，去滓”，什么叫下重啊？里急后重就是下坠，不痛快，尽管大便稀但是拉得还不痛快，就是泄利下重的感觉啊，大便不爽，总有拉不净的感觉。如果泄利下重，可以水煮薤白，薤白有什么作用啊？薤白可以治拉肚子，同时可以宽胸理气，振奋心阳，薤白是种小野蒜，民间用烧大蒜治拉肚子的小偏方，与此同理。薤白治下利的特点是止泻而不留邪，用于里急后重、大便溏而不爽最为适宜。“以散三方寸匕，内汤中，煮取一升半，分温再服。”实际上是用薤白的药汤去冲服散剂，也是煮散的一种方法，这种方法对宋代全面改用煮散法具有很大的影响。

四逆散临床用于肾阳郁的四肢厥逆，有非常好的效果。我曾治疗过不少这样的病例，手脚发凉，冬夏如此，但心烦易怒，爱上火，口干口苦，甚至大便秘结，特别是不能进补，一补就火，一补就塞。其中有一女生，25岁，患手脚冰凉，我握握她的手，像死人手一样。同时大便秘结，经常要服用通便的药物，但是大便却屡屡通而复结。问她的小便情况，则称短赤，同时心烦，口干，情绪不稳，总有心神不定的感觉。因手脚凉服过不少补肾阳的药物，但一吃就上火，手脚凉感丝毫

不减。这种情况多是肾阳郁结的表现，而并不是真正的肾阳虚弱，所以愈补愈结，反增其火。我给予四逆散加火麻仁治疗，服用一个半月，手脚凉基本消失，大便每天一次，关键是能够自主排便了。

临床上抓住了阳郁、气郁的病机，可以将四逆散用得非常广泛。如刘渡舟老师曾治一男性壮年，患阳强之苦，每到夜晚阳强，虽泄不倒，晨起更甚，小便后稍可暂缓一时，阴部憋胀，手脚发凉。患者也找过很多大夫，基本上都是服用的清泄相火的药物，泄肾阳的药物，久而无功，反增大便稀溏，夜晚出汗。又求一医，按肾阳虚论处，服壮阳药后阳强更甚，口干舌燥，烦躁异常。看这个病人两目炯炯有神，自称身体很健康，体检时各种检查均正常，只是以此证为苦。又观病人内怀忧恚之情，难以抒怀。辨证为肾阳郁遏不得宣达，应该疏达肾阳，用四逆散加郁金、川木瓜、丝瓜络疏肝以通肾，仅服2周，诸症即愈。

当然，临床上四逆散用得最多的还是疏肝理气治疗肝病。无论何种肝病，都有一些共同的特征：疼痛或肿块。疼痛多表现为胁痛，有时两侧胁痛，有时一侧胁痛，最常见的是右侧胁痛，也就是我们常说的肝区痛。为什么会胁痛呢，原来肝胆经都走胁肋，肝胆有病，不管是虚、实、寒、热都会影响到肝胆经脉的气血运行，经脉气血运行不畅甚至不通，就会导致经脉所过之处的疼痛，中医叫做“不通则痛”。肿块是肝病的另一个常见症状，做B超可发现肝脏有强回声团，做CT、核磁就能知道肝脏内有占位性病变。肝脏内出现肿块有良性、恶性，但从临床看，恶性的或预后不良的较多见。一个肝炎患者，如果在肝脏内发现肿块，多半是肝硬化或肝癌的可能。中医认为，肿块与气滞血瘀有关，肝气郁滞，日久及血，使血液瘀积不畅，就会形成肿块，肝脏内之所以容易形成肿块，与肝藏血密切相关，肝脏内血液多，在疾病的情况下就容易瘀积成块，这就像水能浮舟，亦能覆舟一样。四逆散用于这方面的治疗有不错的效果。

沈某某，女，43岁，北京大兴人。病右胁痛5年，各种检查正常，右胁时时隐隐作痛，有时影响睡眠，饮食、二便尚可。舌淡，脉弦。给予四逆散合金铃子散加味：柴胡10g，白芍30g，枳壳10g，炙甘草10g，川楝子10g，玄胡10g，地龙6g，茜草10g。连服21剂，病彻愈。

但对病久的胁痛，有时用四逆散治疗效果不显著，这往往是气机不能周运的结果，人体内有许多气机升降的小周天，如肝气的上升与肺气的下降；心火的下降与肾水的上升；脾气的上升与胃气的肃降等，从此维持着人体阴阳气机升降的平衡，其中肝与肺就是最重要的一个，《素问·刺禁论》讲“肝生于左，肺藏于右”，就是肝气左升，肺气右降，构成一个气机升降的小周天。所以，如果用四逆散治疗胁痛效果不好的话，这时可以配合降肺气的方药，令气机升已而降。对此，我经常用四逆散合《金匮要略》的旋覆花汤加减，临床治疗顽固性胁痛病患，不论是器质性的还是功能性的，都效果肯定，这一点我在开始讲总论的时候就讲到过。这两个方子不仅治疗一般的疼痛疾病，即使肝病的肿块如肝硬化或肝癌，也很灵验，不过一般要加上生牡蛎、制鳖甲、土元、丹参、香附、贝母、花粉等具有活血化瘀，软坚散结的药物。此外，由于肝经绕阴器，所以四逆散也是治疗妇科的肿瘤，如卵巢囊肿、子宫肌瘤、盆腔囊肿等的常用方剂，可以合上消瘰丸（玄参、贝母、生牡蛎）使用。这是四逆散的运用，由于这个方子非常常用，所以我讲得多了点。

至此，少阴病的本证就讲完了，少阴本证分三大类，第一大类少阴寒化证，内容最多，第二类少阴热化证，主要是黄连阿胶汤证，猪苓汤证要与阳明病篇的互参。第三类少阴阳郁证，四逆散证，我们讲得已经很多了。

第三节　少阴病兼变证

下面我们看少阴病兼变证，主要讲麻黄细辛附子汤证。

一、少阴兼表证

（一）麻黄细辛附子汤证

少陰病，始得之，反發熱，脈沉者，麻黄細辛附子湯主之。（301）

麻黄細辛附子湯方

麻黄二兩（去節）　細辛二兩　附子一枚（炮，去皮，破八片）

上三味，以水一斗，先煮麻黄，減二升，去上沫，内諸藥，煮取三升，去滓，溫服一升，日三服。

“少阴病，始得之”，说明本证出现在少阴病的初始阶段，实际上这是一个少阴外感病，少阴中风或伤寒。“反发热，脉沉者”，按说少阴病多是阳气虚衰，一般发不起热来，少阴病出现发热往往是寒热格拒了，像通脉四逆汤证那就很重了。现在少阴病开始就发热，所以说“反发热”，看来有感受外邪的表现，如果少阴病兼夹表证，当有无汗、恶寒、身痛等症。但是太阳病发热的话，脉象应该是浮，现在脉象不浮反沉，说明并不是纯粹的表证。发热、无汗、恶寒是太阳病，脉沉又是少阴病，我们看这个方证是个什么呢？可以把它叫做太阳少阴两感证，实际上就是一个少阴虚寒的人感冒了，是一个复杂性的外感病。但是一般情况下我们说虚人伤寒应该建其中，少阴虚寒的人感冒了可能我们首先要扶阳气，但是如果说外感症状比较明显的话，治疗上也可以变通，采用表里同治的方法。《黄帝内经》里就提到过两感的问题，《素问·热论》说“其两感于寒而病者，必不免于死。”就是说两感病比单纯的外感要重得多，两感一般是表里两经同时发病，太阳和少阴是最为常见的两感，用麻黄细辛附子汤治疗。

所以麻黄细辛附子汤证是由两组病变组成的，一组是太阳表证，而且这个太阳表证还是一个表实证；另一组是少阴病证，脉沉就是代表了肾阳虚的表现，但阳虚不重，否则就不能表里同治了。本证的基本病机就是邪中太阳、少阴两经。所以治宜温少阴里，解太阳表，用麻黄细辛附子汤。

本方三味药，组方相当的严谨。用麻黄解表，解决太阳病的问题；附子温里，解决少阴病的问题；细辛呢，什么作用啊？细辛两头跑，细辛既可以入太阳解表，又可以入少阴温里啊。所以细辛在这里选的是太好了，治疗太少两感那是必用细辛，就像黄连阿胶汤里那个芍药一样，起着纽带的作用，既可以协同麻黄解表，又可以协同附子温里，麻黄入太阳，附子入少阴，而细辛是太少两入。这个组方思路我们一定要学，当有两个病机以上存在的时候，我们分别用两组药物治疗，但其中一定要有一个协调的药物，而这个协调的药物与这两组必须都有关系，如果找一个互不相干的（药），那也不行是吧？

我们变通一下，如果太少两感中表证发热、恶寒，但不是无汗而是出汗，是营卫不和兼少阴虚寒那怎么办？（学生：桂枝细辛附子汤），对，就是这样子，看来咱们班还是悟性很高的，very good。

（二）麻黄附子甘草汤证

后面的这个麻黄附子甘草汤是它的一个轻证，我们看一下：

少陰病，得之二三日，麻黄附子甘草湯微發汗。以二三日無證，故微發汗也。（302）

麻黄附子甘草湯方

麻黄二兩（去節） 甘草二兩（炙） 附子一枚（炮，去皮，破八片）

上三味，以水七升，先煮麻黄一兩沸，去上沫，内諸藥，煮取三升，去滓，溫服一升，日三服。

这里所说的“无证”，是指无里证，就是说没有严重的少阴虚寒里证。本方等于上方把细辛去掉加上甘草，加上甘草就缓得多了，所以这个方证可以把它认为是麻黄附子细辛汤的轻证，在此不多讲了，煎服方法自己看一下。

这两个方子尤其是麻黄细辛附子汤这个方子，临床经常用于肾阳虚外感者。同时，我想告诉大家的是，这个方子提升心率比较好，可用于心动过缓症的治疗。临床上一些心动过缓症，有的心率不到 40 次/分，严重的病人只有 30 次/分多点，晚上睡着睡着就过去了，（学小沈阳）“眼一闭不睁，这一辈子就过去了，哈。”（学生笑）就是说这心动过缓的，所以这是心脏动力不足，西医一般是装起搏器，但我们可以用药纠正，像附子、细辛、麻黄这些药物强心都比较好，所以麻黄细辛附子汤纠正心动过缓是相当好的一个方子，而且效果比较快。我用本方治疗过一批这样的患者，心率最低的只有每分钟 35 次，大部分是 40 多次的，用本方大约二三周后大多能达到 60 次，甚至会更多。本方麻黄可以用 6g，细辛可以用 3 ~ 6g，附子可以用到 9g，甚至更多，这要根据具体的病情了。

二、少阴急下证

下面看少阴急下证，我们通一下条文就行了。

少陰病，得之二三日，口燥咽幹者，急下之，宜大承氣湯。(320)

一个少阴病怎么用到大承气汤了？那肯定是少阴病转入阳明了对吧，可见于少阴热化证的过程中。什么样的情况下会出现这种病情呢？你看少阴病才得之两三天就马上口燥咽干，这是一个审证的要点，表示热邪伤津较速，肾阴亏损。得病两三天就出现这种症状，说明素体阴虚，感受邪气后迅速地伤阴化燥，当然会有大便秘结，真阴将竭，水亏土燥，用大承气汤在于泄土中燥热，急下以保存肾阴。

少陰病，自利清水，色純青，心下必痛，口乾燥者，可下之，宜大承氣湯。(321)

本证自利清水是审证要点，这是热结旁流的状态，水亏土燥会出现大便秘结，也会出现热结旁流，所下之物为黑色臭秽粪水。同时燥屎内阻，壅滞不通，必见心下痛；燥屎灼伤真阴，必口干咽燥。同样需要急下存阴。

少陰病，六七日，腹脹，不大便者，急下之，宜大承氣湯。(322)

本证腹胀不大便为审证要点，一个少阴病迅速地燥化，出现腹胀不大便，转到阳明了，当然要急下阳明燥热，保存少阴真阴。

我们看无论是阳明三急下(证)，还是少阴三急下(证)，它都是有两个方面，一方面是阳土太燥，一方面是阴水太亏。所以临床上碰到这种情况，无论是从哪个途径来的，只要病人有土燥水亏，肾阴将竭了，一定要急下存阴，这对后世的温病学派的发展具有很大的指导作用。

我们还可以从另外一个角度去解读，少阴三急下证与猪苓汤证比较起来理解，猪苓汤证也可以看作少阴病导致的阳明病变，与三急下证一个是影响到大便了，一个是影响到小便了，三急下证伤阴较重，猪苓汤证伤阴较轻。其实我们再反过来跟阳明病篇比呢，阳明病篇也有猪苓汤证和三急下证，这些都体现了“胃肾相关”的理论，只不过是发病的途径先从胃还是先从肾的不同而已，从病理上证明了肾主二便。

三、热移膀胱证

少阴病还有一个证是热移膀胱证，刚才说到肾主二便的问题，实际上在少阴病中许多病证都有二便的异常，四逆汤证系列有，真武汤证也有，桃花汤证更是了，猪苓汤证、三急下证都有，这就充分说明了少阴肾是主二便的。所以在临床上对二便的审查就特别重要，尤其是少阴病，一定要询问病人的二便情况。这个第293条就是讲的肾热移膀胱了：

少陰病，八九日，一身手足盡熱者，以熱在膀胱，必便血也。（293）

本证手足发热，有些病人可能会告诉你脚热，即使冬天也将脚放到被子外面，轻的可表现为手心脚心热，这一般是肾阴虚火旺的表现。本条另一个审证要点是小便下血，这是少阴肾的热转到膀胱了，肾与膀胱表里均热，当然要肾和膀胱同治。这里张仲景没有处方子，大家给他处个方吧，手脚都热，或者是五心烦热，再加上小便下血，怎么办？这是少阴热化证对吧，首先要滋肾阴降火，用知柏地黄汤就可以，尿血可以加小蓟、白茅根、仙鹤草、车前子什么的，其实合上猪苓汤也未免不可啊，猪苓汤里阿胶既滋阴又止血，经常用于尿血的病变。

四、伤津动血证

另外还有 284 条，是一个伤津动血证。

少陰病，但厥無汗，而強發之，必動其血，未知從何道出，或從口鼻，或從目出者，是名下厥上竭，為難治。（294）

也就是说少阴的这个热，也会窜入营血而出现出血的病变，这个我不详细讲了，大家看一下就行了。其实，《伤寒论》六经都有血分证，比如太阳蓄血证，阳明蓄血证、血热证、出血证，少阳热入血室证，太阴经病腹痛证，少阴这个伤津动血证，到厥阴病篇有白头翁汤证，也是厥阴肝热入血分的表现等，这些对后世温病学派的形成都有很大的影响。

少陰病，咳而下利，譫語者，被火氣劫故也，小便必難，以強責少陰汗也。（284）

这个第 284 条，是自学范围，大家下去看一下。

第四节　咽　痛　证

另外少阴病还有一节是专门讲咽痛的，这是因为少阴心经、肾经都与咽喉有密切关系的缘故，我大致地说一下啊，我们需要重点掌握的是第 310 条和第 311 条，因为这几个方子在临床上还经常使用，尤其是甘草汤、桔梗汤是治疗咽喉病变的常用方剂。

一、猪肤汤证

少陰病，下利，咽痛，胸滿，心煩，豬膚湯主之。（310）

豬膚湯方

豬膚一斤

上一味，以水一斗，煮取五升，去滓，加白蜜一升，白粉五合，熬香，和令相得，溫分六服。

猪肤就是猪皮，猪皮有什么作用啊？（有学生答：美容）啊美容，确实有美容作用，猪是水肉啊，按照五行来讲，猪肉是水肉。按照《黄帝内经》所讲，五行对五畜，畜肉对应木、火、土、金、水分别是鸡、羊、牛、马、彘，彘就是猪，大猪叫彘，小猪叫豚。所以猪肉属于水肉，什么？注水肉？（学生笑），NO，NO，是属于水的肉，不是黑心商贩的注水肉。猪肉属于水肉，所以长期吃猪肉一般也不上火。羊肉属于火肉，所以羊肉若连续吃上几顿，就会上火，脸上长疙瘩出来，或牙疼，或大便干结等，羊肉火气大啊。所以猪肤汤有养阴滋肾的作用。本证咽痛正属于少阴阴虚，虚火上炎所致，因为足少阴经脉从肾上贯肝膈，循喉咙，夹舌本的缘故，所以可以用猪肤汤治疗。本证常见于慢性咽炎的病变中，当然并不是所有的咽炎都是外感引起来的，也有内伤所导致的，比如说本条所讲肾阴虚会导致咽喉疼痛，如果病势较轻，我们不必使用像知柏地黄汤这些药物去治疗，可以用猪肤汤食疗调理。

为什么出现下利？下利本是少阴病的一个特点，少阴寒化与热化都会出现，本证下利属于少阴热证范畴，由少阴邪热下迫大肠所致。至于胸闷心烦，也是少阴虚火循经上炎的结果。

猪肤汤，有滋养肺肾，清热利咽的作用，因猪肉本身滋肾，但是其皮又入肺润肺，所以猪肤汤实际上是滋补肺肾最好，可用于肺肾阴虚，金水不足的病证。一提到猪皮，可能大家都觉得有点恶心，尤其是有些女生，从来不吃猪肉，更别说猪皮啦。其实猪皮是很好的东西，能补充胶原蛋白，所以才有美容作用。猪肤汤我们可能想着它腻，但经过炮制后就不腻了，大家看本方的炮制及煎服方法。

取一斤猪皮，“上一味，以水一斗，煮取五升，去滓”猪皮煮到一半的时候就去掉了，在猪皮的水（高汤）中，“加白蜜一升”，很甜的；再加白粉，“白粉儿”（学生笑），是米粉啊，不是海洛因。而且米粉把它炒香，“白粉五合，熬香”，与前加蜜的猪皮水“和令相得，温分六服”。又香又甜，你还不想喝吗？（学生笑）

这个方子我用过，给一些歌唱演员或讲课任务重的老师使用尤其是中学老师，他们天天上课，声音容易嘶哑，声音长期疲劳就会由肺伤到肾，因为金水相生的，所以用这个方子滋肺肾，润咽喉。一个中学的语文老师，兼毕业班班主任，南方人，平常很疲劳，天天要说许多话，经常出现声音嘶哑，咽喉干燥疼痛。我给他配制猪肤汤，放入冰箱备用，正好南方人喜欢吃这些东西，可每天早晚各两汤匙，用开水化开即可。他感觉非常好，嗓子非常舒服，抗声音疲劳的作用比较明显。所以，肤汤证是《伤寒论》食疗方的代表方剂。

二、甘草汤证、桔梗汤证

再看第311条：

少陰病二三日，咽痛者，可與甘草湯，不差，與桔梗湯。（311）

甘草湯方

甘草二兩

上一味，以水三升，煮取一升半，去滓，溫服七合，日二服。

桔梗湯方

桔梗一兩　甘草二兩

上二味，以水三升，煮取一升，去滓，溫分再服。

甘草汤就甘草一味药，大家注意，这里用的是生甘草，甘草汤和桔梗汤二方用的都是生甘草，有人统计过《伤寒论》方剂，甘草用了71次，其中这两个方子是用生甘草，其余都是用炙甘草。生甘草和炙甘草有什么区别呀？哎，生甘草是清热解毒的，那就说明这个咽痛证是什么呀，是热，不是少阴阴虚，而是风热伤于少阴经，咽喉疼痛可能会伴有红肿，所以咽喉红肿疼痛是生甘草使用的一个特点。比如说风热感冒出现咽痛，用生甘草比较好，当然也可以生甘草和炙甘草一起用，还可以加上桔梗一起，这就叫桔梗汤了。所以古人说：甘草、桔梗，专治喉咙。总之，这两个方子是清热利咽的基础方剂。

三、苦酒汤证

少陰病，咽中傷，生瘡，不能語言，聲不出者，苦酒湯主之。(312)

苦酒湯方

半夏十四枚(洗，破如枣核)　雞子一枚(去黃，内上苦酒，著雞子殼中)

上二味，内半夏著苦酒中，以雞子殼置刀環中，安火上，令三沸，去滓，少少含咽之。不差，更作三劑。

这里我们看苦酒汤的药物组成有半夏和鸡蛋清，黄连阿胶汤是用鸡蛋黄，这个不用黄用清。“鸡子一枚，去黄”，鸡蛋清清热，半夏是化痰的，实际上咽喉疼痛不适合用半夏，因为它温燥的缘故，只有什么时候才用呢？果然是属于痰的才使用半夏。所以这个方子中使用了半夏，说明本证肯定有痰邪，属于痰热阻闭的咽喉溃烂之证，这里用的是清半夏。咽喉损伤，加上痰浊阻闭，导致咽中局部溃烂，波及会厌，阻塞气道，所以见语言不利，声音不出。治疗用苦酒汤，以清热涤痰，敛疮消肿。

将去黄留清的鸡蛋壳中加上少许醋，“内上苦酒，着鸡子壳中”，然后再将清半夏浸泡入醋中，“上二味，内半夏着苦酒中”，就是半夏先用醋泡。“以鸡子壳置刀环中”，刀环，古人刀柄上的一个孔，将浸泡半夏的鸡蛋壳嵌入环中，“安火上，令三沸”，滚三滚儿后，去掉半夏，制作成含咽剂，“去滓，少少含咽之”。这是本条最大的临床意义，这是含咽剂型的代表，不是口服的汤剂，而是徐徐含咽。我们看《伤寒论》里的剂型很多，前面我们还学过肛门栓剂和灌肠剂，这里又出现个含咽剂，可见中医在汉代时候的发达程度。

咽喉生疮，治疗用涤痰开结，敛疮消肿的方法，这是有一定临床意义的，因为半夏有散结的作用，属于化痰散结，但生半夏有毒，所以我们在选择药物治疗咽喉生疮的病还要做全面的考虑。这个方子我没有使用过，没有更多的体会给大家谈，咱们讲义里有一个医案选录我们下去可以看一下。

四、半夏散及汤证

少陰病，咽中痛，半夏散及湯主之。(313)

半夏散及湯方

半夏(洗)　桂枝(去皮)　甘草(炙)

上三味，等分。各别擣篩已，合治之，白飲和服方寸匕，日三服。若不能散服者，以水一升，煎七沸，内散兩方寸匕，更煮三沸，下火令小冷，少少咽之。半夏有毒，不當散服。

本条叙述症状简略一些，只提到咽中痛一个症状，但如果以方测证的话，本病证应该属于外感风寒和痰湿阻滞之证。风寒邪气客于少阴，阳气郁而不宣，津液凝聚而为痰涎，风寒循少阴经上犯咽喉而成本证。所以本证咽喉虽痛，但一般不红，可伴有恶寒、咳痰等。用半夏散及汤以散寒通阳，涤痰开结。

第五节　少阴病的预后

少阴病的预后主要是对少阴寒化证来讲的，看阳气回复的程度，阳气来复就预后良好，阳气不复则预后不良，甚至危及生命。

一、正复欲愈证

少陰病，脈緊，至七八日，自下利，脈暴微，手足反溫，脈緊反去者，為欲解也，雖煩下利，必自愈。(287)

一般少阴阳虚证是脉沉、脉微或者脉微欲绝，甚至是无脉，那这里讲的脉紧，在前边有一条也讲过这个问题了，“脉阴阳俱紧”，我们说是外寒伤肾阳的表现，属于《黄帝内经》讲的“诸寒收引，皆属于肾”的情况。本证也是如此，脉紧是外寒伤少阴所致，与肾阳虚衰相比，伤阳不重，而且外寒易去，所以尽管它是少阴病，但可以自愈。这同时也反过来证明，像四逆汤证、通脉四逆汤证这些预后就不太好了，因为少阴阳气损伤的程度比较重，所以说中医强调正气在发病的过程中起着重要的作用。

少陰中風，脈陽微陰浮者，為欲愈。(290)

此处“阳”与“阴”，指脉象的寸部、尺部而言。少阴外感，寸脉微，尺脉浮，这是邪气微弱，肾阳来复的表现，邪去正复，所以“为欲愈”。这些都是属于感受风寒邪气，阳气损伤程度不重的病证，所以预后较好。

二、阳回可治证

少陰病，下利，若利自止，惡寒而蜷臥，手足溫者，可治。(288)

这里有几个阳气来复的征兆。我们在观察少阴寒化证的时候，一个是要看病人大小便的情况，假如先前有下利，但后来下利逐渐好了，这就是阳气来复的表现；或者原来手脚凉，现在手脚逐渐转温；或者是脉搏的变化，由无脉，最后脉逐渐显露出来，这都是阳回的表现。本条有两个阳回的指标，一个是利自止，一个是手足温，故曰“可治”。

少陰病，惡寒而蜷，時自煩，欲去衣被者，可治。(289)

尽管是少阴阳虚、阳衰，但病人时时要揭开衣被，原本厚衣加身，现在穿得薄了，时时轻微的烦躁，这也是阳气来复的表现，当然这必须还要看其他症状是否痊愈，如果下利等其他症状还很严重，那也有可能是阴盛格阳了，属于“身反不恶寒”的一种，所以必须全面衡量病情，方能做出正确判断。

少陰病，吐利，手足不逆冷，反發熱者，不死。脈不至者，灸少陰七壯。(292)

呕吐下利，属于少阴虚寒证，一般应伴有手足逆冷，如果见手足不逆冷，说明阳虚不甚，阳气尚还可以达于四肢。至于发热，因少阴虚寒本不发热，如果少阴寒化证发热一般多是阴盛格阳所致，但这种情况必定伴有四肢厥冷的症状，但本条所说发热的同时并无手足逆冷，则不是亡阳的表现，而很可能是阳气来复了，阳复则阴退，故曰“不死”。即使见“脉不至”，也可能是因为吐利所造成的阳气一时不得连续所致，这时张仲景说可以灸少阴的穴位，可以灸太溪、涌泉、复溜等穴，以温通少阴阳气。

三、正衰危重证

后边讲的这六条所讲属于少阴病的死证，我们叫“少阴六死证”。所谓死、不治，是预后危重的意思。

少陰病，惡寒身踡而利，手足逆冷者，不治。(295)

纯阴无阳，亡阳的表现，但并非不治，其实这些症状在四逆汤证、通脉四逆汤证中就有，所以我们可以用四逆汤、通脉四逆汤来治疗，所以所谓“不治”，只是相对而言。

少陰病，吐利，躁煩，四逆者，死。(296)

少阴病四逆，用四逆汤就行啊，这里主要是强调一个什么呢？躁烦。躁，表示躁动不安，这往往是阴盛的表现。阳亡阴盛，故预后不良。

少陰病，下利止而頭眩，時時自冒者，死。(297)

冒，表示一种昏眩的状态，实际上是但欲寐的重度表现，时时出现这样的情况，是阴下竭阳上脱的表现，如尿毒症后期就有这样的情况发生，预后当然危重了。

少陰病，四逆，惡寒而身踡，脈不至，不煩而躁者，死。（298）

这里提及两个死症，一个是“脉不至”，一个是“不烦而躁”。前者表示阳亡阴竭，后者表示但阴无阳，所以预后不良。

少陰病六七日，息高者，死。（299）

息高就是喘，呼多吸少的虚喘，属于肾不纳气。在一些呼吸系统的疾病过程中，像现在好多老年人肺部感染，危重的后期，往往就是因肾不纳气，多脏器功能衰竭而死亡。

少陰病，脈微細沉，但欲臥，汗出不煩，自欲吐，至五六日自利，復煩躁不得臥寐者，死。（300）

一个少阴阴阳两虚证，五六日后突然下利，由昏昏欲睡的但欲寐状态，突然烦躁不得卧寐，甚至脸泛红光，这是回光返照的表现，预后往往很差，来不及进一步采取措施，有可能病人就死亡了。

以上是少阴六死证，小结一下：一个是脉不至的死；神志方面的，躁动不安的死；由但欲寐甚至昏迷，突然烦躁不安的，死；肾不纳气的、肾衰、心衰的，死。所以这些都是我们在治疗少阴病的时候，需要密切注意观察的一些指征啊。这是少阴病六死证。好了，整个少阴病就讲完了，我们下节就讲厥阴病。

第三十三讲

厥阴病脉证并治、厥阴寒热错杂证

第七章　辨厥阴病脉证并治

今天我们讲《辨厥阴病脉证并治》篇，这是六经病的最后一个篇章了，厥阴病篇的条文一共是56条，从第326条一直到第381条，所以这个也是比较大的篇章。《伤寒论》"中十篇"从篇幅上来看，最大的就是太阳病篇，然后是阳明病篇、厥阴病篇、少阴病篇，少阳病篇和太阴病篇的内容比较少。那厥阴病是六经病证的最后阶段了，我们在学习这一个篇章的时候，首先还是要从生理方面来掌握厥阴经及其脏的功能，从而推演它的病理变化。

从经脉上讲有两个，足厥阴肝经和手厥阴心包经，从厥阴病的病理特点上看这两个经都牵涉到了，我们首先要了解这两个经脉的循行，由于在《中医基础理论》中我们已经学过了十二经脉的循行，所以在这里我只是强调一下它的几个关键点。足厥阴肝经我们要抓住几个点，一个是起始的部分，它起于大趾，就是脚的大脚趾头，我们叫大敦穴。还有布胁肋，这也是一个点，与少阳经是一样的，所以人体两侧是肝胆经所行之处，如果是胁痛或者胸胁苦闷，不是少阳胆火就是肝经郁热，或者是肝气郁滞了，就是因为它的经脉走向。另外厥阴肝经走到上面以后是连目系，这也是肝开窍于目的一个生理基础。此外会巅顶可以上达巅顶。我们看这个肝经起于脚趾，然后可以上达巅顶，所以它的分布范围比较宽。我们重点是注意肝经路线上这几个点，大趾、阴器、胁肋、眼睛和头顶，临床上有许多疾病与经脉循行密切相关，通过了解每一经脉的起始点、循行路线，可以在临床上处理疾病时帮上大忙。比如说这个足厥阴肝经的起点是足大趾的内侧，有一些病往往是在这个部位出现，比如说现在很"时髦"的一个病叫做痛风，尿酸高啊，痛风的发病，开始往往是脚大趾头红肿热痛，那根据这样一个经脉循行的路线，我们就可以把它辨为肝经的湿热下注，哎，也就是说你可以把这认为是足厥阴肝经的病，红肿热痛的话往往说明有湿热。肝经的湿热往往有三个去向，往下边可以下注到脚，或者出现一些妇科、男科的病；往上呢还可以出现头晕、耳鸣、口苦这些症状；中间可以犯脾胃。这些病症我们都可以从清肝经湿热来治疗。咱们有一个著名的方子，龙胆泻肝汤，是清泻肝经湿热的代表方剂，无论湿热在上焦还是中、下焦，只要是肝经的，都可以用本方治疗。厥阴病篇中还有头痛的病症，就是由肝脏功能失调引起来，肝经的头痛往往就是巅顶疼，这就是跟它的经脉走向有关系。

手厥阴心包经起于胸中、出包络、下胸膈、循胸胁。起于胸中，出心包络然后也走胸膈的位置，循胸胁往两边走，这个跟足厥阴肝经有相似之处，过腋、过肘，然后到掌中。我问大家，手厥阴经在上肢循行的大体路线，是上臂内侧的前面、后面还是中间啊？（学生：中间）对，走上臂内侧的中间位置，所以它入掌中、出中指啊。正是因为它这种循行特点，所以厥阴经有病的时候不但胸胁出现症状，而且会出现心、胃的症状，有气上冲心的感觉，或者心中疼热。我们要记住这两条经的这几个关键点，最好是把它们整个的循行路线都背会。

厥阴经是六经之尽，但恰恰是在这个位置，阴气达到顶点，我们叫“阴尽”，但是根据阴阳顺接的道理，阴气盛的时候阳气开始承接了，所以到厥阴经往往会呈现出“阴尽阳生”的这样一个局面，阴气到了顶点，阳气开始生发了。大家知道肝是应于春天，主阳气生发，所以这就往往会造成一个什么情况呢？一方面可能厥阴病中会有阴寒不退，同时往往又由于肝气的生发、阳气的来复而会出现一些热证，所以厥阴肝经这个病既有寒证也有热证。还有一些情况是什么呢？阴寒还没有退完呢，那边阳气又开始生发了，极而复返，在同一个人身上既表现为寒证又表现为热证，出现一个寒热错杂的局面。所以厥阴病为什么寒热错杂的病证多呢？这与它的经脉生理特点有密切的关系，《黄帝内经》中把这种情况叫做“重阴必阳”，重阴必阳可以是由寒证转化为热证，也可以是两头都有，还没来得及转化，阳气已经来复了，出现寒热错杂的情况。这是从厥阴的经络上我们需要掌握的关键点。

从脏腑上来讲，厥阴有两个脏，肝与心包。这个心包跟西医所讲的就不一样了，心包在中医脏腑队伍中只是一个理论上的概念，并无实际的临床意义。心包是五脏为了和六腑对应起来，才多了这样一个心包脏，但是我们说这个脏在临床上意义不大，说邪气在心包络实际上是在哪里呢？是在心脏，我们治的就是心，比如说温病学中所讲的热入心包，病人神志昏迷，实际上我们开的药是什么？是清心开窍的药物，像安宫牛黄丸。那为什么要意会出这样一个脏呢？两个原因，一个是为了跟六腑匹配，六个腑、五个脏配不到一块，中医讲究表里对应是吧。第二个原因是什么呢？是心脏它的位置很重要，它是君主之官，犹如皇上，皇上你不能说他有病啊对吧，他即使有病了，也不是他的病，是心包的病，所以从《黄帝内经》就开始说了“诸邪之在于心者皆在于心之包络”，讲了这么一句话，那心包是心主之宫城，《黄帝内经》称为“膻中”，《素问・灵兰秘典论》说：“膻中者，臣使之官,喜乐出焉。"什么叫"臣使之官"啊?即传达君主意志命令的官员,他自己不当家,只是别人的传声筒,同时再把下边官员的话传到皇上那去,看见过皇上身边的大宦官吗?就是那个位置,这就是臣使之官,所以心包络就是这样子啊。

实际上厥阴病主要是肝的问题,谈到肝我们就非常熟悉了,是不是啊?肝有两大功能,一个是疏泄,一个是藏血。肝疏泄都包括哪些方面啊?(学生:疏泄气机)嗯,就是全身的气机要靠肝的通调疏通啊,肝疏泄正常,全身气机才会通畅,气机一通啊,心情就容易舒畅。如果肝的疏泄功能失常,气机就会不通,不但人的心情会经常不舒畅,会郁闷,拿现在的话,总纠结得慌;而且全身都不舒畅,身体觉得发沉,走不动路,甚至难以转侧,还有的会表现为全身的疼痛,或者全身的窜痛,疼痛不固定在一个地方。肝疏泄的另外一个重要方面就是对消化系统、对脾胃的疏泄,对消化系统的疏泄就是疏泄脾胃了,使胃纳脾运,升降有序,也就是说脾胃的受纳、运化和升降要靠肝气的疏泄作用,那同样的道理肝在疏泄失常的时候,就会引起脾胃的病,这也是张仲景提出来"见肝之病,知肝传脾,当先实脾"的一个生理基础。肝疏泄的另外一个重要的方面是疏通三焦的水道,肝的疏泄有疏通水道的作用,三焦是气和水的通道,那肝疏泄三焦了,就可以使气、水通调。这是肝主疏泄的方面,所以肝疏泄不好就会气机郁滞,就会情志郁闷,就会消化不良,甚至就会出现水肿等等。

肝的另外一个大的功能就是肝藏血的作用,肝怎么藏血呀?关键是这个"藏"的内涵,首先是储藏,那肯定有它的本意对吧,肝储藏血液,肝藏血是《黄帝内经》首先提出了,这一点中西医认识都是一样的,但中医又赋予肝藏血一些更深刻的内容,《黄帝内经》又说:"肝受血而能视,足受血而能步,掌受血而能握,指受血而能摄。"唐代医学家王冰对此解释说:"人动则血运于诸经,人静则血归于肝脏,何以言之?肝主血海故也。"通过《黄内内经》对肝藏血的论述及王冰的解释,我们可以体会到中医所说的肝藏血,不仅仅只是讲肝把血液储藏起来,肝还有调节血量的作用,所以说"人动则血运于诸经"啊?所谓调节血量,就是当我们休息的时候,睡觉的时候,所需血液较少,这时肝把多余的血液储藏于肝脏;而当我们工作的时候,劳动的时候,身体所需血液较多,肝脏就把储藏的血液给输送出来,以供人体之需要。所以它可以调节人体的血量,千万不要认为肝藏血只有储藏血液的这样一种功能,这就不全面了,所以肝可以调节全身的血液。肝不仅调节气机还调节血液呀,这就是说气血的运行都掌控在肝脏的手心中。

另外,我们看厥阴病为什么会出现寒热错杂呢?除了跟厥阴经为六经之尽、阴尽阳生这么个特点有关,还和肝脏本身的特性有关。肝属于木,我们看它和心肾之间的关系,这个很有意思。肝属于木,心是火,肾是水对吧,肝与心、肾都是母子关系,只不过比较对象不同身份发生变化了,肝与肾而言,肾是母,肝为子;

肝与心而言，则肝是母，心为子。所以肝脏是上接心火成子母相应，下连肾水为乙癸同源，那么正是由于这种两面性，一方面接火脏，一方面接水脏，所以说表现在肝的病理变化上就会出现寒热错杂的情况，就是说它一方面可以兼肾的寒证，一方面可以兼心的火证，所以也会出现寒热错杂的情况。简而言之就是，肝上接心火，所以会从阳化热；下连肾水就可以从阴化寒，从而出现寒热错杂的病证，这也是厥阴病篇为什么会出现寒热错杂的另外一个理由。所以我们揭示厥阴病篇寒热错杂的理由有两个，一个是基于足厥阴经的特点，阴尽阳生极而复返的特点；一个是基于肝的生理特点及与心肾之间的关系。

那为什么会成厥阴病啊，不是传经就是直中，我们想想啊，厥阴直中容易吗？不太容易是不是啊？但是也会有啊，想想能直中厥阴的这种人都到什么劲了，必定是气血不足之人。厥阴病另外一个发病途径就是传经而得，传经方面有循经传有表里传，循经传多由太阳、少阴传到厥阴；表里传主要就是少阳了，少阳经的邪气可以直接传入厥阴，同样的道理厥阴经的邪气也可以外出少阳，所以在厥阴病篇里边还有一个“呕而发热”用小柴胡汤来治疗的病证，就是厥阴的邪气转出少阳的表现。另外一个就是风寒直中厥阴，属于本经自感，这个就是由厥阴本经虚弱所引起来的。关于厥阴病的成因就是这样一个特点。

另外，厥阴病的表现上，刚才我们说了厥阴的一个阴阳特性，肝脏的木气特性，使厥阴病容易寒热极化或寒热错杂，这就是它的整个发病的一个特点。在这个特点下所表现出来的具体的病症我们可以推演出来的，厥阴病这样几大类：寒化就会有寒证，热化就会有热证，更重要的是寒热错杂证。寒热夹杂在一起出现是厥阴病最常见的病证，所以我们对寒热错杂的这样一些病变啊，要多考虑这个病人是不是厥阴有问题。从寒证来讲，当然寒证你就看它寒在哪里？如果在经脉里我们就叫它“经寒证”，寒在内脏就叫“脏寒证”，但它有些表现为邪气既在经又在脏，这叫做“经脏同寒”。当归四逆汤证就是厥阴肝经的寒证；吴茱萸汤证是厥阴脏的寒证；而当归四逆加吴茱萸生姜汤证是经脏同寒的，经脏同寒就是厥阴肝脏和厥阴肝经同时皆寒。另外还有一个厥阴热证，就是白头翁汤证，这是属于肝经湿热下注大肠引起来的，就是它的湿热跑到大肠里边去了，所以表现为下利脓血、里急后重这样的病变。另外就是寒热错杂证，寒热错杂证这里有乌梅丸证、干姜芩连人参汤证，还有一个麻黄升麻汤证，共三个证型。我们后面要一一地讲，乌梅丸证是胃热肠寒，干姜黄芩黄连人参汤证是胃热脾寒，麻黄升麻汤证是肺热脾寒，你看它都是在一个人身上同时出现了寒与热，这个脏热与那个脏寒叠加在一起，这是寒热错杂证的特点。其实我们前面也学过类似的一些病证，像半夏泻心、生姜泻心、甘草泻心汤证，那个是什么热什么寒啊？（学生：胃热脾寒）对，是胃热脾寒，跟这个干姜芩连人参汤证是一样的，所以这个干姜芩连人参汤就是半夏泻心汤的基本方子，其基本的几味药物就是干姜、黄芩、黄连、人参，辛开苦降。

另外厥阴的阴尽阳生特性，可以表现出诸多的厥证、厥热胜复证，少阴病篇中我们学过四逆汤证的寒厥、四逆散证的气厥，厥阴病篇中厥证就更多了。此外肝木的这种水火共生的特性，比如说肝热容易犯胃就会出现呕吐，肝寒的话容易犯脾就会出现下利，所以在厥阴病篇里边还有一篇是专门讲呕利的，实际上我们看这是属于厥阴病影响到什么了呢？影响到了消化系统，这和肝的疏泄有关系对吧。我们前边讲肝的生理功能，就是为这个做铺垫的，这些都是肝疏泄功能失常了，所以这是咱们要讲的厥阴病的一些病证问题。

关于厥阴病治法，就看是什么证了，寒证当然用温法，热证用清法，寒热错杂就得温清并用了。

关于厥阴病的预后，有这么几种情况，一种就是痊愈了，如果是正气来复，邪气被赶走了就会痊愈；还有一种是什么情况呢？属于厥阴肝病中特有的一种类型，就是阳气来复大发了，由于肝气主升，所以有时候肝气在药物的帮助下就会升发太过，这样阳复太过就会出现一些热证，如容易发痈脓、大便下血，还有咽喉痹阻，甚至长疮等等。厥阴肝病中也会出现咽喉疼痛，这也与肝经循行有关，肝经还有一个支脉是上入颃颡连目系，颃颡就是咽喉。另外一个情况就是预后不良的了，因为它也会出现一些像少阴病寒证的一些特点，所以厥阴病中也有四逆汤证、也有通脉四逆汤证出现，那就说明它有一些还表现为像少阴寒化证那样一种情况，如果阳气衰亡了或阴精竭绝了，同样也会预后不良，这就是厥阴病的特点。

大家看厥阴病什么特点呢？好，好个样；坏，坏个样，就像一个人很有个性，爱憎分明是不是啊？他认为这个人不错可能对他会讲话掏心窝子，认为那个人不怎么的他就表现得喜怒形于色，符合肝是将军之官的特性，这就是肝病的一个特点。

第一节　厥阴病辨证纲要

厥阴病从总的方面就先了解这么多，这是它的概论，下边我们讲具体的条文，先看提纲证，这是六经提纲证里边最长的一个了。

厥阴病提纲：

厥陰之為病，消渴，氣上撞心，心中疼熱，饥而不欲食，食則吐蛔，下之利不止。(326)

厥阴为病提纲证首先给了这样一个症状：消渴。这个症状并不是第一次出现了，五苓散证中也有。我们知道这并不是讲的消渴病，不是糖尿病的那个消渴病啊，它只是一个症状。凡称之为“消渴”的，就是喝完水以后仍然口渴。那在厥阴病里边出现消渴，出现口渴，是热证的表现啊，这与五苓散证的消渴的机理是迥然不同的，后者是由于机体内水的分布不均匀造成的，而在厥阴肝病中消渴是由于邪热伤津所致，这个热邪从哪里来的呢？哎，肝郁化火，是厥阴肝热，肝热往往是郁热比较多一点，像肝胆火郁火比较多一样，因为它主调理气机啊。

还有一个症状叫“气上撞心，心中疼热”，这两个症状是连在一起的，病人总是觉得有一股气往心胸撞，这个“心”也可以理解为胃，就是心下，但是也可以理解是心脏，所以后世有两种解释法，理解为胃也很对啊。什么叫“心中疼热”啊，是胃中疼痛、嘈杂、烧心、包括泛酸的一种感觉，我们看这个实际上是什么呢？这是肝火犯胃了对吧？出现消化道的一些症状了，病人觉得有一股气往上走窜，可能伴有打嗝，并觉得这股气是一股热气，而且还伴有烧心，烧心实际上就是烧胃，我们一般叫烧心，这说明古人讲心和胃有时候是用一个字啊，“九种心痛，痛在胃脘”就是这个意思，这个我们在看古代医籍的时候一定要注意，古医书中讲心痛的时候往往就是讲的胃痛，烧心、泛酸、嘈杂这样一种肝胃郁热的症状。咱们有一个方子治疗这样的病症比较好，就是治“气上撞心，心中疼热”这一类的嗳腐、吞酸、嘈杂、烧心的症状，知道吧？（学生：左金丸）对了，就是左金丸，可以合上二陈汤一起使用。

“饥而不欲食”，饥就是容易消谷善饥，这也是肝热所为。但是这个病人既饥又不想吃，饥饿是属于胃中有热，但是不欲食往往是脾中有寒，所以这个不欲食是什么呢？是肝寒犯脾出现了不运化所造成的。如果是一个蛔虫患者的话，还会出现“食则吐蛔”的症状。那在这里为什么讲一个“食则吐蛔”的情况呢？这主要是告诉我们脾（肠）中虚寒的病机。蛔虫它寄生在肠啊，怎么从胃中吐出来了呢？原来这蛔虫有避寒就温的生活习性，如果大肠中太寒了，家里变冷它就想找一个暖和地儿（学生笑），另外蛔虫一个习性就是爱钻洞，大肠有寒它就往上窜扰，不小心钻入到胃中，不成想马上就后悔了，胃里是暖和了，但是太酸了，蛔虫就怕酸，心里想还不如不来呢，这比家中冷还难受，（学生笑）后悔也不行了啊，钻进来就出不去，所以它就折腾啊，一折腾人就胃气上逆，就呕吐，有时蛔虫就会随呕吐而出。所以实际上“食则吐蛔”是告诉我们一个什么机理啊？上边热下边寒的这样一个机理，就是胃热肠寒才会出现这种吐蛔虫的情况，所以实际上这个就是揭示有寒热错杂的这样一个局面，这就是厥阴病的提纲证。

我们看，厥阴病提纲证中讲的既有热证也有寒证，还有寒热错杂证，这就是厥阴病的特点。下面我们对此总结一下：病机基本上是一个上热下寒。消渴，其机理是肝气郁而化火耗伤津液，是一个郁火伤津的表现，在治疗上就需在清热滋阴的同时，加上解郁的药物。所以，同样是口渴，临证必须辨证用药，水蓄于下气不化津的口渴就得化气行水；而阳明病的大烦渴不解，属于热伤气耗的表现，那就必须在清热的同时加以益气生津了。气上撞心，心中疼热的症状，属于肝热犯胃的表现，容易饥饿，也是肝热犯胃的表现，所以这样一串症状：消渴、气上撞心、心中疼热、易饥这组病变，说明了木郁化火、伤津犯胃的这样一个病理特点，这是一组热证。另外还有一组寒证，是饥而不欲食，食则吐蛔。不欲食是肝气乘脾，脾气虚寒失于运化了。食则吐蛔是昭示了脾虚肠寒，蛔虫上扰，或者是胃热肠寒这样一个寒热错杂的机理，所以这是厥寒乘脾运化失司引起来的。我们看这两组病变，就告诉我们厥阴病的一个特点是既有热又有寒，寒热错杂的一个病理情况。当然这个寒和热会不会单独出现呢？也会单独出现，所以在厥阴病中又有单纯的厥阴热证和厥阴寒证。当然了，这个厥阴病提纲证也不是把所有的厥阴病的症状都包括进去了，不是这样子，这只是点一下厥阴病的核心在哪里，而并不是厥阴病的全部。但其核心病变是寒热错杂，而且除了有肝脏本身的病变以外，还涉及有肠胃的病变，这就是厥阴病的特点，我们记住这些就行了。

第二节　厥阴病本证

下面我们讲厥阴病的本证，本证分为三大类，寒热错杂一类、单纯的寒一类、单纯的热一类。我们首先看厥阴病的寒热错杂证。

一、寒热错杂证

（一）乌梅丸证

傷寒，脈微而厥，至七八日，膚冷，其人躁無暫安時者，此為藏厥，非蚘厥也。蚘厥者，其人當吐蚘。今病者靜，而復時煩者，此為藏寒，蚘上入其膈，故煩，須臾復止，得食而嘔，又煩者，蚘聞食臭出，其人常自吐蚘。蚘厥者，烏梅丸主之。又主久利。（338）

烏梅丸方

烏梅三百枚　細辛六兩　幹薑十兩　黃連一斤　當歸四兩　附子六兩（炮，去皮）　蜀椒四兩（出汗）　桂枝六兩　人參六兩　黃蘗六兩

上十味，異擣篩，合治之，以苦酒漬烏梅一宿，去核，蒸之五斗米下，飯熟擣成泥，和藥令相得，內臼中，與蜜杵二千下，丸如梧桐子大，先食飲服十丸，日三服，稍加至二十丸。禁生冷、滑物、臭食等。

本条是乌梅丸证，乌梅丸我们在方剂课程中学过了，属于驱虫剂，安蛔止痛剂，这个方子就是来自于《伤寒论》，《金匮要略》里也有这个方证。这一条分几个自然段理解，先看第一个自然段，到“此为脏厥，非蛔厥也”止。“伤寒，脉微而厥”，就是得了伤寒病后，病人出现了一个什么样的局面呢？脉象微弱、四肢厥冷，这两个症状一出现我们就很容易联想到谁啊？哎，四逆汤证，完全可以用四逆汤来治疗。“至七八日，肤冷”，过了七八天皮肤也冷，就是畏寒蜷卧的这样一个特点。“其人躁无暂安时”，烦和躁我们区别过，烦属于阳，多是一个自觉症状；躁是阴盛所致，是一个他觉症状。病人躁动不安，没有安静的时候，是阴盛阳衰的表现，所以说“此为脏厥，非蛔厥也。”注意，这里是用蛔厥和脏厥相区别的方式来讲这个蛔厥证的，所谓“蛔厥”，就是因蛔虫扰乱导致的四肢厥冷证。在《伤寒论》中凡是提到厥证，都是指四肢厥冷的病证，无论蛔厥也好、气厥也好、热厥也好、寒厥也好，都有指四肢厥冷的表现，如果这个四肢厥冷是蛔虫引起来的，就是蛔厥证，用乌梅丸治疗。那这里张仲景首先要它和脏厥相区别，我们看所谓的“脏厥”讲的是什么呢？大家看是不是四逆汤证啊？哎，这就是四逆汤证。你看厥阴病也会出现这样一种情况，我们说厥阴病可以从少阴病发展而来，它有时候寒气之盛比少阴还要重，如果只是表现为脉微、四肢厥冷、恶寒蜷卧、躁动不安这样一些少阴病的病症特点，那用四逆汤治疗就行了，这就是“脏厥”，是少阴肾寒的厥冷，也可以叫寒厥，其实就是少阴的寒化证，是肾阳衰微导致的四肢厥冷证。

那真正的蛔厥是什么样呢？下边这一段就是描述蛔厥的特征的。“蛔厥者，其人当吐蛔”，还有后面讲“其人常自吐蛔”，这样的人经常会吐出来蛔虫，这一点讲得很重要啊，这就是病史对吧，蛔虫引起来的四肢厥冷证，首先这个病人有吐蛔虫的病史，而吐蛔虫的现象往往都是寒热错杂引起来的。吐蛔虫的症状现在很少看到了，我上小学的那个年代，很多孩子都患过蛔虫病，我本人也得过，大便中排出过蛔虫。那个时候我们班里有一个孩子，在我前边坐，有一次他刚一下课就冲出门外，恶心呕吐，跑到门口去吐，吐出来有蛔虫，还是活的呢，你想蛔虫都钻到胃里了，能不恶心吗？所以那时候学校都免费发给打虫药，叫“宝塔糖”，就跟那个埃及金字塔似的，口感很甜，大家都喜欢吃，但是老师不让多吃，一人就发一颗，一到发打虫药的时候大家就抢那个玩意儿，要连吃 7 天，哎，打虫作用特别好。当然现在蛔虫病少了，但是现在的蛔虫也不好打了，什么原因呢？一个是农药的施用，使饮食物中虫卵难以生存。再者，蛔虫也进化了，它的智慧也不断提高，它跟细菌病毒是一样的，你把它赶尽杀绝，它也要想办法对付你，就像现在好多抗生素都用不了了是一个道理，细菌、病毒的抗药性强了，所以抗生素就不灵了，甚至细菌病毒还可以强强联合，几个优秀的病毒结合在一起来对付你人类，过去我们说的那个猪流感病毒，后来叫做甲型流感了，不叫猪流感了，因为人家猪很亏呀（学生笑），后来检查出“甲流”的病毒基因片段有三种，不仅有猪流感病毒基因，还有人流感病毒、禽流感病毒基因片段，三因杂合而至，厉害吧？所以大量使用抗生素的赶尽杀绝的镇压手段就会造成这种恶果，你把它逼到死角了，它就要阴尽阳生啊，极而复返，绝地重生，其致病力就会更强。现在有个超级细菌知道吗？超级细菌不是一个完整的细胞膜，只是一个基因片段，它可以“借尸还魂”，借宿到其他细菌如肺炎球菌、大肠杆菌中，从而让这个细菌天下无敌，无药可治。这是人类滥用抗生素的后果，如果这样持续下去，人类迟早有一天会被微生物消灭。但是，咱们中医在这方面的治疗理念非常的高明，中医是怎么治这个病毒啊？我不是杀死你，而是把你请出去，怎么请？用发汗的方法啊，因为病毒刚一进门机体就知道了，你好！请你出去，这儿不欢迎你。一发汗病毒就被推出去了，咱们和平共处，井水不犯河水。你看中医这个高明吧，这样的话这细菌、病毒也就消散了，行了，我跟你友好相处吧（学生笑）。蛔虫更是这样啊，你经常杀它、打它，它就会在与人类的斗争过程中不断地长智慧，学本事，学怎么可以避开杀虫剂的本事，所以现在一般那个杀虫药啊也不太灵了，就是这样子。

除吐蛔虫病史外，蛔厥证还有一个特点。我们先看脏厥是什么呢？是躁无暂安时，一直躁动不安，除非阴寒消退，躁动方止；而蛔厥呢，是一阵一阵的烦躁，"今病者静，而复时烦者"，就是讲病人有时候安静，跟常人一样，等一会又烦躁不安了，就是阵发性的烦躁不安，这跟脏厥的"躁无暂安时"是不一样的。这是什么原因呢？原文在后面解释了，"此为藏寒，蛔上入其膈，故烦，须臾复止"，这个"脏寒"，就是指脾脏寒，脾脏包括整个消化道，尤其是大肠中寒了，下边凉了，这蛔虫就往上边找温暖的地方，"蛔上入其膈"就是说蛔虫向上窜入到胃，导致病人烦躁不安。蛔虫一开始窜扰的时候，这病人就开始烦躁不安了，等蛔虫折腾累了，安静了，病人也就安静了，所以说"须臾复止"。那什么时候最容易导致病人烦呢？吃饭的时候，就是一吃饭就会烦，什么原因啊，是蛔虫也饿了，你一吃它闻到饭的香味了就动，它一动人就开始烦，所以一吃饭就烦躁不安，就疼痛，而且呕吐，蛔虫一挣扎就呕啊，所以，"得食而呕，又烦者，蛔闻食臭出"，这个（臭）不念 chòu 啊，读 xiù 音。臭是香味，这是一个字两个反义，可以当臭讲也可以当香讲。蛔虫闻到饭香味，就出来了，就开始动了，所以说病人就开始有烦躁了，所以这种病人不能吃饭，一吃饭就烦躁不安。如果蛔虫窜扰，严重的就可以导致体内阴阳不相顺接，就会出现四肢厥冷的症状，甚至导致痛厥的发生，这就是蛔厥证的特点。

大家看实际上这个描述相当于现在的什么病啊？相当于"胆道蛔虫病"，特别是有一些语言讲得非常相像，比如说"蛔上入其膈"，胆道蛔虫病就有这种表现，病人往往右上腹疼痛，有钻顶样感觉，甚至牵涉到后背肩胛骨都会疼，一有钻顶这样一种感觉，病人就恶心就吐啊，甚至能把胆汁都吐出来。那么，胆道蛔虫病怎么发生的呢？是蛔虫钻入胆管里边去了，下面大肠内不是凉吗？蛔虫就会往上面寻找温暖的地方，有的就跑到胃里了，最后被吐出。还有的什么呢，跑到十二指肠以后发现，哎，这还有一个洞呢，往这里边看看这是什么吧？不成想，一钻钻到胆管去了，好，这里空间狭小啊，蛔虫感到憋屈（学生大笑），但想往后退，不行，出不来，因为胆管空间狭窄，能进不容易出，而且胆管啊神经末梢非常丰富，所以如果蛔虫钻到胆管里边，病人就会出现剧烈的疼痛、恶心、呕吐，典型的"蛔上入其膈"的这样一种感觉。你想，蛔虫在这么狭小的空间中，它会把胆管给堵上的，这胆汁就排不出来了，就会导致阻塞性的黄疸，病人大便变成灰白的了。还有，像这蛔虫，身体多脏啊，它会使这个胆管发炎，所以会继发一系列的病症。那西医发现胆管给堵上了，怎么治呢？就是手术，手术把蛔虫拿掉，但是你得杀虫啊，光拿了这根（蛔虫），后边还有啊，一个蛔虫被拿下去，更多的蛔虫会钻进来（学生笑），前仆后继啊，所以必须杀虫才可以，手术的方法不是治本的方法，而驱虫的作用比较好的药物，就是这个乌梅丸。

下面我们对这一条进行总结一下。首先是提出了蛔厥的证治和与脏厥的鉴别，脏厥就是四逆汤证，也叫寒厥，属于少阴阳衰、阴寒内盛。阳衰鼓动无力，故脉象微弱；周身肤冷属于阳衰阴盛，肌肤失温；躁无休止是真阳将绝，脏气衰败。可以用四逆汤来治疗。而蛔厥首先有吐蛔史；再一个还有疼痛的症状，尽管在这里没有明确说出来有疼痛，但我们可以从其语言文字里感受出来应该有这样的症状。蛔虫的疼痛往往是什么部位呢？是脐周或者上到胃脘，脘腹疼痛而且是时作时止，阵发性的，就是蛔虫动的时候就疼，它安静了人也就安静了；得食而烦，须臾复止，这是由于蛔虫窜伏不定所引起来的；“蛔上入其膈”，胆道蛔虫的症状有钻顶样的感觉；同时蛔厥证当然得有四肢厥冷的症状，而这个厥冷的症状往往是在疼痛剧烈的时候发生，又叫做“痛厥”，像胆道蛔虫症、严重的胆囊炎疼痛的时候，都会出现这种情况；另外就是呕吐的症状，这是蛔虫引起的一个常见症状，得食而呕，食入蛔动，胃气上逆，这就是蛔厥的特点。纵观本条，其实这里描述的是一个胆道蛔虫症，因为一般的蛔虫病会肚子痛、会恶心、会吐，但不至于导致四肢厥冷，只有胆道蛔虫这样的严重的蛔虫病，在疼痛剧烈的时候才会出现四肢厥冷，所以蛔厥我们就判断跟现在的胆道蛔虫病相似，这种病目前临床归到外科急腹症里边了，你们学外科的时候还会学到的。

脏厥：
- 脉微而厥——少阴阳衰，阴寒内盛
- 周身肤冷——阳衰阴盛，肌肤失温
- 躁无休止——真阳将绝，脏气衰败

蛔厥：
- 吐蛔史（其人常自吐蛔）——蛔虫窜扰
- 脘腹疼痛，时作时止（得食而烦，须臾复止）—蛔虫窜伏不定
- 手足厥冷（痛剧时发生）——蛔虫内扰，阴阳不顺接
- 呕吐（得食而呕）——食入蛔动，胃气上逆

病机：上热下寒（胃热肠寒），蛔虫窜扰

治法：清上温下，安蛔止痛

方药：乌梅丸

蛔虫：
- 得酸则安—乌梅（浸醋中一宿）
- 得辛则伏—细辛、干姜、附子、蜀椒、桂枝
- 得苦则下—黄连、黄柏
- 扶正驱蛔—人参、当归（蛔虫病当有气血两虚）
- 诱蛔捕食—蒸米、白蜜

我们看乌梅丸的组成，重点了解其组方思路，从乌梅丸的组方思路上我们可以看出我们的老祖先是多么的睿智、聪明。前面我说过，中医治细菌、治病毒、治虫也好，怎么治呢？并不是说用什么药物把它们杀死，而是通过改变它们的居住环境及饮食习惯，从而不利于它们在体内的生长。比如现在许多胃炎的病人会伴有螺旋菌感染，这个螺旋菌啊很讨厌，用西药很不好杀，即使暂时杀灭，等药已停，很快就能复活。但中医治疗其手段并不是直接去杀灭它，而是通过改变它的居住环境，如果感染螺旋菌的病人表现为寒象，说明这个菌喜欢寒凉的环境，那么中医治疗就要用温热药；反之，病人表现为热象的话，就用寒凉药，让周围环境和细菌要求的环境不一样，细菌自然就生存不下去了。治蛔虫也是这样，蛔虫最讨厌什么呀，酸的？我们有几句话怎么说的呀，蛔虫"得酸则安，得辛则伏，得苦则下"。蛔虫害怕吃酸，可能一吃就倒牙吧（学生笑）。得辛则伏，辛是麻味，蛔虫也害怕，一吃就昏迷（学生大笑），所谓"伏"的意思，就是昏迷不醒。然后得苦就会在大便时被排泄于外。那我们看这个乌梅丸的组成就是这样，首先，用酸的药物，主药就是乌梅，乌梅是什么味道啊？酸味啊，而且我们看这个乌梅用多少呢？三百枚，量很大啊，乌梅用到三百枚，再看它的炮制方法，"以苦酒渍乌梅一宿"，苦酒就是醋，乌梅本来就是酸的，再用醋把它泡一宿，是不是更酸啊？你想蛔虫吃了能不倒牙吗？还有得辛则伏，什么是辛味啊？不是辣，我们往往辛辣并称，辣就是指辣椒那种辣，辛是麻味，吃过重庆火锅吗？花椒很多，吃到嘴里很麻，我有一次吃重庆火锅，那玩意真叫麻，一星期舌头都没过来劲，特别的麻，所以据说重庆那边的蛔虫病就很少。大家看乌梅丸中有多少辛味的药物啊，细辛、干姜、蜀椒、桂枝、附子，尤其是蜀椒，味道非常的辛，就是借这个辛麻的味道，才能把蛔虫麻倒，起码弄它个半昏迷的状态（学生大笑）。所以就在蛔虫昏迷不醒的时候，再给它加点苦味药物，得苦则下，黄连和黄柏，尤其是黄连的味道很苦，这个蛔虫迷迷糊糊的就给排出来了是不是啊。还有两味，一个是人参，一个是当归，大家看这两个药物是干什么的？人参是补气的，当归是补血的，那这里为什么加上补气血的药物呢？别忘了啊，蛔虫病时间长了，尤其是蛔虫多的人气血肯定是双亏的，有蛔虫性贫血，有许多孩子得蛔虫病后人是面黄肌瘦啊，一点精气神都没有，头发稀疏，你想想看，吃多少营养够这些蛔虫吃的呀，患者吃的饭都叫它吃了。我很早看过一个报道，一个患蛔虫病的女孩手术取出二百多条蛔虫，一个小肚子里边有二百多条虫啊，别说吃不下去饭啦，就是吃上几个馒头也不够蛔虫的饭量啊，所以会导致气血虚。另外，服用这个打虫药也得给病人补气血，不补气血病人受不了，一定要用扶正驱蛔的方法，所以要加上人参和当归，补益气血，扶正驱蛔。我们看乌梅丸的组成是不是很有意思啊？

当然咱们开方子想得是不错，但是蛔虫就很听话地吃打虫药吗？蛔虫讨厌酸、讨厌辛、讨厌苦，你给它这些酸辛苦的药吃，它能干吗？它可能一尝，嗯，不行，这玩意儿太不好吃了，宁愿饿着吧。所以我们还得想办法让蛔虫把药吃喽，想什么办法呢？蛔虫不是喜欢吃香的喝辣的吗？那我们就给它一些香香的东西放在药丸里，来诱使它吃下。看这个乌梅丸后面的制作方法，“上十味，异捣筛，合治之”，就是将方中的药物一个个分别捣碎过筛子，然后再将药末和到一块。之后再配上什么呢？“蒸之五斗米下，饭熟捣成泥，和药令相得”，就是将药末与白米饭一起蒸，多香啊，还怕不好吃，再把药与米饭放入臼中，加蜂蜜一起捣匀，“内臼中，与蜜杵二千下”，这一下又香又甜，不怕你蛔虫不上钩是不是啊（学生笑）。“丸如梧桐子大”，梧桐子就是梧桐的果实，相当于现在的小药丸大小，蛔虫一尝这小药丸，嗯，甜，香，胃口大开，狼吞虎咽，但只要一吃就上当，吃完它就不当家了，就会被药物麻倒而排出体外。所以这种制药方法在兵法三十六计里也是一计，叫“笑里藏刀”计（学生大笑），吃完就上当受骗了，可是已经来不及了。同时为了让蛔虫顺利地把药吃下去，在服药的时间上还有要求啊，“先食饮服十丸”，什么叫“先食”啊，就是饭前，先于吃饭把药服下，要求空腹喝，打虫药一定要空腹喝，若饭后喝就没有用了，蛔虫都吃饱了，还吃你的药吗？你看闲暇时到郊区渔农的池塘中钓鱼也是这样啊，老板为了让你多钓出来一些，在你来的前一天就不喂鱼食了，饿一天了，鱼的眼睛都饿绿了（学生笑），钓鱼时还用什么鱼饵啊？甚至你用手指头往水里一杵，就有鱼咬你，根本不用鱼饵，空手就能钓出鱼来。人在空腹时服打虫药，特别是先饿一天，打虫药到胃肠中，那蛔虫是饥不择食啊，叽里咕噜就吃进去了，所以驱虫剂一定要空腹服用。那么一次喝多少呢？“饮服十丸，日三服”，先一次服十丸，一天服三次。“稍加至二十丸”，这个“稍”在这里是渐渐的意思，就是逐渐加到一次服二十丸，这就要根据情况用药了是吧，如果打虫效果不太好的话就加量。“禁生冷、滑物、臭食等”，生冷、油腻的东西，会影响打虫药的效果，其实服各种中药都要忌口的，正如桂枝汤后面的要求一样。

乌梅丸的驱虫效果是肯定的，我本人用乌梅丸治疗过肠道蛔虫症，也治疗过胆道蛔虫症，这都是在上世纪 80 年代使用过的。当然，现在驱虫已经很少使用中药，所以用乌梅丸治虫的机会也逐渐少了。

谈到人体寄生虫，还有一种比较可怕的寄生虫，绦虫。绦虫是可在人体内寄生的巨大的寄生虫，体长有的可达 15 米多，可怕吧，小的也可以只有 1cm 长。绦虫雌雄同体，没有消化道，头有吸盘，有许多体节片，人患绦虫病最常见的是猪绦虫病，因为绦虫节片能自动脱离虫体，所以病人常有节片随大便排出，有时单个节片能从肛门爬出来，患者可有直肠内绦虫蠕动的感觉。上中腹部疼痛是常见症状，有时疼痛很剧烈，但进食以后，疼痛多数能缓解。为什么我要给大家介绍这种寄生虫病呢？因为打绦虫我们中药也有很好的作用，我曾治疗过绦虫病人，因食不洁的米猪肉所得（含有大量囊虫的猪肉称为米猪肉），人吃了生的或未熟透的含囊虫的猪肉后，囊虫在人体小肠内受胆汁的刺激，头节自囊内翻出，经过两三个月逐渐发育为成虫。这个患者是个女患者，用中药驱虫后，成功排出一条一尺来长的绦虫。我现将使用的中药及方法介绍给大家，将来以备不时之需。药用：南瓜子 90g，槟榔 90g，芒硝 10g。使用方法是：将南瓜子微炒，频频食之。同时，将槟榔煎水，亦频频呷服。食已半小时，煎芒硝一次顿服。短时内尽量控制不大便，迄等忍无可忍时，解于瓷盆内。注意：盆内最好盛放 37℃ 的温水，以保持与体温相等，以利绦虫外排。为什么呢？因为绦虫个头大，当然智力比蛔虫还高，当绦虫被药物麻醉后迷迷糊糊被排出的时候，如果它的躯体一露出体外，它就能感觉到是有人存心整它了，于是就会下意识地用吸盘紧咬肠壁，会造成打虫的失败，前功尽弃。所以，盆内放上与体温一样的温水，绦虫就感觉不出来它被排出了。此外，绦虫因虫体长，外排时有时需要数个小时，告诉病人遇此不可急躁，禁止用手往外拉拽，以免将绦虫节片拉断。因为绦虫节片被拉断后，它很快还能复原，二个月后又是一条好汉啊！（学生大笑）所以，应静心待其自动全部排出，特别要注意查找吸盘，吸盘排出，病方为彻愈。

大家看，中药打虫很有意思吧，所以我们学习乌梅丸证这一条，是很有临床意义的。但也要明白的是，乌梅丸确实是中药驱虫的代表方剂，但实际上这一条还有另外一层意思，就是借蛔厥来指出厥阴病的主证是一个寒热错杂的证候，蛔厥是因为上热下寒、胃热肠寒，导致蛔虫窜扰引起来的病证，所以乌梅丸这个方子不仅仅可以驱虫，还可以用于寒热错杂证，尤其是寒热错杂型的泄泻，所以乌梅丸方后说“又主久利”。一些长期的泄泻证，下利日久不止，往往是寒热错杂的现象，像一些慢性的结肠炎就是这样的表现，用乌梅丸有一定疗效。

有一中年男子，52 岁，2009 年 11 月份来门诊看病。患泄泻已 20 多年，轻则每日 3～4 次，重时每日高达 20～30 次大便。刻下大便每日 7～8 次，每次大便前先是腹痛，伴有肚子冰凉感。有神经性皮炎，身体经常出现一些散在的皮疹，瘙痒。还有高血压史，一直服用降压药维持。舌淡苔黄，脉弦细。辨证为寒热错杂型泄泻。处乌梅丸合痛泻要方加减：乌梅 10g，细辛 3g，桂枝 10g，党参 15g，炮姜炭 10g，黄连 10g，黄柏 10g，当归 10g，陈皮 10g，白芍 18g，焦白术 30g，防风 10g。7 剂，水煎服，日服 1 剂。服药 1 周，大便次数骤减为每日 1 次，基本成形，肚子凉感也消失了。但最近咳嗽，晨起黄痰，睡眠差。舌黯苔黄，脉弦细。于上方中加浙贝 15g，桔梗 10g，远志 10g，砂仁 10g（后下）。期间大便稀溏有所反复，总以乌梅丸为底方，加减服药两个月，大便成形稳定，后来病人一直未复诊。

（二）干姜黄芩黄连人参汤证

我们看厥阴寒热错杂的第二个方证，干姜芩连人参汤证。

傷寒本自寒下，醫復吐下之，寒格，更逆吐下，若食入口即吐，幹薑黄芩黄連

人参湯主之。(359)

幹姜黄芩黄連人參湯方

幹薑　黄芩　黄連　人參各三兩

上四味,以水六升,煮取二升,去滓,分溫再服。

"伤寒本自寒下","寒下"就是下寒的意思,一个伤寒病的人,本来就有下寒。临床上下肢寒凉的人确实很多啊,往往伴有上热,呈现阴阳格拒,上下不交通的局面。"医复吐下之",误用吐或下等不正确的方法治疗,从而出现"寒格",就是上下阴阳格拒。也就是说这个病人原来下面是寒的,用吐下的方法以后下面更寒了,以致出现上下阻隔不通的现象,这就叫做"寒格"。阴阳格拒时上面的热下不来,下面就会越来越寒,热者自热,寒者自寒。"寒格,更逆吐下",这里的吐下就是属于症状了,"逆"就是错误,是指误治,误治后就会进一步出现下有下利、上有呕吐,而且这个呕吐表现为什么呢?"若食入口即吐",就是一吃马上就吐,这是什么特点啊?是火热的致病特点。所以这里面含有一个辨证要点啊,"入口即吐"的往往是热证,如果是寒导致的呕吐呢?比如说胃寒,(学生:朝食暮吐)对,是朝食暮吐、暮食朝吐,这种往往是寒,因底火不足食物吃进去半天还是没有消化,就给吐出来了,所以往往是进食与呕吐相隔一段时间,如果是吃了马上就吐,多是火热啊,这是因为火性急速的致病特点的缘故,所以《黄帝内经》"病机十九条"中就讲到"诸逆冲上,皆属于火。"什么叫"冲上"?"上"就是气机上逆的症状,包括恶心、呕吐、打嗝、气喘、咳嗽,都叫"上"。"冲"就是突然发生。所以一吃马上就吐就属于"诸逆冲上"的范围,"皆属于热"啊。说明本条有热的表现,哪里的热呢?当然是胃热了,所以本证是上面有胃热。而下利呢?是有寒的表现,哪里的寒呢?脾寒,严重的也会导致少阴阳虚,肾寒。所以干姜黄芩黄连人参汤证其实就是一个胃热加脾寒的病证,而且胃热、脾寒相互格拒,表现为食入口则吐,下利清稀。所以治疗就要清胃温脾,用干姜黄芩黄连人参汤。

病机:胃热脾寒,寒热格拒
病症:食入口即吐+下利清稀 (胃热——食入口即吐) (胃寒——朝食暮吐,暮食朝吐)
治疗:清胃温脾——干姜黄芩黄连人参汤

这个方子我们看是治疗胃热脾寒、寒热格拒的基本方,前面我们学过的半夏泻心汤、生姜泻心汤、甘草泻心汤,包括黄连汤这些方剂,基本上都是以这个方为基础来进行加减的,所以这个干姜黄芩黄连人参汤是治疗胃热脾寒的基本方剂。本方用量均等,都是用三两,其煎服方法也是常用的方法,并没有去滓再煎,值得进一步琢磨。本方可按陈修园的总结背诵:芩连苦寒借姜开,济

以人参绝妙哉！四物平行各三两，诸凡格拒此方赅。说得特别好啊，苦寒的黄芩、黄连，如果没有辛热的干姜的配伍，其清热的作用反而会打折扣，而且会寒凉伤胃，这就是辛开苦降的绝妙配伍，干姜反而能增加芩连的清热力度，令芩连苦寒清热而不至于凝滞气机，故曰“借姜开”。古人的这种绝妙的配伍思路，是非常值得我们学习的。

（三）麻黄升麻汤证

下面我们再看第357条麻黄升麻汤证。

傷寒六七日，大下後，寸脈沉而遲，手足厥逆，下部脈不至，喉咽不利，唾膿血，泄利不止者，為難治，麻黄升麻湯主之。（357）

麻黄升麻湯方

麻黄二兩半（去節）　升麻一兩一分　當歸一兩一分　知母十八銖　黄芩十八銖　葳蕤十八銖（一作菖蒲）　芍藥六銖　天門冬六銖（去心）　桂枝六銖（去皮）　茯苓六銖　甘草六銖（炙）　石膏六銖（碎，綿裹）　白术六銖　幹薑六銖

上十四味，以水一斗，先煮麻黄一兩沸，去上沫，内諸藥，煮取三升，去滓，分溫三服。相去如炊三斗米頃令盡，汗出愈。

“伤寒六七日，大下后”，这是一个误治了，出现的结局是什么呢？一个是“寸脉沉而迟”，沉迟脉容易出现在阳虚或气血不足的证里面，但是这里的沉迟脉象的出现，既不是血虚，也不是阳虚，而是阳气郁了，阳气郁遏令阳气不伸，也会导致脉沉迟不起。沉迟脉出现在寸部，表明是上焦的阳气郁了，左寸主心，右寸主肺，所以主要是心肺阳气郁滞。“手足厥逆”，就是四肢厥冷了。“下部脉不至”，这里所说的这个“下部”，是指寸脉的下部，包括关部、尺部。“下部脉不至”是中、下二焦虚弱的表现啊。本证上有阳郁下有虚寒，所以表现出的症状是什么呢？“喉咽不利，唾脓血，泄利不止”，喉咽是肺胃的门户，喉是肺之门户，咽是胃之门户，所以这里讲的喉咽不利，唾脓血，就是肺胃有热的症状表现，所以麻黄升麻汤中有白虎汤的方底啊。“下部脉不至”表现的症状是什么呢？泄利不止，下利的症状往往是脾寒啊。所以从这些症状和脉象上，我们可以基本上把这个方证的病机总结出来，一个是肺胃有热，一个是脾气虚寒，也是一个寒热错杂证。

本证虽在厥阴篇，却由太阳伤寒误治而来，实际是太阳病的变证之一。其基本病机为“肺热脾寒错杂，虚实互见”。其发病的途径是：本证为伤寒误下而致，误下后不仅使在表的邪气内陷于肺，郁勃成热，而且会戕伐脾阳，造成脾气虚寒。从而表现为喉咽不利，唾脓血，下利不止，甚至手足厥逆。肺胃有热，上攻喉咽，轻则壅阻气机，喉咽不利；甚则灼伤络脉，唾出脓血。而若脾气虚寒，甚至累及肾阳，水谷不化，杂并于肠，必见泻利不止，甚则四肢厥冷之候。可见，本证临床表现切实反映出其肺热脾寒的病机特点。

本证的脉象特征是“寸脉沉而迟”、“下部脉不至”。寸脉候肺，沉为邪气内陷，迟为阳气郁阻。下后阳气内陷，郁遏于肺，故见寸脉沉迟；值得注意的是，这里所谓的“下部脉”，是指寸口脉以下的关脉、尺脉，因在寸脉之下，故统称“下部脉”。关以候脾，尺以候肾，因本证脾阳虚寒之甚，累及肾阳，故从关至尺，其脉不至。

综上所述，本证我们可以总结为：病机就是阳气郁，肺胃热，脾气寒，简称为“肺热脾寒”。症状可以分成这样几组：一个是讲的脉象和手足厥逆的情况，手足厥冷，寸脉沉迟，下部脉不至；另外一组就是上面的喉咽不利，唾脓血；第三是下面的泄利不止。这是它的一个基本病症。本证寒热错杂，虚实互见，若单治热而碍其寒，单治寒而遗其热，补虚而助实，泻实而加虚，故云“难治”。但难治并非不治，当以发越郁阳，清散肺热，温补脾寒为法，用麻黄升麻汤。

病机：阳气郁，肺胃热，脾气寒
病证：①手足厥逆，寸脉沉迟，下部脉不至；
　　②喉咽不利，唾脓血；
　　③泄利不止
治法：发郁阳，清肺胃，温脾寒
方药：麻黄升麻汤

这个方子是治疗肺热脾寒的，但临床上不是很常用，本方是《伤寒论》里边最大的一个方子，14 味药物，《伤寒论》超过 10 味药的方子只有 3 个，这是一个最大的，其次柴胡加龙骨牡蛎汤，12 味药；乌梅丸 11 味药（算上白蜜）。除此以外，《伤寒论》其他方子药物数都是 10 味以下。

麻黄升麻汤组成乍一看上去有点杂乱，其实不然，其组药是很符合病机规律的，我们可以将本方中的药物归一下类，这样就便于分析掌握了。比如像麻黄、石膏、炙甘草，这像麻杏甘石汤，治肺热；还有石膏、知母、炙甘草相伍，这又像白虎汤，也可以清肺热、清胃热；麻黄再配上升麻，就在于发越郁阳了，同时更令肺热速去；温脾寒的呢，有理中汤，干姜、白术、甘草，等于去掉人参了，但用上茯苓了，又有后世所说的四君子汤的意思，补益脾气啊。以上是一些主干药物，主要是清肺热、温脾寒。再加上当归、芍药和营血的，桂枝和芍药又是调营卫的桂枝汤，因为这个病人是伤寒六七日大下后，但是并没有说这个表证已经解除了，病人还会有表证啊，所以用桂麻合方还可以解表。至于葳蕤、天冬，在于滋养肺阴，以助石膏、知母清肺热。总之，诸药相合，集温、清、补、散于一体，共奏发越郁阳、清上温下、滋阴和阳之功。本方药味虽多，但重点突出，用量悬殊，显得主次分明，配伍严谨有序，实可谓是有制之师啊。本方的作用特点是发越内陷之邪，升散内郁之阳为主，服后可使汗出邪去，阳气得伸而病解。故其方后注中说："汗出愈。"至于"相去如炊三斗米顷令尽"，是要求药物要在短时间内服完，意在使药力集中，作用持续，以达到去除病邪的目的。

这个方子咱们方剂上没有，我给大家写一个方歌，可以按这个来背：麻黄升麻白虎芩，四君理中去人参，桂芍当归天门玉，原是肺热脾寒存。（注："白虎"就是白虎汤；"四君理中去人参"是指去人参的理中汤、四君子汤；"玉"是指葳蕤，葳蕤又名玉竹；"原是肺热脾寒存"，是指本证的病机，麻黄升麻汤用于肺热脾寒证。）

举我用本方治疗的一个外感病例，一个罗姓女生，26 岁，素来脾虚便溏，有慢性肠炎病史，平时不敢食凉或吃饱，否则就会腹泻。有一天，她外感风寒后，发热恶寒，鼻塞流涕，先是自服家存的感冒药，但过两天感冒不愈。转而见但热不寒，鼻塞流浊涕，咽喉疼痛，口干但饮水不多，咳嗽吐黄痰，胸闷，汗出。扁桃体肿大，这个病人每次感冒都会出现扁桃体的肿大，西医建议她切除扁桃体，来诊的时候她问我切还是不切，我明确地告诉她，不要切，其实切除扁桃体也解决不了根本问题，反而会使免疫力更加下降，把门的将军没有了，会经常感冒的。之前她曾就诊于某医，服清肺化痰之剂 3 天，病人出现腹泻，每日 5 ~6 次，并感到胃中凉甚，有振水音，饮食不下，患者因"难以忍受"而停服。察其面部痤疮满布，口腔有溃疡点 2 个，但舌不红，舌苔根部浮黄，脉寸大尺弱。此脾素虚寒，叠加外感后邪气入里化热，炼液成痰，壅塞于肺。辨为"肺热脾寒"证。试用麻黄升麻汤，因虑其肺有痰热，恐葳蕤恋邪，就去掉了，加芦根以清肺生津排痰。处方：麻黄 6g，升麻 5g，桂枝 6g，生石膏 15g，知母 9g，天冬 9g，黄芩 9g，当归 10g，白芍 10g，干姜 9g，茯苓 15g，炒白术 10g，芦根 30g，炙甘草 3g。水煎服。上方服 3 剂，发热、咽痛、咳嗽吐痰即愈，病人自述服药后"非常舒服"，大便转为每日 2 次，稍不成形，胃纳大增。继服 7 剂，面部痤疮消去大半，口腔溃疡亦愈，大便已基本正常。后以四君子汤加黄芩、枇杷叶调理善后。所以说咱们中医开方子看病，一定要把病机把握住，把方子的病机掌握好再找病人病情的病机，二者对得上就行了。

这就是厥阴病的寒热错杂证，太阳病篇中也学过一些寒热错杂证，比如附子泻心汤证、半夏泻心汤证、生姜泻心汤证、甘草泻心汤证、栀子干姜汤证、黄连汤证等；少阳病篇也有，如柴胡桂枝干姜汤证；厥阴病篇就是这几个，乌梅丸证、干姜黄芩黄连人参汤证、麻黄升麻汤证。这几个是《伤寒论》中讲的主要的寒热错杂方，还有一些方证寒热没有这样典型，但严格算起来也属于这一类，如桂枝汤系列证、麻黄杏仁甘草石膏汤证、大青龙汤证、桂枝二越婢一汤证、芍药甘草附子汤证、旋覆代赭汤证、栀子生姜豉汤证、白虎加人参汤证、麻黄连轺赤小豆汤证、大、小柴胡汤证、桂枝加大黄汤证、白通加猪胆汁汤证等，所以有人统计过，《伤寒论》中112个方子中，有多少个方是寒热并用的呢？32首，就是《伤寒论》中几乎有1/3的方子属于寒热并用，这说明什么呢？说明临床的病情是比较复杂的，在大部分情况下，都要寒热并治，药物寒热并用，而且这几个寒热并用的方子只是其中的代表而已，也就是说它们用的寒药和热药比较典型而已，所以把这个我们记一下就行了，下去再体会体会。

第三十四讲

厥阴病之寒证、热证、厥热胜复证、厥证

上一节我们讲的是厥阴病的第一大类，寒热错杂证。这里面有胃热肠寒错杂、胃热脾寒错杂、肺热脾寒错杂的一些病变，下面我们讲厥阴病的第二大类，寒证。厥阴病寒证，有寒在经和寒在脏的不同。

二、厥阴寒证

（一）当归四逆汤证

我们先看厥阴寒在经的当归四逆汤证：

手足厥寒，脈細欲絕者，當歸四逆湯主之。（351）

當歸四逆湯方

當歸三兩　桂枝三兩（去皮）　芍藥三兩　細辛三兩　甘草二兩（炙）　通草二兩　大棗二十五枚（擘，一法，十二枚）

上七味，以水八升，煮取三升，去滓，溫服一升，日三服。

条文非常的简单，这里所给的主症主要是四肢厥冷的症状，只不过它的厥冷的程度没有四逆汤证那么重，所以叫“手足厥寒”，是个手脚发凉的表现，尤其是一到冬天就更凉，甚至手脚的皮肤呈紫黯的茄子色，或者指尖、趾尖麻木，或伴有疼痛，有些还会长出冻疮来。但如果这种情况下脉象出现脉沉微或脉微欲绝的话，我们仍然会从少阴寒化证进行辨证，属于四逆汤证的范畴。但这里面我们看，这个手足厥冷伴有的脉象是细脉，而且是脉细欲绝，我们看《伤寒论》里面既有脉细欲绝，又有脉微欲绝，讲少阴病提纲的时候，我们就已经区别过了，微主要是阳气的衰弱，细主要是阴血的不足，所以首先我们说，手足厥寒和细脉并见，肯定和血虚有关系，在阴血不足的情况下加上有寒邪凝滞，出现了这样一个手足厥寒的症状。所以实际上从这两个症状我们可以判断出来，这是血虚加寒凝的病情，手足厥寒透视出是寒凝，而脉细欲绝昭示着阴血不足的病情。

那么，是哪一脏的血虚了呢？这是厥阴病的症状，所以是肝血不足。那寒邪凝滞在哪里了呢？厥阴肝经。所以我们看，寒邪凝滞在任何一个经脉，严重的时

候都会出现四肢的厥冷，这是因为四肢是阳气贯注的地点，由此第351条所述我们可以理解为是厥阴经的寒证，属于寒邪凝滞于厥阴经，只不过这个寒凝滞于厥阴经的前提是肝血不足，肝血亏少，血液流动慢，就很容易受寒邪的凝滞。所以当归四逆汤证是营血不足、寒凝经脉，我们可以简单地说本证的病机是血虚加上寒凝。

那这种状态其实我们看容易出现在什么样的疾病中呢？这人手经常凉，人们习惯叫它末梢血液循环不好，尤其是一到冬天天凉了，血液运行更加慢了，这时病人的手凉就会加重，末梢血液循环不好，血虚又加上天寒，所以血液流动的更慢了，严重的手与脚除了凉以外，由于血虚寒凝肤失其养，局部的皮肤还会发紫发黯，甚至会长冻疮。所以长冻疮的人往往是末梢血液循环不好的人，容易发生血虚寒凝的状况，更严重的甚至手脚麻木不仁，像西医所讲的雷诺综合征，就属于这一类疾病。中医治疗当然是一方面养血，另一方面要祛寒，即养血散寒、温经通脉的治疗方法。

我们可以这样总结本证，主症上有两大主症，就是原文中告诉我们的一症一脉。手足厥寒是它的主症，包括手脚颜色的紫黯，疼痛、麻木等等，同时脉细欲绝。所以这个病呈现的特点就是虚、冷、痛、麻，这是它的症状特点。治法当然一方面养血，一方面温经散寒，用当归四逆汤治疗。

病机：营血不足，寒凝经脉（厥阴经寒证） 　　　（血虚＋寒凝） 病症：手足厥寒，脉细欲绝 　　　（虚、冷、痛、麻） 治法：养血通脉，温经散寒 方药：当归四逆汤 　　　当归、芍药、大枣——养血通脉 　　　桂枝、细辛、通草——温经散寒

我们看这又是一个以“四逆”两个字命名的方剂，和前面四逆汤、四逆散都是这个命名，说明这些方子都是治疗四肢发冷的、手脚凉的方子。但是当归四逆汤并不是四逆汤的变方，尽管以“四逆汤”命名，但它不属于四逆汤的系列，是《伤寒论》治疗的另外一类手足发凉的方子，也就是说它们的病机不同。四逆汤证是真正的少阴阳气虚衰了，四逆散证是属于少阴阳气郁滞了，而当归四逆汤证则是血虚寒凝了。我们看这个方子里面基本有个桂枝汤的方底，桂枝、芍药、甘草、大枣，调和营卫、调和营血。我们可以把当归四逆汤中的药物分为两组：一组是通经的药，一组是养血的药。养血的药这里有当归、芍药、大枣，既养血又通脉，因血分不足更容易寒凝，凝滞以后血就更寒，所以首先要把血给补起来，肝血

不足、肝经有寒，其治疗首先是养肝血，在这个基础上再通经络，通经络的药物有桂枝、细辛、通草，桂枝通络、细辛也有通络的作用。通草呢？张仲景那时候的通草就是我们现在的木通，这个木通不但能渗利水湿、通利小便，还可以治疗结石，同时它还有通经的作用。但是我们要注意的是什么呢？咱们现在临床上有一个通草，并不是这个方子中所说的通草，现在的通草古人叫通脱木，而古人所说的通草则是我们现在的木通，这一点我们在看文献时要明白。但鉴于木通有副作用，可以损伤肾小管的功能，这个副作用曾被炒作夸大，病人大多不敢接受，所以现在临床上确实用现在的通草来代替木通使用了，在这里木通是用来通经的，加上甘草来调和诸药。

当归四逆汤药性平和，但补力很强，临床治疗手足冷痛麻木的病症，使用率极高。我用此方治疗手脚凉麻的病症有上百例，效果都非常肯定。若加上鸡血藤、丹参、牛膝，效果更好。一妙龄女孩，身材修长，皮肤白皙，但手脚发凉，以手凉为甚，感觉几乎没有温度，冬天睡觉时不敢用手接触身体的任何部位，非常的凉，我握了握她的手，觉得她说的一点都不夸张，两手下垂时间长一点，就会感到麻木，经常搓手以求症状改善。这个病人还有一个特征，就是脉搏非常的细，由此可以真切的体会张仲景所说的“脉细欲绝”的感觉，伴有月经稀少。这是典型的血液循环不良，属于血虚寒凝，用当归四逆汤加鸡血藤、丹参、生姜、桑枝。连服 1 个月，症状消失，当月的月经量也有明显增加。

还有一个 18 岁的女孩，福建人，来北京工作后双手一到冬天就长冻疮，疼痛，见热后又瘙痒难忍，左手曾因长冻疮留下一个瘢痕，于 2007 年 1 月份来门诊要求中药治疗。只见患者双手长满冻疮，皮肤发紫，冻疮高出皮面。为抵挡寒凉，患者自己每天用白纱布包缠双手，外面再戴上手套，即使如此，仍不能阻挡冻疮的发生。舌淡，脉细。辨证为血虚寒凝，用当归四逆汤加味：当归 15g，白芍 10g，桂枝 10g，细辛 5g，通草 6g，鸡血藤 30g，红花 10g，丹参 15g，炙甘草 6g。7 剂，水煎服，日服 1 剂，并嘱：用药渣外敷或煎水外洗。服完 7 剂，冻疮即消失大半，仍舌淡脉细。二诊时于上方加入艾叶 10g，白芥子 6g，以加强温经通脉的作用，又服 7 剂，冻疮疾病痊愈。虑其“肿坚之处必有伏阳”，所以三诊时又加金银花 10g，6 剂善后。

总之，我们要记住，这个方子是治疗厥阴经寒证的，血虚寒凝是它的基本病机，根据这个基本病机，就可以把当归四逆汤运用到许多疾病中去。前面我们讲足厥阴肝经的行经路线时候已经指出来它的关键点，比如说肝经过小腹，如果经常小腹部发冷、疼痛，这个方子也非常好，这些病症经常出现在妇科疾病中，如月经不调、痛经、闭经等，有的人一来月经小肚子就特别疼，又疼又凉，当归四逆汤是非常好的一个方子。所以当归四逆汤用途很广，凡是属于血虚寒凝的病症，都可以使用，如寒凝在经脉，四肢关节疼痛，或见腰腿痛，遇寒加重；如寒凝在子宫，就会导致月经推迟、量少，经来腹痛，甚至闭经。有一病人是我的一个老病号，患霍奇金淋巴瘤，化疗后全身有许多不适的症状，一直在我这儿不定期中药调理，现已有3年多了。一次化疗后导致闭经3个月，小腹发凉，腰酸腿疼，会阴部也感到非常的凉，舌淡脉细。属血虚寒凝的表现，用当归四逆汤加泽兰、益母草、丹参、鸡血藤，服4剂后月经即来。1年后又闭经2个月，仍以此方取效。

还有一小女生，月经来潮时贪吃冰棍儿，导致以后每次月经时小腹剧烈疼痛，恶心呕吐，必须服止痛药片。后来在月经前1周给她喝当归四逆汤7剂，痛经从此痊愈。

本方治疗这些疾病主要是肝经环阴器而行的缘故，所以包括男科的一些疾病、前列腺病，还有男子不育、精虫减少、阴囊潮湿或遇寒抽搐、会阴部发凉，有些前列腺病人、不育的病人，经常觉得小肚子发空发凉，解小便尿等待等等，往往也是肝经的虚寒，严重的会伴有阴囊收缩这样的表现，都可以用当归四逆汤来进行治疗。在这方面后世还有一个暖肝煎，跟它相类似，用的都是养阴血、通经络的药物，只不过暖肝煎用了乌药和小茴香，沉香、桂枝、当归、茯苓，治疗小腹发凉诸症，可以与本方相合。

所以，学习《伤寒论》方证一定要抓住病机，抓住病机我们就可以把方子用得很广泛，既可以治内科病，也可以治妇科病，甚至五官科的病等等，异病同治就是这个道理，这就是当归四逆汤证。

（二）当归四逆加吴茱萸生姜汤证

我们再往下看第352条，这两条其实可以合为一条。

若其人内有久寒者，宜當歸四逆加吳茱萸生薑湯。（352）

當歸四逆加吳茱萸生薑湯方

當歸三兩　芍藥三兩　甘草二兩（炙）　通草二兩　桂枝三兩（去皮）　細辛三兩　生薑半斤（切）　吳茱萸二升　大棗二十五枚（擘）

上九味，以水六升，清酒六升和，煮取五升，去滓，溫分五服（一方，水、酒各四升）。

“若其人内有久寒者”，是紧接着上一条而言，两条实为一条。《伤寒论》“中十篇”的条文排列序码有两种排法，一种排法是397条，另一种则是398条，就是因为这一条是分开还是合起来，合起来是397条，这一条分开了就是398条，大家知道就行了。总之，无论是分成两条还是合为一条，这个当归四逆加吴茱萸生姜汤证都是与当归四逆汤证密不可分的。本证是上证肝经血虚寒凝的基础上，又加内有久寒者，换句话说，也就是内有久寒的人患了血虚寒凝证，就用当归四逆加吴茱萸生姜汤治疗。那么，内有久寒是指的哪里有寒呢？“内”当然是指内脏，哪个内脏啊？肝与胃，怎么判断呢？首先这是厥阴病对吧，是肝的寒证；其次，以药测证，所加的两味药物吴茱萸、生姜，是入肝、胃的，吴茱萸入肝又入胃，生姜专入胃，所以这个“内有久寒”指的是肝和胃有久寒，久寒就是沉寒痼冷。如果厥阴经虚寒，同时又肝胃内脏虚寒的话，当归四逆加吴茱萸生姜汤是首选方剂。

那我们看这一条是厥阴的什么寒证啊？是厥阴经寒还是厥阴脏寒？（学生：都有）对，既有厥阴经寒又有厥阴脏寒，是在脏寒的基础上又增添了厥阴经寒，可谓经脏同寒，是一个经、脏同病，就是寒透了啊，从内脏到（厥阴）经全是寒的。临床上怎么才能判断出来这个肝胃有虚寒呢？因为条文中并没有交代这些症状，这个问题一个是从时间上考虑，沉寒痼冷，时间比较长了。再一个就是应该表现出的症状，我们推理一下肝胃虚寒应该会出现什么症状呢？主要的症状肯定有呕吐，你看所加的这两味药物都可以止呕，那么寒性的呕吐典型的会表现为呕吐清水或清涎，不敢食凉等等，可能还会出现巅顶的疼痛，因肝经过巅顶的缘故。所以，如果一个病人既手足厥寒，又脉细欲绝，或者它是个雷诺病，又加上这个病人经常呕吐清水，胃中怕凉，甚至少腹冷痛、妇女痛经或男子寒疝等等，我们就可以认为这就是一个厥阴经、脏同寒的病人，用当归四逆加吴茱萸生姜汤来治疗。

其实，解读这个方证很简单，只要看一下本方的组成就够了。本方实为当归四逆汤合上吴茱萸汤，当归四逆汤是厥阴经寒的代表方剂，而吴茱萸汤是厥阴脏寒的代表方剂，下一个就要讲吴茱萸汤证。所以，既然两个方子相合了，当然就是在厥阴经脏同寒的情况下使用了。

下面我们对本方证小结一下。当归四逆加吴茱萸生姜汤的病机，是血虚寒凝加上肝胃虚寒。病症可以分成三组：第一组症状还是厥阴经寒的症状，就是当归四逆汤证的表现；第二组症状是肝寒的症状，我们补充一些，比如少腹冷痛，包括疝气、寒疝、痛经等等；第三组症状胃寒的症状，比如胃脘冷痛，呕吐清水等等，这都有可能出现在这样一个病证里面去。治法是在上证治疗的基础上，加上暖肝温胃就可以了，用当归四逆加吴茱萸生姜汤。

这两个方子里面有一个药物的使用大家要记住，大枣 25 枚。重用大枣，目的是干什么的？在这里是养血的。大枣在《伤寒论》里面使用有四个层次，一般是 12 枚，生姜、大枣同用一般是调和脾胃的，12 枚就够了；茯苓桂枝大枣甘草汤治疗欲作奔豚那个用了 15 枚，是加强健脾拦堤坝挡水的这样一个作用；而这个方子是用 25 枚，目的是养血；还有一个方子大枣量用得最多，我们已经学过了，（学生：炙甘草汤）对，炙甘草汤用 30 枚大枣，重用甘味平补心脏的阴阳，这是《黄帝内经》的理论。当然，除上述这些外还有一个十枣汤，用 10 枚肥大枣煎水送服逐水药，以防药物伤正气，则另当别论。

本方中另一个重用的药物是生姜，用了半斤，八两啊。《伤寒论》中生姜用量的层次更多，一般的量三两，调和脾胃、调和营卫用；而像生姜泻心汤里是用到四两，化饮并和胃止呕；用五两生姜的像大柴胡汤、旋覆代赭汤，主要是用于胃气上逆的症状比较重的，像大柴胡汤证是呕不止，旋覆代赭汤证是嗳气不除，这些都是严重的胃气上逆证候，所以生姜的用量加大到五两；用六两生姜的有吴茱萸汤,其用意与五两生姜基本相同,并有加强暖胃的作用;而当归四逆加吴茱萸生姜汤这个方子,生姜用了半斤,还有一个方子和它一样,厚朴生姜半夏甘草人参汤,这是用生姜两数最多的方子。为什么用这么大量的生姜呢?本证是内有久寒不去,这种寒叫痼寒、陈寒痼冷,所以取生姜的温通的作用,不仅除内脏之寒,也祛经脉之寒。而厚朴生姜半夏甘草人参汤用半斤生姜,主要是为了下气除胀,当然这个胀一定是寒胀,临床上有些胀满的病人,不用温药,只用理气的药物,效果有时不理想,这是因为经络中气机的运行需要一个温暖的环境,经脉气血得温则行,得寒则凝,所以一加温药气机就畅通了,胀满去解除的快,这些都是《黄帝内经》中"寒凉生胀满"的理论对临床的指导。

或许我们会问:既然手足厥寒,又兼内有久寒,当方中为什么不用附子、干姜这样的药物温补,而是用吴茱萸、生姜?这是因为厥阴为风木之脏,附子、干姜大辛大热,入肾而温肾中之阳,且容易化燥伤阴。而吴茱萸、生姜,宣泄通降,直入厥阴,散寒而不燥伤阴液。所以,脾肾虚寒用干姜、附子;肝胃虚寒用吴茱萸、生姜,此一定章程,而确为临床用药之经验。

病机:血虚寒凝+肝胃虚寒(厥阴经、脏同病) 病症:①手足厥寒,脉细欲绝(血虚寒凝) ②少腹冷痛、寒疝、痛经(肝寒) ③胃脘冷痛、呕吐清水(胃寒) 治法:养血温经,暖肝温胃 方药:当归四逆汤+吴茱萸、生姜(重用)

本方在煎服上还有一个特点,因为经和脏皆寒,所以它的煎药溶剂用了清酒,"上九味,以水六升,清酒六升和",等于是水酒各半煮这个药。有关清酒的概念及作用,在讲炙甘草汤的时候已经说了,在这里用清酒主要是取它的散寒、通经络的作用,以增强方子的效果,所以这里加上很清纯的酒等于是增效剂。但我们现在临床上使用,加酒与否,还要看病人能否饮酒了,如果病人能够饮酒,可以加入一些黄酒同服,如果不会饮酒,沾酒就醉的就不可以加酒了。看本方的煎服方法,"煮去五升,去滓,温分五服"。大家看,这里不是三服,煮五升,一次还是一升,但是服的次数多了,喝五次,为的是增加药物的效力和持续的浓度,以利去除陈寒痼冷。

《伤寒论》有两个使用清酒的方子,一个是本方,另一个是炙甘草汤,其基本的治疗用意都是养血通经,当然炙甘草汤用清酒还有解地黄之腻的作用。

(三)吴茱萸汤证

再往下看吴茱萸汤证:

幹嘔,吐涎沫,頭痛者,吳茱萸湯主之。(378)

这是厥阴脏寒证。病人或干呕，或吐涎沫，这是厥阴肝寒犯胃的表现。厥阴肝寒犯胃，胃失和降，则干呕；胃寒饮停，上溢于口，故吐清稀涎沫。干呕，当然也可以是呕吐，不一定都是干呕。吐涎沫，当然也包括呕吐清水，这是属于寒的表现，《素问·至真要大论》说："诸病水液，澄澈清冷，皆属于寒。"所以这是厥阴之寒犯于阳明的结果，正如《医宗金鉴》解释本条所说："今干呕者，有声无物之谓也；吐涎沫者，清涎冷沫随吐而出也，此由厥阴之寒，上干于胃也。"至于头痛，是因为厥阴经与督脉会于巅顶，阴寒之邪循经上攻的话，就会出现头痛，此头痛在临床的特征多是巅顶处疼痛，而且痛连目系，遇寒加重，或者表现为以巅顶为中心的整个头部的寒凉、麻木、沉重感觉。纵观这些临床表现可以看出，肝寒犯胃、浊阴上逆是吴茱萸汤证的基本病机。所以治法当是暖肝温胃降浊，故选吴茱萸作为主药，因为吴茱萸首先是入肝的，如果只是胃寒，首选者当是生姜、陈皮、砂仁、草豆蔻这些，而肝寒犯胃的时候首选就是吴茱萸了。

病机：肝寒犯胃，浊阴上逆（厥阴脏寒证）
病症：①头痛以巅顶为甚
②呕吐涎沫或清水，或干呕
治法：暖肝温胃降浊
方药：吴茱萸汤

吴茱萸汤证在《伤寒论》中出现三次，分别在阳明病篇、少阴病篇和厥阴病篇。阳明病篇的吴茱萸汤证是阳明虚寒证，第243条"食谷欲呕，属阳明也，吴茱萸汤主之。得汤反剧者，属上焦也。"此为辨阳明呕吐有虚实寒热的不同；少阴病篇的吴茱萸汤证是少阴寒化证，第309条的"少阴病，吐利，烦躁欲死者，吴茱萸汤主之。"本证是在少阴病的寒化证中出现的少阴之寒犯胃，但胃阳未有到衰竭的地步，阳气尚能与阴邪抗争，用吴茱萸只是权宜之计；而本条为肝寒犯胃，浊阴上逆。三条叙证本不相同，我们看：阳明胃腑本寒是食谷欲呕；少阴肾寒犯胃为剧烈呕吐，手足逆冷；厥阴肝寒犯胃是呕吐涎沫，头巅疼痛。但三者最终病机是基本相同的，那就是都有阳明胃寒，所以尽管病症不同，但都用一个方子治疗，因为病机是相同的，这叫做异病同治。

吴茱萸汤	阳明胃腑本寒——食谷欲呕（243）
	少阴肾寒犯胃——呕吐剧烈，手足逆冷（309）
	厥阴肝寒犯胃——呕吐涎沫，头巅疼痛（378）

总之，这一条我们记住就是厥阴的脏寒证。厥阴的寒证很好掌握，其寒有经寒、有脏寒、也有经脏同寒。所谓经寒证就是寒邪在厥阴的经脉中，主要表现为手足厥冷、脉细欲绝，包括雷诺病，少腹冷痛，疝气，胁肋疼痛，巅顶头痛等，主方

用当归四逆汤；所谓脏寒证就是寒在厥阴脏中，主要是肝寒，肝寒犯胃表现为或干呕，或呕吐涎沫，主方用吴茱萸汤；而既有经寒又有脏寒者，即经脏同寒的，则用当归四逆加吴茱萸生姜汤。所以当归四逆加吴茱萸生姜汤等于是当归四逆汤与吴茱萸汤的合方加减，只不过没有了人参，本方所治当然也是厥阴寒邪较重的病证了。

我曾治疗一例厥阴寒证，于某某，男，57 岁，河北廊坊三河县人。病巅顶发凉沉闷 6 年余，病人诉其病起于一次受寒所得，巅顶发凉，即使炎炎夏日也必须戴一棉帽，但不出汗，久治不愈。舌淡有齿痕，脉沉细。从其发病部位及冷的表现，辨为厥阴寒证，属于经、脏同病。处以当归四逆加吴茱萸生姜汤加味：当归 15g，白芍 15g，桂枝 15g，细辛 6g，通草 6g，炙甘草 5g，大枣 10 枚，吴茱萸 6g，生姜 15g，白蒺藜 10g，蔓荆子 10g，川芎 10g。服完 7 剂，头顶发凉稍有减轻，辨证依然如前，可能为吴茱萸量小的原因，二诊时遂于上方加重吴茱萸用量至 8g，细辛加重至 8g，川芎加重至 18g。又服 7 剂，头顶凉有减轻，但仍不理想。三诊时加重吴茱萸至 15g，细辛至 10g，川芎加重至 30g。续服 7 剂，头顶凉及麻木感大减，患者自述已痊愈 80%，已脱下帽子。再与上方 7 剂，之后减吴茱萸量至 8g，7 剂善后。

以上就是厥阴寒证。

三、厥阴热证

下面讲厥阴病第三大类，厥阴病的热证。这个比较单纯一些，主要是第 371 条和第 373 条的白头翁汤证。

熱利下重者，白頭翁湯主之。(371)

白頭翁湯方

白頭翁二兩　黃柏三兩　黃連三兩　秦皮三兩

上四味，以水七升，煮取二升，去滓，溫服一升，不愈，更服一升。

下利欲飲水者，以有熱故也，白頭翁湯主之。(373)

《伤寒论》中的下利有寒热之分，“热利下重”四字，言简意赅，明确指出白头翁汤证下利的病性和特点，本证是一个典型的热利证。一提到热利，我们马上就要有个印象，一个综合的印象，下利臭秽、肛门灼热，里急后重等表现。同时，一个“热”字，标明自当有发热、渴欲饮水，舌红、苔黄腻等热象。“利”，说明了病证，既指泄泻，又包括痢疾，综合临床及使用白头翁汤的情况来看，此处所指往往是热性痢疾，所以有明显的“下重”的情况。“下重”，就是里急后重，表现为腹痛急迫欲下，而肛门却重坠难出。热性的痢疾，往往大便中夹杂有脓血，这是邪热郁遏不解，蕴结成毒，损伤肠道络脉，化腐成脓所致。

第 373 条又补充说：“下利欲饮水者，以有热故也，白头翁汤主之。”“欲饮水”，是补充热利的一个特点，口渴，是邪热伤津的表现，既有拉肚子又有口渴，津液丢失得比较快，往往热利都有口渴，白头翁汤证也不例外，这也是本证的一个特点。

纵观本证的临床表现，属于邪热蕴结所致，这个热可能是湿热，也可以是热毒。那么，热是从何而来的呢？大肠中有湿热才会下利，才会有脓血，才会有里急后重，但大肠并不是热的本源所在，它只是一个病变的部位，这是厥阴病，而且属于厥阴病的热证，当然其热是从肝脏或肝经而来，究其根本的原因，是肝经的湿热，下迫大肠，气滞壅塞，并波及血分，使气血秽浊郁滞在一起，欲下而不得所致。所以，这一条既可以是肝经的热证，也可以是肝脏的热证，属于肝经、脏同热吧。当然，肝经有湿热的话，临床表现也很多，不一定就要下注啦，也可以上注。像龙胆泻肝汤治疗范围所描述的，肝经湿热上注还可以表现目赤、耳鸣、头晕、头痛等上焦的症状；即使肝经湿热下注，也不一定都表现为下注大肠，也可以下注到小腹、胞宫，而出现妇科病的诸多症状，比如黄带、赤带，带下发黄臭秽，阴部瘙痒，小便黄赤等等，只要是肝经经过的地方都可以有这种湿热的踪迹。所以这就是辨证的问题，前面我们说过肝经寒证，可以由小肚子冷痛、痛经，那还有一部分痛经伴有带下黄臭，但是它没有小肚子冷，舌红苔黄，我们说这就不是肝经的虚寒了，是肝经的湿热。所以说同一部位发病它有寒热的不同，这就是有肝的寒证和热证的不同。所以本证所现，只不过是厥阴的湿热跑哪里去了呢？跑到大肠了。但我们一定要知道，肝经的湿热也可以跑到阴器、小腹部，引起妇科病、男科病，也会跑到头窍出现相应的病，这些都可以使用白头翁汤或后世的龙胆泻肝汤治疗的。

总结一下本方证，病机：肝经湿热下注大肠。病症：下痢脓血、而且往往血色是鲜红的（近血，若血色发暗淡或紫黑，甚至呈柏油样便的叫远血，往往是从胃中出血而来，远血往往是寒、近血往往是热）。同时伴有里急后重，肛门灼热，口渴欲饮，这是原文里面提到的，当然舌红、苔黄腻。这就是本证的基本症候特点。治疗的方法：清热燥湿，凉肝止利。用白头翁汤。

病机：肝经湿热下迫大肠，或大肠湿热（厥阴经脏同热证）
病症：下利脓血，血色鲜红
　　　里急后重，肛门灼热
　　　口渴欲饮，舌红苔黄
治法：清热燥湿，凉肝止利
方药：白头翁汤

白头翁汤咱们《方剂》课上都学过了，黄连、黄柏、白头翁、秦皮四味药物。白头翁味苦性寒，善清肠热止利，并能清肝凉血，用于大肠湿热波及血分、或肝经湿热下注大肠最为适宜，是治疗热毒赤痢的要药；黄连、黄柏苦寒厚重，清热燥湿，对大肠湿热证是既能祛除湿热，又能厚肠胃，不至于损伤肠胃之气；而秦皮苦寒，稍有涩味，有清肝胆和大肠湿热的作用，主治热利下重，与白头翁相伍，清热解毒，凉肝止利。而且秦皮最大的作用特点是止利而不留邪，即既有收涩止利的作用，又可以清热燥湿，所以不至于敛邪，不像赤石脂等一些收涩药，所以热性的赤痢秦皮是必用之品。

它的煎服方法没有什么特别之处，我们就不说了，只不过方后注所描述的可能喝一服就会好，说明这个方子特灵，如果不好了再喝一次，基本上 1 剂就能解决问题。这就是白头翁汤的作用特点。

谈到下利脓血的病证，本证要与少阴病的桃花汤证相区别，两个方证可是天壤之别，差之毫厘，则谬之千里啊。桃花汤证为脾肾阳虚，下焦不固所致，故其下利滑脱失禁，所下脓血颜色晦黯，气腥不臭，并常伴有腹痛绵绵，喜温喜按，口不渴，舌淡苔白等症，治疗宜温中去寒，涩肠止利。而白头翁汤证属于肝经湿热下迫大肠，其下利伴有里急后重，所下脓血颜色鲜红，大便臭秽，肛门灼热，多伴有腹中绞痛，口渴喜冷饮，舌红苔黄等症，治宜清热燥湿，凉肝解毒止利。所以这两个证我们要区别清楚，一寒一热、一虚一实，要严格地区分，不要一下利脓血不分青红皂白就要用白头翁汤。

白头翁汤证与桃花汤证鉴别：
白头翁汤：下利里急后重，脓血鲜红，口渴欲饮——肝经热
桃 花 汤：下利滑脱不禁，脓血晦黯，口不喝饮——脾肾寒

此外，说到热利，除白头翁汤证以外，我们也学过其他一些热利的方证，比如葛根芩连汤证、黄芩汤证、猪苓汤证，也必须做出鉴别。都是热利，都可以表现为下利臭秽、肛门灼热、里急后重什么的，但有区别：白头翁汤表现以下利脓血为主，伴厥阴的热证；葛根芩连汤证，大肠有热，也可夹有表证，这个表证是热还是寒？是热，葛根芩连汤证是表里皆热，伴太阳表热证，当然即使没有表证，也可以使用葛根芩连汤。同时葛根芩连汤证一般不会出现脓血，它只是下利臭秽，里急后重，伴有头痛、轻微的恶寒这些表证的存在，同时往往是由于外感引起来的热利；黄芩汤证是少阳阳明合病，自下利，表现为下利臭秽、里急后重，只不过它伴有少阳热的特点，我们讲到黄芩汤中主要有芍药，芍药有缓急止痛的作用，所以本证下利时，腹痛、里急后重的症状比较典型，同时会有口苦这样一些少阳热的特点；而猪苓汤证下利不是它的主症，它会伴有小便不利，或伴有少阴阴虚热结的这样一些症状。尤其是前三个我们要特别注意，其实来一个热利，我们把白头翁汤、葛根芩连汤、黄芩汤全部拿上，只要认准了有肛门灼热、下利臭秽、里急后重，把三方合到一起行吗？当然可以。这是《伤寒论》讲到的有关治热利的方子，我们把它们汇通到一起记住。其实有时候病人没有明显的下利，甚至大便正常，但是经常是大便黏滞不爽，肛门热，还有些病人说放个屁肛门就热的不得了，

这种也是大肠热的一种现象，我们也可以用白头翁汤，用葛根芩连汤这些方子去治，尽管它没有明显的下利，但这些病机是一样的。

热利的鉴别：	
白头翁汤证：下利脓血，里急后重，伴厥阴热证	肛门灼热 口渴欲饮
葛根芩连汤证：下利臭秽，里急后重，伴太阳表热	
黄芩汤证：下利臭秽，里急后重，伴少阳热证	
猪苓汤证：下利稀水，小便不利，伴少阴阴虚	

总之，白头翁汤总以清大肠湿热最为擅长，临床用于治疗大肠湿热型痢疾或泄泻，尤其是白头翁，杀肠道细菌的作用非常明显，是清大肠湿热、止痢的王牌药物。秦皮清湿热而又具有收涩以止利的功能，止利而不留邪，是本方的特色。白头翁汤，常作为治疗细菌性痢疾、阿米巴痢疾的首选方剂。但正像刚才我说的情况，有时大肠湿热并不表现为泄泻或痢疾，只是大便发黏，大便后肛门灼热感或肛门瘙痒，一样可以使用白头翁汤。

一中年妇女，患肛门瘙痒症，夜里痒得难以入眠，已两个多月，曾按肠炎、痔疮治疗过，解大便时黏滞不爽，肛门发热，我用白头翁汤原方，服 7 剂而愈，继服 7 剂巩固。

此外，白头翁汤的这四味药走中、下焦，可以广泛用于下焦湿热的病症，其中治疗泌尿系感染就很好，对尿频、尿急、尿痛者，可加上茵陈蒿、萹蓄、车前子等，或者合上张仲景的“当归贝母苦参丸”。

一老妪，常发泌尿感染，熬夜、疲劳、食肥甘等起居、饮食稍有不慎就会发作。本次又因疲劳而发，尿频、尿急、尿痛均有，同时伴有外阴、肛门处瘙痒，小便黄赤，大便尚正常，舌红苔黄，脉细滑数。给予白头翁汤合当归贝母苦参丸加味：白头翁 15g，黄连 10g，黄柏 10g，秦皮 10g，当归 12g，浙贝母 15g，苦参 10g，白鲜皮 15g，车前子 15g(包)，萹蓄 10g，通草 6g。7 剂而愈。以清心莲子饮 10 剂善后。

以上就是厥阴病的本证，共三大类，七个方证，非常有特点，非常好记。寒热错杂的有乌梅丸证、干姜黄芩黄连人参汤证、麻黄升麻汤证；寒证有当归四逆汤证、当归四逆加吴茱萸生姜汤证和吴茱萸汤证；热证中主要是白头翁汤证。这是厥阴病的本证，也是厥阴病篇的主要内容，大家要做重点来掌握。

第三节　辨厥热胜复证

什么叫“厥热胜复”啊？厥就是手足厥冷，热就是发热，胜复就是一来一往，辨厥热胜复就是在厥阴病的发展过程中病人会出现一种什么特殊现象呢？厥冷跟发热交替出现，相当于少阳病的往来寒热。大家看只要是主枢机运转的经，就会在病理上表现出寒热交替出现的特点，这是因为它们病在了阴阳运转的枢机上，病在阳经的枢机上，会有少阳的往来寒热；病在阴经的枢机上，就会出现厥阴的这种厥热胜复。临床上这样子一种一会寒一会热的病症，非常常见，而且往往这种病症治疗起来比单寒单热要难得多，有些人甚至治疗几年乃至几十年还是老样子，我的门诊上也有一大批这样的患者，当然有的治得比较好，有的则效果不理想，可见它的病情的顽固性。当然我们中医治疗从《伤寒论》的角度来讲是从少阳、从厥阴治的，这个比较多，下面我们看看厥阴病的这种厥热胜复证的特点。

先看第331条，这个我们了解一下就行了。

傷寒先厥，後發熱而利者，必自止。見厥復利。(331)

得了伤寒病，后来发展到厥阴病这个阶段了，开始病人是厥冷为主，后来又见发热了，张仲景认为这是好事，这是阳气来复了。那么，见到发热了，阳气来复了，怎么还下利啊？这是阴寒得阳化外泄的表现。机体阳气来复，把阴寒给驱散了，所以下利是排寒的一种现象，就像冬天里所结的冰坨子被春天的阳光融化了一样。我们在太阴病篇中曾学过一条，“虽暴烦下利日数十行，必自止，以脾家实，腐秽当去故也。”太阴虚寒也好，少阴虚寒也好，厥阴虚寒也好，体内很阴寒，都冻成“冰”了，阳气一来复，阴寒融化病人就会出现下利的情况，但“下利必自止”，这是排寒的一种情况，是好事。“见厥复利”，如果病人过两天手脚又凉了，这是阴寒又复来的表现，病人会再一次出现下利，但这个“复利”不是前面那个所说的阴寒外泄，而是真正的虚寒下利了，预后就不好了。所以我们判断一个病的好坏，首先要看开始它是怎么发展的，如果一个经常冷的病人，逐渐有一些热的迹象，这是阳气来复的表现。所以这一条主要是讲这个问题，在厥阴病里面讲这个问题，说明厥阴病容易出现这种现象。所以这个病一波三折，先是冷，后是发热，好啦，很高兴，但后来阳气又回去了，手脚又冷了，临床治疗往往就是这样子，一个很顽固的病，经过医生的精心治疗，病人很有起色，病人也高兴，大夫也替他高兴，大夫高兴是成功的喜悦，病人高兴是疾病的痊愈，所以有些病人就放纵自己了，你不让他吃什么他偏吃，吃一些凉的、不容易消化的，起居又开始不规律，哎，病就又回去了，这样的人大有人在。还有些病人说：大夫我吃了一个梨又拉上了，我是不是前面的治疗都白搭了？当然了，病刚恢复，阳气立足未稳呢，一下又给他吃回去了，所以那一个梨就等于几十剂药。临床上你跟老师实习，时间长了就会发现，正气恢复得很慢，但消失得太快了，这就是老百姓为什么说病来如山倒，病去如抽丝，一日之间阳气就败坏了，但要把它扶持起来可能需要几个月的时间，有些病人就不理解，我吃了那么长时间的药，怎么一顿饭就吃回去呢？

就是这样，不好扶起，但容易被破坏，容易倒不容易扶，所以有一些病我们做大夫的必须给病人要讲清楚。

傷寒先厥復發熱，下利必自止。而反汗出，咽中痛者，其喉為痹。發熱無汗，而利必自止，若不止，必便膿血。便膿血者，其喉不痹。（334）

“伤寒先厥后发热，下利必自止”，跟上一条讲得差不多，是个好的现象。但是我们说这个阳气来复也要有个标准，要有个度，如果到此为止那就好了，但我们看“下利必自止”以后，“而反汗出，咽中痛者，其喉为痹”，痹，就是闭阻的意思，就是咽喉哽咽、疼痛，吞咽不利，这是什么意思？这是阳气来复大发了，也不好啊，变成热邪了，出现热证的表现了。阳复太过，里热偏盛，迫津外泄，故反见汗出。一个“反”字，提示我们疾病的性质和表现都已经和原来的截然不同。热炎于上，熏灼咽喉，则咽喉肿痛，甚至发展成为哽噎不利的喉痹。所以“发热无汗，而利必自止，若不止者，必便脓血”，若热郁于内，不得向外宣发，则发热无汗，原来的寒利可能会自止。若利仍不止，这可能是疾病的性质发生了变化，由原来的寒利转化成了热利，如果热伤大肠血络的话，下利的时候还可能会带有脓血，出现脓血便，这些都是阳气来复太过所导致的症状。但如果出现下利脓血，表明邪热已下趋，热不复上炎，疾病的中心转移到下焦，所以上面咽喉疼痛就会减轻甚或消失。这种病邪相互转移的现象，临床上是经常能看得到的，病人有的说是胃疼和头痛，胃疼的时候头就不痛了。还有其他一些病人经常会讲：我这两个点或多点之间来回跑着痛或胀，都是属于这种情况。但不管怎么说，这里讲的是阳气来复太过的现象，阳气来复太过，就反而转变成热证了。但假如说病人现在是下利脓血，是由厥阴寒证变化过来的，由厥阴寒证变成了厥阴热证，那怎么办？怎样去治疗呢？临床上不能坐等啊，张仲景没有说怎么去处理，我觉得可以用白头翁汤治疗。所以厥阴病在其发展过程中，会出现这种厥热胜复的现象，这与肝及其经脉的生理特点是分不开的，如果在临床上碰到如此类的疾病的表现的话，是否多从肝、胆、厥阴、少阳的角度去考虑，值得我们临床上多去琢磨，多去思考，多去实践。

傷寒病，厥五日，熱亦五日，設六日當復厥，不厥者自愈。厥終不過五日，以熱五日，故知自愈。（336）

“伤寒病，厥五日，热亦五日”，就是厥冷 5 天，发热 5 天，这是好还是坏啊？这叫厥热相等，厥热和阴寒差不多，是正邪交争的表现。“设六日当复厥”，假设第六天的时候又该冷了，但是第六天没有出现厥冷的现象，“不厥者”，这当然是好的现象，是阳气来复的表现。所以我们看，一个先寒的病人如果逐渐出现热象，大部分是好的结果，即使阳气来复太多，我们清一下热，也比那个寒证好治的多。清热容易，温阳难，所以“不厥者自愈”。因为什么？因为“厥终不过五日，以热五日，故知自愈。”这是自注句，说明厥热相等，主要是寒冷的时间没有超过阳气来复的时间，这是正复邪退的表现，如果阳气来复又无太过不及，则阴阳就会逐渐趋向平衡而自愈。所以，在观察厥阴病厥热胜复的时候，要注意到，起码热不能比冷少，比冷少了就不好，相等了也可以，当然不一定是5天，也可以是3天、6天。

傷寒發熱四日，厥反三日，復熱四日，厥少熱多者，其病當愈。四日至七日熱不除者，必便膿血。(341)

本条所示，前后热八日，厥只三日，属于厥少热多，是阳气来复的现象，阳胜则阴退，病情必然向着好的方面转化。但还是那句话，什么都要有一个度的问题，阳气来复要适可而止，阴阳趋于平衡则“其病当愈”。但如果阳气来复太过，就会转化成邪热，所以如果到第四至第七天，发热不除的话，就属于阳复太过了，邪从热化，病情由虚寒转为实热。邪热下迫，损伤肠道血络，热腐成脓，就会导致大便下脓血的变证发生。

我们看，厥阴病篇除了白头翁汤证外，还有很多条文讲了便脓血的问题，这似乎告诉我们厥阴病的一个发病趋势，就是厥阴肝热容易下趋大肠，所以这个信息很重要啊，在临床治疗大肠湿热下利脓血类疾病时，是否要多从肝经去考虑啊，这些都值得我们在临床上琢磨琢磨。

傷寒厥四日，熱反三日，復厥五日，其病為進。寒多熱少，陽氣退，故為進也。(342)

这条所述明显可以看出来，跟上一条的写作方式是一样的，只不过寒与热的日子颠倒了。厥四日，热反三日，本来就厥多热少，加上复厥五日，九天厥冷三天发热，当然“其病为进”了。厥大于热就是病进，因为阳气退，寒多热少，阴寒邪盛，正不胜邪，故为进也。

所以，《伤寒论》讲的这些厥热胜复证就是这样，这些条文告诉我们什么啊？寒证的进展过程中要注意阳气来复的问题，这个热可以表现为全身，也可以表现在某一局部，比如手与脚的转暖，当然也可以表现为体温升高的发热，或者其他一些热象，临床上要注意观察。

临床上有一些病人会有阵发性的寒热出现，发热与恶寒交替出现，有些病人一会儿寒一会儿热，但也有些病人是发热与恶寒交替出现的间隔时间比较长，比如隔一天寒隔一天热，或隔两天寒隔两天热，即使不是厥阴病，我们也可以按照《伤寒论》厥热胜复的理论去指导治疗。目前我门诊上有一位病人，一位在某大报纸编辑部工作的女士，病寒热数月，表现为一天背热，一天背冷，按照她的话讲，冷，冷个样；热，热个样。但比较而言，还是寒的程度比较重，那这就是厥大于热啊，主病进，寒多热少主病进嘛。我给她用的方子也是寒热并用的方子，以厥阴病的主方乌梅丸为基础方加减治疗，已经就诊五次了，背部寒热有明显减轻，但是一直没有根除，还要再就诊几次，这就说明这类病的复杂性。还有一些不稳定性的症候群，临床上治疗都比较有难度，病人表现为今天这儿不舒服，明天哪儿不舒服，今天来看胳膊疼，下次就变成腿疼了，就像打游击似的，这种病人也不能轻视的，要细心治疗，就像打仗一样，打仗不怕正规军，怕的就是游击战、偷袭，这很厉害，在治疗上往往是顾此失彼，就是这样子。所以厥阴的寒热胜复的特性，对临床治疗复杂性疾病具有指导意义。

傷寒，始發熱六日，厥反九日而利。凡厥利者，當不能食，今反能食者，恐為除中。食以索餅，不發熱者，知胃氣尚在，必愈。恐暴熱來出而復去也。後日脈之，其熱續在者，期之旦日夜半愈。所以然者，本發熱六日，厥反九日，復發熱三日，並前六日，亦為九日，與厥相應，故期之旦日夜半愈。後三日脈之，而脈數，其熱不罷者，此為熱氣有餘，必發癰膿也。(332)

本条文字比较长，集中论述了厥热胜复过程中的“除中”疑似证、阳复太过证，我给大家简单地分析一下。本条可分为两段来理解：

第一段从开始到“期之旦日夜半愈”止，主要讲的“除中”疑似证。什么叫做“除中”呢？“除”就是消除、去除的意思；这里的“中”是指胃气，即中气。“有胃气则生，无胃气则死”，这是《黄帝内经》所言。除中就是没有胃气了，人快要死了，可谓病入膏肓。“伤寒始发热六日，厥反九日而利”，是厥多于热，六天发热九天寒，是阴寒内盛，正不胜邪的表现，阳气少，寒多热少，其病为进。其厥利属阴盛阳衰，当不能食，就是有四肢厥冷，有虚寒下利之时，应当不能吃饭，因为厥利是胃气衰亡的表现，吃饭肯定不好，人就极度衰弱。今反能食，则有两种可能：一是阳复阴退，胃气来复；一是胃气垂绝，回光返照。“恐为除中”，害怕是除中。如果这种虚寒的病人，长期不能吃饭的病人，已经病入膏肓了，突然有一天胃口大开，精神也很饱满，或者原来面如死灰，突然面红如妆，脸蛋很好看，要多留意，恐怕是回光返照的“除中”证。这么长时间吃不下饭，病人突然说饿了，家人也很高兴，弄点好吃的吧，肉什么的，一吃就完，张仲景说“恐为除中”，就是害怕是回光返照现象，所以做了一个喂食索饼的试验。什么是索饼啊？各位都吃过啊，饼就是面食，索就是条索的意思，索饼就是条索状的面食，不就是面条吗？大家都吃过吧。如果给这个病人面条吃以后，病人不发热或仅仅有微热者，表明胃气尚在，病有向愈的机会，故曰“必愈”。但如果食后突然发热，热又马上消失者，犹如残灯复明的状态，这是将绝的胃阳完全发露于外的表现，即为“除中”证。所以胃气来复的饿是向愈，而胃气回光返照的饿是一种危险的情况，究竟属于哪种情况，尚需继续观察。这就是试探法，属于兵法三十六计中的“打草惊蛇”计，前面我们学过小承气汤的试探法，在腑实成与未成之时，试探一下，属于治疗性的诊断，或者叫诊断性的治疗，西医甚至有开胸探查、开腹探查的呢。“后日脉之，其热续在者，期之旦日夜半愈。”“后日”，再过两天。“脉之”，名词活用作动词，诊脉的意思。“其热续在者”，就是热还有。“期之旦日”，旦日就是第三天，即第二天号脉的旦日，那就是第三天了。期之旦日夜半愈，为什么夜半愈呢？发热 6 天，厥 9 天，实际上就是厥比热多 3 天，后面又加上多热了 3 天，所以厥热相等，都是9天了。“本发热六日，厥反九日，复发热三日，并前六日，亦为九日。”你看张仲景这儿用的是数学加减法，绕晕了吧是不是？“与厥相应，故期之旦日夜半愈”，这个讲的是什么意思呢？厥热的时间相等了，阴阳趋于平衡，病情向愈，这跟前面条文所说的精神是一样的。至于病愈在夜半，主要是因为夜半时分为少阳之气萌动，人得天阳相助，又少阳与厥阴为表里，少阳萌动之阳气，可以驱散厥阴之阴寒，故有获愈的机会。

第二段就是余下的几句话，从“后三日脉之”开始至结束，这是论述阳复太过的病症的。如果后三日诊见脉数，发热不退，此为阳复太过，造成热气有余，导致气血壅滞，脉络损伤，发为痈脓之证。

傷寒脈遲六七日，而反與黄芩湯徹其熱。脈遲為寒，今與黄芩湯復除其熱，腹中應冷，當不能食，今反能食，此名除中，必死。(333)

这一条是举例说明“除中”案例的。“伤寒脉迟六七日”，迟脉主寒，说明本证为虚寒证。既然如此，大夫为什么“反与黄芩汤彻其热”呢？这是因为厥阴虚寒证每多厥热胜复或真寒假热的现象，医者粗心不识真伪，极易上当。但见发热、下利，误认为是少阳邪热下利，给予黄芩汤治疗，属于寒者寒之，用寒药去治寒证，必致中阳更伤，而出现腹中冷痛、不能食等症。但病人表现为反而能食，恐怕是胃气垂绝的表现，即除中证，当然预后不良了，故曰“必死”。这是举例黄芩汤治寒证导致除中病的发生过程，是对第332条的进一步诠释。

这里讲到了三阴病中出现发热、下利的问题。三阴病都可以出现虚寒下利，太阴有自利不渴，少阴有自利而渴，厥阴有厥而下利。但三阴病一般不发热，如果出现发热，可能有两种情况：一种就是出现阴阳格拒了，像通脉四逆汤证的“身反不恶寒，其人面色赤”；而另一种可能是阳气来复的佳象。所以我们在三阴的虚寒证中，如果见到有热象出现，一定要详细观察，仔细判断，看它是好现象还是坏现象，如果表现为两极行为，一派阴寒症候群中出现一点点热，往往是坏现象；如果热象出现的时候，阴寒证逐渐消退，就是好的现象，这是阳气来复的表现。

第四节　辨 厥 逆 证

《伤寒论》讲了许多厥证，同样是一个手脚发凉、四肢厥冷这样一个证，但是病机不尽相同，有的是真正的阳气衰了，有的则是阳气郁滞了，还有的是血虚了，还有其他一些实邪的干扰使阳气不得外达，也会出现四肢厥冷，都在这一节中讲述，实际上等于厥阴病篇的总结。

一、厥逆的病机与证候特点

看第337条，这一条有较大的临床意义。

凡厥者，陰陽氣不相順接，便為厥。厥者，手足逆冷者是也。（337）

《伤寒论》在这里概括了厥逆的病机和症状特点，只要是厥冷证，都是阴阳气不相顺接造成的。厥逆不是一个单独的疾病，而是可以出现于多种疾病中的一个症状，人体在正常情况下，阴阳相贯，如环无端，二者在人体内相辅相行，相互维系，达到一个动态的平衡，就不会产生厥逆的症状的。但导致厥逆发生的原因很多，像寒、热、痰、水、食、蛔虫等，只要能影响到阴阳二气的和谐，使阴阳二气不相顺接，都会导致厥逆的发生，所以说“阴阳气不相顺接，便为厥。”而《伤寒论》中所讲到的厥，都是讲的手足逆冷，无论是寒厥、热厥，或是痰厥、水厥、蛔厥，都有一个共同的表现：手足厥冷。这是《伤寒论》所论厥证的特点，这主要是以示与《内经》所讲厥证的不同。《素问·厥论》里面讲有寒厥、有热厥，但是寒厥和热厥的表现是不一样的，寒厥表现为手足发凉，热厥表现为手足发热，这是《黄帝内经》的概念，但是在《伤寒论》里面，不管是寒厥还是热厥都是手足发凉，这个概念大家要区别开。另外《内经》里面讲厥也不仅仅是手足的冷热，也包括昏厥，比如说《素问·生气通天论》所讲的“煎厥”、“薄厥”，乃是因为大怒导致阳气郁于上，或者肾阴虚肝阳亢的病症，像我们现在讲的中风、脑血管疾病。还有，《黄帝内经》中讲到的厥也包括气逆的病变，比如《厥论》中讲的太阴厥逆、少阴厥逆等等。这一点，大家要明白。

> 厥的病机：阴阳气不相顺接
> 厥的特征：无论寒厥、热厥，均为手足厥冷
> 而《内经》中“厥”有三义：
> ①手足冷或热。冷为寒厥，热为热厥
> ②昏厥。如煎厥、薄厥
> ③气逆。如太阴厥逆、少阴厥逆

二、厥逆证治

下面是针对各种厥证的辨证，我们先看热厥：

（一）热厥

热厥，顾名思义，就是因热导致的四肢厥冷，乍一听觉得矛盾，手脚都凉了怎么会是热引起来的？临床上正是由于这个证的出现，所以张仲景才不止一次地对此进行探讨。手脚发凉，又是因为热，只能是这种情况，那就是这个热郁到体内出不来了，热郁于内，不能外达四肢，故会出现四肢厥冷。老百姓讲的寒包火，外面觉得凉，里面又觉得热，也应该属于热厥的范围，只不过热厥更强调的是手足的冷罢了。

1. 热厥的特点与治禁

傷寒一二日至四五日，厥者必發熱，前熱者後必厥，厥深者熱亦深，厥微者熱

亦微。厥應下之，而反發汗者，必口傷爛赤。(335)

“伤寒一二日至四五日”，这是讲的病情的发展进度，伤寒一两天至四五天，邪气就跑到厥阴中了。“厥者必发热，前热者后必厥，厥深者热亦深，厥微者热亦微。”这是讲的热厥的特点，热厥有什么特点呢？就是在四肢厥冷的时候体内有热象，比如发热，这叫“厥者必发热”。所谓“前热者后必厥”，就是先有热象而后出现手足厥冷，也就是说这个四肢厥冷的厥是由热引起来的。而且热厥还有一个特点是什么呢？“厥深者热亦深，厥微者热亦微”，就是外面手脚越冷，代表体内的热邪越重；外面的手足厥冷比较轻，相应体内邪热也比较轻，这就是热厥的特点。那么，对于这样一种热厥证怎么治疗呢？“厥应下之”，是治疗热厥的总体原则，当然这个“下之”不仅仅是指通泻，如果这个热邪跟有形邪气结聚了当然可以通泻，但如果只是无形的邪气郁滞出现的厥冷，也可以用清法的，所以这里的“下之”，包括清、下两法。但是需要注意的是，热厥不能用发汗之法，这是临床经常犯的错误，因为大夫看到手足厥冷，首先想到的是不是受寒了？辛温发汗吧，这就坏了，热厥本有内热，再用麻黄、桂枝这些辛温的药物，无异于火上浇油、抱薪救火，当然邪热就会更盛，“而反发汗者，必口伤烂赤”，以热治热，热蒸于上，腐肉伤津，就会导致口舌生疮、红肿溃烂的变证。所以，本条除讲了热厥的证候特点以外，还讲了热厥治疗的宜忌。

病机：阳热内郁，不得外达
特点：①先热后厥，见厥而热不退 ②厥深热亦深，厥微热亦微
治法：厥应下之（清、泄）
治禁：禁发汗

2. 热厥轻证

傷寒熱少微厥，指頭寒，嘿嘿不欲食，煩躁，數日小便利，色白者，此熱除也。欲得食，其病為愈。若厥而嘔，胸脅煩滿者，其後必便血。(339)

本条讲的是热厥的轻证，由于阳热内郁比较轻，所以仅表现为指头寒，脚趾头、手指头稍微有点凉，这与手足逆冷相比，范围小，程度轻。邪热内郁，胃气不和，故见默默不欲饮食。热郁内扰心神，故见烦躁。火热内郁，小便当见黄赤，这是从“数日小便利，色白者”反推而得。

热厥轻证，会有向愈与加重两种转归。如果是经过数日，小便颜色由黄转清，说明里热已经去除，气机畅行。“欲得食”，表明胃气已和，故曰“其病为愈”。但如果是数日后未有见到小便利、欲得食等现象，而是厥的症状逐渐加重了，由仅为指头寒变成了四肢厥冷，除默默不欲饮食以外，又增加了呕吐，再加胸胁烦满的郁热内陷之症，则表示病情进一步加重，属于“厥深热亦深”之证。由于热伤下焦血络的关系，会出现大便下血。

- 转归
  - 数日小便利、色白
    - 气机运转，烦躁当去
    - 阴阳自和，指头寒消
  - 郁而化火
    - 厥阴经气不利——胸胁烦满——四逆散、小柴胡汤
    - 肝热下注大肠——大便下血——白头翁汤、黄芩汤

3. 热厥重证　严重的热厥证就是第350条讲的白虎汤证，这个白虎汤我们又见到一次，本方在阳明病篇是治疗阳明大热的，而在厥阴病篇白虎汤是治疗热厥病的，热厥的重证。

傷寒脈滑而厥者，裏有熱，白虎湯主之。(350)

这里有手足厥冷，又给了一个脉象，滑脉，在第176条白虎汤证中也讲到这个脉象，脉浮滑。白虎汤我们知道是治疗阳明大热的，怎么会出现手脚凉了？这就是由于邪热郁滞于内不得达于外而导致的。滑脉正是主热炽于里，所以说“里有热”，里有热就概括了本证的病因病机，应该用白虎汤来清热回厥，所以“白虎汤主之”就是“厥应下之”的代表。

简单地总结一下本条，病机就是郁热内伏，阳不外达。病症：四肢厥逆。那临床上怎么能认出这种四肢厥冷是热厥啊？只是一个四肢厥冷行吗？肯定不行，只有这一个症状很容易认为是寒，但是这种热厥既然是内热郁闭肯定有内热郁闭的症状。一般情况下而言，热厥会伴有胸、腹、腋窝、股部内侧，这些地方容易发热，往往是内有积热的表现。有些病人说我的肚子是热的，但是手脚却是凉的，这些话你要警惕，有可能是外面是寒、里面是热，当然还有积热的现象像口渴、心烦、小便短赤、甚至大便秘结、舌红这些内热的现象，脉滑或者大脉。也就是这种四肢厥冷和内热并见。治法，辛寒清透郁热，白虎汤。方中的石膏不仅清热，而且还有辛散的作用，尤其适合这种郁热内积的病证，所以白虎汤既可以治疗阳明大热，还可以治疗厥阴的热厥，这也是白虎汤的另一个适应证。

病机：郁热内伏，阳不外达
病症：四肢厥逆，胸、腹、腋、股部发热；心烦口渴，小便短赤、舌红脉滑
治法：辛寒清透郁热
方药：白虎汤

(二)寒厥

下面我们看寒厥，寒厥就是我们在少阴寒化证里面学过了的四逆汤证系列。

大汗出，熱不去，内拘急，四肢疼，又下利厥逆而惡寒者，四逆湯主之。(353)

这是一个误治的病变，“热不去”，病人有发热的现象，但是对于发热的病人我们要辨是表证还是里证，表热的话应该和表证一起伴见，而且如果是表热的话，出汗后热会退，所以这个首先否定它不是表证。如果是里证的话，阳明热容易有热不去的现象，但是我们看它伴有的症状，“内拘急”，拘急就是疼痛，内有拘急疼痛，外有四肢疼痛，而且伴有下利、厥逆、恶寒，这是四逆汤证的特点，所以绝非阳明大热之证。即使说“热不去”和“四肢痛”并见好像是表证的话，见到下利、厥逆、恶寒者，也只能是首先治里，而再治表。就像我们学过的第 91 条所说：“伤寒，医下之，续得下利清谷不止，身疼痛者，急当救里；后身疼痛，清便自调者，急当救表。救里宜四逆汤，救表宜桂枝汤。”就是一个太阳外感证，误用下法了，造成了既有少阴阳衰又有表证，在这个时候首先救里，实际上这一条也合乎这种情形。在这里，这个“热不去”既不是表证的发热，也不是阳明发热，并和下利、厥逆、恶寒并见，那我们说这个发热仍然是阴盛格阳所致的，用四逆汤治疗，当然最好用通脉四逆汤治之。

大汗，若大下利，而厥冷者，四逆湯主之。(354)

无论大汗还是大下，均能伤阳气，若见有四肢厥冷，则是阳虚失温的寒厥证，这是寒厥的基本病理和表现，当然以四逆汤来回阳治厥。

病者手足厥冷，言我不結胸，小腹滿，按之痛者，此冷結在膀胱關元也。(340)

本条从字面意思是讲冷结膀胱关元之证，但实际上是讲的寒凝肝经的四肢厥冷、小腹冷痛之证，属于寒厥的范围。病人表现为手足厥冷，并且小腹满按之痛，自述无结胸症状，说明不是病在上焦，而是下焦有病。什么样的下焦病呢？“此冷结在膀胱关元也”，关元这个穴位，位于脐下三寸的小腹部，正是膀胱所处的位置，所以这个下焦病为陈寒痼冷，凝结于小腹所致。而再深究的话，小腹为肝经所过，足厥阴肝经“环阴器，抵小腹”，所以这一条讲的实际上是寒邪凝滞于肝经之证，寒凝于肝经，则经常可见到小腹部、阴部的寒凉、疼痛的表现，像女子的痛经、闭经、月经后期伴有小腹疼痛，男子的疝气、寒疝、前列腺炎或肿大等，就是临床常见的这一类症状，我们当然可以用当归四逆汤来进行治疗，严重的情况下，内有久寒者，可以用当归四逆加吴茱萸生姜汤治疗，或者用后世的暖肝煎也可以。曾有一女性病人，40 岁，房事后小腹疼痛，开始还能忍受，后来发展渐至疼痛难忍，造成夫妻生活的不和睦，夫妻关系紧张。平常小腹发凉，白带清稀，月经后错，甚至两月一行。舌淡苔薄黄，脉细弦紧。辨为冷结膀胱关元之证，用当归四逆汤合暖肝煎治之，两周而愈。

我们看这种寒厥证，一个在脏，一个在经，第 353、354 条是脏寒致厥，第 340 条是经寒致厥，当然肝寒可以导致肾寒，前面四逆汤证还是以肾阳衰为主的。我们从这里可以看出来少阴和厥阴的一种关系，肝肾之间的一种关系，当阳气衰到一定程度的时候都要累及肾阳，使肾阳衰竭，从而出现四逆汤证的一个病理阶段。

第三十五讲

厥阴病之厥证、呕哕下利证、预后、霍乱病

这一节，我们继续讲厥证，下面先看痰厥，我们了解一下就行了。

(三)痰厥

痰厥就是由痰邪引起来的四肢厥冷，前面我们讲的厥有阳虚，有阳郁，这是主要的两大类。但这里介绍的还有一些阳气被痰、水、瘀血等有形之邪阻塞不得外达的厥证类别，为实证的范畴。这里介绍痰厥，就是有痰邪阻于内，障碍了阳气的外达，出现的四肢厥冷，也是瓜蒂散的另外一个适应证。

病人手足厥冷，脈乍緊者，邪結在胸中，心下滿而煩，饥不能食者，病在胸中，當須吐之，宜瓜蒂散。(355)

病人手足厥冷的同时，脉忽然变紧了，"乍"就是忽然的意思，这是由于"邪结在胸中"所致，这个邪指的是有形的邪气，包括痰邪，宿食等，从出现紧脉而言，寒凝、痰食阻塞等都会见到，《金匮要略·腹满寒疝积聚篇》说："脉乍紧如转索无常者，有宿食也。"痰食之邪内阻，经脉气血不畅，故见脉乍紧。胸中，包括胸、膈、胃脘之范围，痰食停阻，胸中阳气被遏，不能充达四肢，故手足厥冷。痰食停滞，胸阳不振，浊阴堵塞，所以心下满而烦。邪结在胸中，病人或尚有饥饿的感觉，但因实邪壅滞又不能食，因为食后会更难受，胃更胀满。"病在胸中，当需吐之，宜瓜蒂散"，这是痰食停聚于胸中所致，病位偏高，病势向上，故用瓜蒂散涌吐胸中之痰食，因势利导地祛除病邪，这就是《素问·阴阳应象大论》所说的"其高者，因而越之"的治法。

病机：痰阻胸中，胸阳不得外达
病症：四肢厥冷，胃脘胀满烦闷，饥不欲食，脉象时紧，舌苔白腻
治法：涌吐胸中痰食
方药：瓜蒂散

吐法现在临床上用得非常少，我曾用吐法治疗过一头痛病人，但使用的是白矾，而不是瓜蒂散。一男子，30 多岁，2002 年 7 月份来诊。患头疼近 20 年，表现为整个头部头痛，并沉闷不爽，前后陆陆续续治疗 10 年不见效果，我也试用了多个方子，川芎曾用到 50g 不效，也曾按古法炮制自配黑锡丹下镇浊阴，亦不效，而且病人服完反应很大，胃中堵闷，腰部发沉，恐铅中毒，只服 3 天遂令其停服。本想放弃治之，但该病人为朋友介绍，患者反复说来我这里为最后一站，如果再治不好，就永不再服药了，频频对我施加压力。无奈，只好再去琢磨治法。头痛为上焦之病，痛疾长期不愈，是否为胸膈痰实停聚所为，于是想到用吐法试治，开瓜蒂散，但跑多个药店却都找不到瓜蒂这味药物，只好用他药代替。诊余查了一些方书，找到《本草纲目》李时珍介绍的一个方子："治中风痰厥，四肢不收，气闭膈塞者。用白矾一两，牙皂角五钱。为末，每服一钱，温水调下，吐痰为度。"我按法制作，为避免白矾、牙皂的刺激性，将药末装入胶囊，一次性服用 10 粒（相当于 4g 药物）。病人第一次喝下胶囊，恶心欲吐，口中涌出一些痰涎，但头痛并没有缓解。隔日再服，加至 12 粒，服后吐出很多的白痰黏涎，呕吐近半个小时，头痛遂之减轻，但吐后患者相当疲累，不欲饮食，睡了两天，逐渐恢复。但毕竟见效了，他很高兴，求我再用一次，我虑及多方因素，不敢再使用，只用一些常规药物进行善后治疗。后来病人没有再来诊，半年之后的一天，忽见该病人来我办公室找我，神清气爽，笑容满面，问及头痛如何？答已痊愈，特来致谢。原来病人见我不再给他用药，遂自己回家按前方配制，又服了两次，又吐出许多黏痰来，昏昏沉沉了一星期，头痛竟然痊愈。我闻及此事，百感交集，在病人第二次催吐后头痛减轻之际，料定涌吐痰涎对他是有效的，也本想一鼓作气再吐一次，但思虑再三，更联想到经常听说的一些负面医疗事件，终究还是选择平安药物善后治疗，此掣大夫临床治疗之肘的事情，是病人所为？大夫所为？还是社会大环境所为？真是值得静下来认真琢磨、反思啊！

（四）水厥

下一个厥证是水厥证。水厥，顾名思义是由于水饮内停障碍了阳气外达，导致的四肢厥冷。

傷寒，厥而心下悸，宜先治水，當服茯苓甘草湯，卻治其厥。不爾，水漬入胃，必作利也。(356)

咱们看这是哪里停饮了。"厥而心下悸"，四肢厥冷的同时伴有心下悸动，"心下"是指胃，心下悸就是胃脘中有悸动，所以这是水饮停于胃脘所致，我在太阳病篇讲茯苓甘草汤证的时候已经说到这条了，太阳病篇中的第 127 条说："太阳病，小便利者，以饮水多，必心下悸"，再看《金匮要略・痰饮咳嗽脉证并治》篇，也有相关的论述，"水停心下，甚者则悸"，可见，心下悸是水饮内停的主要症状之一。胃阳不足，水停心下，则胃中悸动，临床上也可能表现为胃中有振水音，也可表现为心脏的悸动不安。水饮停于中焦，使中阳不得外达于四肢，就会出现手足发凉，重者则手足厥冷。因为手足厥冷与心下悸都是水饮为患，所以在治疗上"宜先治水，当服茯苓甘草汤"，只有水饮一去，阳气才能得以通达，则四肢厥逆可回。假若退一步讲，即使水饮去后四肢厥冷仍在者，再重点治厥也不为迟。这是治疗的大原则，即治病必先求其本。假若不先治水，不仅仅心下悸与四肢厥冷终不得痊愈，而且水饮还可四溢于全身其他各处，比如水浸入肠中，就会续发下利，所以本条所述充分体现了中医治病求本的原则。

> 病机：胃虚水停胃脘，中阳不得外达
> 病症：手足厥冷，心下悸（胃中有振水声）
> 治法：温胃散水
> 方药：茯苓甘草汤（本方分析见太阳病篇）

我们看，已经学过的厥证一共有多少种啊？首先我们学到的就是四逆汤证，阳气虚衰的寒厥；还有一种是少阴阳气郁于体内，不得外达的四逆散证，通常叫做阳厥或气厥；如果热郁于内，郁热比较重，则为白虎汤证的热厥；还有瓜蒂散证的痰厥、茯苓甘草汤证的水厥、乌梅丸证的蛔厥、当归四逆汤证的血厥等等。那么多厥证，我们给它辨别一下啊。见下表。大家把这个表记一下，所有的厥证都有一个共同的特征，那就是从病机而言，第 337 条讲的："凡厥者，阴阳气不相顺接"，无论何种厥证，无论因虚因实，都是导致了机体阴阳二气的不相顺接所致。而另一个共同的特征是，从症状而言，都具有手足发凉、甚者逆冷的特点。

	机理	鉴别要点	汤证	类别
阴阳气不相顺接，手足厥冷	少阴阳衰阴盛	手足厥冷，恶寒蜷卧，下利，脉微欲绝	四逆汤证系列	寒厥
	阳热内郁 不达四末	手足厥冷，伴有内热证，脉滑等	白虎证	热厥
	痰食停于胸膈 胸阳不得外达	手足厥冷，心下满而烦，饥不能食，胸中痞硬	瓜蒂散证	痰厥
	胃虚水饮内停， 中阳不达四肢	手足厥冷而见心下悸，口不渴，小便不利	茯苓甘草汤证	水厥
	少阴阳气郁遏 不能达于四肢	四肢逆冷或伴咳、悸、小便不利等	四逆散证	气厥
	血虚寒凝	手足厥冷，脉细欲绝	当归四逆证	血厥
	蛔虫内扰， 阳不外达	手足厥冷，其人当吐蛔，烦，须臾复止，得食则呕又烦	乌梅丸证	蛔厥

好，关于厥证就总结到这儿，咱们接着往下看，厥证的治禁与寒厥灸法。

三、厥证治禁与寒厥灸法

諸四逆厥者，不可下之，虚家亦然。（330）

如果按照原文的意思就是，大凡四肢厥冷的患者，不可使用下法，虚弱的人更不可以使用。但这句话不能完全这样去理解，因为导致厥证的原因有多种，可以说有虚也有实，如果是阳气虚衰的寒厥，当然不可以使用下法，那如果是热厥呢？第335条还专门指出"厥应下之"，所以如果是阳热内闭的热厥证则照样可以用清下的方法，所以这一条主要讲的是虚寒的厥证，不包括热厥、痰厥等实厥证，大家要注意。

傷寒五六日，不結胸，腹濡，脈虚復厥者，不可下，此亡血，下之死。（347）

这一条讲的就是亡血的厥证慎不可下。伤寒五六日，正处在一个邪气容易内传的阶段，病人在上没有结胸，在下没有阳明腑实之证，以其腹部柔软不硬可证，同时又见脉虚，显然一个虚证。气血不足，阳气亏虚，或血虚不能运载阳气布达，四肢失于阳气温煦则厥冷。那对如此的一个虚证为何会误用下法呢？可能是因为气血不足，或因推动无力，或因肠道失于濡润，而有大便难的症状，导致了医者误用了下法，可想而知，其下后的结果当为如何？本条所述厥证，应属血虚寒厥的范围，当用当归四逆汤来治疗，绝对不可以使用下法。

傷寒脈促，手足厥冷，可灸之。（349）

伤寒见促脉，临床当辨寒热虚实。如果脉促有力，主阳热亢盛；若是脉促无力，则主阳虚生寒。本条脉促与手足厥冷并见，则多是阳气虚衰，阴寒内盛的表现，必定是脉促而虚弱无力，甚至会出现心脏的间歇脉一类的促脉，这种情况下可以用灸法来配合治疗，因为灸能达到通阳散寒的目的。至于温灸何处？有医家主张可以灸足厥阴肝经的太冲穴，也有主张灸任脉的关元穴、气海穴，灸这些穴位，都具有温补元阳的作用，临床可酌情选之，当然也可以灸药同用，根据脉证而适当地选用四逆汤系列方剂。

下面是辨呕哕下利证。

第五节　辨呕哕下利证

一、辨呕证

呕吐我们都知道，所谓哕，就是吐，这是张仲景的家乡话。本篇讲的实际上就是呕吐和下利的辨证，我们重点讲几条。

（一）阳虚阴盛证

第一个就是阳虚阴盛的吐利，四逆汤证，实际上又回到寒厥证里面了，我们知道四逆汤证除了有下利、四肢厥冷以外，还可以有呕吐。

嘔而脈弱，小便復利，身有微熱，見厥者難治，四逆湯主之。（377）

本条是讲阳虚阴盛呕吐的辨证治疗的。呕是胃气上逆，脉弱当然主虚了，呕吐见到弱脉，是为虚证。但是什么虚呢？是阳虚还是阴虚，因为呕吐的形成，从虚的方面来讲，阳虚可以导致，阴虚也可以导致，所以这个时候，还需要继续辨别其虚是阳虚还是阴虚。可以从伴见的症状来分析，小便复利，结合四肢厥冷，则足可以判断本证属于阳气不足的虚寒证，因小便复利为阳虚不能固摄所致。我们在少阴病篇学过一条，第282条，辨少阴寒化证的眼目就是小便的清利，"若小便色白，少阴病形悉具，小便白者，以下焦虚有寒，不能制水，故令色白也"，就是讲的这种情况。但虚寒之证，本不当有热，今见"身有微热"，并与四肢厥冷并见，可以明白这种发热并不是阳气来复的表现，而是阳衰阴盛、虚阳外浮的病变。所以，本证的呕吐是阴寒内盛所致，有阴阳格拒的现象，故曰"难治"。但难治并非不治，其实我们仔细分析这一条的话，则属于少阴或厥阴寒化证在发展过程中，导致寒邪犯胃引起的呕吐，少阴病篇第309条的吴茱萸汤证就属于这样一种病变，张仲景说可以暂时使用吴茱萸汤来治疗，当然待呕吐去，再继续治疗少阴寒证。所以我们看本条与第309条所讲基本相似，有吐利，有四肢厥冷，所以治疗可以用四逆汤合上吴茱萸汤。

（二）邪传少阳证

嘔而發熱者，小柴胡湯主之。（379）

这一条很有临床指导意义，《伤寒论》对"呕而发热"的证候，往往用小柴胡汤进行治疗，第149条也说到："伤寒五六日，呕而发热者，柴胡汤证具"，这是因为呕而发热是小柴胡汤证的一个特点，本着"但见一症便是，不必悉具"的临床运用特点，采用小柴胡汤治疗，证之于临床有非常好的疗效。那厥阴病篇中为何出现小柴胡汤证了？别忘了厥阴和少阳相表里啊，二者关系密切，少阳病可以转入厥阴，叫表里传；厥阴病也可以外出少阳。所以在厥阴病的发展过程中有时候会出现少阳病的证候，当然见少阳证候就当用治少阳之法，首选小柴胡汤，此"脏病治腑"之法也。

（三）痈脓证

嘔家有癰膿者，不可治嘔，膿盡自愈。（376）

本条讲的是痈脓致呕的治疗原则及治疗禁忌。大凡内痈之证，往往需要有祛邪的途径，讲痈脓排出方为正治。胃部痈脓，比如胃脓疡引起的呕吐，正是排出脓液的途径之一，此时，切不可见呕止呕，只能是助其排脓，待脓尽则呕吐自止，若是不当止呕，容易导致关门留寇的后果，在这种情况下，所以张仲景说"不可治呕，脓尽自愈”，体现了中医辨证论治的思想。

二、辨哕证

傷寒噦而腹滿，視其前後，知何部不利，利之即愈。（381）

一个肚子胀和呕吐的病人，当辨虚证、实证，有无邪气外排的渠道，“视其前后”，这个“前后”是指大、小便。“知何部不利”，看看大小便是否畅通？如果有大便秘结或小便不利的情况，治要通利二便，邪气由外出之道，腹胀、呕哕则不治自愈，所以“利之则愈”。通利二便来治腹胀、呕哕，说明腹胀、呕哕可以是因为大便的不通引起来，肠腑之气不通了，胃气就难以肃降。也可以是小便的不通引起来的，比如蓄水的五苓散证，下焦之水波及中焦的时候就会出现消化道的症状，导致心下痞，当然也会导致呕、哕的病变。“知何部不利，利之即愈”，对我们临床治疗启发很大，来一个呕吐的病人、一个打嗝的病人、一个消化道症状的病人，一定要分清楚原因，有时候不一定是消化道本身的问题引起来的，或有可能是其他的原因，你比如用五苓散治疗蓄水导致的呕吐、哕逆、心下痞等等，就属于这种情况，所以中医一定要辨证。

三、辨下利证

（一）实热下利证

下利譫語者，有燥屎也，宜小承氣湯。（374）

我们知道，下利有寒热虚实之别，下利若伴见谵语，为阳明腑实内结的现象，故曰“有燥屎也”。所以这个下利是热结旁流的表现，阳明病篇大承气汤证中可见，其实小承气汤证也有热结旁流的情况，这说明阳明燥屎在形成过程中和形成以后都会出现热结旁流，燥化越快，热结旁流的症状越容易出现，当然治疗这也得“通因通用”了。这是一个实热下利的证治，说明在厥阴病中可以见到阳明燥结的病变。

下利後更煩，按之心下濡者，為虛煩也，宜梔子豉湯。（375）

本有心烦，下利后心烦，当辨其虚实寒热，“按之心下濡”，表示为无形邪热内扰所致，所以说“为虚烦也”，所谓虚烦，不是因虚而烦，是无形邪气所导致的心烦，这个道理我们早在太阳病变证中都已经讲过了，这里仍然是由无形邪热扰于胸膈所致，只不过这种情况是出现在厥阴病中，与出现在太阳中、阳明病中的虚烦其病机是一样的，故都可以用栀子豉汤治疗，又一次体现出异病同治的道理。

（二）虚寒下利证

下利清谷，里寒外热，汗出而厥者，通脉四逆汤主之。（370）

这一条讲阴盛格阳虚寒证的下利，与少阴病通脉四逆汤证同，在此就不多讲了。

下利腹脹滿，身體疼痛者，先溫其裏，乃攻其表，溫裏宜四逆湯，攻表宜桂枝

湯。(372)

下利清穀,不可攻表,汗出必脹滿。(364)

又是表里同病先后治疗原则的条文,我们在太阳病变证中学过第91条,“伤寒,医下之,续得下利清谷不止,身疼痛者,急当救里;后身疼痛,清便自调者,急当救表。救里宜四逆汤,救表宜桂枝汤。”与此二条意义基本相同。仲景论表里同病先后治疗原则有三种,一是先表后里,二是先里后表,三是表里同治。本条是讲先里后表的治疗原则,用于表里同病里证为重之时。第372条所讲的“下利”当时指下利清谷,为肾阳虚衰所致,腹胀满,是脾阳虚弱不运造成的,此脾肾阳气衰退,阴寒内盛之证,虽有身体疼痛的表证,也应当先温其里,“虚人伤寒建其中”啊,用四逆汤回阳消阴,等到里阳来复,清便自调后,再行治疗表证,可用桂枝汤。否则的话,若先治其表证,表证未必能去,而且可能徒伤里阳,轻则会使胀满加重,“汗出必胀满”,重则会导致亡阳证的发生。

所以说,呕吐也好、下利也好,有寒也有热,有虚也有实,有表也有里,寒热虚实表里都会有,所以我们说,中医治疗任何一个疾病都必须辨证论治。

(三)虚寒下利转归

下利,有微熱而渴,脈弱者,今自愈。(360)

如果是虚寒下利,临证一般见不到发热、口渴,现在下利见有微热口渴,是阳气来复的征兆。脉呈弱象,则表明虽是阳气来复,但不至于来复太过,否则脉必见滑数之象,阳气来复适中,预示病情向好的方面转化,故曰“今自愈”。

下利,脈數,有微熱汗出,今自愈,設復緊為未解。(361)

本条是承上条而论,阳气来复,疾病向愈,若脉象再由弱或数转为紧象,则是阴寒反复的表现,故曰“为未解”。本条是以实例讲述厥阴病厥热胜复的现象。

下利,尺脈反浮數,尺中自澀者,必清膿血。(363)

这一条则又是讲阳复太过的现象的。本为虚寒下利,脉象应见沉迟无力,现在却反而见到浮数,为阳复太过的表现,阳复太过则化火,所以见浮数之脉。如果再复见涩脉,则不但阳热亢盛,而且阴津已伤,热伤经络,肉腐成脓,会发生“清脓血”的症状,这个症状在厥热胜复阳复太过中已反复出现多次了。

下利,脈沉而遲,其人面色赤,身有微熱,下利清穀者,必鬱冒汗出而解,病人必微厥。所以然者,其面戴陽,下虛故也。(366)

这一条讲述虚寒下利而见郁冒的病症。所谓郁冒,指头目昏眩,如物蒙裹。病人下利清谷、四肢微厥、脉沉而迟,显然是阳气衰微、阴寒内盛之象,此时又见面赤的戴阳证,为阴盛于下,格阳于上的表现,这与我们在少阴病篇所学的通脉四逆汤证、白通汤证的病机一致,这里若治疗的话,就可以这两个方子。药后虚阳得药力之助,奋力与阴寒相争,病人会见有郁冒的表现,然后正胜邪却,汗出而解。

下利，脈數而渴者，今自愈。設不差，必清膿血，以有熱故也。（367）

虚寒下利的两种转归：一是阳气来复，脉数、口渴，疾病向愈；若是阳复太过，热伤血络、热腐成脓，就会便脓血。

下利後脈絕，手足厥冷，晬時脈還，手足溫者生，脈不還者死。（368）

下利后见到脉绝、四肢厥冷，有两种转归。下利后，突然见到脉绝，手足厥冷者，多是因为骤然泻下，津液大伤，阳气一时脱绝所致，病情危重，病势急迫，但因发病突然，阳气仍有来复的可能，"晬时脉还，手足温者生"。"晬时"，指二十四小时，晬时后见脉象渐显，手足转温，就标明阳气已逐渐来复，疾病预后良好；若晬时后脉仍不起，或者手足没有转暖，多是阳气难以回还，往往是死候。但死候并非不治，坐以待毙，临证决不能消极等待，可用四逆加人参汤以回阳拯阴。

傷寒下利，日十餘行，脈反實者死。（369）

一个虚寒下利，一日大便十余次，其正气必虚，脉来一般当沉而微，若是这样的话，可用温补的方法治疗，尽管病情较重，但脉证相符，经过正确的治疗，往往预后良好；若虚寒下利反见实脉者，虚证见实脉，脉证不符，故曰"反"，属于《黄帝内经》所说的"至虚有盛候"、"真脏脉见"的情况，此时往往攻补两难，所以预后不良，故曰"死"。

第六节　厥阴病预后

下面是厥阴病的预后条文，与少阴病一样，厥阴病的预后也要看阳气来复的程度，有阳气来复预后良好的，也有阳气不复正衰危重预后不良的。先看正复可愈证。

一、正复可愈证

厥陰中風，脈微浮為欲愈，不浮為未愈。（327）

厥阴中风，就是外邪直中厥阴，是厥阴的外感证，一般有外感的脉是浮脉，才是脉和证相符，相符就为顺；假若脉不浮反沉，说明这个外感病就很复杂了，脉证不符，往往预后不好。

厥陰病，渴欲飲水者，少少與之愈。（329）

这是阳气来复的一种现象，尤其是厥阴寒证，经过治疗，当然或在用药的过程中可能有燥热的这样一种现象出现，病人略感到口渴，"少少"与饮之，可以少量喝一些水，以纠正因温热的药物的副作用，待津液来复了，其病自愈。当然，渴欲饮水也会出现在阳复太过的情况下，应结合临床综合辨证。

二、正衰危重证

下面我们讲正衰危重证，少阴病篇有六死证，厥阴病也有六死证。

傷寒六七日，脈微，手足厥冷，煩躁，灸厥陰，厥不還者，死。(343)

脉微、手足厥冷，为阳衰阴盛的寒厥。烦躁，则为阴盛格阳，虚阳上扰的危重症候。在这种病情危急的情况下，当然也可以用汤药回阳救逆，但汤药往往因为时间的延缓而缓不济急，所以直接用灸厥阴的方法以迅速回复阳气，挽救病人生命于危急之中。所谓灸厥阴，就是在厥阴经上选穴位施灸，灸后若肢冷转温者，为阳气来复，其病可治；若灸后肢体厥冷如故，“厥不还者”，阳气未有来复之兆，阳气回不来了，则其病不治，预后不良，故曰“死”。

傷寒發熱，下利厥逆，躁不得臥者，死。(343)

厥阴寒证见到发热，可能有两种情况，一种情况就是阳气来复，在身体出现发热的同时，手足厥冷逐渐消失，下利逐渐停止；而另一种情况就是阴盛格阳，阳气衰亡的表现。本条发热并见下利如故，厥逆依然，而且病人又出现躁动不安的现象，这在少阴病“六死证”里也有。躁动不安为阴寒内盛的表现，阴盛阳衰病人会躁动不安，表明阳气来复困难，多预后不良，故曰“死”。

傷寒發熱，下利至甚，厥不止者，死。(345)

本条发热、下利、厥冷的病机与上条相同，只是没有躁不得卧之象，但却下利严重。一个病人拉肚子很厉害，另外有四肢厥冷从来没有转暖的迹象，这些都是阳气不复，同时阴液将竭的表现，阳衰阴竭，所以也是死候。

傷寒六七日不利，便發熱而利，其人汗出不止者，死。有陰無陽故也(346)

發熱而厥，七日下利者，為難治。(348)

第346条讲的是突然出现了阳气外亡的病情，“其人汗出不止”，必是冷汗不止，一个伤寒六七日的病人突然发生这种情况，多是阳气即将衰亡于外的表现，预后不佳。

第348条是论虚阳外浮阴寒内盛的预后，这个我们在少阴病中讲得也很多了，大家下去看一下条文，领会意思就行了。

下利，手足厥冷，無脈者，灸之不溫，若脈不還，反微喘者，死。少陰負趺陽者，為順也。(362)

下利、手足厥冷、无脉，不仅阳气衰微，而且阴液竭绝，此时服用汤药已经缓不济急，直接用灸法进行急救，至于灸什么穴位，后世医家有主张灸气海、关元等穴，可作为参考。但灸后是否病情就能转危为安，也不一定。如果灸后脉象仍不见，并见到气喘的，多是肺肾阳气衰绝的表现，此处喘一定为呼多吸少的虚喘，为肾不纳气所致，预后极其不良，与第299条的“少阴病六七日，息高者，死”的机理完全相同，是肺肾衰竭的危象。但病情危急的病人，如果寸口脉不见，还需要从身体的其他部位查找脉象，以免遗漏病人的生还迹象，比如看一下足部的脉象，足部脉主要的有太溪脉、趺阳脉，太溪脉属足少阴肾经，趺阳脉属足阳明胃经，张仲景在这里提出：“少阴负趺阳者为顺也”，所谓“少阴负趺阳”，即太溪脉小于趺阳脉的意思，说明阳明胃气尚存，即使肾阳衰微了，但仍有可救之机。假如说趺阳脉负于太溪脉，那就很危险了，因为这时不仅肾阳衰微，而且胃气将绝，生化无源，病必不治，自当是死候了。

综上所述，厥阴病的预后与少阴病的预后是一样的，无论是对于一个厥阴的寒证也好，少阴的寒证也好，其预后的好坏决定于阳气来复的程度，阳气回则生，阳气不复则死。

这就是厥阴病篇的全部内容，对这一篇我们主要是掌握它的本证，三大块儿：寒热错杂证、寒证、热证。寒热错杂证有三证型，乌梅丸证、干姜芩连人参汤证、麻黄升麻汤证；寒证也有三型，厥阴经寒的当归四逆汤证、厥阴脏寒的吴茱萸汤证和经、脏同寒的当归四逆加吴茱萸生姜汤证；厥阴热证就是白头翁汤证，当为厥阴经、脏同热的证候。厥阴病的这些主要内容我们掌握好就行了，尤其是寒热错杂证，代表了厥阴病的这样一个特点，是厥阴病的核心证型。

第八章　辨霍乱病脉证并治

在讲具体的原文之前，先了解一下《伤寒论》里面讲的这个霍乱病，是个什么样的病？这个“霍”字，就是忽然、突然的意思，指病突然发生；乱，就是挥霍撩乱，在这里是指清浊撩乱，清浊相干的上吐下泻证。霍乱，就是忽然发生的上吐下泻，古人把这个呕吐、泄泻，顷刻之间发生的病，就叫做霍乱。那这个病它的特点，就是这两个：第一，必有上吐下泻的表现，吐泻并作；第二，就是突发、暴发，或者是骤然发作，骤发等等，这就是《伤寒论》里面讲的霍乱的特点。那么这个霍乱病的成因，一般认为有两点：第一，可以由感受外邪引起，那这个外邪，一般是外感秽浊之邪。什么是秽浊之邪呢？比如山岚瘴气就是，夏天旅游有时候会有这种情况，尤其有一些人，出去旅游，喜欢猎奇，到未开发的那些山里边去，那个空气有时候很弥漫，脏，这个就叫做秽浊之邪，人感受以后，容易上吐下泻，出现霍乱的表现；还有一个原因，跟饮食不洁有关，饮食不洁，不干净，吃了不干净的东西，或者被污染的食品，也会出现上吐下泻的病，尤其是夏天容易出现这种。所以我们看，《伤寒论》里边，乃至后世中医讲的霍乱，相当于我们现在的急性胃肠炎，胃肠炎好多就是由于饮食不洁引起来的。那么它的病机，为什么会突然出现这种上吐下泻的症状？我们主要是认为，一个是气机的升降紊乱了，就是骤然间这种邪气使脾胃的气机升降紊乱，清气不升，浊气不降，然后清浊相干，就会出现我们所说的这个霍乱。后世把霍乱又分成干霍乱和湿霍乱，这个当然是依据病因和它的成因、发病特点来讲的。还有一种霍乱，也不吐，也不泻，就是（腹部）剧烈的疼痛，后世把它叫做“绞肠痧”。但《伤寒论》那时候没有分那么细，就是一个上吐下泻的病，突然发生的，称作霍乱。

那么我们谈到这个霍乱，还要和西医的霍乱病相区别，西医也有这个病，但西医讲的霍乱是由霍乱弧菌引起来的一种烈性传染病，咱们国家曾把这些有传染性的病给它编上号，霍乱被编成第二号，称为“二号传染病”。第一号是天花、鼠疫。霍乱是二号病，很厉害的传染病，但跟咱们《伤寒论》讲的这个霍乱不是一回事，大家要注意，我们现在讲的不是这个烈性传染病的霍乱，是急性的肠胃炎。那张仲景为什么在六经病后面要立一篇霍乱呢？因为霍乱病在起始阶段可以出现表证，所以他以示区别，列了一个霍乱病，就是在这个病里边，可以有表证的出现，实际上这个就相当于有一些是太阳病的类似证，是这么来的，所以搁了一个霍乱病篇，这个我们了解就行了，我们讲义上也有这一段概括。

第一节　霍乱病脉证

下面我们讲具体的原文。原文很简单，咱们重点就讲三条就行了。首先是第382条，霍乱病一共是10条原文，从382到391条。

問曰：病有霍亂者何？答曰：嘔吐而利，此名霍亂。(382)

本条就是对霍乱病的一个定义，就是什么是霍乱病，回答得很简单，“呕吐而利，此名霍乱”，吐泻并作、而且忽然发生，叫做霍乱。呕是胃气逆乱，利是肠道紊乱，说明霍乱病主要是邪气干于肠胃，邪干肠胃，升降紊乱，而发霍乱。这一条是咱们学习的重点。

問曰：病發熱頭痛，身疼惡寒，吐利者，此屬何病？答曰：此名霍亂。霍亂自吐下，又利止，復更發熱也。(383)

这一条也就说明了为什么张仲景要在六经病之后写一个霍乱病，就是在有一些霍乱病开始发作的时候，它会有太阳表证的表现，我们看，“发热头痛，身疼恶寒”，属于表证的表现，那如果到此为止，我们就可以按照太阳病的辨证思路来进行辨治了，实际上这是一个太阳伤寒证啊。但是为什么说“此名霍乱”呢？因为后边还有一个吐利，而且在这个病证里边，主要表现的症状就是吐利，吐利是主症啊，而头疼发热，身疼恶寒是兼症，说明这个吐利，这个霍乱由外邪引起来的，可以兼有表证，但主要还是内部阴阳乖乱引起，所以说“霍乱自吐下”。“又利止，复更发热”，是说在霍乱病的发作过程中，下利会停止，发热出现在下利之后。当然了，也有一开始先有发热、恶寒、头痛、身痛这样一些表证的，然后再吐利。但是我们要掌握一个原则，就是霍乱病，之所以把它称作霍乱而不称作太阳表证，就是因为它的主症是吐泻并作，那前面我们讲过有表证，有吐利的一些方证，大家回忆一下，咱们要区别啊。就是来一个病人，有表证，有上吐下泻的，你是给他诊断为霍乱呢？还是诊断为太阳病其他一些证型呢？或者其他六经病呢？前面我们也讲过，有表证兼吐泻的呀，表证跟吐泻并见的一些方证我们想想有哪些？（学生：柴胡桂枝汤证）柴胡桂枝汤？哪有这个啊？柴胡桂枝汤证是“发热微恶寒，微呕，心下支结，肢节烦痛”这些。什么？葛根芩连汤证？“太阳病，桂枝证，医反下之，利遂不止，脉促者，表未解也，喘而汗出者，葛根芩连汤主之。”你背背条文就知道有没有啦，是不是呀？还有葛根汤证、葛根加半夏汤证，“太阳与阳明合病，必自下利，葛根汤主之；若不下利，但呕者，葛根加半夏汤主之。”那实际上葛根加半夏汤证里边会不会也有下利啊？当然会了，加个半夏就是治吐利并作的啊，它是不是也有表证啊？你看跟这个很相似，对不对？这是霍乱，那是太阳病，怎么区别？葛根汤证我们说是太阳病的邪气太强大了，逼迫到阳明，使大肠传导失常，引起来的吐泻并作，或者胃气上逆。那我们说葛根汤以解表为主，怎么区别啊？你看，有两组症状，一个是表证，一个是吐利，对吧？葛根汤是哪组症状重啊？表证重，大家注意，这个吐利，不是葛根汤证的主症，它的主症还是表证，在表证明显表现的情况下，兼有一些吐泻的症状，我们用葛根汤或者是葛根加半夏汤治疗；而霍乱呢，是以吐泻为主兼有表证，同时这个霍乱它的吐泻发作的形势呢？是突然发作，或者它跟表证同时出现。但是葛根汤证是先有表证，然后有吐利的出现，这个我们要区别开。总而言之，我们只要掌握住霍乱病的这种特点就行了，所以那个是感受的风寒之邪，这个有可能感受的是秽浊之气，所以这是霍乱病，那是太阳病。好，这一段它的意义就在这里，这也是说明了为什么霍乱病篇要跟在六经病之后。

第二节 霍乱病证治

第二节是霍乱病的辨治，这个第384条咱们不讲，这是霍乱和伤寒的区别，实际上刚才我们已经区别了。

一、五苓散、理中丸（汤）证

我们讲第386条。

霍亂，頭痛發熱，身疼痛，熱多欲飲水者，五苓散主之；寒多不用水者，理中丸主之。(386)

理中丸方

人參　幹薑　白术　甘草(炙)各三兩

上四味，擣篩，蜜和為丸，如雞子黃许大。以沸湯數合，和一丸，研碎，溫服之。日三四，夜二服，腹中未熱，益至三四丸，然不及湯。湯法，以四物依兩數切，用水八升，煮取三升，去滓，溫服一升，日三服。加減法：若臍上築者，腎氣動也，去术，加桂四兩；吐多者，去术，加生薑三兩；下多者，還用术；悸者，加茯苓二兩；

渴欲得水者，加术，足前成四兩半；腹中痛者，加人參，足前成四兩半；寒者，加幹薑，足前成四兩半；腹滿者，去术，加附子一枚。服湯後，如食頃，飲熱粥一升許，微自溫，勿發揭衣被。

我们看，这里提到五苓散和理中丸都能治霍乱的，这是肯定的，因为条文一开始就说这是霍乱病，对吧。什么情况下用五苓散？什么情况下用理中丸呢？这里边讲了，"头痛发热，身疼痛，热多欲饮水"，用五苓散；"寒多不用水"，是理中丸。所谓"不用水"，就是不渴。寒多不用水的下利，属于太阴病的范围，这就是太阴病篇中第277条所讲的"自利不渴者，属太阴，以其藏有寒故也，当温之，宜服四逆辈。"我们说"四逆辈"也包括理中丸、理中汤，对吧？你看这个是不是太阴的自利不渴的特点啊，病人有泄泻当然也有呕吐啊，那太阴病也有呕吐啊，太阴病273条的提纲证里边就有"腹满而吐，食不下，自利益甚"啊。所以这里讲的"寒多不用水"，就是"自利不渴者，属太阴"的情况，由于中阳不足，寒湿内盛，所以要用理中丸或理中汤来治疗。也就是说理中丸所治的霍乱是什么样的霍乱啊？尽管是突然发生的吐泻并作，也必须是中阳不足，寒湿内盛的霍乱，这时候才用理中丸或汤治疗，所以说"寒多……"这个很好理解。

那前面的这个"热多……"，怎么去理解啊，从后面用五苓散来看，五苓散是治热的吗？不是的，五苓散温阳化气行水，所以这里的"热"多被理解为是病在阳，寒多是病在阴。就是霍乱病病在阳经、阳分的，用五苓散；病在阴经、阴分的用理中丸。这是传统的观点，咱们讲义上也从这种观点，但是这种讲法还是比较笼统的，实际上这个寒、热，我们还可以从另外一个角度理解，热属于阳，在这里还可以理解为指表，指太阳，寒属于阴，在这里可以理解为是指里，指太阴。"热多欲饮水"就是太阳表证明显的、有口渴的，用五苓散，五苓散证本身就有消渴，再者"头痛、发热、身疼痛、热多"应该连起来理解，也就是说，霍乱病有外感症状明显的可以用五苓散，五苓散它兼有解表的作用；而表证不明显的，寒多的、偏里的，属于太阴的吐利的，用理中丸治疗。

如果结合这个霍乱的成因，外感、秽浊和饮食不洁，可能会有这样一种思路啊。这一条它实际上也是讲的对霍乱病的一种辨证治疗，而且这个霍乱病都是表现在初期，因为后边还有四逆汤证、通脉四逆汤证、四逆加人参汤证治霍乱，那当然是霍乱病的中晚期了，有阳衰阴竭的时候才用那些方子。所以这个五苓散也好，理中丸也好，都应该用于霍乱的初期。

总结一下就是这样：霍乱的初期，有两种啊，一种是热多的，一种是寒多的，"热多"实际上代表的是外感引起来的，比如刚才我们说的外感秽浊，又加上水湿内聚，否则的话我们可以不用五苓散，外感秽浊加上水湿内聚这是这一条讲"热多"它的含义。"寒多"是代表这个病起于里，往往是由饮食不节所造成的，所以是饮食不洁、寒热不调，就造成了脾胃升降紊乱，清浊相干，于是就发生了霍乱。但是外感秽浊、水湿内盛所表现的主要是表证明显，所以叫“热多”，就是表证加吐泻；而理中汤证是里证加吐泻，这个里证不一定都是由饮食不节引起来的，也可以由其他一些内伤因素，比如说疲劳这些都可以引起。所以表证加吐泻的霍乱，在治疗方法上应该是外疏表邪，内利水湿，即外疏内利，用五苓散；而里证加吐泻的，则可采取健脾、实际上是温脾除湿的方法，用理中丸，这是对霍乱初期一种治疗。那如果这个理中丸证中，霍乱也兼有表证的，我们可以改用什么方子啊？唉，桂枝人参汤，是不是啊？你就可以把那个方证也串上了，这就是霍乱初期的一种证治。

那咱们看五苓散在这里可以治疗霍乱病，实际上这也是一个利小便以实大便的例子，当然我们什么情况下使用五苓散啊，必须有水湿内停，有明显的小便不利、口渴，即“热多欲饮水”者，否则的话这个表证加腹泻，我们也可以用后世的方子像藿香正气散，本方治疗上吐下泻，特别是感受外邪或饮食不洁的吐泻，效果非常的好。但说为什么这个水饮内聚会引起上吐下泻呢？实际上就是小便不利的问题，水湿从小便出不去，就会聚在肠道，发为泄泻。学到这里，我们看这个五苓散能用于多少病呢？当然它的本证是太阳蓄水，以消渴、小便不利为主要表现，可以兼有表证；还可以治疗水痞，由下焦的水饮积聚，干扰了中焦的气机出现了心下痞，当然它的主证仍然是小便不利；而这里又讲它可以治疗水饮内蓄的霍乱病。当然我们看蓄水也好、痞证也好、霍乱病也好，这三种表现的病机都一样，都是水饮内聚的时候我们才用五苓散，实际上这也体现了异病同治的道理。《伤寒论》里边有关异病同治的很多，吴茱萸汤是最明显的一个是吧？在不同的六经病篇中出现，吴茱萸汤、猪苓汤、真武汤、五苓散等都是如此，它们所治的病发病途径不一样，但是它们的病机是一样的，所以都用同一个方子来进行治疗。这条咱们就这么理解就行了。

热多欲饮水者，五苓散主之。
病机：表邪不解，里气不和，清浊相干，升降失序
病症：上吐下利，伴脉浮发热，头身疼痛，小便不利，渴欲饮水
治法：外疏内利，表里双解
方药：五苓散
寒多不用水者，理中丸主之。
病机：中焦阳虚，寒湿内阻，清气不升，浊气不降
病症：吐利频繁，不欲饮水，发热头身疼痛不甚，伴腹中冷痛，喜温喜按，舌淡苔白，脉缓弱
治法：温中散寒，健脾燥湿
方药：缓用理中丸，急用理中汤

下面看理中丸及其制法，理中丸虽然出现在霍乱病篇里边，但仍是太阴虚寒证的主方。理中丸的四味药物是各三两，平均使用。本方用人参、甘草健脾益气，干姜温中散寒，白术健脾燥湿，使脾阳得复，寒湿得去，则升降调和而吐利自止。理中丸的制作方法及加减，“上四味，捣筛”，这个没有说“异捣筛”，那就是这四味药物搁在一块捣碎，然后过筛子。“蜜合为丸，如鸡子黄许大”，蜜制成大药丸。“以沸汤数合”就是用半升左右的热水，沸汤就是滚开水。“和一丸，研碎，温服之”，把这个丸药研碎，将之融化到热开水中，温服。一次喝这一丸，一天喝多少次呢？大家注意这个喝得比较多啊，“日三四，夜二服”，就是白天三到四次，晚上喝两次，一共五到六次吧，那也就是一天可以喝五六丸，因为这个丸药的作用比较缓啊，所以多次少量地服。喝理中丸有一个起效的标志，就是喝到什么时候才有效果呢？直到腹中有发热的感觉。“腹中未热，益至三四丸”，如果喝完这个理中丸，肚子里还没有热的感觉，就要再加量服用，“益至”就是再加的意思，可以再加服三四丸，每日量达到十丸。所以，这句话暗示了服理中丸起效的标志，大家注意啊，给病人理中丸喝一定要服到腹中有发热感。当然喝这么大的量，不是一下子加上的，是逐渐加量。现在没有理中丸这个成药，但有附子理中丸，就是理中丸加上附子，服用这个丸药与《伤寒论》的这个要求是一样的，我们现在服附子理中丸是早晚各一次，但如果腹中未热，也可以（药量）往上加，一定要注意这个，否则可能服了一阵子也不见效果。关于药物的起效标志，张仲景不仅在一个方子中讲，比如太阳病篇的小青龙汤方证也说过，“服汤已渴者，此寒去欲解也”，寒饮证本来病人没有口渴，如果喝了小青龙汤病人出现口渴了，这是寒饮将去的表现。所以服小青龙汤要服到什么程度呢？病人微微有口干口渴的感觉时，说明寒饮即将化解了，如果喝完小青龙汤没有口渴，可能表示药量还不到，所以意思是矫枉要过正一点，那样邪气才能尽去。与这一条讲的意思一样。

那这一条讲的腹中未热要加量，但如果服常用量腹中就热了，那就不加量了，就是这个意思。但是丸药毕竟是丸药，“丸者，缓也”。如果说你加了三丸，但也不能总无限制地加，加到十丸，腹中还未热，那再加至二十丸，如果腹中还未热，那你说我再给你加到三十丸，这个病人没法喝了，对不对？病人一天不吃饭总吃药了。假如三十丸这么多，还是不起效，怎么办？临床上经常碰到这类问题，有些寒证用热药马上起效，可是有些无论怎么吃都不行，张仲景碰到这种情况，主张改为汤剂，张仲景说了，即使将理中丸加至每日十丸，也不及汤剂的作用，“然不及汤”。“汤者，荡也”，比丸、散、膏等剂型起效快。本条讲理中丸也可改作汤剂使用，为一方二法，病情缓需久服者，可用丸；病势急或者服丸药效果不好者，改用汤剂。汤剂的用量仍是四物各等份，“四物以量数切，以水八升，煮取三升，去滓，温服一升，日三服”，这是常用的煎服方法，不多讲了。

理中汤后面有一个加减，给大家简单地说一下。第一个是“脐上筑者，肾气动也，去术，加桂四两。”“筑”就是捣动，形容肚脐上下悸动不安如有物捶捣。脐周跳动感，所谓“肾气动也”，实际上是水气内动，水气内动而上冲，去白术之壅补，加重量桂枝以平冲降逆。理解这句话的意思可以联系第65条所讲的欲作奔豚证，“发汗后，脐下悸者，欲作奔豚，茯苓桂枝甘草大枣汤主之。”脐下悸动，是欲作奔豚的征兆，是水气欲作上冲的表现，用苓桂甘枣汤来治疗。方中用茯苓是渗湿利邪水于下，用重量大枣加甘草是健脾防水于中，用桂枝加甘草合成桂枝甘草汤是温振心阳而平冲于上，但在这里健脾使用的并不是白术，而是十五枚大枣，按说健脾的力量白术比大枣为强，但这里却没有使用白术，而是把大枣加量使用，就是因为白术壅滞，不利于脐周悸动的祛除的缘故。仲景用药有两个习惯，也是经验吧，一是胸闷不用芍药，因为芍药酸敛阴柔的原因；二是脐周跳动的不用白术，是因为白术苦坚壅滞的原因。当然，这也只是《伤寒论》中的一些古人用药经验的说法，是否符合现今临床用药特点，还必须经过实践去验证。我的体会是，即使水饮上冲，脐周悸动，如果有脾虚湿盛的，当然也可以用白术，切不可太死板了，我就曾用桂枝加桂汤合苓桂术甘汤治疗一些严重的奔豚证，效果非常好，所以临床实用需灵活对待。

“吐多者，去术，加生姜三两”。这里的呕吐，当属胃寒饮停而气逆，所以去壅补滞脾的白术，加温胃散寒降逆的生姜。“下多者，还用术。”下利严重者，多是脾寒气陷，失于健运，当然要主用白术温中健脾燥湿止泻。“悸者，加茯苓”，此处的心悸，当为脾虚水湿凌心所致，故加茯苓一是健脾渗湿，二是宁心安神。

“渴欲得水者，加术，足前成四两半。”大家注意这个，这里讲的是口渴的要把白术加重，加重到多少，由三两加重到四两半，就是再加上一两半。那为什么口渴要加白术呢？白术不是温燥的吗？所以此处的口渴，是脾虚的表现，脾气虚弱，不能运转津液布于口就会有口渴。而且随着脾阳虚的进一步发展，当阳不化津、阳不升津的时候，就会表现为严重的口渴，但这种脾虚不能运转津液所导致的口渴的特点，多是口渴喜热饮，且喝得不多。脾虚津液不布，故重用白术以健脾布津，口渴自除。

至于“腹中痛者，加人参，足前成四两半”就很好理解了。虚寒腹痛，加重人参以温补脾中阳气。“寒者，加干姜，足前成四两半”，中阳虚甚，腹中冷痛或下利日甚的，把干姜量加重，以温中阳散脾寒。“腹满者，去术，加附子一枚”，腹满当然是寒湿引起来的，尽管有寒，因为白术比较壅滞，影响治疗腹胀，所以还是把白术去掉，加上附子以增强其祛寒力道。这一点比较符合临床情况，白术的确壅滞，不利于治疗腹胀，即使脾虚腹胀，也当慎用白术。

这是理中汤八个加减，临床经常会使用到，我们可以把它编成歌诀记住。我给大家推荐一个我自己编的理中汤加减歌诀：去术加桂脐上筑，去术加姜治呕吐，腹满去术加附子，下利口渴用白术，腹痛加参悸加苓，里寒干姜量加足。

后面是服理中汤的要求，“服汤后，如食顷，饮热粥一升许”，服汤后约莫一顿饭的工夫，再喝200ml左右热粥，以助其温中的效力。这又是一个药后喝粥的方子，《伤寒论》中一共四个方子后要求喝粥：第一个桂枝汤，服完桂枝汤一服后，要“啜热稀粥一升余以助药力”，助桂枝汤的解表发汗的药力，因为桂枝汤发汗力较弱，所以要让桂枝汤解表必须喝粥，否则的话可能发不出汗来。还有第二个我们涉及喝粥的方子是什么呢？三物白散，后面有喝冷粥和热粥的不同，如果服了三物白散下利不止者，请问是喝凉粥还是喝热粥啊？（学生：凉粥）对，主要是矫正巴豆的这个药性啊，因为是巴豆是热性的，所以喝冷粥是抵抗它的热下作用对吧；那如果是喝完三物白散以后没有泻下，就要喝热粥以助巴豆之性了。第三个要求喝粥的方子是十枣汤，由甘遂、大戟、芫花组成，逐水很厉害，容易伤正气，所以喝完十枣汤“得快下利后”要喝糜粥自养，喝点稀烂的粥，以养胃气。第四个需要喝粥的方子就是这个理中汤，喝热粥是为了增强其温中的效力。所以四个方子要求喝粥的意义都不尽一致，桂枝汤后喝粥是为了加强其解表作用；三物白散后喝粥是为了调整其药力、药性；十枣汤后喝粥是为了养胃气、防止伤正；而理中汤喝粥，是为了助其温补中阳。“微自温，勿发揭衣被”，喝了药，再喝了粥，阳气就会逐渐回复，身体的寒凉也就会逐渐消散，就是身体逐渐感到暖和起来，但此时切不可因一时的温暖而揭去衣被，否则会非常不利于疾病的恢复的，故曰“微自温，勿发揭衣被”。所以，喝完理中汤除还要喝粥外，也要盖被子取暖。

理中汤用于脾气虚寒证，往往由过食寒凉或经常衣着单薄所致，此外，也有个别人为了减肥而经常使用寒凉泻下药造成脾阳不足的等等。脾气虚寒证的表现：大便溏泄、或大便不成形，或大便溏而不爽；腹胀时轻时重，一般是白天轻、夜晚加重；腹痛，绵绵或隐隐作痛，喜温喜按；呕吐，不欲饮食；妇女白带清稀而量多；或急性吐泻的霍乱病；也可以见于大病之后，唾涎沫不止。乏力，精神不振，舌苔白腻，脉虚弱。

一30岁男性病人，经常大便溏泄，夹杂有不消化食物，不敢吃凉的东西和肉类，否则腹泻就会加重，病已1年多了。询问其病因，因为夏天过食冰镇西瓜、冰镇啤酒、冷饮所致。腹部胀满，大便次数越多，腹胀就越加重，食欲不振，舌苔白。这就是脾胃虚寒的病情，我用理中汤加砂仁、破故纸，服14剂痊愈。

另一位女性病人，25岁，患腹胀如鼓，每到夜晚加重，胀得难以入眠，晚饭也不敢吃，不停地放屁，但放屁后腹胀稍减。曾用过理气的中药治疗1个月，效果不显。该病人怕冷，有时大便溏泄而不爽，不敢食凉物。此脾胃虚寒，气机郁滞，不能单纯理气，必须温运脾阳，待脾阳强大，中焦寒去，其气自然运转。用理中汤的加减法，“寒者，加干姜，足前成四两半”，重用干姜至15g、焦白术30g，加木香、砂仁，两周而愈。

上述两个病案都属于中焦脾胃虚寒，理中汤即专门为此而设，只要辨证准确，可谓用之即效。

二、四逆汤证

吐利汗出，發熱惡寒，四肢拘急，手足厥冷者，四逆湯主之。(388)

既吐且利，小便復利，而大汗出，下利清穀，内寒外熱，脈微欲絕者，四逆湯主之。(389)

讲的是霍乱吐利以至于阳亡液脱的证治。吐利交作，更见汗出，这种情况持续下去，不但会导致亡阳，而且还很容易阴伤液竭。阳气虚衰不能温煦四肢，则见手足厥冷。阳气不能温煦，又加上阴伤液竭使筋脉失养，就会出现四肢拘急疼痛的症状，霍乱病因身体的液体耗损较快，往往会出现诸如手足抽筋、身体疼痛类的症状，就是这一条所讲的意思。至于发热恶寒，在这里绝不是表证，而是代表阳衰阴盛、阴阳格拒的表现。阳气虚弱，恶寒自然会有。而发热出现在一派阴寒证中，是阴寒内盛，格阳于外所致。纵观本条所言，与少阴病篇中少阴寒化重证表现一致，属于四逆汤证系列，故仍用四逆汤以回阳救逆。其实，这里所说的应该是四逆汤证重证，因为出现了阴阳格拒的情况，应该使用通脉四逆汤治疗。

至于第389条，与第388条内容基本一致，其实都应该属于通脉四逆汤证范围，大家下去看一下就行了。

三、通脉四逆加猪胆汁汤证

吐已下斷，汗出而厥，四肢拘急不解，脈微欲絕者，通脈四逆加豬膽汁湯主之。(390)

通脈四逆加豬膽湯方

甘草二兩(炙)　乾薑三兩(強人可四兩)　附子大者一枚(生，去皮，破八片)　豬膽汁半合

上四味，以水三升，煮取一升二合，去滓，内豬膽汁，分溫再服，其脈即來。無豬膽，以羊膽代之。

"吐已下断"，是指不再吐利，即吐利停止。会有两种情况，一但见"汗出而厥，四肢拘急不解，脉微欲绝"等症，说明此吐利停止，并不是阳气来复了，而是因为吐利太甚，不但导致阳气衰亡，而且导致阴津竭绝，导致无物可吐、无物可下而停止。阳气亡于外，所以汗出而厥。阴阳俱虚竭，筋脉失养，故见四肢拘急不解。阳亡阴竭，故脉微欲绝。所以，治疗以通脉四逆加猪胆汁汤于回阳救逆之中，兼以益阴和阳。

这一条原书本写成"四逆加猪胆汁汤"，与本方组量不符，此改为"通脉四逆加猪胆汤”，这是依据赵开美本所改的，与方中组方药量相符，这里大家了解一下就行了。之所以加猪胆汁，有两个用意：一是猪胆汁有滋养阴液的作用，既可补益因吐下造成的阴液乏源，又可制约姜附的燥热伤阴之性，所以有“益阴和阳”的妙配；二是借猪胆汁的性寒，以引热药入阴，可不同程度地减少或制约因阴寒太盛对辛热药物的格拒不受，此为反佐之大法。再一个大家还要注意，前面少阴病篇我们讲过一个白通加猪胆汁汤，是白通汤加猪胆汁，再加人尿而成；而本方通脉四逆加猪胆汁汤，只是在通脉四逆汤中加入猪胆汁。要予以区别记忆。

四、四逆加人参汤证

惡寒脈微而復利，利止亡血也，四逆加人參湯主之。（385）

四逆加人參湯方

甘草二兩（炙）　附子一枚（生，去皮，破八片）　乾薑一兩半　人參一兩

上四味，以水三升，煮取一升二合，去滓，分溫再服。

“恶寒脉微而复利，利止亡血也”，这是阳亡液脱的表现，气阴双亏了，此时也可用四逆加人参汤。本方为四逆汤加上人参，用四逆汤以回阳，加人参以益气固脱、生津滋阴。本方用于亡阳虚脱而脉不起，以及阳损及阴、阴阳两伤者，最为妥当。所以，对有四逆而又表现有汗出不止、吐利无度的疾病，最为适用。《伤寒论》中，张仲景对阳明大热证见大烦渴的，用白虎汤加人参；而对阴寒内盛证见脉微欲绝、吐利不止，或利止脉不出的，用通脉四逆汤加人参；而本条的利止亡血，用四逆汤加人参。前后相互联系的话，可以看出人参不仅益气，而且确有生津补液的作用。

五、桂枝汤证

吐利止而身痛不休者，當消息和解其外，宜桂枝湯小和之。（387）

仲景所讲的霍乱病可以是表里同病，外有表证，内有吐利，若吐利已止，说明里气已和。但仍然“身痛不休”的，可能表证还没有完全解除，此时，“当消息和解其外，宜桂枝汤小和之”。所谓“消息”，斟酌的意思，这是一个特殊的词语，大家要记住，因为我发现有个别同学喜欢望文生义啊，有一次咱们期末考伤寒，就出了这个解词：消息，有个同学答道：短信也（学生笑）。希望咱们班别出现这样的错误啊。消息是斟酌的意思，寓有灵活变通，随证选药的意思。那么，为何用桂枝汤小和之呢？这是因为吐利之后，正气受到损伤，虽然还有表邪不尽，也不可使用麻黄汤类来峻汗；再者，吐利之后，邪气已衰，也不需要峻汗啊。此处使用桂枝汤也不必啜粥、温覆取汗，所以尽管使用桂枝汤，也只是“小和”而已，尚有不令发汗之意啊。

不过，我倒认为此处的身痛不休，并不是表证所为，而是霍乱以后遗留下来的身痛不休。那为什么还要“和解其外”呢？因为这里的身痛尽管不是表证所为，但总是在表的症状。在表的症状跟表证是一回事吗？不是。在表的症状只是说现在这个症状是表现在身体的表面上，身痛就是身体表面的症状是吧，但是它跟太阳病表证是两回事。吐利没有了，却遗留下一个身痛不休，用桂枝汤调和一下阴阳就行了，所以这叫做“和解其外”，而并不是说用桂枝汤解表。

本条用桂枝汤治身痛，很有临床意义，尤其是日久不愈的身痛，多是营卫不和的表现。张仲景治疗身痛善于使用桂枝汤类方剂，譬如营阴不足，其脉沉迟的身痛，用桂枝新加汤治疗；卫气虚弱多汗的身痛，用黄芪建中汤治疗；营卫俱不足，表气不固的身痛，用桂枝加附子汤治疗等等，确实值得我们临床效法使用。

第三节　愈后调理

吐利發汗，脈平，小煩者，以新虛不勝穀氣故也。(391)

霍乱病经过治疗以后，脉见平和，说明大邪已去，病情向愈。如果尚还有微烦不适，多为吐下之后、大病新瘥之余，脾胃之气尚弱，不能消化食物所致，所谓“新虚不胜谷气故也”。“新虚”，指大病初愈，胃气尚弱。“不胜谷气”，指胃气弱不能消谷。此不需用药调理，只有节制饮食，注意饮食调养就可以了，这样就能使身体逐渐康复。所以，本条列于霍乱篇末，体现出《伤寒论》“保胃气、存津液”的治疗法则，具有重要的临床意义。

好了，关于霍乱病脉证特点，预后转归诸方面我们都讲完了，重点掌握以下内容。水饮内聚的霍乱，用五苓散；寒湿内盛的霍乱，用理中丸；另外还有阳衰阴盛的霍乱，用四逆汤，或者是通脉四逆汤；阳衰阴竭的霍乱，用通脉四逆加猪胆汁汤；阳亡液脱的霍乱，用四逆加人参汤；而霍乱的后遗症身疼痛，用桂枝汤“小和之”处理。

第三十六讲

阴阳易差后劳复病脉证并治

第九章　辨阴阳易差后劳复病脉证并治

这一节我们讲最后一篇，叫《阴阳易差后劳复病脉证并治》，从第 392 条到第 398 条，总共 7 条原文。

本篇中讲了两个病，一个是叫做“阴阳易”的病，而另一类是差后劳复的病证。

第一节　阴 阳 易 证

所谓阴阳易，就是在伤寒热病即将痊愈，但人体气血阴阳还未完全达到平衡状态的时候，此时男女早行房事所发的疾病。男女之病，交相传易，故名“阴阳易”。具体而言，阴阳易又可分为“阴易”与“阳易”，女传男者，为“阴易”；男传女者，为“阳易”。但一般是“阴阳易”并称，实为男女之间因性事不当而导致邪毒交叉感染的一类疾病。

傷寒陰陽易之為病，其人身體重，少氣，少腹裏急，或引陰中拘攣，熱上沖胸，頭重不欲舉，眼中生花，膝脛拘急者，燒褌散主之。(392)

燒褌散方

婦人中褌，近隱處，取燒作灰。

上一味，水服方寸匕，日三服。小便即利，陰頭微腫，此為愈矣。婦人病取男子褌燒服。

阴阳易这个病得之于大病新瘥，余邪未尽，而强行房事。以身重少气，少腹拘急，牵引阴户作痛，甚或见阴缩，阴户内流出浊物，热气上冲胸脘欲死，头晕眼花为临床特征。现在临床对这个病的报道越来越多，应值得我们大家注意。因大病初愈，气血未完全恢复，行房之时，最易耗动精气，所以本病发病之初即见身体沉重，少气。随之阴分被伤，则筋脉失养，加之余邪窜扰，则见少腹里急，或牵引阴部拘挛疼痛，乃至膝胫拘急。阴精亏损于下，必有虚热内生，若余邪夹虚热自下向上攻冲，则会见到热上冲胸，头重不举，眼中生花。成无己对此论述精深，特录之以供大家参考："大病新瘥，血气未复，余热未尽，强合阴阳得病者名曰易。男子病新瘥未平复，而妇人与之交，得病名曰阳易；妇人病新瘥未平复，男子与之交，得病名曰阴易。以阴阳相感动，其余毒相染著，如换易也。其人病身体重，少气者，损动真气也；少腹里急，引阴中拘挛，膝胫拘急，阴气极也；热上冲胸，头重不欲举，眼中生花者，感动之毒，所易之气熏蒸于上也。与烧裈散以道阴气。"总之，本病总为大病初愈，阴阳交媾，染易邪毒所致，治宜解毒导邪外出，方用烧裈散。

病机：热病之后，余邪未尽，气血未复，阴阳交媾，染易邪毒
病症：身重，少气，少腹里急，或引阴部拘急疼痛，热气上冲，头重不欲举，目昏眼花，膝胫拘急等
治法：解毒排毒，导邪外出
方药：烧裈散

裈，就是裤裆。烧裈散方是取内裤近隐私处的那一部分，即裤裆处，将其剪下，烧作灰用。从取"妇人中裈，近隐处"一句体会，可见患此病者以男子为多。若是妇人患此病，则"取男子裈当烧灰"。男女裈裆，此物本草无载，但据古人书籍介绍，裈裆为浊败之物，用于阴阳易，当为取同气相求之意，也许从男女激素、荷尔蒙相互吸引的道理而言的吧。至于烧灰用者，可能是因为火烧为净而能导毒外出的缘故。服后小便利则愈，并有阴头微肿，这是毒邪从阴窍中排出的表现。

这个方子我本人没有使用过，没有更深的临床体会可谈，1997 年我在写《伤寒名医验案精选》一书的时候，读了一些相关的资料，有古人对本方的使用，也有今人的多例临床观察，在此借一两个临床医案给大家作一介绍，资作参考。

一例是宋代许叔微在其《伤寒九十论》一书中治疗的"阴易"病例：己巳，邻人王友生以贩京为业。蓄一婢，患伤寒，热八九日，予为治之，得汗而愈。未数日，生自病，身重，头重不欲举，目中生花，召予视之。予曰：是必伤寒初愈，妇人交接得之，即令阴头上必肿，小腹绞痛，然是阴阳易也。生曰：前患者婢子，意谓已安，遂与之交，翌日得此疾，良苦。予曰：失所治，必吐舌数寸而死。予作猳（公猪）、鼠粪、烧裈散等，以利其毒气，旬日安。（《伤寒九十论·证五十七》）

另一例选自《国医论坛》杂志 1997 年第 4 期所载的一个"阳易"病案：张某某，女，28 岁，1970 年 12 月诊治。患者经西医收住入院治疗 3 天，诊断为歇斯底里，治疗无效，转中医会诊。初予归脾汤无效，再诊患者头昏重，颈项软不能举，两眼视物昏花，面色苍白，身重气短，汗出不止，恶寒战栗，四肢厥冷，两膝酸困，苦莫名状，精神恐惧，严盖衣被，每隔二三分钟必发惨叫，询言此时阴中拘引，阴户洞开，从内流出霉渣样物，热上冲胸犹死之将至，舌苔薄白，舌质淡，脉沉而细数。证合伤寒阴阳易之为病，主以烧裈散，急令其夫如法调服。服后约10分钟，患者酣然入睡，汗止神安。二小时后醒，欲小便，溲后面露笑容，言症状若失，惟身乏疲软，半日许复思小便，执意到室外排解，因时值严冬感寒，便后回至室中，诸症发作如前。乃急令再调服烧裈散，药后诸症又愈，后连续服药三天，病情稳定，末以归脾汤调理善后。（国医论坛1987，(4)：35）

总之，阴阳易究竟属于何种病证，烧裈散是否有效，尚待临床进一步研讨。关于本方治疗机理，曹颖甫曾在《经方实验录》中阐述说："以浊引浊，使病从何处受，即从何处出，夫磁石引针，珀引灯芯，同气相感也。故食瓜而病者，治以瓜皮汤……其理同也。"值得进一步研究之。

第二节　差后劳复证

下面我们重点是讲差后劳复病，什么叫差后劳复呢？所谓"差"，同瘥，痊愈的意思。疾病本已痊愈，但又因劳而复发，就叫"差后劳复"。张仲景专门写一篇差后劳复放在六经病的后边，就告诉大家啊，患六经病大病初愈，好了，但别高兴太早，后面还要接着进行科学的护理，如果护理不慎，还会导致疾病发作的。

一、差后劳复证治

（一）枳实栀子豉汤证

先看枳实栀子豉汤证：

大病差後，勞復者，枳實梔子豉湯主之。（393）

枳實梔子豉湯方

枳實三枚（炙）　梔子十四個（擘）　香豉一升（綿裹）

上三味，以清漿水七升，空煮取四升，内枳實、梔子，煮取二升，下豉，更煮五六沸，去滓，溫分再服，覆令微似汗。若有宿食者，内大黃如博碁子五六枚，服之愈。

本条没有说具体的症状，什么叫大病呢？伤寒就是大病，在古代一些外感病，感受外邪发烧一类的病，是会死人的，古人认为这是很大的病了，现在这些病好像不算个什么，但2003年的SARS也挺厉害的，当然是大病了。现在大病的概念有些不同了，我们现在一说到大病，好像就是中风脑血管病、心血管病、癌症等的，这些叫大病。那当时的外感病就是大病，死人很多的，张仲景就是因为他家里人死的太多了，才立志要研究外感病啊，写出了不朽的《伤寒论》。大病差后，过早地劳作者，多会因劳而使疾病复发，就叫“劳复”。当然，劳有心劳、脑劳、形劳，是不是啊？比如有一些人，特别是咱农民朋友，病刚好身体还没有完全复原呢，就下农田干活了，劳作以后这症状又来了，这就叫做劳复啊，这是形劳。还有一些人，像咱们知识分子啊，知识分子都比较勤奋嘛，大病初愈，就去熬夜写东西，发表文章，或搞科研，过早地劳作吧，脑劳啊，也会使疾病重新发作，复发，要养一段时间才可以，是这个意思。那为什么要用枳实栀子豉汤呢？一般在这个劳复的病里，就是因劳而复发的，以下几种情况比较多见：一种是什么呢？劳神，过早地思考问题，还有的是因为家庭的经济状况劳神，看病花了很多钱，借钱看病，还不起别人怎么办？经常考虑这些个问题，也劳神，劳神就很可能导致疾病复发；另外一种就是什么呢？一些人爱吃，大病之后，总认为自己很虚，加上大病刚愈胃口也开了，所以就过早进补，大吃二喝，往往也导致疾病的复发，因为大病初愈，胃气尚未恢复，多食、饱食令胃气难以忍受而病复；还有一种容易使病复发的因素就是外感，旧感初愈，不注意摄护，新感又发，临床上这几种因素最多见。如果是劳神而复的话，因为思虑过度而复发，往往病人多表现为什么呢，表现为烦，多烦；而因多食而复发的多滞，滞就是肠胃运转不良，动力很差，是不是？所以病人总是喊肚子胀，那当然了，你过早地吃一些不容易消化的东西，油腻大的，营养比较高的，那当然会出现这种情况，所以说劳神而复多烦，劳食而复多滞。因新感而复发的往往会有新的感冒症状，特别是发热重新出现。那如果说劳神而烦，这个心烦怎么治呢？这里边为什么它讲“大病差后，劳复者”，没有说症状呢？这是指的一般规律，这个病人可能既有烦又有胸腹痞满这样一些症状，所以可以用栀子豉汤来进行治疗。栀子豉汤本来是治虚烦不得眠的，加上脘腹有胀满，所以再加上枳实，就是枳实栀子豉汤，这与太阳病篇中讲的栀子厚朴汤证有相似之处，二者当为同类，都是心烦加腹满的病症，只不过彼为伤寒误治，而此为差后劳复而已。

病机：病愈劳复，余热复聚，胃气痞塞
病症：低热，心烦，甚则心中懊侬，口干口渴，心下痞或脘腹胀满，食少，舌苔薄黄
治法：清热除烦，行气消痞
方药：枳实栀子豉汤

本方一共三味药物，“枳实三枚，栀子十四个，香豉一升”，其实就是栀子豉汤加枳实了，方用栀子豉汤在于清热除烦，由本方的加入，说明病人心烦的症状比较突出。枳实在这里主要是行气消痞，治疗脘腹胀满或痞塞。本方与栀子厚朴汤有相似之处，都是治疗心烦腹满的常用方剂，二者比较，枳实栀子豉汤因是栀子豉汤加枳实，所以心烦的症状比较突出，兼有腹满、脘痞；栀子厚朴汤为栀子

豉汤去豆豉加枳实、厚朴，所以行气消痞除胀满的作用较强。另外就是二方证的发病途径不同，本证是起于病后复发，而栀子厚朴汤证是太阳病误治所致，但无论是差后复发还是太阳病误治，只要见到心烦、腹满者，当首先考虑使用此二方，心烦较明显的用枳实栀子豉汤，脘腹胀满明显者用栀子厚朴汤。

看方后注，“上三味，以清浆水七升”，什么是“清浆水”呢，传统的观点认为是淘米的水，就是米泔水吧，将米泔水存放一段时间，致其味酸起白花者，即为清浆水。这种说法起于唐代孙思邈，孙思邈在《千金翼方》第十卷中称其为“酢浆”，即是酸浆水，酢即是醋。清代吴仪洛在《伤寒分经》中说：“清浆水，一名酸浆水，炒粟米熟，投冷水中浸五六日，味酢生白花，色类浆，故名。”并认为清浆水性凉善走，通关开胃，解烦渴，化滞物。所以用清浆水煎药，有清热除烦、理气宽中、助消化的作用，可能清浆水内含有大量的酵母菌的缘故吧。这种酸浆水的说法，除吴仪洛外，还有许多医家也认同这个观点，如徐灵胎在《伤寒论类方》中说：“浆水即淘米泔水，久贮味酸为佳。”其他像朱丹溪、王肯堂等均持这种观点。还有一种看法，认为清浆水就是泥浆水，是取泥巴水澄清者，有清热、补益脾胃的作用，认为凡以黄土为原料者，皆能入脾胃，以脾胃主土故。如程知在《伤寒经注》中说：“清浆水乃泥浆水之清者，盖欲借土气以入胃耳。”另有一说法，我认为比较符合张仲景的意思，认为张仲景所说的清浆水是指老百姓用以浆线、浆布的水，“浆”应读作 jiàng（动词），而不能读作 jiāng（名词）。清浆水是由小麦面团在清水中反复漂洗，并将面中的丝筋抓出而成。小麦我们都知道，秋季播种，冬日孕育，春天生长，夏天收割，秉四时之气，得土气最厚，是为五谷之首。味甘，性平，微寒，通心、脾二经。具有健脾益气，养心除烦，清热止渴的功能。仲景在大病瘥后劳复之时，取这种清浆水作为枳实栀子豉汤之溶剂煎料，既能健脾益气，清热除烦，又没有腻滞脾胃的弊病，正与病情相合，可谓用心之良苦。我比较同意这种说法，现在河南当地老百姓也经常使用面筋及其水做汤，如菜汤、胡辣汤、疙瘩汤等，不仅味道鲜美，而且健脾开胃。

再往下看，“空煮取四升”，“空煮”就是先单独煮清浆水，相当于煎，浓缩啊，也有消毒的意思。本方豆豉仍然是后下，目的在于解除郁烦，有解表散邪的作用。“去滓，分温再服，覆令微似汗”，仍然要求覆被取汗。“若有宿食者”，什么叫宿食啊？就是胃中有隔夜不消化的食物，如果是这样的话，可加上大黄如围棋子大者五六枚，这里所说的“博棋子”，就是围棋子，加大黄在于荡涤肠胃，导滞下积，以帮助六腑的传导，因为六腑以通为用嘛。

这一条它的临床意义是什么呢？告诉我们大病以后，从哪些方面来护理啊？一个是，哎，最主要的是先要管住嘴，告诉病人饮食要吃清淡的，容易消化的，别过早地吃不容易消化的、肥甘厚腻的东西；第二点呢，要怎么样？要心情愉快，心情放松，做好精神护理，这个很重要。管住嘴实际上还是比较简单的一个事儿，尤其是病人,特别是不会做饭的病人,你不给他做不就行了呗,让他吃不上啊(学生笑)。但是这个精神层面上的就不太好护理了,一定要给病人多开导开导,不要想那么多杂事,做到心情愉快,这样病就好得快了,所以它的临床意义就在于这里。

(二)小柴胡汤证

傷寒差以後,更發熱,小柴胡湯主之。脈浮者,以汗解之;脈沉者,以下解之。(394)

"伤寒差以后",也是伤寒好了以后,"更发热",又出现发热了,病情复发了,可能因为劳复,也可能因为食复,也可能是因为重新感受邪气,总之病又复发了,病人又有发热。但对病情反复的发热,其治疗仍需要平脉辨证,具体分析,不能一概而论。若脉见浮者,为邪在表,可以使用汗法;若脉见沉实者,为邪气结于里,可用下法;若非表非里,果属少阳枢机不利的,可以用小柴胡汤的和解之法。至于汗法,可以用桂枝汤;下法,可以使用大柴胡汤或承气汤。其实这也是张仲景自己讲的,因为在《伤寒论》的后八篇里边,"可下"篇中讲的就是这个,在"辨可下病脉证并治"篇讲:"伤寒后,脉沉,沉者,内实也,下解之,宜大柴胡汤。"大家看啊,一个外感病好了以后,过两天又发热了,一定要辨证施治,在这里讲不是说所有的伤寒瘥后复发热都要用小柴胡汤,还是需要辨证的,桂枝汤、大柴胡汤、小柴胡汤我们都可以选,就是看它表现的是表是里,还是半表半里,是不是这意思,所以伤寒瘥后复发热,它的病位不同,我们使用的方子也不一样。

再一个,咱们学完这一条,我们看看小柴胡汤可以治疗多少种发热啊?咱们考虑过这个问题没有啊?《伤寒论》中讲小柴胡治发热的类型很多,首先是寒热往来,第 96 条讲的,这是小柴胡汤证中一个很重要的条文;小柴胡汤还可以治疗潮热,定时发热类的,阳明潮热,第 229 条,"阳明病发潮热,大便溏,小便自可,胸胁满不去者,与小柴胡汤。"当然这个阳明病比较轻微;还有第 99 条的身热恶风,三阳合病那个,治身热恶风,实际上讲小柴胡汤解表的作用,当然这一条是三阳合病,无所偏重,治从少阳,待枢机一转,则三阳邪气尽去;小柴胡汤还可以治疗热入血室证的发热,这种发热,表现为寒热如疟;另外第 379 条"呕而发热,小柴胡汤主之。"这一条咱们上一节刚讲过,属于厥阴邪气出少阳,见呕吐、发热的,即可首选小柴胡汤;再一个就是这一条,小柴胡汤治"差后发热"。你看,小柴胡汤能治多少种发热啊,少阳寒热往来、阳明潮热、太阳发热、厥阴发热、差后发热、热入血室等等,这充分说明,小柴胡汤是治发热的一个良方啊,大家要把它记住。

(三)牡蛎泽泻散证

大病差後,從腰以下有水氣者,牡蠣澤瀉散主之。(395)

牡蠣澤瀉散方

牡蠣(熬)　澤瀉　蜀漆(煖水洗,去腥)　葶藶子(熬)　商陸根(熬)　海

藻(洗,去鹹) 栝樓根各等分

上七味,異擣,下篩為散,更與臼中治之,白飲和服方寸匕,日三服。小便利,止後服。

大病差以后,见腰以下肿者,或为阳虚水气不化,或为湿热壅滞下焦,本证以方测证当属湿热壅滞下焦所致,其小便必然不利。因为有水湿结聚,所以脉多见沉而有力。治疗当利小便,逐水邪,方用牡蛎泽泻散。

这又是一个治水的方子,那么在这里它所表现的症状主要是腰以下有水气,临床多见有下肢的水肿,或者是根据现在临床使用这个方子的特征,病人或会有腹水,二便不利,脉沉实有力。所以,这一条所讲尽管是差后劳复病,但它是一个实证,其基本病机是湿热结聚于膀胱,气化不利所致。

病机:大病差后,湿热壅滞,气化不利
病症:腰以下膝胫足跗皆肿,或见腹水,或大腹肿满,小便不利,脉沉实
治法:逐水清热,软坚散结
方药:牡蛎泽泻散

本方用牡蛎、海藻入肝,软坚散结,兼以去水;葶苈子泻肺以利水;商陆根逐水散结,更与葶苈子相配,能够使上中下三焦之水荡然无存。蜀漆这味药物,有劫痰破结的作用,可打开痰水的凝结;泽泻利水而不伤阴,最为允当;更有栝楼根生津而利血脉。全方共奏逐水清热,软坚散结之功,用于水湿热邪结聚的水肿。方用散剂而不用汤剂,属于急药缓用,既能利水而又不伤正气。以白饮和服,仍在于保胃气,存津液。因本方毕竟属于逐水之剂,恐过量伤正,所以方后云"小便利,止后服",乃中病即止的意思,以免过服伤正。

本方的最大特点就是在治水中配伍软坚散结之法,为什么呢?因为水邪结聚的比较重,不加软坚散结的药物不能撼动水邪。比如治疗肝硬化腹水类疾病,单用利水有时可能一点效果都没有,一定要加软坚散结的药物,这样才能使水与其他邪气分离开,水邪容易去除。

但要注意的是,大病差后而见浮肿,临床以虚证为多,若见头面肢体浮肿,二便不实,气短乏力,不欲饮食,口淡不渴,舌淡脉细者,多是脾肾阳虚,断不可用本方治疗,当温阳利水以治。

学完这个方子,我们总结一下《伤寒论》里面有关治水、治饮的一些方剂。先说逐水剂:牡蛎泽泻散是湿热结聚膀胱;还有十枣汤也是逐水剂,治水饮停在胸胁,或称之为悬饮;还有大陷胸汤,这也算逐水剂,是治水热互结的,当然它的病变范围很广了,"从心下至少腹硬而不可近"。逐水剂在《伤寒论》里面有这三个。利水剂,比较温柔的去水的方剂,如五苓散、猪苓汤、真武汤,这是《伤寒论》里面的利水剂。除此以外还有很多化饮剂,包括苓桂术甘汤、苓桂姜甘汤即茯苓甘草汤、苓桂枣甘汤即茯苓桂枝甘草大枣汤、还有第 28 条的桂枝去桂加茯苓白术汤,这些都是化饮剂。以上这些便是《伤寒论》治水饮的方剂,我们看实际上还是用温阳的药比较多,这就体现了张仲景《金匮要略·痰饮病篇》那句话,“病痰饮者,当以温药和之”。

牡蛎泽泻散现在往往用于肝硬化腹水,严重的可以配用后世的疏凿饮子这一类方子,也可以用十枣汤进行攻逐。因时间关系,不多讲了。

(四)理中丸证

大病差後,喜唾,久不了了,胸上有寒,當以丸藥溫之,宜理中丸。(396)

这是大病好了以后复发什么病呢?喜唾,唾本是指唾液,但唾由肾主,而这里用温补中上二焦的理中丸治疗,尤其是理中丸是温脾的,而脾主涎,涎就是口水。所以,这里所谓的“喜唾”,当理解为喜吐涎沫,这里“唾”是“涎沫”的意思。所谓“久不了了”,就是一直不好。大病差后,病人遗留下流口水的毛病,张仲景说此“胸上有寒”,“胸”在此指“中上二焦”,中上二焦有寒,“当以丸药温之,宜理中丸。”这是因为脾肺气寒,不能摄津固唾,以致经常吐涎沫或流口水。用理中丸以温中摄津为宜。使脾肺得温,阳气健运,津液得以布化,则多唾之证必然自愈。

当然了,吐涎沫或流口水这个病也不一定都是寒,中焦有热也会导致这种症状,如果是因热而致的话,吐涎沫或流的口水就比较臭,像一些同学趴桌子上睡觉,起来后发现桌上一大滩(口水),还挺臭,这是脾热的表现,泻黄散治这个就是一个很好的方子。我治过一 15 岁小男孩,因脾热而不停地流口水,口水流到桌子上发黏,等干了起皮都能揭下来,很臭,舌苔薄黄,平常口气很臭,口味很大,明显的是一个脾热,我用泻黄散治疗,不到 1 周就痊愈了。那有的同学说了,我中午 12 点到食堂总流口水是怎么回事?那是你饿了啊(学生笑),尤其是看到了自己想吃的东西而一时又吃不上的时候,就会流口水,这是条件反射,不做病论。

吐涎沫属于寒的当然临床上有了,用理中丸这个方子确实效果不错。一 28 岁女患者,产后 3 个月,病吐涎沫不止,不停地吐唾沫,来诊的时候自带一塑料袋,几秒钟就往袋中吐一次,所吐之物稀薄寒凉,口淡不渴,饮食不佳,大便多有不成形,同时其陪诊婆婆反映患者奶水不足。舌淡苔薄白,脉弦而缓。此脾家虚寒之象尽露,处理中汤加味:生晒参 10g(另炖),炮姜 10g,焦白术 30g,炙甘草 6g,益智仁 30g,肉豆蔻 10g(后下),砂仁 10g(后下)。两周而愈。后用益气补血之法治疗其奶水不足。

关于多唾吐涎,《金匮要略》也有论述,《金匮要略·肺痿肺痈咳嗽上气病脉证治》中说:“肺中冷,必眩,多涎唾,甘草干姜汤以温之。”其证治与本条有相似之处,学习时可相互参考补充。另外,我们在厥阴病篇也学过吐涎沫的病证,第

379 条“干呕，吐涎沫，头痛者，吴茱萸汤主之。”这是肝寒犯胃所导致的，与本条脾寒的病机形成对比。太阴脾寒的吐涎沫，用理中丸治疗；厥阴肝寒犯胃的吐涎沫，就用吴茱萸汤治疗了。那同时虚寒吐涎沫，临床上怎么才能区别开呢？脾寒的吐涎沫一般还同时伴有大便溏薄，假如说吐涎沫属于脾胃皆寒，我们当然可以将理中丸与吴茱萸汤合在一起使用了。

总之，这一条又讲了一个理中丸的适应证，那么对理中丸的适应证我们总结一下：首先是太阴病“当温之，宜服四逆辈”，我们说这其中当然包括理中丸，所以理中丸首先治疗太阴虚寒证，这是理中丸的主证；还有就是刚刚讲的霍乱篇中的吐利证，“寒多不用水者，理中丸主之”，理中丸或理中汤可以治疗霍乱，即用于寒性的胃肠炎；第三就是这一条，大病差后吐涎沫不止者，用理中丸。所以理中丸在《伤寒论》中有这三个适用范围，虽然治疗的症状不同，但是病机是相同的，都是中焦虚寒，所以都可以使用理中丸或理中汤治疗的。

（五）竹叶石膏汤证

傷寒解後，虚羸少氣，氣逆欲吐，竹葉石膏湯主之。（397）

竹葉石膏湯方

竹葉二把　石膏一斤　半夏半升（洗）　麥門冬一升（去心）　人參二兩　甘草二兩（炙）　粳米半升

上七味，以水一斗，煮取六升，去滓，内粳米，煮米熟，湯成去米，溫服一升，日三服。

本条论述了余热不清，气阴两伤的证治。热病之后，余邪不尽，气阴两伤，导致“虚羸”，“羸”就是“形瘦”，这是形虚或者叫有阴虚的现象。“少气”就是“气少、气虚”。形代表阴、气代表阳，实际是这是阴阳两虚、气阴两虚。“气逆欲吐”胃气上逆总是想吐、恶心，而且又从竹叶石膏汤的药物组成上我们可以看出来，它的基本病机就是形气两伤（气阴两伤），气阴两伤余热未尽之证。本证特点是身热（多是低热）不退，汗出（有汗而热不退），气短、心烦，口渴，恶心呕吐，虚烦不眠，舌红少苔，或见舌苔花剥、地图舌。故治以清热和胃，益气生津。方用竹叶石膏汤。

病机：热病之后，气阴两伤，余热不尽
病症：身体虚弱消瘦，少气不足以息，干呕欲吐，或伴纳呆，心烦，口渴，少寐，舌红少苔，脉虚数
治法：益气养阴，清热和胃
方药：竹叶石膏汤

本方的特色药物：竹叶、石膏、麦冬、人参。

竹叶，具有清热、除烦、生津、利尿的作用。入心、胃经，常用于治疗心火亢盛、口舌生疮、舌尖麻、疼；还有心火下移小肠的小肠火，小便淋疼等。比如心火、小肠火不甚者，小便短少，尿道发热，或有轻微疼痛者，可用鲜竹叶泡水渴，一次一大撮，一天三次。竹子一身都是宝，竹子中间层叫竹茹，可以清肺化痰、和胃止呕，著名的温胆汤里就用竹茹化痰、和胃，治疗胃不和、痰热内盛所导致的心神不宁、卧寐不安。竹子内的分泌物经干燥凝结成块状，就是天竺黄，清热化痰、镇惊安神，临床可用于中风脑血管病、小儿惊风抽搐等。新鲜竹竿用火烤出的油，称为竹沥，治疗肺热咳喘、痰稠难咯有特效，每次可使用一两，多配合浙贝母、冬瓜仁、栝楼皮、芦根、桑白皮等使用。

石膏我们讲过多次了，在这个方子里主要是与竹叶配伍清心以除烦。麦冬，甘，微寒，特点是养阴生津，入肺、心、胃经，所以擅长养肺阴、心阴、胃阴，用于肺燥咳嗽、胃阴虚口渴、心阴虚的心烦失眠。人参，大补元气，又能养阴，为气阴双补的佳品。我们在白虎加人参汤中讲过，千万不要认为人参只是补气的，它的养阴作用也比较好。至于半夏，在这里主要是和胃止呕，是针对“气逆欲吐”的症状而用的，当然如果没有呕吐的话，半夏当去，因为毕竟属于温燥之品。

那么竹叶石膏汤临床上治什么呢？除了《伤寒论》里面讲的“虚羸少气，气逆欲吐”，还有其他的一些病症，比如说发热，这个发热一般是低热，发热而且有汗不解，发热不因为汗而解，一般的发热，出汗后这个热会相应的减轻啊，但是这个发热不因出汗而退。所以像急性传染性热病的恢复期，在极期高热之后，低热不退，困倦乏力，食欲不振，或有恶心，口渴，身体尚未完全康复者，本方正为适合。还有一些称为无名低热的，此热往往久久不退，伴有乏力、口渴、心悸，舌红少苔或地图舌者，本方有良好效果。

一女孩儿，20 岁，病低烧半年余，西医检查多项找不到原因，每于疲劳后自觉发热，全身都有烘热感，体温在 37.1 ~ 37.3℃之间，舌淡，脉弱。我先用黄芪建中汤治疗 2 周，病人发热退，体温连续一周正常，但停药 1 周后，发热又起，体温仍徘徊在 37.3℃左右，舌苔表现为地图舌，此余热不尽，气阴两虚，改用竹叶石膏汤原方，服 3 剂，发热即止，巩固 10 天。后停药后，发烧一直未再起。

此外，竹叶石膏汤还可以治疗婴幼儿夏季热、慢性口腔溃疡、牙周炎、鹅口疮、慢性萎缩性胃炎、中毒性心肌炎、糖尿病、红斑狼疮等，尤其是治疗慢性萎缩性胃炎有肯定疗效，可在方中加入木瓜、乌梅、白芍、石斛、鸡内金等。

那么我们谈到热，谈到气阴两伤的时候，还有一个白虎加人参汤，也是治疗邪热存在，气阴两伤的方子，怎么区别这两个方证呢？二者，都是有热，都是气阴两伤，而且竹叶石膏汤也是在白虎加人参汤的基础上加减化裁而成。二者的注意区别在于：白虎加参汤证其病机是阳明热盛，津气两伤，是以邪热为主，兼有气阴不足，所以它是一个实证，仍是以阳明邪热亢盛为主；而本证的病机是热病后期余热不尽，气阴两伤，但以气阴两伤为主，兼有余热不尽。从症状表现上来看，两证均可见有发热，汗出，口渴，小便短赤，舌红脉数，但白虎加人参汤证表现的这些症状程度较重，呈现出阳明四大热症的特点；而竹叶石膏汤证虽有发热，但一般多为低热，同时伴有明显的短气乏力，甚至形体消瘦，还有气逆欲吐或不欲食等胃气不开的症状。再从组方药物上看，二方组方有四味相同，即石膏、人参、甘草、粳米，但竹叶石膏汤有竹叶、半夏、麦冬而无知母，白虎加人参汤有知母而无竹叶、半夏、麦冬，两方相较，白虎加人参汤清热之力较大，而竹叶石膏汤则有育阴和胃之功，治疗特点是以扶正为主。

二、差后饮食调养

病人脈已解，而日暮微煩，以病新差，人強與穀，脾胃氣尚弱，不能消穀，故令微煩，損穀則愈。(398)

本条论述大病新差，不可多进饮食的道理。“病人脉已解”，是指病脉已解而转见正常的脉象，但在傍晚前后，即日暮时刻微微觉得烦躁，这是为什么呢？是因为大病新差，脾胃之气尚弱，“以病新差，人强与谷”，强与谷就是勉强吃东西，强食多饮，必然不能消化，尤其是过早食用肥甘厚腻的东西，饮食不消化，氲绕于中焦，故令人发烦。这里所说的“烦”，当然可以是心烦，也有胃里很不适的感觉，尤其是一到晚上胃里就发胀，病人就会有微烦的表现。但因为这种微烦，是人强与谷而不能消化的缘故，还没有达到食滞的程度，所以无需用药治疗，只有减少饮食即可，故曰“损谷则愈”。本条与霍乱病篇第391条“新虚不胜谷气”所致“脉平小烦者”病机基本相似，可前后互参。

大家看，《伤寒论》第一方用桂枝汤，方后要求有忌口，是不是啊？忌生冷、粘滑、肉面、五辛、酒酪、臭恶。而最后一条又讲到大病瘥后胃气未复之时，不可过早勉强多食或进食肥甘厚腻之物，两者前后遥相呼应，体现了《伤寒论》保胃气的思想，强调了病后应节制饮食的重要性，具有重要的临床指导意义。

附：关于《伤寒论》中的药物剂量问题

好，以上就是“差后劳复”篇的主要内容，至此《伤寒论》内容就全部讲完了，下面还有点时间，我想给大家讲一下有关《伤寒论》中的药物剂量问题。关于《伤寒论》中的药物剂量，由于年代久远，长期以来对此就认识不很清楚，争议也很大，以至于成为当今研究《伤寒论》的一个瓶颈问题。近年来陆续有些学者对此作了深入研究，国家也立项部分课题以资助这方面的研究，还是有一些成果出现的，这里我简单地给大家介绍一下这些研究的成果。

（一）重量的研究

1. 根据“新莽嘉量”折算

所谓“新莽嘉量”，是西汉时期著名铜器，为王莽新朝建国元年时颁行的标准量器，以龠（音 yue 月）、合（音 ge 各）、升、斗、斛五量具备，故名“嘉量”。其换算进制为两龠为一合，十合为一升，十升为一斗，十斗为一斛。吴承洛先生在1957年出版了一本书，叫《中国度量衡史》，由商务印书馆出版。书中吴先生引用了两位学者根据新莽货币推算的汉代剂量，分别是1两=13.675克和14.1667克。之后吴氏将这两个数据进行平均，确认出新莽时1两=13.921克，16两为1斤，所以1斤=222.74克。据史料记载，东汉的度量衡制度上承新莽，而这个数据主要依据于新莽时期的货币和嘉量，因此具有一定的可靠性与权威性。所以，在上世纪50年代，就有许多学者认为《伤寒论》中的1两等于现在的13.92克，如中医研究院、广州中医学院合编的《中医名词术语选释》、江苏新医学院主编的《中药大辞典·附篇》等，均持此说。

2. 根据"东汉药秤"折算

中医研究院主编的《伤寒论语译》一书中认为，在东汉时期存在有"药秤"，是当时常用秤的1/2，其依据是唐代苏敬的《新修本草》，这本书中曾经说过这样一段话，"古秤皆复，今南秤是也。晋秤始，后汉末以来，分一斤为二斤耳，一两为二两耳。金银丝绵，并与药同，无轻重矣。古方唯有仲景而已涉今秤，若用古秤作汤，则水为殊少，故知非复秤，悉用今者尔。"当时古秤大，今秤小，用于秤金银丝绵及药物。据此，《伤寒论》中药物的1两折合现在为6.96克，与当今使用经方药物的剂量更为接近。

3. 根据古代的衡器"权"折算

大家知道什么是"权"吗？（学生：秤砣），对，中国历史博物馆现藏一权，呈半圆形，高7.6厘米，底部直径为10厘米，重2996克，约3000克，为"光和大司农铜权"，光和二年制造。"光和"是汉灵帝刘宏的年号，光和二年即公元179年，与张仲景为同年代。"大司农"，是秦汉时全国财政经济的主管官员，相当于财政部长。从权上的铭文可知，此权为当时中央政府为统一全国衡器而颁布的标准，"大司农以戊寅诏书，秋分之日，同度量，均衡石，桷斗桶，正权概，特更为诸州作铜秤，依黄钟律历，九章算术，以均长短、轻重、大小，用齐七政，令海内都同。"铜权，按当时秦汉密制的单位量值和权的量级程序来算，此权应该为12斤重的权，其标准重量应为3000克。所以，上海中医药大学的柯雪帆教授据此推算，认为东汉时的1斤约合现在的250克，1两合现在的15.625克。由于有实物的佐证，所以这个数据，其可信度比较大。

4. 根据经方煎服法的折算

陈家晔等根据《金匮要略·腹满寒疝宿食病脉证并治》篇"乌头桂枝汤"的方后煎服法推算出当时药物的用量比值。乌头桂枝汤方后说："以蜜二斤，煎减半，去滓，以桂枝汤五合解之，令得一升……"二斤蜜煎去一半，还有一斤，桂枝汤五合为半升，二者加起来共一升，这就说明一斤蜜也应为半升，东汉1升约合现在的198毫升，所以那时的一斤蜜应为99毫升左右。那么，要将容量换算成重量，还需要物体的比重，陈氏测得生蜜的比重为1.27克/毫升，于是认为东汉的1斤约等于今之126克，而1两就等于7.875克。但这毕竟只是根据《伤寒杂病论》中某一方的“方后注”所测算，难以代表所有的经方药物用量，因此带有一定的片面性，而仅作为参考。

5. 根据《名医别录》的记载折算

梁代陶弘景与张仲景年代接近，其所著《名医别录》中有这样一段文字：“古秤唯铢、两，而无分名，今则以十黍为一铢，六铢为一分，四分成一两，十六两为一斤。”也就是说1两等丁240黍，因此，工伊明则根据这种说法，称量了240粒黍的重量后认为，汉代的1两只约合现在的1克左右，最大不超过1.6克（北京中医学院学报1986年2期：为古方权量正本清源）。但从临床实际来看，这个数据与临床用药相距较远。

6. 根据临床折算

还有一种观点认为，经方的剂量标准古今说法不一，不如根据临床具体情况换算用量，那就是1两折合现在为1钱，约3克。比如二版教材《伤寒论讲义》就认为，“关于剂量之标准，古今不一，汉时以六铢为一分，四分为一两，即二十四铢为一两。处方应用时，一方面根据前人考证的量制折算，更重要的是依据临床实践。凡论中云一两者，折今约一钱；云一升者，按重量折今六钱至一两不等，按容量可折60至80毫升。”其实，李时珍早就提出了这种观点，他在《本草纲目》中说“今古异制，古之一两，今用一钱可也。”汪昂的《汤头歌诀》也说：“大约古用一两，今用一钱足矣。”结合现在临床的实际用药剂量，与这个数据较为相符。

（二）容量的研究

关于东汉时期的容量问题，争议不大，据上海中医药大学柯雪帆教授考证：吴承洛《中国度量衡史》认为东汉1升约合现在的198.1毫升；刘复从新莽嘉量中测得1升容量约合现在的200.6349毫升；“商鞅铜方升”现存于上海博物馆，实测容量为200毫升；同时，上海博物馆还藏有“光和大司农铜斛”（1斛=100升）容量为20400毫升，1升约合现在的204毫升；近年在山西太原发现的西汉初年的“尚方半斗”（1斗=10升，半斗即5升），容量为1000毫升；南京博物院藏有东汉“永平大司农铜合”容量为20毫升。据此认定，东汉时的1升约合今之200毫升左右，1合为20毫升，1斗为2000毫升。（资料来源：柯雪帆等，《伤寒论》和《金匮要略》中的药物剂量问题，上海中医药杂志，1983，12：36）

《伤寒论》中还有一个容量单位——方寸匕，关于方寸匕也有一些认识：赵有臣氏认为1方寸匕约合今之5毫升；张同振氏认为1方寸匕约合今之12立方厘米。我比较同意《中药大辞典》的观点，认为方寸匕是以古尺正方一寸所制的量器（汉时1寸=2.3厘米），形状如刀币。一方寸匕的容量，约等于现在的2.7毫升。折算重量，以金石药末约为2克，草木药末为1克左右。

（三）以容量及个数为单位的药物研究

《伤寒论》中有一些药物的重量用容量或个数来表达，比如小青龙汤中半夏半升、五味子半升，吴茱萸汤中吴茱萸一升，麻子仁丸中麻子仁二升，麻黄汤中杏仁七十枚，桃核承气汤中桃仁五十个，栀子豉汤中栀子十四个、香豉四合，四逆汤中附子一枚，通脉四逆汤中附子大者一枚等，我们现在临床上应该怎么用量，怎么对应，真是值得研究的一个问题。对此，柯雪帆教授在东汉 1 升等于 200 毫升的前提下，将《伤寒论》中以容量为单位的药物进行了测量，所测定的药物为上海中医药大学中药标本室中所陈列的药物。其测定结果在咱们教材后面有一个表，在此我们共同看一下：半夏半升≈42 克，五味子半升≈38 克，麦冬半升≈45 克，麻子仁半升≈50 克，芒硝半升≈62 克，葶苈子半升≈62 克，杏仁半升≈56 克，香豉五合≈48 克，赤小豆一升≈150 克，吴茱萸一升≈70 克。对《伤寒论》中以个数为单位的药物测定结果为：附子一枚≈10 克，附子大者一枚≈20-30 克，栀子十四个≈7 克，枳实四枚≈22 克，大枣十二枚≈30 克，杏仁五十枚≈15 克，栝楼实一枚：小者≈40 克、中等大者≈70 克、特大者≈120 克，乌梅三百枚：干者≈300 克，湿者≈680 克，桃仁五十个≈20 克。

以上为近年来对《伤寒论》药物剂量研究的一些情况，其中有关药物的重量的认识分歧较大，个人认为柯雪帆教授的研究结果比较符合东汉时期的度量衡制度，也与《伤寒论》中方药的剂量比例较为适应，可从。中药的临床用量，历来就是大小不一，这主要与疾病的性质、病人的体质、大夫的经验等诸多因素有关。但近年来，中药用量有逐渐增大的趋势，有些大夫一开药上去就是几十味，用量大得惊人，但取效未必明显，关于这些问题我已在课程中反复讲过，目的是希望大家引以为戒，要记住并不是药味越多、药量越大效果就越好。我个人体会，临证时在一般剂量无效的情况下，可适当地增大剂量，但也不能盲目无限地去增大，附子用至几百克，难免会产生毒副作用。所以，加强中药的临床剂量的研究仍是我们今后急需解决的课题。

关于药物剂量的问题，我们就讲这些吧，大家有兴趣的话，可以看一些相关的杂志报道。

同学们，《伤寒论》授课内容我们今天就全部讲完了，找个时间我们再座谈一下。但是课讲完了，并不意味着《伤寒论》就学完了，我们每年还要看它一遍，尤其是走上工作岗位后更应如此，每年看一遍《伤寒论》就会有不同的感受，临床悟性就会得到不断的升华，希望大家在思想上不要放松，选择医学这个专业，就是这样辛苦，要准备奉献自己的一辈子精力，去全心全意地为病人服务。另外，我和大家携手并肩战斗了一个学期，此间凝结了不少的战斗友谊和浓厚的师生情谊，我会好好珍惜的，希望大家也能珍惜，珍惜我们的友谊，珍惜我们的缘分。尽管课程结束了，但大家如有伤寒方面的问题或者中医方面的学习体会，还可以到伤寒教研室找我交谈、交流，我随时欢迎大家的光临。好，同学们，再见吧。（学生：老师再见。）（长时间的热烈掌声）